全新升级第5版

海蒂
怀孕大百科

What to Expect When You're Expecting

by Heidi Murkoff with Sharon Mazel

〔美〕海蒂·麦考夫 莎伦·梅泽尔 著

胡宝莲 译

南海出版公司

新经典文化股份有限公司
www.readinglife.com
出　品

致　谢

这是本书迎来的又一次付梓时刻。事实上，出版本书跟生宝宝一样——认真构思（备孕），辛苦酝酿（怀孕），深呼吸，然后用力写写写（分娩）——在这整个过程中，我想对所有见证和帮助我的人致以感谢：

首先要感谢埃里克——本书的父亲，也是我的孩子艾玛和怀亚特的父亲，是我在这世上的幸福源泉。他是我的一生所爱，我们一起经历生活、工作、为人父母以及为人祖父母的幸福。

感谢我的朋友苏珊娜·雷弗编辑。自《海蒂怀孕大百科》首次问世以来，她帮助我出版的书籍数量已经超乎想象。她不知疲倦地指导着我、鼓励着我、也修正着我那些有误导含义的双关语。

感谢彼得·沃克曼，是这位出版商为我出版的书籍创造了可靠的出生地，并让它们的生命得以延续。

感谢沃克曼出版社为本书出版付出努力的员工们，他们是：珍妮·曼德尔，埃米莉·克拉斯纳，苏茜·博洛廷，丹·雷诺兹，佩吉·埃得蒙兹，赛琳娜·米尔，杰茜卡·维纳和莎拉·布雷迪。

感谢马特·比尔德，他为我们提供了伦诺克斯的精彩照片。感谢卡伦·库彻用优美的插图生动展现了母亲与新生儿的形象。感谢丽萨·霍兰德和沃恩·安德鲁斯将这一切资料完美整合。感谢贝丝·利维、克莱尔·麦基恩、芭芭拉·帕拉金和朱莉·普里马韦拉对全书出版这一繁琐过程事无巨细的管理与付出。

感谢莎伦·梅泽尔——自15年前我们开始构思本书，她就一直陪伴着我，全心全意为本书的出版努力，与我一同分担其中的压力。与此同时，她还同丈夫杰伊养育了4个可爱的女儿。

感谢查尔斯·洛克伍德医学博士（他就是帮《海蒂怀孕大百科》第4、5版顺利诞生的杰出产科医生）。他是我们优秀的医学顾问，总能敏锐地洞察并利落地解决准妈妈们大大小小的问题，让宝宝们平安降生。同时也感谢斯蒂芬妮博士、豪伊·曼德尔博士的贡献；当然还要感谢我们的伦诺克斯。

感谢美国妇产科医师学会（ACOG），是你们支持着妈妈和宝宝们，支持着世界各地的孕产工作者和孕产医学教育者的工作，帮助我们平安迎来健康的新生儿。也感谢疾控中心（CDC）的专家和志愿者热情洋溢的贡献与分享，他们为孕产医学传递着可贵的信息（同时也在防止相关疾病的扩散）。

感谢其他同样致力于妈妈宝宝健康和怀孕日（BumpDay）的伙伴：国际医疗团队（Internationalmedical corps.org），他们对孕产医学积极响应，竭力帮助，是人道主义的医疗卫士（比如我的第一位助产士，来自南苏丹的提蒂洛·格蕾丝·罗士，大家也叫她"超级格蕾丝"）。感谢1000 DaysTM团体，他们深信健康人生始于健康新生。同时也感谢联合国基金会的Universal Access项目，他们不遗余力地为女性的生殖权益、健康与幸福奔走呼号。

感谢我们在"特别分娩（Special Delivery）"项目中的合作伙伴，美国劳军联合组织（USO），也感谢所有伟大的军属妈妈，我很荣幸与你们相识，也期待在未来与更多这样的母亲相识。

感谢我们无与伦比的WhatTo Expect.com网站团队，感谢运营者迈克尔·罗斯、黛安·奥特、凯尔·汉弗莱斯无尽的热忱、闪光的智慧与无私的奉献。

最后也感谢给予我源源不竭灵感的所有宝宝：怀亚特、艾玛、罗素和伦诺克斯。还有霍华德·艾森伯格、阿比·麦考夫和诺曼·麦考夫、维克托·夏盖和克雷格·帕斯卡，向你们送上我真诚的感谢。

目 录

第一部分　最重要的事

第 1 章　你怀孕了吗？

第 2 章　孕期档案

第二部分　9 个月倒计时
——从怀孕到分娩

第四部分　孕期保持健康

第五部分　复杂的怀孕过程

9

前　言

　　第 5 版的《海蒂怀孕大百科》将延续我们的精彩阅读之旅，为准妈妈及其伴侣们带来最新、最详尽、最准确的信息和合理实用的医学建议。书中处处体现了对准妈妈的安抚和体谅，非常实用。长期以来，我一直在强烈推荐这本书——它不仅全面，而且包含了很多你非常希望从最好的医生或助产士那儿听到的信息和建议。换句话说，本书理智客观而生动有趣，理论详尽而贴近实际，经验丰富又热情洋溢，条理清晰又充满感情。大多数准父母们可能会遇到的问题都可以在这儿找到满意的答案。书中在饮食营养以及身心健康方面都提出了很多很好的建议，对于分娩过程的探讨也不负众望，达到了极高水平。本书第 5 版的全新之处在于每个章节中都穿插了专门针对准爸爸的建议，突出了准爸爸们在怀孕中扮演的不可或缺的角色。

　　简而言之，本书包含了医学、遗传学和妇产科的最新成果，并做出了清楚、生动而全面的介绍。作为一个经常与高风险孕妇打交道的产科医生，我接生过成千上万个宝宝。我深知，有着复杂分娩情形的准妈妈，只有多了解和掌握孕期变化和自身健康信息，才能为顺利分娩打下基础。从这一点上来说，本书提供了你需要了解的几乎所有信息。毫无疑问，本书已成为孕产类书籍的衡量标准。放轻松，好好地享受阅读吧！祝你有个奇妙的怀孕之旅！

美国南佛罗里达大学摩萨尼医学院
院长，妇产科及公共卫生学教授
医学博士查尔斯·洛克伍德
（Charles J. Lockwood）

1

关于全新的第5版

也许，你已经知道了《海蒂怀孕大百科》是在什么样的情况下写出来的，或者它是如何孕育出来的。没错，它是我的"宝贝"。我不仅孕育了自己的孩子，还孕育了一本书。说真的，两者都出乎我的意料。

先来说说我的孩子。她是个"意外"——我和埃里克结婚了，3个月后，我怀孕了。但我不明白自己是怎么怀孕的（当然我知道基本的生理知识——我们没有避孕，但我很肯定自己不会怀孕），也不明白接下来该做什么。我四处查找书籍（在互联网之前的唯一解决之道）寻找答案。我需要一个值得依赖的帮手，就像有人握着我的手，安慰并鼓舞我，让我可以依靠，有勇气迎接即将面临的紧张又迷惘的怀孕之旅。我找呀找，但没有一本书能为我们急需了解的问题提供答案。于是，我就写了一本书——《海蒂怀孕大百科》。出版计划发出去才

两小时，我就进产房生女儿艾玛了。艾玛给了我写这本书的灵感。

接下来的事已经成为历史了，只是历史不会被改写，而怀孕类的书籍却要不断更新，这是必要而且经常发生的。毕竟，关于怀孕，很多事情不会变（孕期还是9个月，或多或少地，你还是会胀气、反胃和便秘），但很多其他的事会变，而且变化还挺大的。

这些变化不断出现在我的脑海中。与此同时，许多来自世界各地的爸爸妈妈们也在网上给了我很棒的见解和建议。这些都是我的宝贵资源，所以我又完善了这本书。这就是第5版。

第5版有什么新的内容呢？太多了，从头到尾都是新的（包括封面——后面我会详细告诉大家）。书中你会发现新的"给爸爸的小贴士"的栏目，它贯穿了整本书，里面特别提醒了作为伴侣的爸爸们在怀孕、分娩及哺育

阶段需要注意的事。书中包含了详尽的医学基础知识，都是全新的信息，包括最新的产前筛查和诊断技术、孕期的用药安全、脐带血保存、辅助与替代疗法，还有一部分全新的内容专门讨论产后避孕措施。这本书也有生活方式趋势方面的讨论：从如何揭秘宝宝性别到分娩时送的礼物，从在咖啡馆饮用大量咖啡，偶尔喝红酒、吸电子烟，到如何在社交媒体上巧妙地分享，等等。孕期饮食也是新增的内容，包括生食法、榨汁、绿色及有机食品、转基因食品，甚至包括了为什么食用花生和其他坚果有助于肚子里的宝宝避免过敏。书中也讨论了孕期的环保问题，包括如何尽量避免接触双酚基丙烷（BPA）和邻苯二甲酸盐。还为准妈妈提供了护肤、护发、化妆和水疗方面的指导。简单来说，本书为准妈妈们提供了最详尽的信息，对怀多胞胎、连续怀孕（包括哺乳时怀孕）、试管婴儿及减肥手术后怀孕也有更多的建议。分娩方式上的选择也更多了：水中分娩、家中分娩、延迟脐带结扎、剖宫产后阴道分娩、以家庭为中心的剖宫产、借助重力分娩和分娩时不同的用力姿势，等等。

还记得我前面说过封面不同吗？其实，你会发现两个惊喜：封面上是艾玛，这本书的源头，照片上的她怀上了第一个宝宝（也是我第一个外孙），伦诺克斯。封底呢？没错，就是伦诺克斯。

我在怀孕的时候，可没有想到这些后面会发生的事，它们远远超出了我的预料和想象。

祝你们都能梦想成真！

拥抱你们。

heidi

关于怀孕大百科基金会

每个妈妈都应该拥有顺利的孕程、安全的分娩和健康快乐的宝贝。这就是我们创建怀孕大百科基金会的理由。我们的基金会是一个非营利性组织，致力于为世界各地需要帮助的妈妈和宝贝们圆梦。我们的项目有婴儿基础护理，有为部队的准妈妈们（与劳军联合组织合作）提供的特殊分娩婴儿洗礼，和一个全球助产士培训计划（与国际医疗团队合作）。想要了解更多信息或提供帮助，请访问我们的网站：whattoexpect.org.

第一部分

最重要的事

What to Expect
When You're Expecting

第1章 你怀孕了吗?

可能你的月经晚来了一天，也可能晚了3周。可能到目前为止，你的所有症状就只是月经没有如期到来，也可能是肚子（确切地说，是消化道）已经有了反应——你会感觉自己的消化系统里有东西在长大，就像烤箱里正在膨胀的面包一样！也许迄今为止，宝宝只给了你月经没来这一个信号，或者你已经出现了怀孕该有的所有症状。你可能为了要宝宝做了6个月甚至更长时间的准备，也可能因为2周前那个晚上你们第一次没有采取任何避孕措施同房而怀疑自己是否"中奖"了，又或者你们尚未开始积极地行动……

总之，不管是什么原因促使你买了这本书，你都会好奇地问：我怀孕了吗？好的，请继续阅读，解答你的疑问吧！

你可能关心的问题

早孕迹象

"还没有到来月经的日子，可是我觉得自己怀孕了。这可能吗？"

需要一个阳性结果证明你怀孕了？唯一可以尽早知道结果的办法就是进行早孕测试。并不是每个想成为妈妈的女性都会很快怀上宝宝，但早孕测试的确可以给已经怀孕的女性提供一些证据。尽管很多女性几乎没有任何早孕症状（或者怀孕几周之后才有感觉），但一部分女性认为，她们很早就能发觉自己怀孕后的细微变化。如果你有以下感觉或迹象，就该去买验孕棒了：

乳房和乳头疼痛。你了解自己每次月经来临之前的那种疼痛感吗？怀孕后的乳房疼痛与这种感觉有几分类似。某些女性在卵子和精子结合后会感觉乳房变得敏感，有胀痛或刺痛感，或者一碰就痛。这种疼痛感最早会在怀孕几天后发生（大部分准妈妈在几周后才有感觉），随着孕程进展，这种感觉会越来越明显。怎样才能分辨出自己的乳房疼痛是因为经前期综合征，还是怀孕？通常，你无法马上判断，继续猜猜猜吧，相信不久就会水落石出了。

乳晕颜色加深。 除了乳房疼痛，乳晕的颜色也会加深。怀孕几周后，乳晕颜色发生变化，甚至乳晕增大都很正常。这些现象是因为孕激素分泌增多，随着孕激素在接下来的几个月里进一步增加，其他部位的皮肤也会发生相应变化。

鸡皮疙瘩。 你可能根本注意不到乳晕周围的小疙瘩，但随着它们数量增多，形状增大（通常在孕早期就会这样），你就会注意到了。这些小疙瘩（学名叫蒙哥马利结节）实际上是一种腺体，可以分泌油脂以润滑乳头和乳晕。当宝宝吸吮乳头时，你会发现这种润滑是多么重要。这些迹象表明，身体正在提前做准备——事实上，很早就在做准备了。

着床出血。 30% 的女性在受精卵着床后会有少量出血。一般发生在预期的月经之前（一般是怀孕后 6 ~ 12 天），看上去应该是浅粉或粉色（不会像月经那么红）。

疲惫。 极度疲惫让你感觉筋疲力尽，反应超级迟钝，你会觉得身体是个累赘。随着身体开始为怀宝宝加速运转，你会越来越疲惫。参见第 132 页，找找原因。

尿频。 最近马桶是不是快成你的专座了？频繁小便在怀孕早期就出现了（一般在怀孕后 2 ~ 3 周）。想知道为什么？翻到第 140 页，看看原因吧。

恶心呕吐。 又一个理由让你恨不得搬到卫生间去住——至少在孕期最初 3 个月。这个时期的恶心呕吐也就是所谓的孕期晨吐（要是真的只发生在早上该多好）。你很可能在怀孕 6 周后才会出现这种感觉，但几乎每一个刚怀孕的孕妇都会因此受到沉重打击。想知道确切原因，参见第 134 页。

嗅觉敏感。 有一部分孕妇反映，她们怀孕后的第一个变化就是嗅觉变得敏感了。如果你的嗅觉突然变得敏感，空气似乎都在告诉你怀孕的好消息。

胀气。 感觉自己像一个会走路的浮标？在怀孕早期，胀气感会悄悄来袭，然而你很难区别怀孕胀气和生理期胀气。现在时间还太早，不能确定这种胀气是宝宝发育造成的，你可以把这笔账算到激素分泌的头上。

体温升高。 如果你每天早上都坚持记录基础体温，就会留意到孕期基础体温会升高 1℃ 左右，并持续保持这样的较高温度。虽然这不是一个万无一失的信号，但它也能帮助你确认孕期是否能继续发展。

停经。这一点显而易见。如果已经有一次月经没来（尤其是生理周期向来很规律的人），你就可以在早孕测试结果出来之前大胆地猜测自己怀孕了。

确定怀孕

"我如何才能确定自己怀孕了？"

有的女性直觉非常准，怀孕后很快就能"感应"到。但除了这种非常规的诊断方法外，要精确诊断是否怀孕还要依靠现代医学。幸运的是，如今有很多医学方法可以帮助你判断是否怀孕了：

家庭早孕测试。家庭早孕测试简单到取一点尿样就可以，而且自己在卫生间里就可以完成，非常简单便捷，还很隐秘。早孕测试很快就能得出准确的结果，甚至在停经第一天就可以做（再等几天结果会更精确）。

早孕测试通过检测尿液中的人绒毛膜促性腺激素（hCG）来判断你是否怀孕，hCG是一种由胎盘分泌的孕期激素。受精卵形成6~12天后会在子宫着床，进而形成胚胎，几乎在胚胎形成的同时，hCG就存在于血液和尿液中了。只要尿液中检测出

hCG，早孕测试就可以得到阳性结果（理论上是这样）。然而早孕测试究竟能多早得到准确结果，还有一些局限——它们的确很灵敏，但不总是那么灵敏。怀孕一周后尿液中的确已含有hCG，但浓度尚不足以检测出来。所以，如果在你预期经期的7天前进行早孕测试，极有可能得到一个假阴性结果。

等不及要用验孕棒测一下？部分早孕测试能在下一次经期的4~5天前就获得60%~75%的准确率。如果你不愿意赌一赌，那么耐心等待吧，等到停经第一天再用验孕棒，有99%的可能性获得准确的结果。无论你决定什么时候在家进行早孕测试，一个

生理周期不规律，什么时候做早孕测试

你的生理周期不太规律？那么安排测试日期会比较困难。毕竟，如果你从来都不确定哪天可能来月经，又怎么可能知道自己下一次经期从哪天开始，从而推算自己应该哪天做早孕测试？对于生理周期不规律的人来说，最好的办法就是多等一段时间，大概相当于之前6个月最长的一次生理周期。如果到那时测试结果是阴性但月经仍然没有来，那么一周后再测一次（如果实在等不及，几天后再测也可以）。

早孕测试与生育治疗

每一位可能怀孕的女性在终于可以用验孕棒检测尿液，以证实怀孕的时候，她们都是坐立不安的。如果你经历过生育治疗，那么这种等待确认怀孕的过程会让你更加心烦意乱，尤其是当医生告诉你不要做早孕测试，要等到可以做抽血检查的时候再确认（根据就诊地点的不同，可能是受精或胚胎移植后的一两周）。但是生殖专家们这样告诉你是有道理的：对于经过生育治疗的夫妻，早孕测试提供的信息不一定准确。那是因为hCG，即早孕测试中测试的激素，通常也会在生育治疗中用于促排卵。因此，即便你没有怀孕，它也有可能会残留在你的身体系统中，反映在你的尿液里。

通常，如果生殖专家给你做的抽血结果显示为阳性，那么两三天后你还要抽血。为什么呢？因为医生不仅要确认你的身体中有hCG，而且要确认hCG值增加至少2/3（这才能表明一切顺利）。如果hCG值增加了，那么两三天后再抽血，这时候的hCG值应该又增加了2/3或更多。这些抽血检查可以衡量你体内的激素（比如雌激素和黄体酮），确认整个孕期中它们的值都达到应有的水平。如果3次抽血检查都表明你怀孕了，那么医生就会为你预约怀孕5～8周时做的超声检查，来检查胎心和孕囊（参见第172页）。

好消息是：这种测试方法的假阳性率比假阴性率低很多，也就是说，一旦检测结果是阳性，那就是阳性。有一个例外是，最近接受过生育治疗的情况，可以看看第25页的表格。

一些早孕测试不仅能测出你怀孕了，而且能大概测出你怀孕多久了。在显示"怀孕"的同时，验孕棒会显示出排卵后的估计周数——你的卵子和伴侣的精子结合后的周数。这里我们说的是"大概"——不要依赖这个读数来计算你的预产期。这种验孕棒还有配套的手机软件。

不论你采用哪种早孕测试（从基础款到高科技款），都能在怀孕早期得到准确的结果。越早知道，你就能越早尽可能地照顾自己。当然，测试后续的相关医疗措施也很重要。如果测试结果是阳性，就应该打电话给你的医生，预约第一次的产前检查。

验血。更成熟的血检在怀孕后一周就可以100%准确地测出你是否怀孕了，而且只需要几滴血。根据血液中hCG的确切数量，甚至可以帮助你推算确切的怀孕日期，因为随着怀孕进展，hCG 值在不断变化（参见第 147 页，了解更多关于 hCG 水平的知识）。许多医生会参考尿检和血检两个结果来确诊是否怀孕。

体检。体检也可以确认怀孕。它通过查看你身体的怀孕征象来确定怀孕。怀孕征象包括：子宫变大、阴道和宫颈颜色变化、宫颈质地改变等。不过，现在有了准确的早孕测试和血检，体检显得无关紧要了，但第一次早孕测试和开始规律的产前检查非常重要（参见第 13 页）。

弱阳性线

"我用了一种便宜的验孕棒，没有用带数字显示的那种。结果是弱阳性，我到底有没有怀孕呢？"

早孕测试得到阳性结果的唯一原因是你的尿液中有足够多的 hCG。而体内出现 hCG 的唯一原因就是你怀孕了。所以，无论测试中得到的那条线多么不清楚，只要出现了线，就意味着你怀孕了。

但为什么这条线这么不清楚呢？为什么不像你期待的那样明显而清晰？这和你选用的验孕棒有很大关系。查看验孕棒的说明书或外包装，可以知道它的灵敏度有多少。判断验孕棒灵敏度的方法是看它最少能测出

多高浓度的 hCG，单位是毫国际单位／升（mIU/L），该数值越低，说明其灵敏度越高（例如 20mIU/L 比 50mIU/L 的验孕棒更灵敏，能更早告诉你是否怀孕）。一般灵敏度越高的验孕棒价格也越高。

请记住，怀孕时间越长，hCG 值越高。如果你刚怀孕没多久就做了早孕测试，尿液中的 hCG 应该不足以得到强阳性线。等几天再测试一次，你一定会看到一条清晰的线，消除所有的疑问。

阳性结果消失

"我第一次早孕测试的结果是阳性，但是几天后又测了一次却变成了阴性，而且我的月经虽然推迟了几天但还是来了。这是为什么？"

看上去你似乎经历了一次"生化妊娠"（chemical pregnancy），即一次怀孕尚未开始就结束了。在生化妊娠中，卵子已经受精形成了受精卵，但由于某些原因，它没有完成着床，不能发展为成功的怀孕，并以月经到来告终。专家们估计有 70% 的怀孕都是生化妊娠，但绝大多数经历过生化妊娠的女性都没有意识到自己曾经怀孕了（因为大部分生化妊娠都发生得很早，很多人还没有做早孕测试，生理上也没有相应的怀孕征兆）。通常，

聪明地测试

早孕测试可能是你能采取的最简单的方法（不用研究其原理，但需要仔细阅读产品说明并按照要求操作，以保证测试结果精准）。即便你之前测试过，不同品牌的验孕棒也可能有不同的操作步骤，在这里还是提醒你别忘记：

● 测试并不是必须用晨尿，一天中任何时间的尿液都可以。

● 大多数测试都需要使用中段尿，在之后的每月产前检查中也是这样，如果你以前没有掌握相关技巧，现在就要熟练掌握了：先尿一两秒钟，憋住，然后把验孕棒或尿杯放到合适的位置来接住剩下的尿液。

● 你看到的任何一个提示阳性的结果，不管多么不清楚，都意味着你的体内有了hCG。恭喜，你已经怀孕了！如果测试结果是阴性，而你的月经迟迟未来，多等几天再测，也许现在为时太早。

出现非常早的阳性测试结果和推后的月经（晚了几天或几周）是生化妊娠的唯一表现。所以，如果早孕测试结果有变弱的趋势，你可能经历了一次生化妊娠。

从医学角度来看，生化妊娠更像一次正常的生理周期而不是真正意义上的流产，只不过成功的怀孕没有经历这一周期而已。但是从情感角度，早孕测试已经得到了阳性结果的女性却不会这么乐观，眼睁睁看着即将成功的怀孕就这么失败了，你和伴侣一定会难过。参见第570页关于如何应对流产的知识，有助于你处理生化妊娠相关的情绪问题。请谨记，你已经成功地怀过一次孕，所以极有可能很快再次怀孕，而且下一次怀孕的结局会更加健康、完满。

阴性结果

"我没有来月经，觉得自己怀孕了，但是3次早孕测试的结果都是阴性。我该怎么办？"

你有很明显的早孕症状，并且确信到觉得做不做测试都一样，结果却是阴性，于是你不相信，一遍又一遍地做测试，做了3次都没有区别。同时，你非常严格地遵照孕前要求：服用维生素、戒酒精饮料、戒烟、改善饮食，等等。但最好的验孕棒也可能有出错的时候，表现出假阴性的结果，尤其当测试时间很早时。你一定比验

变消极为积极

如果早孕测试结果还是阴性，但你又迫不及待想快点怀孕，请根据本书的要点，积极做好孕前准备。充分的孕前准备可以帮助你在怀孕后得到更好的结果。此外，你也会从本书中发现很多提高怀孕概率的建议。

孕棒更了解自己的身体。想知道自己的感觉是不是比试纸更精确，等一周后再测一次吧，也许现在只是时机未到。或者，也可以让医生给你验血，验血比尿检要灵敏很多。

当然，也可能你只是有一些早孕体征和症状，却没有怀孕。毕竟，只是有体征或症状都不足以证明你怀孕了。如果测试结果一直都是阴性而你的月经又迟迟未来，让医生帮你检查一下，并排除其他可能引起你这些症状的生物学因素。如果所有客观因素都排除了，那么你的症状很有可能源于心理作用。有时候，心理会对身体产生不可思议的影响，当你太渴望（或太害怕）要一个宝宝时，甚至会在没有怀孕的情况下出现怀孕的症状。

安排第一次就医时间

"我刚才做的早孕测试结果是阳性。应该什么时候去医院呢？"

良好的产前检查是生下健康宝宝的重要因素，所以不要拖延。一旦早孕测试有了阳性结果，应该尽快去医院。至于需要多长时间才能去医院见到医生，取决于当地的政策和交通状况等因素。有的医生可以马上根据你的时间安排检查，也有医生遵守常规，要怀孕 6 ~ 8 周后才安排第一次正式产前检查，还有些医生为女性提供产前咨询，以帮你进一步确认是否怀孕了。

到怀孕一个多月时才去做第一次产前检查，并不意味着可以将照顾好自己和宝宝的任务推后。无论什么时候去医院，从你的早孕测试得出阳性结果开始，就应该扮演好孕妇的角色。你可能已经很熟悉一些基本的注意事项，当你对怀孕过程有任何特殊问题时，不要犹豫，向医生咨询。你也可以提前购买孕期指导书籍来解答疑问，书上一般会给出比较全面的建议，包括孕期饮食宜忌、孕期维生素的推荐剂量、安全的医疗检查等。

等待检查很难熬，但是从医疗角度看，低危妊娠的孕妇第一次产前检查不需要太早。如果这个等待阶段你太焦虑，或者怀疑自己是高危妊娠（例如有流产史或异位妊娠史等），请联系医生看看能否早些检查（想知道更多第一次产前检查的内容，参见第128页）。

预产期

"刚刚早孕测试的结果是阳性，我要怎么计算预产期呢？"

一旦确认了这个好消息，就该翻开日历来标出重要的日子：你的预产期。但是，哪天是你的预产期？你是不是应该从今天开始往后数9个月？还是从你可能怀孕的那天开始数？是不是40周？从什么时候开始算40周呢？你发现自己刚怀孕就开始糊涂了。到底这个宝宝会什么时候出生呢？

深呼吸，让我们来做孕期基础算术吧。为了方便起见（我们总得大概知道宝宝什么时候出生），同时也是惯例（也需要一些参照标准来衡量宝宝的生长发育），我们把怀孕过程计算为40周——虽然只有大约30%的孕妇怀孕过程会持续到准确的40周，其实39~41周都被认为是足月怀孕（39周出生的宝宝并不是"早产"，41周出生的宝宝也不是"过期产"）。

但这会让你更加糊涂。怀孕周期的40周并不是从你怀孕的当天（或者说你们那个激情的夜晚）开始计算。它是从你末次月经期（LMP）的第一天开始计算。为什么要从精子卵子相遇之前（甚至是你排卵之前）就开始计算孕期呢？末次月经期是一个可以用来计算的可靠的日期。毕竟，就算你能确定排卵日期（可以通过宫颈黏液或排卵试纸来判断），能确定你同房的那一天或几天，可能也确定不了精子和卵子结合的那一时刻（即受精）。因为精子在进入阴道后，可以存活3~5天，等待与卵子结合；而卵子在被排出后，可以在24小时内受精——这就不像你想象的那么简单了。

所以我们不将这个不确定的受孕日作为怀孕的开始，而是用一个确定的日子：你的末次月经期的第一天，在一个典型的生理周期中，通常是怀孕前大约两周的时候。也就是说，在精子和卵子相遇的时候，40周的孕期当中已经把这两周也计算在内了。而当你发现月经迟迟没来的时候，孕期已经计算到了第4周。当孕期最终到达40周的时候，实际上只怀孕了38周。

这样计算是不是还让你很糊涂？一点也不意外——这个计算方法本来就容易让人糊涂。不过，你不明白整个计算方式也没关系。要计算预产期（之所以叫作"预"产期，是因为它只是个估计值），你只要：用末次月经期第一天的日子减去3个月，再加上7天，就是你的预产期。比如，你的末次月经是4月12号开始的，那么往前数3个月，就是1月12号，再加上7天，那你的预产期就是下一年的1月19号。不想自己算？没关系。

只要把你的末次月经日期输入 What to Expect 的应用软件中，它会为你计算出预产期。你会知道自己正处于孕期第几周，开启孕期倒计时。

值得注意的是，如果你的生理周期不规律，那么用末次月经期的方法来计算预产期就不一定可行了。即使生理周期比较规律，医生给出的预产期也可能和你自己用末次月经方法或其他软件计算出来的预产期不同。因为计算预产期最准确的方法是通过早期超声检查。这种超声检查通常在怀孕 6 ~ 9 周进行，可以准确地测量出胚胎的大小（怀孕 3 个月后超声检查测量的胎儿大小数值都没有这时的准确）。

大部分医生都是通过超声检查和末次月经两种方式来最终确定预产期的，一些身体变化也可以来帮助我们确定，包括你的子宫大小和子宫底的高度（即宫高，这是怀孕 3 个月后每次产前检查都要测量的，而且大约 20 周的时候宫高会平脐）。

所有的线索都指向同一天？记住，即使是最可靠的预产期也只是个"预"产期。

选择并密切配合医生

我们都知道，怀孕必须靠两个人的努力，但要使一个受精卵发育成健康的宝宝平安降生，至少要 3 个人的

通力合作——妈妈、爸爸和至少一名专业医护人员。你和另一半已经完成了怀孕任务，接下来要做的就是：为你的怀孕团队挑选第三名成员，并确保好好配合你们选的这个成员。

妇产科医生？助产士？

如何挑选最适合的医生来指导你的孕期？首先，你对能够满足需求的医护人员要有一个大概的想法。

妇产科医生。你在找这样一个人吗？受过专业培训的医生，能够应对怀孕、阵痛、分娩及产后可能出现的方方面面的问题，包括那些最明显的问题和最隐蔽的并发症，那么你想要的就应该是一名妇产科医生。他不仅能够提供完整的产科护理，还能够处理你所有非怀孕时期的妇科健康问题（给你做子宫颈抹片检查、乳房检查等）。有些医生还可以提供常规医疗服务，可以作为你的主治医生。

如果属于高危妊娠，你应该非常需要，也想要一名妇产科医生，甚至想找一位专家中的专家，一位精通高危妊娠问题的妇产科专家，还要有母婴护理经验。这些医生不仅要经过 4 年的妇产科住院医师培训，还要额外经过 3 年的产妇高危妊娠培训。如果你是在生殖专家的医学辅助下受孕的，怀孕早期最好就在他 / 她那里做产前护理。然后逐渐转到普通的妇产

网上搜索医生？

你可以通过各种方式去浏览有关怀孕的网站和尝试一些相关的应用软件，但是查看的时候要注意：不要完全相信你看到的信息，特别是网上的信息，显然社交媒体上的信息也不能全信。在你打算尝试网上医生给出的解决方案或指导之前，一定要向你的医生征求意见，他们才是你最好的信息来源，而且能针对你的具体情况做出指导。

科医生或助产士那儿（通常在怀孕快3个月的时候或者更早一点）。

超过90%的孕妇会选择妇产科医生来陪伴自己度过孕期。如果你非常喜欢且尊重以前给你看过病的妇科医生，觉得非常适合你，怀孕后就没必要再找其他医生。但如果你以前没看过妇科医生，或者不能确定以前的妇科医生是否真的适合做你孕期的指导医生，现在是时候寻觅一个适合的医生了！

家庭医生。家庭医生通常提供一站式医疗服务，可能以内科医生、妇产科医生和儿科医生的多重身份为你服务。理想的情况下，家庭医生对你的家庭情况更熟悉，会全方位关照你的身体健康，而不局限于产科。如果你在怀孕过程中出现更复杂的情况，

他会带你去找产科医生咨询并接受特别护理，但仍会持续关注你的情况。

助产士。如果你希望孕期指导医生把你当作普通人（而不是病人），花很多额外的时间和你讨论身体状况，包括你的感受、情绪，同时给你一些营养建议和哺乳支持，分娩的时候更倾向于"自然的"阴道分娩，那么一名持有资格证的助产士是合适的人选（也有很多医生符合这个要求）。助产士是专业医护人员，主要负责低风险孕妇的护理工作和无并发症的分娩，有的助产士在你分娩后会继续提供常规的妇科护理和新生儿护理。助产士在很多国家也有权提供无痛分娩和一些减轻疼痛的医疗手段，并且有催产药物的处方权，但她们参与完成的分娩却很少涉及这些。总的来说，由助产士参与的分娩，剖宫产率明显低于医生完成的分娩，而剖宫产后阴道分娩（VBAC）率相对较高。

选择分娩合作模式

如果你已经决定了选择产科医生还是助产士，接下来就要确定在后续的医疗活动中采用哪种合作模式，选择的标准是你感觉最舒服。下面是一些常见沟通方式的利弊：

单个医生。就想找个真正的好医生吗？也许你想要"单个医生"。在这种模式下，医生独自负责你的产检

等工作，当他不在或很忙顾不上你时，会找其他合适的医生暂时代替。产科医生一般是这样的模式；而助产士必须和一名医生合作。单个医生的主要优点是每一次检查都是同一位医生，在分娩前你已经了解这位医生并感觉舒适。在孕期你会听到一致的建议，而不会因不同的观点（有时甚至意见完全相反）犹豫不决。最大的缺点是，如果分娩时你的医生恰好外出、生病或因为其他原因不能参与，就会有一个陌生的医生（比如一位分娩医生，参见第 20 页"分工式分娩"）帮你分娩。提前见见这个替补的医生会让你感觉更好些。这种单个医生的沟通方式的另一个缺点是，如果在孕期中途你突然发现这名医生不太适合自己，又要重新开始寻找满意的医生。

医疗小组。这种模式有两名或以上特点相同的医生为孕妇服务。通常，他们会交替为你检查。小组沟通的好处在于：每次拜访不同的医生，你会对他们都有所了解，这意味着当你的阵痛越来越强烈，频率越来越快时，身边总有个熟悉的面孔一直陪着你，给你安全感。但这种方式也有缺点，就是你不会同样喜欢两个医生，而且分娩时往往不会遇到喜欢的那个医生。同时，听到两人的不同意见也是一件有利有弊的事，可能会让你感觉安全可靠，也可能让你惴惴不安。

团队协作。这种模式是一名以上

产科医生和助产士组成的团队，优缺点类似医疗小组模式的情况。好处是你可以用更多的业余时间和助产士交流，获得更多额外的信息。你可以选择由助产士指导分娩，而且一旦有危险情况发生，也会有医生在旁边时刻准备着。

产妇中心或分娩中心。这种模式由注册助产士提供一切服务，需要时才寻求医生帮助。有些产妇中心就在医院中，不过有特殊的产房；有些是独立的机构。所有的产妇中心都只为低风险产妇提供服务。

对于把助产士作为首选的准妈妈来说，这种模式的好处显而易见。另一个好处是：助产士和这类中心的收费通常比妇产科医生和医院低。这很重要，你要算算账，看看你的保险是否够用以及如何分配。这种模式的缺点是：如果孕期出现并发症，要重新找个妇产科医生，从头建立关系。如果分娩时出现并发症，你要接受一名医生的电话指导分娩——你们可能根本没见过面。如果你在一家独立的产妇中心分娩且并发症加重，将被送到最近的医院急救。

独立助产士。这种模式允许助产士独立行动。助产士为低风险孕妇提供个性化的孕期照顾和自然分娩服务（有时在家中，但大部分情况在分娩中心和医院）。独立助产士必须有一位医生的支持，可以随时——在孕期、

你选择在哪儿分娩？

打定主意在医院分娩？想知道分娩中心是不是一个更好的选择？希望在家分娩？最好的怀孕和分娩方式因人而异，这将决定你在哪儿迎接小宝贝的诞生：

医院。不要觉得产房是冷冰冰的地方。大多数产房的布置都给人一种"医院如家"的感觉：柔和的灯光、摇椅、漂亮的壁纸、墙上抚慰人心的画作、窗帘和床等看上去都更像家具店样板间里的商品，而不是医院里的设施。医疗设备通常藏在门后的衣柜或是其他橱柜里。产床的前半部分可以升起，让产妇采取舒服的姿势，床脚可以伸缩，为医护人员提供便利。分娩后，医护人员会更换床单，一转眼工夫，你就又回到了床上。很多医院和分娩中心在产房或隔壁提供淋浴或盆浴设备，你阵痛时能享受水疗放松。一些分娩中心和医院还有水中分娩（参见第 320 页）用的浴缸。很多产房为你的亲友团提供休息用的沙发，他们甚至可以在那里过夜。

大部分产房只可以在你阵痛、分娩和产后短暂恢复时使用。分娩结束大约 1 小时后，妈妈们要从产房挪到产后病房，不再享受单独和家人待在一起的待遇。

如果你要接受剖宫产，会被从产房移到手术室，然后去术后特别病房——只要宝宝的出生手续办完，你又可以回到舒适的产后病房。

分娩中心[①]。分娩中心一般是独立机构（也可能附属于医院），它通常提供家庭式的、技术手段介入少的私人化分娩服务。总的来说，大部分分娩中心会提供最舒适的分娩环境，有装修得很漂亮的私人房间，房间里有柔和的灯光、淋浴和盆浴设备，还提供厨房。分娩中心一般聘请助产士，但很多中心也会聘请随叫随到的产科医生。一般的分娩中心不会配备胎心监护仪等辅助仪器，但肯定会准备常用医疗设施，供转移到医院前使用。尽管如此，只有低风险孕妇适合在分娩中心分娩。还要注意：分娩中心致力于无药物分娩，虽然也备有一些温和的麻醉剂，但通常不提供硬膜外麻醉。如果你想采用硬膜外麻醉，需要转移至医院。

在家分娩。有 1% 的美国妈妈选择在家分娩。这样做的好处是：宝宝会在亲友的陪伴中来到一个温暖而充满爱意的世界；在自己熟悉又舒适的家里也不用办理医院的各种手续。坏处是：如果出现意外，身边一般没

---

①部分内容与国内情况不同，仅供参考。

有紧急剖宫产或抢救新生儿的医疗设备。

数据显示，在助产士帮助下在家分娩的风险大于在医院分娩。根据美国护士助产士学会的说法，如果你想在家分娩，必须符合以下条件：低风险怀孕；有一名受医生指导的助产士在场；交通便捷且住在医院50千米内。

分娩过程中及产后给他打电话。

确定候选人

你已经想好了自己需要什么样的医生，需要怎样的护理服务。那么，到哪里才能找到合适的候选人呢？下面是一些建议：

● 你满意的妇科医生、家庭医生或内科医生。如果他们不提供分娩服务，也会推荐和自己有相似理念的其他医生。

● 和你的性格、育儿理念相似的朋友或同事，如果她们最近生了宝宝，会给你很实用的建议。

● 附近医院或分娩中心的配套设施很重要。例如，产房是否带浴缸，是否允许母婴和爸爸同室，有无新生儿重症监护室。还应该问清楚从业医生的名字。

做出选择

如果你选好了医生，打电话和他约个时间见面。要有备而去，问他一些问题，看看你们的理念是否一致，个性是否可以融洽相处。不要期望在任何事情上都观点一致，即使是最和谐的合作关系也不会这么完美。注意观察，理解对话中隐藏的内容：这名医生/助产士是不是位好听众？会不会耐心解释情况？他们是否既重视生理问题又重视情绪问题？此时需要搞清楚这位候选人对你关心的问题的态度：例如分娩采取无医疗手段介入、还是按需用药缓解疼痛，关于母乳喂养、是否催产、是否使用胎心监护仪和常规静脉输液、剖宫产等问题，以及其他你认为很重要的问题。知识就是力量，了解医生的行医风格，能保证将来不发生不愉快的意外。

和医生第一次见面最重要的事就是：让医生知道你是哪种人，表明你对怀孕和分娩的看法，可以从他的回应上判断，他是否能与你和睦相处，是否会对你负责。

你也应该知道一些医院或分娩中心的情况，看看这家医院是否提供对你较为重要的一些特色设施，比如有没有足够的"一站式"产房，让你产前产后都在同一个房间？是否支持母乳喂养？是否提供水中分娩？有没有

分工式分娩

如果在分娩当天，你的产科医生正好不在，该怎么办？由于医院的分工，一些产科医生会成为"分娩医生"——他们只在医院里工作（这也是为什么他们也叫住院医师），仅参与分娩与接生。这些分娩医生没有固定的办公室，也不在孕期为孕妇们检查，但他们会在你的产科医生不在的时候（也许他们正在度假或开会），帮助你的宝宝平安降生。

如果你的产检医生告诉你分娩工作将由这样一位分娩医生完成，别担心，先问问医生他们是否一起工作过，也可以向医院申请一份专门负责接生的医生档案，确保分娩时的这位医生对你来说不是陌生人。同时，让参与分娩的人熟悉你对分娩的看法。

如果你对这样的安排不满意，赶快换一位医生。但是，即使分娩有几名医生参与，到分娩的那一天，产检时经常出现的那名产科医生也不一定能参与。记住，分娩医生只参与分娩，他们会尽可能为你的分娩提供最好的护理，一般是轮班工作。

最新的胎儿监护设备和新生儿重症监护室？在产检程序上是否足够灵活？是否允许陪产？

最后决定之前再考虑一下，这名医生你是否能信任？怀孕之旅是你人生中最重要的经历之一，必须要有一个信得过的向导。

第 2 章　孕期档案

检查结果出来了，好消息已经确定：你怀孕了！你的期待和兴奋与日俱增，面临的问题也同样如此。毫无疑问，很多问题是关于你正在经历的那些让人发狂的症状，也有很多问题与你的"私人孕期档案"有关。什么是"孕期档案"？它不是你在社交媒体上晒的照片，而是妇产科病史和基本医疗史的汇总——换句话说，你的怀孕背景会对接下来的怀孕过程产生很大影响。

本章的内容并不全部适合你——因为每一个人的孕期档案都是独一无二的。你可以选择适合自己的部分，跳过不需要的内容。

你的妇科病史

避孕时怀孕

"我在服用避孕药的时候怀孕了。因为不知道自己已经怀孕，又吃了一个多月的药。这会影响我的宝宝吗？"

理想的情况是，停止服用口服避孕药以后，至少等一次正常的生理周期后再试图怀孕。然而，怀孕不会总发生在理想状态下，偶尔有的女性也会在服用避孕药期间怀孕。你可能已经看了药品说明书上非常吓人的警告，但其实没什么可担心的。现在并没有充分的证据证明，女性在口服避孕药期间怀孕会给宝宝带来很大风险。如果需要更大的支持，把你的情况告诉医生，相信会得到安心的答案。

如果你在使用避孕环、避孕贴、注射避孕或皮下埋植避孕法期间怀孕，医生的答案也会让你安心。这些避孕方式和避孕药利用的是同样的激素。既然没有充分的证据表明，女性在口服避孕药期间怀孕会给宝宝带来危险，那么使用这些方式避孕也不会危害宝宝。

"我在使用杀精避孕套的时候怀孕了，而且直到发现怀孕之前一直在用杀精剂。我很担心宝宝会有出生缺陷。"

没必要担心使用杀精避孕套、杀精子宫帽，以及单独使用杀精剂期间受孕会影响宝宝。目前没有证据表明使用杀精剂和胎儿出生缺陷有关。所以，即使你觉得怀孕有些意外，还是放轻松，享受孕期吧。

"我一直戴着节育环，最近却发现怀孕了，怎样做才能有一个健康的孕期？"

避孕期间怀孕会让人有些不安，但事情的的确确发生了。戴节育环时受孕的概率很低，大约1‰。

如果低概率事件发生了——戴节育环期间怀孕了，你有两个选择，并且要尽早告诉医生，听听他的意见：是取出节育环，还是将它继续留在体内？哪种决定对你最有利要看医生能否通过检查看到节育环上的拉绳（方便取环时用）。如果看不见拉绳，那么你的怀孕过程极有可能不会受什么影响——就算节育环会释放激素也一样。随着羊膜囊增大，节育环会被推向子宫壁，分娩时一般会随胎盘娩出。但如果节育环的拉绳在怀孕早期的检查中看到，感染的风险就会大大

增加。这种情况下，一旦确认怀孕，就应该尽早取出节育环，使怀孕更安全、更顺利。如果不移出节育环，很可能会流产，移出后流产风险就降到了20%。如果你觉得这个概率还不够保险，请记住，在所有已知的怀孕中，流产率是15% ~ 20%。

如果在孕期前3个月都保留节育环，要特别警惕出血、抽搐和发热，因为节育环未取出会导致你成为孕早期并发症的高发人群。如果出现这些症状，赶快告诉你的医生。

子宫肌瘤

"我患子宫肌瘤有几年了，一直没出过什么问题。现在怀孕了，会有什么影响吗？"

子宫肌瘤不会成为你顺利怀孕的障碍。事实上，多数情况下，长在子宫内壁的小型良性肿瘤根本不会影响怀孕。

有时候，一些患子宫肌瘤的孕妇会感觉腹部有压迫感或疼痛感。如果你有这样的感觉，没什么好担心的，但还是建议你告诉医生。一般4 ~ 5天的卧床休息和安全的止痛药可以减轻症状。

偶尔，子宫肌瘤会轻微提高一些并发症的风险，例如胎盘早剥、早产、臀位分娩，但只要做好预防措施，这

些小风险就会进一步降低。和医生讨论一下，以便进一步了解关于子宫肌瘤的情况及可能的风险。如果医生检查后觉得你的子宫肌瘤会影响阴道分娩，可能会建议你选择剖宫产。很多情况下，即使是较大的子宫肌瘤也能随着怀孕发展、子宫增大而为宝宝让出位置。

"几年前我通过手术摘除了几个子宫肌瘤，会影响这次怀孕吗？"

多数情况下，摘除小型子宫肌瘤的手术并不会影响以后怀孕。但是大型肌瘤的广泛摘除术会使子宫变得脆弱，无法承受分娩。如果医生回顾你的手术史，认为子宫也许无法承受分娩，就会计划实施剖宫产。你应该熟知早产的征兆，以应对在预定手术时间之前发生宫缩的情况（参见第333页），同时制订应急计划，临产时立即赶往医院。

子宫内膜异位症

"多年来我一直被子宫内膜异位症折磨，现在终于怀孕了。我的孕期会有什么问题吗？"

子宫内膜异位症患者通常面临两个挑战：怀孕困难和疼痛。现在你已经战胜了第一个挑战，以后也会越来越顺利，怀孕还会帮你战胜第二个挑战。

子宫内膜异位症会导致盆腔部位疼痛，这是因为子宫内膜组织生长到了子宫外，并且随着月经周期的激素变化而增厚、剥离，然后随经血排出。子宫内膜异位症的症状在孕期确实会减轻，这似乎是因为激素的变化。排卵停止后，异位的子宫内膜通常会变小、变软。有些女性的好转更明显，很多女性在整个孕期都没有出现什么症状。而有些人因为宝宝生长及胎动变强越发不适，尤其当宝宝踢打到子宫疼痛的地方时。

不过，怀孕只会暂时缓解子宫内膜异位症的症状，不会治愈它。孕期和哺乳期过后（有时候更早一点），这些症状又会重新出现。另一个不太好的消息是，子宫内膜异位症患者通常异位妊娠及早产的风险更高，因此要特别注意一些相关的身体信号（参见第576页）。考虑到这些风险因素，检查很可能会更加频繁。最后，如果不巧你曾经做过子宫手术，医生会更倾向于选择剖宫产。

阴道镜

"一年前我曾经做过阴道镜检查和宫颈活检，现在怀孕了，孕期会有风险吗？"

也许不会，不需要担心宫颈活检，因为它取出的细胞样本组织非常少。LEEP 刀（子宫颈高频电刀环切，用电流切除异常的宫颈组织）对术后怀孕也几乎没有影响。绝大多数做过 LEEP 刀手术的女性都能正常怀孕。同样，做过冷冻手术（将异常细胞冷冻起来）来治疗异常细胞的女性也可以正常怀孕。但根据手术中组织切除量的不同，部分女性的妊娠期并发症风险可能升高，例如出现子宫颈机能不全和早产。产检医生充分了解你宫颈的情况，才能更好地指导你。

如果第一次产检时就发现了异常细胞，医生通常会为你做阴道镜检查，而活检和其他进一步的检查往往会延迟到宝宝出生后。

流产史

"我流产过两次,会影响这次怀孕吗？"

发生在怀孕前 3 个月内的多次流产似乎并不会影响到后续的怀孕。所以，如果你之前的几次流产发生在怀孕第 14 周之前，就不必过于担心。然而，孕中期的 3 个月（第 14 ～ 27 周）多次流产可能会轻微增加早产的风险。不管你属于哪种情况，必须确保医生了解你的流产史。医生越熟悉你的妇产科病史，对你的护理就越好。

人乳头状瘤病毒（HPV）

"生殖器感染人乳头状瘤病毒会不会影响我怀孕？"

在美国，生殖器人乳头状瘤病毒是最常见的性传播病毒，尽管由于 HPV 疫苗的功劳，感染的人已经开始减少。但因为 HPV 很少引起明显的症状，而且通常在 6 ～ 10 个月自愈，所以很多人虽然感染了病毒，自己却不知道。

但是，HPV 有时会引发症状。一些病毒会引起宫颈细胞发生变化（通过宫颈抹片可以检查出来）；另一些可能引起生殖器疣（外观上可能是难以分辨的皮肤损伤，也可能是柔软的绒毛样扁平突起或菜花状肿块，颜色由灰色到深红色不一）。生殖器疣一般会出现在阴道、外阴、阴蒂和肛门附近。大部分生殖器疣都不疼，但偶尔也会出现烧灼感、瘙痒甚至出血。生殖器疣通常会在几个月之内自愈。

生殖器感染人乳头状瘤病毒会对怀孕造成什么影响？幸运的是，基本没什么影响。但是，有些女性会因怀孕加重生殖器疣的症状。如果你属于这种情况，且生殖器没有自愈的倾向，医生可能会推荐一些适合孕期的治疗方案。生殖器疣可以通过冷冻、电疗、激光等方法安全去除。也有些情况需

其他性传播疾病

大部分性传播疾病会影响怀孕，这并不奇怪。幸运的是，很多性传播疾病都很容易诊断出来并得以治疗，即使在孕期也不用担心。然而，由于很多女性都没有意识到自己感染了这些疾病，所以疾病预防控制中心建议孕妇尽早接受下列常见性传播疾病的检查：

淋病。很久以来人们就知道，淋病会导致结膜炎和失明，使通过被感染产道出生的宝宝受到严重传染。如果发现淋病感染，医生会立即使用抗生素治疗。治疗结束后，还会再做细菌培养，以确定孕妇完全康复。为了谨慎起见，医生还会在新生儿的眼睛里涂抗生素药膏。

梅毒。因为梅毒会引起多种出生缺陷及死胎，所以关于梅毒的检查通常也是第一次产检的常规项目。病毒通常会在怀孕4个月时到达胎盘，在此之前加以治疗，几乎可以完全阻止它对胎儿的伤害。好消息是：近几年，母婴间的梅毒传播概率正在迅速下降。

衣原体感染。衣原体感染比淋病和梅毒更常见，尤其多见于有过多个性伴侣的26岁以下女性。衣原体感染是最常见的母婴间传播的感染性疾病，对妈妈和宝宝都有潜在危害。大约一半感染了衣原体的女性都没有明显症状，不检查一般不会发现感染，常规筛查很重要。

治疗的最佳时间是怀孕前，但是给患病的孕妇使用抗生素（常用的是阿奇霉素）也可以有效防止宝宝感染（通常是引起症状较轻的肺炎或比较严重的眼部感染）。出生后立即对宝宝使用抗生素药膏，可以防止宝宝感染衣原体、淋病，以及眼部感染。

滴虫病。滴虫病是一种由寄生虫引起的性传播疾病（也称毛滴虫病），症状是白带呈绿色泡沫状，有腥臭味且通常伴有瘙痒。但大约一半的患者没有任何症状。虽然滴虫病不会引起严重疾病或其他孕期问题（妈妈感染了滴虫病也不会对宝宝有太大影响），但症状非常恼人。通常，出现症状的孕妇会接受检查，如果确认感染，会接受安全的抗生素治疗。

艾滋病病毒。美国妇产科医师学会建议，每个孕妇都应该尽早接受这项检查。孕期感染艾滋病病毒，对准妈妈和宝宝都是很大的威胁。艾滋病病毒检测呈阳性而未治疗的妈妈所生的宝宝，大约有25%会在出生后6个月出现感染。幸运的是，现有的治疗情况还比较乐观。对于艾滋病病毒检查呈阳性的孕妇，可以给予齐多夫定（AZT/ZDV）或其他抗反转录病毒药物来治疗。这些治疗可以明显降低母婴传播的风险，也没有有害的副作用。剖宫产（在宫缩开始和羊膜破裂之前）可以大大降低传染的危险。

如果你怀疑自己曾经感染性传播疾病，可以向医生申请做相关检查。检查是至关重要的孕期预防措施，即便你十分确定没有感染任何疾病。如果检查结果呈阳性，一定要接受治疗（必要时包括你的伴侣）。治疗不但会保护你的健康，也会保护宝宝的健康。

要将治疗推迟到分娩后进行。

如果你感染了HPV，医生也会检查宫颈，确认你是否有不正常的宫颈细胞。如果发现异常，分娩后他会为你做宫颈活检，以去除异常细胞。

担心肚子里的宝宝会像你一样感染HPV？不用担心。HPV传染给宝宝的概率非常小。即便宝宝真的碰巧感染上HPV病毒，通常也会不治而愈。

HPV可以通过注射疫苗的方式来预防。通常男孩和女孩在11或12岁时接种最佳。如果早期没有接种，26岁之前也可以接种。疫苗分为3剂，如果你在完成这3剂疫苗接种前怀孕了，那么应该暂停接种，分娩后再完成接种。

疱疹

"我患有生殖器疱疹，宝宝会被传染吗？"

如果你和医生在孕期和分娩中采取了保护措施，宝宝非常有可能安全健康地降生，完全不受疱疹病毒的感染。以下是你需要了解的知识：

首先，新生儿感染的情况很少见，如果妈妈在孕期再次感染（曾经患过疱疹），宝宝感染的概率不到1%；其次，虽然怀孕早期的原发感染（第一次出现的感染）会增加流产和早产的风险，但这种感染并不常见。因为孕妇和她的伴侣进行危险性行为的可能性较小。即使是面临极高感染风险的宝宝（妈妈在临产时突发第一次疱疹），仍然有50%的概率幸免。如果你以前没有得过生殖器疱疹，但发现了一些早期感染的症状，比如发热、头痛、疲劳和疼痛两天或以上，同时伴有生殖器疼痛、瘙痒、小便疼痛、阴道及尿道分泌物增多、腹股沟触痛及损伤部位形成水疱结痂等，请立即告知医生。

如果你在孕期前疱疹复发，宝宝感染的风险很小。但为了将这一风险降得更低，医生会从怀孕36周开始

告诉医生

不论你的妇产科病史如何，现在都不是隐瞒它的时候。向医生坦白所有的妇产科病史，这比你想象的更重要。怀孕史、自然流产史、人工流产史、手术史，以及感染等一切可能对这次怀孕产生影响的经历都应该告知医生。抑郁、进食障碍等心理疾病同样也得说。医生对你的了解越透彻，你能得到的照顾就越多。

给妈妈服用抗病毒药物。而分娩时有活动性疱疹的孕妇一般应该采取剖宫产。一旦宝宝受到感染，应该立即给予抗病毒药物治疗。

此外，分娩后即使处于感染活跃期，也可以通过适当的预防措施让宝宝不受病毒传染。

你的产科病史

体外受精

"我是通过体外受精怀上宝宝的，我的孕期会和别人不同吗？"

恭喜你！只要平安度过孕期的前3个月，在实验室而不是在床上怀上宝宝对孕期没有太多影响。然而，你怀孕早期还是和其他人有些不同。

一个阳性孕检结果并不能完全保证顺利怀孕，而如果怀孕失败再次体外受精，无论在精神上还是金钱上都是很大的损失。而且，也不能马上知道植入的受精卵能否发育为胎儿，所以体外受精的孕妇在孕期前6周往往比大部分孕妇更伤脑筋，要花更多的时间在医生那里不断验血、做超声检查。做爱及其他体力活动会受限，甚至被要求卧床休息（虽然研究显示，卧床休息并不会提高体外受精的成功率）。作为预防措施，怀孕的前3个月医生会给你开黄体酮或者低剂量阿司匹林安胎。

一旦这个需要额外注意的阶段过去了，你开始定期去见产检医生（通常是8～12周的时候），就可以和其他孕妇一样享受孕期生活——除非检查结果发现，你和其他40%的体外受精妈妈们一样怀了多胞胎。如果你属于这种情况，参见第15章。

第二次怀孕

"这是我第二次怀孕，会与第一次怀孕不同吗？"

两次怀孕不会完全一样，谁也说不好这9个月与上一次会有多少不同之处。当然，两次怀孕还是会有一些共同点：

● 你可能会更快"感到"自己怀

改善的空间？

第一次怀孕的时候几乎经历了书上描述的所有症状，甚至有一两种并发症？这不意味着这次就不会有好运气。事实上，如果你的第一次怀孕有改善的空间，那么现在就是你做出调整、减少孕期风险的机会，包括：合理增加体重，按照饮食推荐（参见第87页）合理进食、吃好（参见第4章），保证充分、正确的锻炼（参见第229页）。另外，如果孕期压力大，要通过正确的方式放松心情。孕期如果还要照顾其他孩子，也会加重怀孕的症状；可以参考下一页的专栏，里面有些建议可以帮助还要照顾其他孩子的孕妇减轻孕期症状。

孕了。第二次怀孕的准妈妈可能更容易识别出孕早期症状并与之和谐相处。

● 你可能会觉得怀孕症状相同。总的来说，第一次怀孕有助于你了解接下来的怀孕，因为所有的程序都一样。但即便如此，每一次怀孕就像每一个宝宝一样，都会不一样。这也意味着你再次怀孕的症状可能不同。有些症状在你很忙的时候可能注意不到。（比如说疲劳，你能注意到自己已经很累了吗？）有些症状可能会更早出现，如尿频，有些会更晚出现或根本就不出现。有些症状会在第二次及以后的怀孕中明显减轻，比如贪吃或厌食、乳房变大且敏感，以及担心（因为你已经经历过这一切，知道不必惊慌失措）。

● 你会更早显怀，因为腹部和子宫肌肉更松弛，所以与第一次怀孕相比，这一次你会更早"膨胀"起来。于是，你也会注意到自己和上一次怀孕有所不同，这个宝宝似乎比上一个大。这种腹部肌肉松弛的另一个后果是背痛和其他孕期疼痛可能会加重。

● 更早感觉到胎动。同样是因为腹部和子宫肌肉松弛，你很可能在16周左右就感觉到宝宝踢你了。另一方面，毕竟以前经历过，所以当你有同样的感觉时，就知道这是宝宝的胎动。当然，胎盘位置会影响你第一次感受到胎动的部位，每个孩子都可能不一样。

● 你可能不会太激动。这不代表你不期待宝宝的到来，而是你会发现自己的兴奋度（和那种想要告诉身边所有人这个好消息的冲动相比）没那么强。这是一种正常的反应，丝毫不会影响你对这个宝宝的爱。要记住，肚子里的宝宝已经完全占据了你的身

兼顾家中的小孩

一些已经有孩子的准妈妈们孕期还要照顾孩子,她们忙得几乎注意不到孕期的各种不舒服。而另一些准妈妈由于成天围着孩子转,怀孕反应加重了。在压力较大(例如送孩子、忙着做饭)的时候,晨吐及胃部灼热的症状会更严重。疲乏感会加剧,因为根本就没有什么时间休息。如果你经常要拉着或抱着大孩子,背痛会更明显。甚至可能因为没时间上厕所而患上便秘。如果你的大孩子病了,你患上感冒或其他疾病的概率也会增加。

在需要照顾其他孩子的时候(第一次分娩结束后这种日子就开始了),把怀孕的身体放在第一位显然不太现实。但要记得照顾好自己:给大孩子读故事书的时候把脚抬高;孩子小睡的时候你也打个盹儿——而不是拿起吸尘器打扫;如果没有时间坐下来好好吃顿饭,也要养成健康的吃零食习惯;同时要学会接受身边人的帮助。这些有助于你减轻身体的负担,也会大大减少孕期的烦恼。

心。

● 你的分娩过程可能会更快、更轻松。腹部和子宫肌肉松弛终于给你带来好处了——得益于上一次分娩,相关部位肌肉的松弛可以使第 2 个宝宝出来得更快,这样每个产程的时间都会相应缩短,分娩时间也会大大减少——第 2 个孩子常常几分钟就出来了。

"我第一次怀孕时有严重的并发症。这一次也会那么辛苦吗?"

一次怀孕有并发症并不意味着下一次也会有。一些妊娠期并发症的确会重复发生,但并不是每次都出现。

一些由于某次感染或突发事故引起的并发症,一般不会复发。因为曾经的生活方式(吸烟、喝酒、吸毒),曾处于有害环境中(例如铅),或者是怀孕初期没有及时寻求医生帮助引起的妊娠期并发症,如果现在改变了生活习惯,一般也不会复发。如果是因为慢性病(例如糖尿病、高血压等)引起的并发症,在怀孕前或怀孕早期得到治疗或控制,就可以极大地降低复发的风险。请记住:即使上一次怀孕时的并发症可能在这次怀孕中复发,及早检查和治疗也会让结果完全不同。

和医生谈一谈你上次怀孕时出现的并发症,看可以采取什么措施来预

反复流产

如果你经历过复发性流产（通常认为连续流产两三次为复发性流产），那么对下一次怀孕是否会如你所愿地顺利、能不能拥有一个健康的宝宝，很难有信心。其实不然，你的愿望可以实现——只要孕期护理安排得当。

导致孕早期反复流产的原因目前尚不十分清楚，但是已经有一些检查可以帮助我们了解。通常没有必要确定每次流产的原因，但如果你接连两次或多次流产，最好做一个医学评估和检查。

过去我们对复发性流产几乎一无所知，但现代医学的发展帮助我们揭开了谜团。很多检查可以帮助我们了解流产的风险因素，也有很多有效的措施预防流产。所以，你可以向医生咨询是否要做相关的检查。

反复流产后，你可以做的相关检查包括：

● 夫妻染色体检查。检查夫妻双方是否有染色体平衡易位——染色体顺序改变，可能导致流产。

● 抗磷脂抗体血液检查。（抗体会攻击女性的自身组织，造成胎盘血管血栓。）

● 孕前超声检查。孕前将生理盐水灌入子宫，检查子宫构造问题。

● 胚胎染色体检查。有助于明确流产原因。

● 维生素缺乏症检查。

● 激素水平检查。

只要了解了流产原因，你就可以和医生商量治疗方式，保证下一次怀孕安全。一些病例表明，激素治疗对于有早期或晚期流产史的患者疗效较好：孕激素过低的女性要补充黄体酮；曾因泌乳素过高而流产的女性要通过药物降低泌乳素；如果是甲状腺有问题，则比较容易治疗。

即使流产的原因尚不明确，无法做出相应治疗，你还是有希望顺利怀孕。你可能不敢奢望，担心会再次流产。但是请记住，一定要克服自己的担忧，这一点非常重要。瑜伽、冥想、积极想象、深呼吸练习都有助于缓解焦虑。你也可以从其他有相同不幸经历的女性那儿得到帮助，WhatToExpect.com 上有一个论坛"悲伤与失去"（Grief and Loss），那里可以找到大家的分享。另外，多和伴侣交流你的感受，也有助于缓解焦虑。记住，怀孕不是一个人的事。

要了解更多关于流产的信息，参见第20章。

防复发。不管你面临的问题及其起因是什么，"改善的空间"（参见第 28 页）部分的指导性建议都有助于你和宝宝更舒适、安全地度过孕期。

连续怀孕

"我生第一个宝宝后不到 10 周就意外怀孕了，这对我和现在这个宝宝的健康状况有影响吗？"

家庭的持续壮大比你预想的快了一点？尚未从上一次怀孕的辛苦中恢复过来，就匆匆进入了下一次的怀孕旅程，你首先要做的就是放松，放松，再放松。虽然两次太近的怀孕对准妈妈的身心是极大的损耗，但仍可以采取很多措施，帮助身体积极面对接踵而至的挑战：

● 得到最好的产前护理。一旦察觉到自己怀孕了，就立刻做好产前护理工作。怀孕间隙过短（小于 12 个月）会增加早产风险，孕期一开始就得到良好的照料能降低这一风险。

● 尽量吃好（参见第 4 章）。你的身体很可能还没有机会储备足够的维生素等营养物质，这会导致你营养不良——尤其在还要哺乳的时候，你要尽可能多地摄入营养物质，以防你和身体里的宝宝营养不良，同时继续服用孕期需要的维生素。不要因为没时间或疲惫而少吃，健康的饮食能让你有足够的营养应对繁忙的生活。可以储备一些健康方便的零食，比如乳酪条、坚果、水果干或蘸着鹰嘴豆泥吃的小胡萝卜。

● 适当增加体重。新宝宝不会在意你有没有足够的时间把上一次怀孕时增加的体重减下去。这就意味着在这个宝宝出生前，你可能得暂时搁置减肥计划了。和你的医生商量，定一个合理的体重增加目标（它可能和你上次孕期的体重目标一样，也可能更多或更少）。要特别关注饮食质量（这在孕期一直很重要，但当你面临接踵而来的怀孕，就尤其重要了），也要仔细观察自己的体重变化。

● 公平地喂养。如果大孩子是母乳喂养，你完全可以继续哺乳，只要觉得自己能胜任（参见第 32 页）。

● 休息。你比一般人和新妈妈更需要休息。获得充分的休息不仅需要自己的决心，也需要伴侣和其他人的帮助——他们应该尽量帮你承担家务、做饭和照顾宝宝的工作。将事情按轻重缓急排好顺序：当你的宝宝小睡时，立刻放下手头那些不太重要的工作和杂务，躺下休息。如果不是母乳喂养，让宝宝的爸爸负责夜间的喂养工作；如果是母乳喂养，至少在深夜两点那次孩子哭闹时，爸爸应该负责将宝宝送到你怀里。

● 运动。怀孕的妈妈一整天照顾宝宝，已经让身体得到足够的锻炼

孕期哺乳

还处于哺乳期，却发现自己又怀孕了？哺乳与怀孕通常可以同时进行，也就是说，只要你愿意，你的乳房在接下来的9个月里可以继续工作。

担心哺乳期分泌的催产素会导致子宫收缩，引发流产或早产？不用担心。在低风险的妊娠中，哺乳引起的轻微子宫收缩完全没问题。事实上，除非你的子宫做好了准备从孕育阶段进入分娩阶段，否则身体里的催产素根本不会对子宫有多大影响。

总是吃完就想吐？别介意，要吃好一些才能既满足肚子里宝宝的生长需求，又能保证产生足够的母乳。要兼顾两者，每天要额外摄入800卡路里热量。晨吐就像排水管一样，会排空你身体里的营养物质和液体，而这些都是你喂养和孕育宝宝必不可少的。如果你恶心呕吐的症状特别严重，又伴有体重减轻，一定要告诉医生。在这种情况下，你们可能会达成一致，为了三方（妈妈、宝宝、肚子里的宝宝）考虑，最好给大宝宝断奶。但是，如果晨吐在可以忍受的范围内，你的体重没有变轻，并且医生也支持你的决定，你可以挺过开始的那几个月，利用剩下的6个月来增加孕期体重，重新储备消耗的营养。这样，你可以确保自己、嗷嗷待哺的孩子和肚子里的宝宝都获得必要的能量和营养。

担心体内的孕激素会进入母乳中？让人安心的是，怀孕后你的母乳同样安全，而且专家认为，孕激素不会那么轻易进入母乳中。

想知道当孕期步入正轨时，你的母乳分泌量会不会减少？可能会，但通常要到孕中期以后。你母乳喂养的宝宝不一定会注意到母乳量减少了。你的宝宝也不一定会注意到：当孕中期你的乳房开始分泌初乳时，母乳的浓度和味道也会发生变化。

在母亲孕期的某个时候，有一些母乳喂养的宝宝会自己断奶。这可能是因为母乳量减少，也可能是母乳味道发生了变化。而另一些宝宝却不愿错过母乳喂养的机会，甚至新宝宝出生之后也不愿意。实际上，如果你在分娩之后，身体不错，母乳量也很足，可以同时母乳喂养你的新生儿和大宝宝。

如果宝宝愿意断奶，或你自己感觉怀孕同时无法继续哺乳，不要因为中途放弃而心怀愧疚。你已经让小家伙享受了母乳喂养的好处了，接下来的拥抱和亲吻会让你们像以前一样亲密。还有一种选择就是，如果你不想全母乳喂养，又不愿意完全断奶，可以把两者结合起来，按需要补充配方奶粉。

了——特别是现在你劳累的身体里还在孕育着另一个宝宝。不过，话说回来，合理的运动量和运动方式有助于在你需要的时候激发身体能量，也为你能有一个健康舒适的孕期提供了更多可能。如果你忙得没有时间规律地做运动，可以借照顾孩子的时候活动一下身体——几次 15 分钟的散步就可以。你也可以选择提供育儿服务的俱乐部或社区中心，参加孕期运动课程。还可以在家跟着健身视频运动，让你的宝宝坐在婴儿车里或摇椅上看着你动起来吧！

拥有一个大家庭

"我已经第 6 次怀孕了，这会给我和宝宝带来额外的风险吗？"

人越多越开心？那么还有一个理由值得庆祝：迎来第 6 个（或更多）家庭成员不会带来更多风险。事实上，除了怀上多胞胎，生育多次女性的孕期也不会比那些只生育过一两次的女性更复杂。只要记住，在照顾你那些汽车后座上（可能需要一辆比较大的厢式旅行车）的孩子的时候，不要忽略你怀孕的身体，这是最重要的。参见第 29 页，了解更多内容。

早产史

"我第一次怀孕的时候早产了，现在已经摆脱了所有的孕期风险因素，但还是非常担心这次怀孕会早产。"

恭喜你，为了保证这次的孕期健康，你已经做了所有努力——宝宝很有可能按时出生，这是非常棒的第一步。当然，你还需要完成一些重要工作，这样才能最大限度地降低再次早产的概率。

如果你有早产史，记得咨询医生黄体酮治疗是否适合你。研究发现，有早产史的女性怀孕 16 ～ 36 周时注射黄体酮（或使用黄体酮栓剂）可以大大降低再次早产的概率。

医生可能会为你做胎儿纤维连接蛋白检测（fFN 检测），这种检测可以检查高风险孕妇（比如上次分娩早产的孕妇）的早产迹象。fFN 检测会检查阴道里一种特殊的蛋白质，这种蛋白质在羊膜囊和子宫壁分离时才会出现，可以作为分娩的早期指标。如果你的 fFN 检测结果是阴性，说明在检测后 2 周内发生早产的概率小于 1%，可以松一口气了。如果结果是阳性，说明发生早产的风险很高，医生接下来可能会采取措施延长你的孕期，同时帮助胎儿肺部做好准备，应对可能发生的早产。

第二项筛查是检查宫颈的长度。

利用超声检查测量宫颈长度，如果发现宫颈变短，医生可能会给你开黄体酮凝胶，通过棉条状的给药器推入阴道，通常从孕 20 周开始持续使用至孕 37 周。如果你因为早产史已经在注射黄体酮，而超声检查显示你的宫颈在孕中期变短，医生可能会推荐你进行宫颈环扎术（缝合宫颈以预防宫颈张开导致早产）。参见下一个问题了解更多。

宫颈机能不全

"我第一次怀孕 5 个月时自然流产。医生说是因为宫颈机能不全造成的。我刚才做早孕测试得到了阳性结果，现在非常担心这次又出现同样的问题。"

好消息是：这种情况不会再次发生。因为在你第一次怀孕失败时医生已经诊断出了宫颈机能不全，那么医生一定有办法阻止再一次流产。通过恰当的治疗和细心的观察，这一次你很可能会健康度过孕期，平安生下宝宝。

宫颈机能不全是指随着胎儿和子宫的增大，宫颈口由于压力增加而过早打开。据推算，这种情况每 100 例怀孕中会发生 1 ~ 2 例，10% ~ 20% 发生在孕中期 3 个月的自然流产也是同样的原因。当女性在孕中期

自然流产，且流产前出现无痛的宫颈管逐渐消失（缩短、变薄），以及不伴随明显宫缩的宫颈口扩张和阴道出血，即可诊断为宫颈机能不全。目前尚不明确到底是什么原因引起宫颈机能不全，可能的原因包括遗传缺陷，之前分娩造成的过度拉伸或严重撕裂，用来检查宫颈细胞是否发生癌变的广泛性锥切活检、宫颈手术或激光疗法。怀上多胞胎有时候也会引起宫颈机能不全，但只要之后的怀孕只有一个宝宝就不会复发。

为了这次怀孕顺利，在怀孕中期 3 个月（12 ~ 22 周）的某一天，产科医生可能会为你做宫颈环扎术（一种将已经打开的宫颈口缝合的小手术）。更多情况下，医生会先做超声或阴道检查，确认你的宫颈正在变短或宫颈口打开后，才进行手术。这种简单的手术在局部麻醉状态下通过阴道进行，术后 12 小时就可以恢复正常活动，但是此后的孕期禁止同房，而且要经常接受医生的检查。拆线时间取决于医生，也取决于你的具体情况，通常在预产期前几周可以拆线。如果孕期没有发生感染、出血、胎膜早破等情况，也会等到分娩开始再拆线。

然而，目前已有人质疑宫颈环扎术的疗效以及是否应该把它作为宫颈机能不全的常规疗法。对于有早产史（发生在孕 34 周前的早产）的孕

孕期档案和早产

告诉你一个好消息：宝宝出生于预产期后的可能性远远大于早产。早产（怀孕不足 37 周分娩）的概率只有 12%，而且约一半的早产孕妇具有高风险因素，例如曾怀有多胞胎等。

如果孕期档案显示你有早产高风险，怎样才能预防早产呢？某些情况下，即使确认了一个风险因素，也不必采取措施，但有时需要对可能引发早产的风险因素加以控制，或至少最大限度地降低其对宝宝的影响。尽量消除已知的风险因素，就可以大大提高宝宝安安稳稳待到预产期的概率。下面是一些可能引起早产的可控风险因素：

增重太少或太多。体重增加太少会提高早产的概率，但这不意味着就要增重过多。根据你的孕期档案适当增加体重，能够给宝宝创造更健康的子宫环境，让他可以好好在里面待到预产期。所以，和你的医生一起设立合理的增重目标，尽力达到。

营养不足。让宝宝的生命有个最健康的开端并不在于你增重了多少——而在于通过健康的饮食来增重。缺少必需营养素（尤其是叶酸）的饮食会增加早产的风险；营养充足的饮食则可以降低这种风险。已经有证据证明，规律的健康饮食可以降低早产风险。

站立过久和重体力劳动。完全没有必要整个孕期都坐着。医生（或助产士)叮嘱大多数准妈妈的要多活动。一般来说任何形式的站立，比如逛商场、排队看电影，都不是问题。不过，如果你的工作需要长时间站立，特别是要从事繁重的体力劳动，咨询一下医生是否应该减轻工作量或改变工作内容，尤其是在怀孕晚期。

压力过大。有研究证明，情绪压力过大和早产有关。怎样区分压力是正常还是过大呢？正常压力可以让你保持警觉，是可控的，可以承受。而压力过大则不利于健康，它会消耗你的精力，让你变得虚弱，吃不好、睡不好，没法享受生活。你可以采取措施去除导致压力过大的因素，或将其影响降至最低（比如辞去不健康的高压力工作)，但有些压力不可避免（比如失去工作、家庭成员生病或死亡）。然而，许多压力还是可以通过放松技巧、合理饮食，以及向伴侣、朋友、医生倾诉等方式来缓解。

喝酒和吸毒。孕妇摄入酒精或非法毒品会大大增加早产的可能性。

吸烟。孕期吸烟和早产风险增加有密切关系。最好在怀孕前戒烟，或怀孕后尽早戒烟，但任何时候戒烟都不晚，远远好于不戒烟。

牙龈感染。一些研究显示，牙龈疾病和早产有关。研究人员怀疑，引起牙龈感染的细菌直接进入血液循环，到达胎儿处，引起早产。另有研究人员提出一种新的可能性：导致牙龈感染的细菌实际上激活了免疫系统，并诱发宫颈和子宫炎症，引起早产。所以，做好口腔保健并进行日常牙科护理可以预防细菌感染，进而降低早产的风险。孕前治疗已有的口腔感染，可以降低各种妊娠期并发症和早产的风险。

宫颈机能不全。由于宫颈机能不全导致的早产，可以通过超声严密监控宫颈长度或缝合宫颈来降低风险。

早产史。有早产史的女性再次发生早产的概率更高，如果你有这样的经历，医生一般会在孕中期和孕晚期给你黄体酮，以防再次发生早产。

下面提到的风险因素是不可控因素，但某些情况下可以通过适当措施加以改变。知道这些因素存在可以帮助你和医生更好地控制风险，即使早产不可避免，最终结果也能得到极大改善。

多胞胎。双胞胎的理想预产期是38周，但许多双胞胎或多胞胎都会出来得更早些。孕晚期保证良好的产前护理、理想的营养状况、去除其他风险因素，注意多休息少运动，这样可以避免过早分娩。更多信息参见第15章。

宫颈过早缩短。有些女性会出现原因不明的宫颈变短及宫颈口过早张开的情况，最近的研究发现，这种现象有时与宫颈过短有关。怀孕中期对宫颈的常规超声检查可以发现有高风险的孕妇。

妊娠期并发症。妊娠期糖尿病、先兆子痫、羊水过多，以及胎盘问题（例如前置胎盘或胎盘早剥），都会增加早产的可能性。对这些病症尽量加以控制，可以延长孕期，让宝宝如期出生。

慢性病。一些慢性病，例如高血压，心、肺、肾脏疾病，糖尿病等都会增大早产风险，而良好的医疗调理和自我护理措施可以降低风险。

一般感染。某些感染（一些性传播疾病，子宫、宫颈、阴道、肾脏和羊水感染）会导致准妈妈成为早产高风险人群。如果感染对宝宝有害，早产就是身体为了保护宝宝离开有害环境的一种自救措施。预防感染或迅速治疗感染可以有效防止宝宝过早出生。

年龄。青少年准妈妈或者35岁以上的高龄产妇是早产的高发人群。良好的营养状况和产前护理措施可以降低早产风险。

妇,如果在孕24周前做的超声检查中发现有宫颈变短或宫颈口扩张的情况,医生才会进行宫颈环扎术。另外,曾经在孕中期发生过一次或多次流产的孕妇,即使没有证据表明宫颈无力或变短,在孕13～16周的时候,医生也会把宫颈环扎术作为一种预防措施。目前,对于孕中期宫颈缩短但没有流产史的孕妇,不提倡宫颈环扎术,一般推荐使用黄体酮阴道凝胶。多胎妊娠一般也不考虑宫颈环扎术。

在怀孕中期的3个月和最后3个月,一定要注意以下可能有问题的征兆:下腹部有压迫感、阴道流血或有带血的分泌物、异常尿频,或者感觉阴道有肿块。如果出现了上述情况中任何一种,立即通知医生。

Rh 血型不合

"医生说我的血型是 Rh 阴性,这对我的宝宝意味着什么呢?"

这种情况不太严重,而且你和医生已经了解了情况,具备相关知识,只要采取简单的措施就可以有效地预防 Rh 血型不合给宝宝带来的伤害。

Rh 血型不合究竟意味着什么?为什么要采取预防措施?一点生物学知识可以帮助你快速准确地理解这一问题。身体每个细胞表面都有许多抗原,其中的一种抗原就是 Rh 因子。

可遗传的血液细胞中有时有这种因子(Rh 阳性),有时没有(Rh 阴性)。怀孕时,如果妈妈的血细胞没有 Rh 因子(Rh 阴性),而宝宝的血细胞因为遗传了爸爸的基因有 Rh 因子(Rh 阳性),妈妈的免疫系统将视宝宝(及宝宝的 Rh 阳性血细胞)为"外来抗原"。作为正常的免疫反应,母体将动员全身的抗体攻击外来抗原。这就是大家熟知的 Rh 血型不合。

所有孕妇在怀孕早期(通常在第一次产检时)都要做 Rh 因子检查,85% 的孕妇 Rh 因子检测结果呈阳性。如果你也是这样,母子血型是否相合就不太重要,因为无论宝宝血型是 Rh 阳性还是阴性,他的血细胞都不会激活妈妈的免疫系统。

如果准妈妈的血型是 Rh 阴性,就要检测准爸爸的血液以确定是阳性还是阴性。如果恰巧也是 Rh 阴性,你们的宝宝就一定是 Rh 阴性(父母都是 Rh 阴性不可能生出 Rh 阳性的宝宝),这也意味着你的免疫系统不会把宝宝误认为"外来抗原";但如果准爸爸是 Rh 阳性,宝宝就很可能遗传他的 Rh 因子,导致你和宝宝血型不合。

Rh 血型不合在第一次怀孕中通常不会造成什么问题,因为这时妈妈还没有产生抗体。麻烦从第一次怀分娩时(包括人工流产和自然流产),Rh 阳性宝宝的血液进入妈妈的循环

军人妻子的孕期安排

如果你的伴侣是军人——伴侣经常要随军调动，那么以下情形就是家常便饭：每次家中有重要的事情（像周年纪念日、节日和毕业典礼）伴侣都不在身边。慢慢地，即便不是真心向往这样的生活，也逐渐接受了。

如果你正在怀孕，而他又要调动呢？在这个重要的时候，该如何在分居两地的情况下继续保持密切联系呢？一点创造力再加上一些高科技就可以。下面的做法希望对你有所帮助：

● 记录孕肚变化。每天早上来张孕肚自拍吧。它看起来好像每天都差不多，但是每天拍一张发给他，他会很开心。而且等你们以后再回过头来，一起看看你的肚子是怎么一天天变大的，也是一种乐趣。随着预产期临近，你也可以拍摄一套美美的孕照，向他炫耀一下你的成果。

● 孕肚涂鸦。准备好释放你的艺术细胞，实现假日的亲密互动吧，把你的孕肚涂鸦当作节日问候发给他：国庆日可以画一面国旗；万圣节画一个南瓜；感恩节画一只火鸡；圣诞节画一棵圣诞树。

● 一起感受。从加入远程育儿书俱乐部开始吧！为他也准备一本《海蒂怀孕大百科》，接下来是《海蒂育儿大百科（0～1岁）》，你们可以一起读。一起下载 What to Expect 应用软件，一起看视频，分享肚子里宝宝的最新变化，也有助于他了解你抱怨的各种孕期不适。你们还可以一起玩儿给宝宝起名字的游戏，共享一个宝宝取名软件，为宝宝选一个好名字。

● 带他一起去检查。如果时差和计划允许，预约产前检查的时候挑一个他也能通过视频聊天参加的时间吧（确保产检的时候他可以随时提问）。预约超声检查也选他有空的时候。如果检查的时候他没法视频聊天，就选一些超声影像发给他。尽量录下宝宝的心跳声，满足他的听觉享受吧。

● 分享对美食的渴望。黑橄榄和花生黄油三明治总觉得吃不够？总是想吃香蕉？把你渴望的美食用爱心包裹寄给他，这样他也能尝到家的味道和你喜欢的美味。不便邮寄的话可以找一些替代品（比如香蕉，你可以寄一袋冻干的香蕉片）。或者你也可以把深夜两点做的美味圣代冰激凌拍下来发给他。

● 远程宝宝性别揭秘。如果你打算在孕 20 周做超声检查的时候公开宝宝的性别或在一个精心安排的聚会上公开宝宝的性别，要确保孩子爸爸也能加入。性别公开的时候可以视频聊天或者提前请已经知道宝宝性别的亲朋好友在相应的盒子里装上粉红色或蓝色的五彩纸屑或糖果，一盒寄给他，一盒给你，然后在你们视频聊天的时候一起打开。

● 让他和宝宝建立亲密关系。从怀孕大约6个月后，宝宝的听觉就发育得很好了。你可以好好利用这一点，让亲密关系由此开始。每一次视频聊天或打电话的时候，让听筒靠近你的肚子，这样宝宝就能听到爸爸的声音——这对他的小耳朵来说，可是一种音乐呢。这样，宝宝从一开始就能认出爸爸的声音。还有一种办法可以建立亲密关系：当宝宝在肚子里打嗝、扭动的时候，我们从肚子外面就可以看出来。把这些重要时刻记录下来，发给他。

● 一起购物。也许他没有时间去浏览网页来选购婴儿床、婴儿推车、宝宝监视器，或许他不喜欢这样做，但当你划定了育儿产品和婴儿服装等

的选择范围时，他还是愿意发表看法的。布置婴儿房和挑选涂料颜色也一样。改造婴儿房或角落的时候，每改造一处都拍下照片，和他商量。

● 寻求支持。每一位准妈妈都需要强大的支持——一个可以依靠的肩膀、一个可以听她倾诉、鼓励她和分享特殊时刻的人。你需要并且应该得到这种支持。你可以和其他妈妈联系，不论是从网上还是在部队基地认识的，你们可以互相支持，资源共享。如果伴侣不能陪同你分娩，你要找一位亲戚或朋友代替，陪你一起参加分娩课程（母乳喂养课程及婴儿急救课程）。也可以考虑增加一名导乐，做好分娩准备（参见第323页）。如果你觉得仅有一个朋友聊聊天还不够，当你沮丧、焦虑、吃不好、睡不好、照顾不好自己时，可以向医生寻求帮助。专业的顾问加上强大的支持，就能解决你的烦恼。

系统之后开始：妈妈的天然保护性免疫反应会产生对抗Rh因子的抗体。如果妈妈没有再怀上一个血型是Rh阳性的宝宝，这些抗体本身没什么危害，可一旦怀上了Rh阳性的宝宝，抗体的危害就出现了。在后续妊娠中，这些新抗体可能通过胎盘进入宝宝的循环系统并攻击红细胞，引起或轻（妈妈的抗体浓度低）或重（妈妈的抗体浓度高）的溶血，并造成宝宝贫血。

发生Rh血型不合时，保护宝宝的关键是防止Rh抗体发展。多数医生会双管齐下，在孕28周时，给血型为Rh阴性的孕妇注射类似疫苗的Rh抗D免疫球蛋白（RhoGAM），阻止抗体扩散。分娩后，如果宝宝的血液检测呈Rh阳性，要在72小时内再给妈妈注射一剂抗D免疫球蛋

白；如果宝宝的血液为 Rh 阴性，就不需要再注射了。对于有过自然流产、异位妊娠、人工流产、绒毛活检(CVS)、羊膜穿刺术、阴道出血，或孕期外伤的女性来说，也最好注射这种抗 D 免疫球蛋白，这样可以有效预防分娩时出现问题。

如果 Rh 阴性孕妇体内已经产生了伤害 Rh 阳性宝宝的 Rh 抗体，该怎么办呢？首先，如果准爸爸以前没有做过 Rh 因子检查，现在就要做了。如果结果是 Rh 阳性，接下来就要检测宝宝的血型。宝宝血型的检测一般通过羊膜穿刺或无创血液测试来进行。如果宝宝血型为 Rh 阴性，母子血型相合，就不需要担心或治疗。如果宝宝血型为 Rh 阳性，而妈妈体内抗体浓度又很高，就必须进行每周一次或每两周一次的超声检查，评估宝宝的状况，排除贫血。如果由于溶血已经导致宝宝贫血，就需要为他输入 Rh 阴性血。输血是在超声引导下，利用一根细针刺入脐带进行的。胚胎输血非常有效，可以达到满意的治疗效果。

你的医疗背景

肥胖

"我超重大概 27 千克，这在孕期会给我和宝宝带来危险吗？"

大多数超重甚至肥胖的妈妈（体重超过标准体重 20%）都可以非常健康地度过孕期，并生下健康的宝宝。虽然如此，肥胖常常会对健康造成威胁，孕期不能掉以轻心。怀上宝宝后，体重超标会增加妊娠期并发症的风险，包括高血压和妊娠期糖尿病。超重同时会带来一些很现实的问题：首先，如果不依靠超声检查的话，准确推算你的孕期很困难，一方面是因为肥胖导致排卵不规律，另一方面医生用来估计预产期的传统标准（包括腹围、宫高、子宫大小、胎心等）已经因为脂肪层太厚而无法作为参考。同时，脂肪也使医生很难判断宝宝的大小和胎位（也很难感觉到宝宝第一次踢你）。肥胖的女性产下的宝宝通常比一般的宝宝大（即使孕期不过量饮食也是如此，尤其是患有糖尿病的女性），这样就可能导致难产。而且，一旦实施剖宫产，肥厚的腹部会使手术更复杂，术后复原更困难。

接下来，还涉及一个孕期舒适度的问题，准确地说，是不舒服的程度。很不幸，随着体重增加，孕期不舒服的症状也在增加。体重超重（无论是孕前还是孕期超重）会带来更严重的背痛、静脉曲张、水肿、烧心及其他症状。

吓坏了？其实不必担心。你和医生可以采取很多措施最大限度地降低你和宝宝面临的风险，缓解不适——

只是需要你付出更多努力。从医疗护理的角度看，相比其他低风险孕妇，你可能需要接受更多检查(比如更多、更早地接受妊娠期糖尿病检查，做额外的超声检查确定宝宝的位置等)。

良好的自我护理可以为你带来很大变化。去除所有可控的孕期风险因素（比如吸烟和喝酒），将体重控制在目标范围内意义非凡——你的孕期增重目标要比普通孕妇低一些，而且应受到医生的严密监控。美国妇产科医师学会建议，超重女性孕期增加的体重应介于 7 ~ 9 千克，肥胖者不能超过 7 千克。你的医生建议可能不同，有些医生甚至认为肥胖者在孕期不应该增重，你要听从医生或助产士的意见。

虽然增重的范围缩小了，但日常饮食必须包含足够的热量，也要包含足够的维生素、矿物质和蛋白质(参见第 5 章的孕期饮食部分)。日常饮食要重视质量，而不是数量，这样可以帮助你计算摄入的热量，也有利于你和宝宝从中得到最多的营养。孕期坚持服用维生素可以为你和宝宝的营养再加一重保障。在医生的指导下适当运动，可以保证摄入更多自己和宝宝都需要的健康食物，又不会增重太多。坚持规律的运动，合理地增加体重，健康饮食，都有助于降低妊娠期糖尿病的风险。

想试试能不能通过服用营养品，喝一些抑制食欲的饮料来保证孕期合理增重？这有一定的风险，所以远离它们吧——即使它们自称"纯天然"。

如果你计划再生一个宝宝，在怀孕前尽可能达到理想体重，这会让你更容易怀孕。

偏瘦

"我一直都很瘦，这会影响怀孕吗？"

无论是苗条的人还是不太苗条的人，怀孕都是一个吃好变胖的绝佳机会。但如果你在特别瘦的时候怀孕（BMI ≤ 18.5，参见第 180 页如何计算 BMI 值），就需要摄入更多食物——因为过瘦时怀孕可能有一些潜在风险（例如宝宝可能会成为小于胎龄儿[①]），如果准妈妈营养不足，风险会进一步加大。不过，你可以通过良好的饮食（摄入足够的热量和营养）、孕期补充维生素、适当增重等方式去除这些风险因素。根据怀孕时的体重，医生可能会建议你多增加一点体重——从 13 ~ 18 千克不等（一般女性的增重范围是 11 ~ 16 千克）。如果你的新陈代谢很快，增加体重就会很困难，参见第 181 页获取相关建议。只要你体重增加正常，孕期就不

----

① 即宫内发育迟缓的宝宝，有大约 10% 的宝宝出生体重小于相同胎龄宝宝的平均体重，多数在 2500 克以下。

减肥手术后怀孕

多亏了外科手术，你才成功减肥？医生很可能会告诉你，术后一年到一年半后才适合怀孕——这段时间是你减重最快、最可能发生营养不良的时间。但现在你已经过了这个时间段，而且怀孕了，恭喜你双喜临门——不仅甩掉了多余的脂肪，而且迎来了一个宝贝！你可以为自己感到骄傲，因为甩掉了多余的脂肪，你不仅更有可能顺利地度过孕期，生下一个健康的宝宝，而且降低了妊娠期糖尿病、先兆子痫和分娩巨大儿的风险。这样的双赢不错吧？

如果你是一位做过减肥手术的准妈妈，下面几点需要额外注意：

● 孕期和你的减肥手术医生保持联系。他能让你的产科医生或助产士了解一名减肥手术病人的特殊需要。

● 保证维生素摄入。怀孕之后，你要保证足够的维生素摄入——毕竟现在是为两个人吃。服用孕期维生素是个好开始，因为吸收程度有限，你可能还需要额外补充铁、钙、叶酸、维生素 B_{12} 以及维生素 A。跟你的产科医生以及减肥手术医生讨论合适的剂量。

● 关注体重。你过去就很关注自己的体重，希望它不断下降，但现在有了宝宝，要期望它不断上升。你要做的是保证合理的增重——体重增加过少或过多都会给孕期和宝宝带来不必要的风险。要知道，减肥手术后怀孕会增加胎儿过小的风险，而合理地增加体重有助于确保宝宝出生时的健康。

● 注意饮食。因为减肥手术缩小了你的胃容量，吃下两个人的食物难度变大了。随着你的子宫和宝宝越来越大，挤压胃部，你会发现为两个人吃饭越来越不容易。你能吃下的食物有限，更要注意食物的质量。不要让没营养的东西占地方，而要尽量吃那些体积小、营养高的东西。

● 注意症状。如果你有剧烈的恶心呕吐，或者感到腹部疼痛，马上联系产科医生或减肥手术医生。这些症状可能跟怀孕或减肥手术有关——这种情况非常紧急，马上就需要医疗介入。

会遇到别的障碍了。

饮食失调症

"过去 10 年，我一直在和神经性暴食

症做斗争。现在我怀孕了，觉得应该改掉这个坏毛病，但似乎做不到，这会伤害到宝宝吗？"

如果你立即寻求适当的帮助就不会伤害到宝宝。长年的神经性暴食症导致身体的营养储备非常低，一旦怀孕，你的身体和宝宝都会立即处于不利的情况。幸运的是，怀孕早期的营养需求比怀孕晚期少一些，在营养不足的情况伤害到宝宝之前，还有足够的机会补救。

迄今为止，几乎没什么关于饮食失调症对怀孕影响的研究。这很大程度上是因为饮食失调症导致女性月经周期紊乱，从一开始就降低了怀孕概率。

研究表明，孕期暴饮暴食，而后又催吐会增加流产、早产及产后抑郁的风险。孕期厌食症会增加流产、先兆子痫、早产和剖宫产的风险。而服用那些治疗神经性暴食症和厌食症的催吐剂、利尿剂、食欲抑制剂等又会给怀孕带来风险。它们会将体内的营养物质和液体排出体外，而孕妇需要这些物质为宝宝提供养分，孕晚期还要产生乳汁，如果经常服用这些药物，可能导致胎儿畸形。孕期增重不足也会引发一系列问题，包括早产或产下小于胎龄儿。

好消息是，研究同时表明，如果你立刻戒除这些不良习惯，可以像其他孕妇一样，孕育一个健康的宝宝。如果你还是不能正常饮食，也无法区分正常的孕吐和厌食、暴食症，一定要立即寻求帮助。告诉产科医生你患上了饮食失调症，他或许能帮你确认这是否会影响肚子里的宝宝，而且会给你关爱与支持，让你变得健康并保持下去。医生还可能会给你推荐饮食失调症方面的治疗专家。如果你一直在与暴食症、厌食症做斗争，寻求专业人士的帮助是明智的选择，同时也要记住，健康饮食不仅是为自己，也是为了肚子里的宝宝。你也可以综合各方面的帮助，上网查询，或让医生、饮食治疗专家为你推荐相关的支持团体，等等。

战胜饮食失调症才能给可爱的宝宝提供营养——这是你应该做的第一步，也是最重要的一步。同时，也要关注孕期增重的情况。

记住以下要点：

● 孕妇的身材被公认为是最美丽、最健康的。圆圆的形状是正常的，说明你正在孕育一个宝宝。为这美丽的曲线骄傲吧！

● 孕期应该增重。通过合适的食物在合适的时间适当增重，对宝宝的发育和健康状况至关重要（孕期增加的额外脂肪在分娩后会帮助你哺育宝宝）。明智地增重不仅对宝宝有利，对妈妈也有利。它可以帮助你在整个孕期过得更健康、更舒适，也有助于

如果你患有慢性病

任何一个患有慢性病的人都会觉得生活很麻烦——要吃药、预约医生，随时关注新的治疗方法。如果再加上怀孕，就更复杂了。幸好，只要格外小心，加倍努力，大部分慢性病完全不会妨碍怀孕进程。下面有一些建议可供患有慢性病的准妈妈们参考，但一定要以医嘱为准，医生会针对你的特殊情况做具体指导：

糖尿病。糖尿病患者顺利生下宝宝的关键在于——怀孕前将血糖降到正常水平，并在随后的 9 个月始终保持正常，不论是 I 型糖尿病（患者自身不会产生胰岛素）还是 II 型糖尿病（患者胰岛素分泌缺陷）。要做到这一点，你需要制订良好的饮食计划（它可能和你的孕期饮食非常相似，包含很少的糖分及精制谷物，含有大量的膳食纤维和健康零食）、适度运动、密切监测血糖及用药（必要的时候，注射胰岛素）。孕期也要制订合理的增重计划并严格遵守，体重增长过快也容易引发妊娠期并发症。

为确保一切顺利，孕期要格外小心。除了定期检测血糖，还要做尿液检测（检查肾功能）、眼部检查（检查视网膜）及胎儿心电图（确保宝宝发育良好）。医生也会密切关注有无先兆子痫（参见第 540 页）及妊娠期

糖尿病（参见第 539 页）的征兆，这两种情况的风险更高。

糖尿病孕妇经常会出现胎儿过大的问题。即使孕妇体重在合理增长，宝宝的生长也需要通过超声检查密切关注。宝宝越大，分娩会越困难；宝宝过大，分娩并发症及剖宫产的概率也更大。如果孕晚期出现其他问题，就需要提前分娩。医护人员会在帮你催产或进行剖宫产前确保宝宝肺部发育成熟。

最后，如果你打算母乳喂养，应该在分娩后尽早开始（最好在分娩后 30 分钟内）并保证每 2～3 小时哺乳一次，预防血糖过低。为安全起见，糖尿病产妇的宝宝通常要留院观察，直到血糖稳定，喂养情况良好。

高血压。如果患有慢性高血压，你就属于高危孕妇。但是只要有良好的医学护理和细致的自我监护，就能顺利度过孕期，生下健康的宝宝。你需要每天在家监测血压、定期锻炼（可以降低血压）、减少压力（通过一些放松练习、冥想及其他补充和替代疗法，比如生物反馈疗法）、良好饮食及保持充足的水分来保证体重合理增加。需要时服用一些孕期安全的药物也有助于保证血压正常。孕后期医学监测的频率也会增加，以避免先兆子

病（参见第 540 页）。

肠易激综合征（IBS）。怀孕对肠易激综合征的影响难以预测，原因之一是几乎所有怀孕都会对肠道产生影响。孕妇更容易便秘（IBS 的症状之一），也有部分孕妇觉得大便比之前更软（也是 IBS 的症状之一）。同理，不管有没有患上肠易激综合征，放屁和胀气在孕期也有可能加重。

要想较好地控制病情，继续坚持平时对抗肠易激综合征的小技巧：少食多餐，保证充分饮水，避免压力过大，远离那些可能让病情恶化的食物。如果你选择低 FODMAP 饮食（低发酵低聚糖、二糖、单糖、多元醇），请咨询医生，确保孕期平衡摄取各种营养物质。如果你需要服用药物缓解肠易激综合征，也要咨询医生这些药物在孕期服用是否安全。也可以尝试在饮食中加入益生菌，它们在调节胃肠功能方面非常有效。

镰状细胞性贫血。一般镰状细胞性贫血的女性都会被归为高危孕妇。但只要护理得当，患有镰状细胞性贫血的女性即使出现了肾脏并发症，也极有可能安全度过孕期并生下健康的宝宝。患有此类贫血的准妈妈先兆子痫和高血压的情况很常见，很多人在 9 个月的孕期中至少要到医院住院治疗一次。流产、早产及胎儿宫内发育迟缓的情况也很常见。

尽管目前疗效还不能确定，输血对患有镰状细胞性贫血的女性是一个较好的选择。可能的话，孕期应至少输一次血或定期输血，包括孕早期及分娩前。

甲状腺疾病。如果你患有甲状腺功能减退，定期服药很重要。你需要密切监控甲状腺素水平，确保服用的药物剂量能满足你和宝宝的需要。如果以前有甲状腺疾病但怀孕后停药了，要告知医生重新检查甲状腺素水平。不治疗甲状腺功能减退会增加流产的风险。而且孕早期的 3 个月，没有从母亲那里获得足够甲状腺素的宝宝会出现神经系统发育问题，还有可能耳聋。孕早期之后，宝宝就能产生甲状腺素了，那时即使母亲的甲状腺素水平低也没关系。甲状腺素水平低与孕期及产后抑郁有一定关系，所以一定要坚持治疗。

在未经治疗的情况下，中度到重度的突眼性甲状腺肿（又称为甲状腺功能亢进症——甲状腺生产并释放出过量的甲状腺素）会给准妈妈及宝宝带来严重的并发症，包括流产及早产等。因此，适当治疗非常必要。幸运的是，只要经过合理的治疗（孕期可选择的治疗包括最低剂量的抗甲状腺素药物丙硫氧嘧啶），你和宝宝都能获得较好的结果。

没找到关于你所患慢性疾病的信

息？关于哮喘，参见第 215 页，脊柱侧弯，参见第 252 页，其他慢性疾病的信息，如囊性纤维化、癫痫、纤维肌痛、慢性疲劳综合征、红斑狼疮、多发性硬化、苯丙酮尿症、身体残疾及风湿性关节炎，请登录网站 WhatToExpect.com 了解更多。

产后更快恢复孕前身材。孕期合理地增加体重非常必要，但如果体重秤上不断攀升的数字让你觉得不舒服，那就让医生替你看吧。你可以把浴室里的体重秤收起来，以免忍不住想称体重。产检前称体重的时候可以闭上眼睛，请护士把数字记录在体检表上，不要告诉你。

怀孕的时候你也能保持好身材，而且应该坚持运动。运动能让你增加的体重长在该长的地方，为宝宝及维系宝宝生命的周边环境提供营养。但是要确保你选择的运动项目适合孕期，也要先咨询医生。如果你平时喜欢通过剧烈运动来燃烧卡路里，现在是时候换一种更健康的运动方式了。任何容易让体温过高的活动都要避免，比如桑拿和高温瑜伽，这些在孕期不安全。

● 分娩时会减掉许多体重。如果要减去孕期增加的所有体重并恢复身材，需要更长的时间。基于这个原因，许多患饮食失调症的女性对自己产后的身材感到沮丧，再一次出现暴饮暴食后催吐或断食等极端行为。这些不良习惯会妨碍产后恢复、让你不能专心照顾宝宝，还会干扰母乳分泌——所以，饮食失调症患者产后继续寻求专业咨询和治疗非常重要，相关支持团体也很有帮助。

你要记住最重要的一点：宝宝的健康状况取决于妈妈孕期的健康程度。如果你营养不足，宝宝要获得营养就无从谈起。积极的心理暗示十分有用，可以试着找一些胖嘟嘟的可爱宝宝的海报，贴在冰箱、办公室、汽车等任何可以提醒自己应该健康饮食的地方，想象一下你吃的食物正慢慢地输送给宝宝，宝宝正狼吞虎咽地享受着大餐！

如果不能停止暴饮暴食、呕吐、使用泻药和利尿剂，而且在孕期只吃半饱，问问医生你是否可以住院治疗，有效控制饮食失调症。没有比怀孕更好的理由来督促你保持健康了。

抑郁症

"几年前我被诊断患有抑郁症，从那之后一直在小剂量服用抗抑郁药。现在我怀孕了，是否应该停止服药？"

美国育龄女性患抑郁症的概率已经接近15%，所以你并不孤单。好消息是：通过恰当的治疗，患抑郁症的女性也可以享受正常、健康的孕期。考虑到孕期抑郁症的治疗比较复杂，用药的均衡尤其要注意。因此，怀孕期间应该联合你的心理医生和产科医生，充分权衡服药的利益和风险。

做决定似乎很容易，至少看起来是。毕竟，自己的情绪怎么会比宝宝的健康重要呢？但其实，决定比想象中复杂得多。首先，孕激素会对情绪有很大影响。即使没有情绪紊乱、抑郁或其他情绪问题的女性在怀孕期间都可能出现情绪波动。有抑郁史的女性孕期抑郁症复发的风险更大，并很可能发展为产后抑郁症。毋庸置疑，孕期停服抗抑郁药的女性就更危险了。

更重要的是，抑郁症如果得不到治疗，不仅会伤害你和身边亲近的人，还会影响宝宝的健康。抑郁的妈妈不仅不能获得良好的饮食、睡眠，无法关注自己的产前检查和护理情况，还有可能沾染吸烟或饮酒的不良生活习惯。任何这些因素以及过多的焦虑和压力，都会增加早产、低体重儿、低阿普加评分宝宝的概率。有效治疗抑郁症并在孕期控制病情，可以让准妈妈更好地照顾自己，孕育宝贝。

在你决定扔掉抗抑郁药之前一定要三思。决定下一步该如何治疗之前，最好咨询你的产科医生和心理医生。

一些药物在孕期使用相对安全，而有些药物不能在孕期使用——这种情况下，就不应该继续服用孕前的药物，或者服用的剂量要调整。

产科医生和心理医生会提供最新的信息，为你选择孕期最安全合适的药物。你应该向专业人士咨询，而不是在网上搜索。药物更新速度很快，而互联网上的信息并不可靠。另一个原因是：网上的研究结果经常互相矛盾，有的研究认为孕妇在孕期服用抗抑郁药会增加儿童自闭症、心脏缺损和低体重儿的风险，而有的研究又认为它们之间没有联系。目前已知的孕期安全用药包括5-羟色胺再摄取抑制剂（SSRI）的喜普妙、百忧解和左洛复；同为SSRI类药物的帕罗西汀不适合孕期使用，因为它可能与胎儿心脏缺陷有一定联系。5-羟色胺和去甲肾上腺素再摄取抑制剂（SNRI）类的欣百达、怡诺思也可供准妈妈选择。安非他酮不再作为孕期抗抑郁症的首选药物，但在其他药物效果不好时也可以用。

在你和医生做出选择的时候要记住：尽管孕期服用任何药物（包括抗抑郁药）都不是绝对安全的，但在其他治疗方式无效的情况下，患抑郁症的孕妇也不能停服抗抑郁药。因为放弃治疗抑郁症可能造成更严重的长期伤害。治疗抑郁症的要选择最安全的药物，服用最安全的剂量，并选择最安全的时机服用，这样才能最大限度地减轻抑郁及抗抑郁药物带来的风险。

也要记住，有时候非药物疗法也能治疗抑郁症。单独采用心理治疗（在某些情况下，轻度抑郁的孕妇不用药物治疗）或与药物联用（允许孕妇服用小剂量药物或换成更安全的药物）很有效。这类治疗包括心理治疗、光照疗法、补充和替代疗法（CAM），例如针灸和神经疗法。运动（可以释放让你感觉良好的内啡肽）、冥想（有助于应对压力）、饮食（通过规律饮食和健康零食保持血糖稳定）也对治疗有益。和产科医生、心理医生谈一谈，看看你的情况能不能采用这些办法。

多动症

"我小时候就被确诊患有多动症，从那以后一直在服药。现在怀孕了，是不是应该停止服药？"

很多成年人服用阿得拉、哌甲酯（利他林）来改善注意力，保证正常的社交和工作。问题是这些药物的孕期安全试验只在动物身上做过，没有在人体上广泛试验，因此孕期服用这些药物的安全性还不能确定。这些药物目前尚未明确对胎儿有害，但也没有被证实完全无害。

那么准妈妈们应该怎么做呢？首先，和医生谈一谈。了解孕期最安全的药物，看看你是否应该继续服用——或在孕期的头 3 个月停药，到孕中期再继续服用。做出决定时既要考虑药物对怀孕安全的影响，又要衡量放弃治疗多动症可能带来的潜在风险。咨询医生的时候，可以考虑用多动症的非药物治疗（例如认知行为疗法或临床指导）代替多动症兴奋剂药物，也可以将其作为小剂量药物之外的补充疗法。最后要记住一点，不论你选择了哪种治疗方法，你的注意力和行为都会受到怀孕本身的影响——每个怀孕的女性都会因为孕激素的作用受到各种困扰。

35 岁之后怀孕

"我现在 38 岁，怀上了第一个孩子，虽然很兴奋，但又担心自己的年龄会对孕期和宝宝有影响。"

35 岁之后怀孕意味着你属于一个健康且不断壮大的群体。40 多岁才第一次怀孕的女性也越来越多。

孕期风险是随着孕妇年龄增长而逐渐增加的。而大多数会随年龄增加的孕期风险是可以降低甚至消除的。

女性最佳生育期是二十几岁，之后生育能力逐渐缓慢下降。这个年龄段的女性（被称为高龄孕妇）面临的

高龄爸爸

以前，人们认为爸爸在孕育中的职责只限于授精。直到 20 世纪，人们才发现爸爸的精子对孩子的性别起决定性作用。直到近几十年，研究人员才怀疑高龄爸爸的精子可能会增加妈妈流产或胎儿出生缺陷的风险。像妈妈的卵细胞一样，高龄爸爸的初级精母细胞（未发育的精子）受到环境有害因素的影响更久，可能包含变异或损坏的遗传基因和染色体。那么，高龄爸爸会对宝宝有什么影响呢？研究人员发现，无论妈妈年龄大小，如果爸爸高龄，自然流产的风险就会增加。另外，如果爸爸年龄超过 50 或 55 岁（与妈妈年龄无关），宝宝患唐氏综合征的概率也会增加。爸爸在 40 岁以上，孩子有自闭症或其他心理健康问题的风险也更大。

准爸爸年龄较大是否要额外多做一些检查呢？遗传学顾问不建议单单因为准爸爸年龄大就实施羊膜穿刺术。目前准妈妈（无论年龄）做的常规筛查就可以让你安心了。对一个高龄爸爸来说（对高龄妈妈也一样），拥有一个孩子的快乐无穷大，与之相比，风险看起来就小一些。放轻松，好好享受孕育的旅程——它值得等待。

最大风险是受孕。即使你战胜这个困难怀上了宝宝，还可能面临更大的问题：宝宝很可能患唐氏综合征。这种疾病的患病率随着妈妈年龄的增加而升高：25 岁的妈妈生下唐氏儿的概率为 1/1250，30 岁的妈妈为 3/1000，35 岁的妈妈是 1/300，而 45 岁的妈妈达到了 1/35。据推测，唐氏综合征及其他染色体异常疾病的发病率增加与妈妈卵细胞老化有关——女性在出生时就储备了一生的卵细胞，这些卵细胞会随着女性年龄的增长而老化。

即便如此，有至少 25% 的唐氏综合征及其他染色体异常疾病与高龄父亲的精子缺陷有关——因为高龄孕妇的丈夫通常也是高龄父亲，因此，我们不能完全确定是妈妈还是爸爸导致了这个问题。

还有很多孕期风险会随着准妈妈年龄的增长而增加。但有一种风险其实是优势：高龄女性更可能怀上双胞胎。这是因为女性年龄越大，越有可能一次排出多个卵子。总的来说，年龄越大的孕妇，越容易出现自然流产

（因为卵细胞老化）、先兆子痫、妊娠期糖尿病与早产。高龄产妇阵痛和分娩的平均时间也更长，且容易伴随并发症，剖宫产的概率也更大。

虽然超过35岁的准妈妈孕期风险会略微增加，但总体风险还是较低的。和你期望的回报比起来，根本就微不足道。而且，高龄产妇容易发生的并发症是可以控制甚至预防的。药物及严密的医学监控能够阻止早产的发生，新的医学突破也在不断降低产房中的风险。虽然唐氏综合征不能预防，但在孕期可通过多种筛查和诊断性检查准确鉴别。孕期前3个月必需的许多非侵入性筛查（参见第54页）推荐所有孕妇（无论年龄）都做。这些检查更精确，更能筛查出不必接受进一步侵入性检查的准妈妈（包括35岁以上的女性），这不但可以节约开支，也能减少准妈妈的心理压力。

医学手段能帮助你安全度过孕期并生下健康的宝宝，但绝对比不上你的努力（合理运动、健康饮食和优质的产前护理）。年龄增长不一定就是"高危"，但许多个人风险因素累积起来会将你置于"高危"之列。消除或尽可能降低众多风险因素的影响，你就可以走出年龄的阴影，像其他年轻妈妈们一样生出健康的宝宝。

所以，放松并享受孕期，对自己充满信心吧！超过35岁怀上宝宝，是人生最美好的事。

遗传筛查

"我一直担心自己也许有不知道的遗传病。应该做遗传筛查吗？"

也许所有人都至少携带一种遗传病的基因，幸运的是，大多数遗传病都需要有两个相配的基因才会出现，一个基因来自妈妈，另一个来自爸爸，所以遗传病不太容易出现在孩子身上。通过遗传筛查，父母双方都有可能在怀孕前或孕期检查出有遗传病。一般来说，检查的时候只查父母一方，有一方检查为阳性时，再检查另一方。

父母双方谁去做检查及做哪方面的检查，主要取决于种族、地理位置以及某些遗传缺陷。例如，祖籍东欧的犹太夫妻（德系犹太人）应该检查一下黑蒙性白痴、海绵状脑白质营养不良症及其他遗传缺陷（登录 victorcenters.org 或 jscreen.org 网站，了解更多信息）。黑蒙性白痴也可能发生在其他种族的遗传中，包括移居美国路易斯安纳州的法国后裔、法裔加拿大人、德国南部或瑞士迁至宾夕法尼亚州的居民后裔。如果你的家族有这方面的渊源，就应该考虑做相应的基因筛查。同样，黑人夫妻应该做镰状细胞性贫血的相关检查，地中海区域居民和亚洲人需要检查地中海贫血的可能。

考虑到现代社会种族融合及关系

不仅仅为爸爸而写

快乐的孕期关系到家中的每一个人。也许你们并不是传统意义上的父母，正打算收养宝宝——无论哪种情况，你们一定会希望从情感、从身体变化上来了解这个正在孕育你们宝贵小生命的女性。或许你是一位单身妈妈，没有一起参与孕期的伴侣，但有亲朋好友支持你度过孕期。不论你来自什么样的家庭背景，本书都适合你。书中随处可见的"给爸爸的小贴士"一栏也适合你的家人阅读。你可以从中选择你想了解的、适合你的，来帮助家人做出重要转变，迎接宝宝的到来。

日渐错综复杂的现状，一个人的种族及地理位置背景已经越来越难以界定，我们不能依靠这些来做出遗传筛查的决定。例如：高加索人应该检查是否有囊性纤维化（CF），因为每25个高加索人就有一个携带囊性纤维化突变基因，而混合的种族背景会使这一类人增加。因此，需要做囊性纤维化突变基因筛查的人也应该更多。目前我们推荐所有的夫妻，不论种族，都要做囊性纤维化突变基因筛查。

基因遗传缺陷的筛查是不是应该覆盖更多人群呢？很多人认为是的。如今，基因检测技术的发展使得所有夫妻——不论种族与地理位置背景——都能在怀孕前对一系列的基因情况做出检测。扩展性携带者筛查可以筛查出300多种疾病的基因携带者，它有助于了解你和伴侣会不会把基因问题遗传给宝宝。如果夫妻双方检测结果都为阳性，即为遗传基因缺陷携带者（如果母亲检测结果为阴性就不需要对父亲进行检测），就需要进行进一步的遗传学咨询和基因检测，为将来的宝宝排除风险。而且，夫妻双方提前了解可能的风险可以帮助他们做出正确的选择，包括新的生殖技术（例如试管婴儿可以在移植前通过基因诊断来筛查一些疾病）或精子捐献等其他非传统方式组建新的家庭。

目前有很多专家呼吁把扩展性携带者筛查列为夫妻孕前的常规检查，但美国妇产科医师学会并不赞同。妇产科医师学会认为，是否进行扩展性携带者筛查主要取决于双方的家庭史及种族背景，只有囊性纤维化基因检测被列为常规检测。

即便如此，美国妇产科医师学会和美国医学遗传学和基因组学学会（ACMG）都认为，所有的夫妻，只要愿意，都可以在决定怀孕前选择基因携带者筛查。但是，为了不让筛查带来负面的情绪影响，专家建议夫妻双方可以咨询妇产科医生或遗传学家，在了解扩展性携带者筛查检测何种基因缺陷后，排除他们不必了解的检查结果。美国医学遗传学和基因组学学会也认为，基因携带者筛查应该仅用于检测与生育决定相关的基因缺陷，而不包括仅发生在成人身上的基因缺陷（300 种疾病基因携带者筛查中的一些情况仅发生在成人身上）——除非夫妻双方要求做所有的筛查。

决定如何进行基因筛查的最好方式是咨询医生。只有这样，你和伴侣才能为你们即将拥有的家庭成员做出最好的选择。

"我们怀孕前没做遗传筛查，现在要去做遗传咨询吗？"

大部分准父母不用过于担心，遗传病的风险相对较低，并不是每对夫妻都需要进行遗传咨询。很多情况下，产检医生会和你们谈论的都是一些最常见的遗传病问题，如果你们符合以下条件，要尽量多咨询遗传病医生或母婴医学专家以获得更多信息：

● 夫妻双方验血结果显示都带有能遗传给孩子的遗传病基因。

● 已育有一个或多个伴有遗传性出生缺陷孩子的夫妻。

● 经历 3 次或以上连续自然流产的夫妻。

● 妻子 35 岁以上或丈夫 40 岁以上。

● 夫妻一方家族中出现过遗传病。很多情况下（例如囊性纤维化或地中海贫血），孕前就进行 DNA 检查比怀孕后检查胎儿要容易得多。

● 夫妻一方有先天缺陷（如先天

孕期的免疫接种

几乎所有能通过疫苗预防的疾病都对怀孕有影响，因此，怀孕时密切关注疫苗接种很有必要。大多数减毒疫苗都不建议在孕期接种，包括麻风腮疫苗（麻疹、风疹、腮腺炎疫苗）和水痘疫苗。这也是为什么在怀孕前就要关注免疫接种问题的原因。根据美国疾病预防控制中心的建议，除非有必要，也应避免在孕期接种甲型肝炎及肺炎疫苗。另外，孕期可安全接种乙型肝炎疫苗。

另外孕期有一些应该接种的疫苗：美国疾病预防控制中心建议，流感季节所有孕妇都应该接种流感疫苗，并在孕 27 ~ 36 周时接种百白破疫苗（预防宝宝破伤风、白喉与百日咳）（参见第 321 页，了解百白破疫苗更多信息）。

要了解更多疫苗信息，可以咨询医生并参见第 521 页。

你是单身的准妈妈吗？没有伴侣不意味着要一个人面对漫长的怀孕过程。你完全可以从其他渠道获得帮助——好朋友或相熟的亲友都能拉着你的手，从精神上和身体上支持你度过孕期。这些人能在怀孕的 9 个月及以后的日子里扮演好伴侣的角色——陪你做产检、上分娩培训课，在你需要倾诉时耐心聆听，帮你为家庭新成员的到来做好心理和物质上的准备，在分娩过程中指导你、支持你、为你加油。没有人能比单身妈妈更了解你的感受了，你可以参加一个单身妈妈俱乐部或单身妈妈网上互助组织，还可以考虑在你的分娩或产后护理团队中加入一位导乐（参见第 323 页）。如果你的伴侣随工作调动，或在外地工作，有好几个星期甚至几个月不在你身边，你要独自度过孕期，参见第 38 页。

一个人的孕期也可以开心地度过，甚至更开心。这是不少单身妈妈的选择，而且她们很享受。

性心脏病）。

● 出生缺陷筛查已经得到了阳性结果。

● 近亲结婚。近亲结婚所育子女患遗传病的风险非常高。

遗传咨询的最佳时机是怀孕前，近亲结婚且打算要宝宝的人，更应该在结婚前就进行遗传咨询。专业的遗传咨询顾问可以根据夫妻双方的遗传背景分析宝宝健康的概率，并指导你们做出是否要宝宝的决定。不过，即使已经怀孕，现在进行遗传咨询也为时未晚。咨询师会根据你们夫妻的遗传背景提供产前检查的建议，而一旦在检查中确认胎儿有严重缺陷，咨询师也能告诉你们接下来可以采取哪些措施，如何取舍。遗传咨询已经帮助无数父母免于生下带有严重出生缺陷的孩子，帮助父母们实现了养育一个健康宝宝的美好愿望。

关于产前诊断

宝宝是男孩还是女孩？头发会是黑色还是棕色？能不能遗传到妈妈漂亮的嘴巴和爸爸的酒窝？能不能拥有爸爸的磁性嗓音和妈妈的算术能力？

宝宝出生前（甚至是怀孕前），总能让父母一直猜来猜去。但有一个问题是准父母们最担心却又从来不敢去猜测和谈论的："我的宝宝健康吗？"

过去，这个问题不到宝宝出生那一刻得不到答案。如今，通过产前检查，我们可以早在怀孕的前3个月得出结论。40周的孕期里到底要接受什么检查呢？这些检查要不要列入孕期计划里？检查种类多种多样、日新月异，你要咨询医生。不过提前了解一下最常见的项目会有所帮助。

筛查

大多数准妈妈（即使是那些发生出生缺陷概率很小的准妈妈们）在怀孕的40周里都要接受各种各样的筛查。这些筛查是非侵入性的，筛查结果越来越准确，对妈妈及宝宝没有风险，但能让我们更安心，更放松。

产前筛查采用抽血及超声检查来确定你是否有更大的概率产下带有基因缺陷的宝宝，包括唐氏综合征或神经管畸形如脊柱裂。筛查不能诊断出这些情况——只有侵入性检查才可以，它们可以确定胎儿受影响的概率，准确度达到80%～99%。你需要了解以下这些检查。

无创产前基因检测（孕9周后进行）。你知道血液中的胎儿DNA的详细信息吗？无创产前基因检测（NIPT或NIPS）只需在孕9周后通过简单的血液筛查就可以分析DNA（也叫作胎儿游离DNA，或cfDNA）来确定宝宝是否有基因缺陷风险，包

括唐氏综合征。无创产前基因检测只是一种筛查检测，也就是说它只能告诉你宝宝基因缺陷的可能性（附带的好处是你可以提前知道宝宝的性别——如果你想知道的话），而不是说你的宝宝一定会或一定不会有这种基因缺陷。进行这些筛查的公司认为，与标准血液筛查（如四联筛查，参见第57页）相比，无创产前基因检测出现假阳性的可能性要小得多。检测结果可以帮助你和医生决定接下来应该怎么做，包括是否有必要进行侵入性检查。它们的检测结果更准确，但可能带来一定风险。

无创产前基因检测只需用针及注射器抽血检查，你只需要在医生办公室或验血室伸出手臂即可完成，对你和宝宝都非常安全。抽血完成后，血液样本会送到实验室用来检查血液中

误诊难以避免

有一点要记住，目前为止所有的产前诊断都不是绝对准确的。即使在最好的实验室，拥有最先进的设备，由最有经验的专家操作，也难免会有误诊——假阳性的结果比假阴性的结果要多得多。这也是为什么当检查结果显示宝宝有异常时，要进一步检查并且咨询有关专家。结果一旦得到证实，也要了解宝宝的预后情况。

的 DNA 是否有基因缺陷的高风险指征。

无创产前基因检测结果出来后，医生会结合孕早期的超声结果或颈部透明带筛查（参见下文）结果来判断是否要进一步检查。如果检查结果是阳性，医生会建议你做羊膜穿刺术（参见第60页）或绒毛活检（参见第59页）来进一步确定结果或检查无创产前基因检测发现不了的其他问题，如神经管缺陷。

无创产前基因检测技术比较新，目前还没有得到美国食品药品监督管理局认可。现阶段，美国妇产科医师学会建议，只有宝宝患染色体异常风险较高的孕妇（例如35岁以上的孕妇，有基因缺陷儿分娩史或基因缺陷家族史的孕妇）才需要做无创产前基因检测，低风险孕妇不需要。无创产前基因检测也不适用于多胎孕妇或通过卵子捐献怀孕的孕妇。

颈部透明带筛查（孕 10 ～ 13 周进行）。颈部透明带筛查(NT)——一种专业的超声检查，可以让你了解宝宝是否有较大概率患上染色体疾病，如唐氏综合征。不过，它不是侵入性检查，不能确定你的宝宝有无基因异常，只提供一些数据，告诉你这种基因异常的可能性。有了这些数据，你和医生就能决定是否要进行下一步的侵入性检查，如羊膜穿刺术或绒毛活检。

那么颈部透明带筛查到底检查什么呢？宝宝颈部后方有一块组织，是一块不太透明的地方，叫作颈部褶皱。颈部透明带筛查就是检查这个地方。专家发现，这块地方存在一些液体，液体面积增厚的宝宝有基因异常的可能性更大。这类基因异常包括唐氏综合征（除了人体正常的 23 对染色体外，多了一条 21 号染色体）、18 三体综合征（多了一条 18 号染色体）及 13 三体综合征（多了一条 13 号染色体）。

颈部透明带筛查只能在孕 10 ～ 13 周，通过高灵敏超声仪器进行。过了这个时期，颈部透明带组织就会变厚，不再呈半透明，筛查结果就不可靠了，高灵敏超声仪器和标准的超声仪器一样安全。在对准宝宝颈部褶皱通过仪器显示屏测量厚度之前，超声检查人员会测量宝宝大小以确定孕周。随后，这些数据以及孕妇年龄和胎儿孕周会被计入公式中，计算出宝宝染色体异常的概率。

颈部透明带筛查属于孕早期产前常规检查，建议所有孕妇都做。要注意的是，虽说这项筛查已非常普遍，但仍有一些地区不一定有筛查需要的仪器、技术人员及相应的筛查操作技术。

由于胎儿颈部透明带厚度数值增高通常与心脏发育缺陷有关，医生通常会建议测量数值较高的孕妇在孕

关于筛查的假阳性结果

接受筛查通常是想让自己建立信心。最终的结果也通常都是让人安心的。但是，在开始筛查之前，和医生好好聊一聊，了解一下假阳性结果(筛查异常的结果为阳性，而最终生下的宝宝没有任何问题)：出现假阳性结果意味着什么；哪些筛查很容易出现假阳性结果（如四联筛查或单纯的颈部透明带筛查）；哪些筛查不太容易出现假阳性结果（如无创产前基因检测）。你会得到一个安心的答案，那就是 90% 以上得到假阳性检查结果的准妈妈最终生下了非常正常而且健康的宝宝。记住，如果筛查得到阳性结果一定要和医生好好谈一谈。

20 周左右做胎儿超声心动图检查来筛查心脏缺陷。颈部透明带厚度数值增高也会轻微增加早产的风险。如果测量数值较高的话，应密切注意自己的情况。

联合筛查（孕 11 ~ 14 周进行）。颈部透明带筛查结果的准确率为 70% ~ 75%（这意味着有 25% ~ 30% 患有唐氏综合征的宝宝没有被筛查出来），因此医生可能会建议你做联合筛查，即把颈部透明带筛查的超声结果和一两次抽血检查结果结合起来。抽血检查主要是测量并对比两种激素 hCG 和 PAPP-A（怀孕相关蛋白）水平。这两种激素都由胎儿产生，并进入母亲的血液中。通过综合血液检查结果与颈部透明带筛查结果，唐氏综合征检出的准确率就可以提高到 83% ~ 92%。

如果联合筛查结果表明宝宝患染色体缺陷的风险很高，医生会建议做绒毛活检或羊膜穿刺术。如果筛查结果表明风险不高，医生会建议等孕中期再做综合筛查，排除神经管缺陷。

有一点要记住，联合筛查不能直接检查出胎儿是否患有染色体疾病，也不能诊断出是否异常。准确地说，筛查结果只是从统计学上计算宝宝出现异常的概率。即使筛查结果不太正常，也不意味着宝宝一定患有染色体疾病，只不过意味着患病的风险较大，这时就有必要做后续的侵入性检查。其实，大多数筛查结果不正常的妈妈最终都生下了健康正常的宝宝。同时，筛查结果正常也不能保证宝宝一定正常，但它意味着宝宝患染色体缺陷的概率很低。

综合筛查（孕期前 6 个月进行）。另一种可供选择的筛查是把孕期前 3 个月做的激素 PAPP-A 水平检测、颈部透明带筛查结果与孕期前 6 个月四联筛查（参见下文）中 4 种激素水平的检测结合起来。综合考量孕早期和孕中期的测量数据，可以使筛查的灵敏度更高。

四联筛查（孕 14 ～ 22 周进行）。 准妈妈的血液中有 4 种物质是由胎儿分泌并进入母亲血液循环的。四联筛查就是通过抽血检查这 4 种物质的浓度来达到筛查的目的。这 4 种物质分别是：甲胎蛋白（AFP）、hCG、雌三醇、抑制素 A。甲胎蛋白水平高意味着宝宝也许有神经管缺陷，但不一定。如果甲胎蛋白水平低，同时其他标志物水平异常，意味着宝宝有较高风险患染色体异常疾病，如唐氏综合征。和其他筛查一样，四联筛查也不能诊断出生缺陷，只能预测出生缺陷的风险。任何异常结果都只意味着你需要进一步检查。

目前无创产前基因检测并不普及，也经常不在医疗保险覆盖范围内，医生可能会让你选择做四联筛查，而不是无创产前基因检测。与颈部透明带筛查和孕早期血液检查相结合的联合筛查相比，四联筛查的准确度相对较低，医生通常建议已到孕中期的孕妇做这个筛查。

当检查结果异常时，四联筛查能较准确地检测出患病的风险概率——它能预测约 85% 的神经管缺陷，近80% 的唐氏综合征，80% 的染色体

18 三体综合征。然而，单做四联筛查假阳性率很高。每 50 位四联筛查结果阳性的女性仅有一两个最终会生下有出生缺陷的宝宝——在其他女性中，进一步的检测表明并未出现异常。这有多种原因：有时孕妇血液中激素水平不在正常范围是因为怀了不止一个宝宝；有时是因为预产期有误（胎龄比预估的大或小）；也有时是因为检查结果有误或出错。如果你只怀了一个宝宝，超声检查显示宝宝胎龄无误，而检查结果是阳性，医生会建议你进一步做羊膜穿刺术。但在你依据四联筛查结果，打算进行羊膜穿刺术或下一步检查时，确保充分考虑遗传咨询人员或经验丰富的医生的意见，请他们再次评估你的检查结果，不要莽撞行事。

在拿到四联筛查结果时还有一点要注意：研究发现，四联筛查结果异常，而进一步检查（例如羊膜穿刺术）结果正常的孕妇，仍可能有较高风险出现妊娠期并发症，如小于胎龄儿、早产、先兆子痫。

第 4 ～ 6 个月的超声检查（孕 18 ～ 22 周进行）。 孕期的前 3 个月你可能为了推算准确的受孕日期做了超声检查（参见第 172 页），也有可能在孕中期的联合筛查中接受了超声检查。第 4 ～ 6 个月的超声检查（又叫胎儿超声解剖，参见第 259 页）更精确，能更细致地观察宝宝的身体结

构和相关发育情况。对妈妈来说，这种超声检查也更有趣，而且比起在孕早期看到的模糊画面来，现在可以更清晰地看到宝宝。

第4～6个月的超声检查可以检测出预示染色体异常的软性或硬性标记物及特点。在你做超声检查前，要记住：仅有极少数观察到"软性标记物"（脉络丛囊肿、强回声点、肾盂扩张，等等）的胎儿最终证实患有染色体疾病。有11%～17%的健康宝宝检查时也发现了这些标记物。所以，即使你的宝宝在检查中发现了这些指标，也不必太担心。医生会告诉你是否有必要进行下一步的检查，通常没有必要。

像其他超声检查一样，医生会把一个探头放在你的腹部并发送声波到身体里。声波碰到内部器官和液体会反弹，再通过电脑把这些反射波转换为宝宝的二维图像或剖面图出现在显示屏上。有些检查不用2D技术，而用3D或4D技术。

在第4～6个月的超声检查中，你可以看到宝宝的心跳、脊柱的曲线、脸、胳膊、腿，甚至还能刚巧看到宝宝吸吮手指的样子。通常，这个时候已经可以看到宝宝的生殖器并推测出性别了——虽然判断结果并不是100%准确，这取决于宝宝的姿势是否配合。如果你不想提前知道宝宝的性别，想在分娩时来个惊喜，请提前告知医生或超声技术人员。

侵入性检查

几乎所有的孕妇都会进行筛查，但进一步明确的侵入性检查却不是每个孕妇都需要做的。很多父母——特别是筛查结果为阴性的父母，可以继续安心等待。因为阴性结果就表明宝宝健康到来的概率非常大。

但如果筛查结果为阳性，医生会建议你做进一步的侵入性检查来确定是否存在异常。当然，大多数情况下是没有异常的。准妈妈要考虑产前侵入性检查的原因包括：有基因缺陷家族史或携带基因缺陷，有出生缺陷儿分娩史，曾经有过或接触过可能导致胎儿发育异常的感染或物质。

不同于筛查检测，侵入性检查如绒毛活检和羊膜穿刺术需要分析从胎盘或羊水中采集到的细胞。这些检查可以检测唐氏综合征等染色体异常，羊膜穿刺术可以检测神经管缺陷，而且检查结果更加准确。因为它们是直接检查问题所在，而不是检测预示这些问题的指标。在做侵入性检查前最好咨询基因遗传顾问，掌握准确的信息。

既然有风险为什么还要进行侵入性检查呢？因为它能让人放心。大多数时候，侵入性检查都会确认宝宝的健康——这意味着爸爸妈妈不用担心，可以愉快地度过这个孕期了。

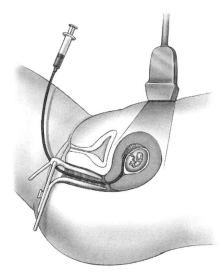

绒毛活检

绒毛活检（孕 10～13 周进行）。
绒毛活检是孕期前 3 个月的产前侵入性检查。它用一根手指大小的管子伸进胎盘，取出一些细微的组织样本，即绒毛膜，并通过检测样本来发现染色体异常。由于绒毛活检在孕期的前3 个月就可进行，与孕 16 周后才能做的羊膜穿刺术相比，它能更早地提供检查结果，通常也是让人放心的结果。绒毛活检可以检测出很多基因缺陷，包括唐氏综合征、黑蒙性白痴、镰状细胞性贫血以及大部分类型的囊性纤维化，准确性达 98%。但绒毛活检不能检测出神经管缺陷和其他一些解剖缺陷。除了唐氏综合征，还有一些特殊的遗传疾病，如果有相关家族病史或父母双方证实有携带者，通

常就要再做检查。

绒毛活检通常由母婴药物专家在超声检查室进行。根据胎盘位置不同，取样可通过阴道和子宫颈（经宫颈绒毛活检）或从腹壁插入取样针（经腹部绒毛活检）进行。两种方法都不可能完全无痛，而且不适感可由轻微不适到中度不适。取样时，有些女性会感觉疼痛（类似痛经时的感觉）。尽管取出细胞只需要一两分钟，但这两种检查方式从开始到结束需要约 30分钟。

如果使用经宫颈绒毛活检，你需要平躺，采用蹬脚的姿势，医生会用一根细长的管子穿过阴道到达子宫。借助超声图像，将管子定位于子宫内膜与绒毛膜（最终会形成胎盘的胎儿部分）之间。医生会将一点绒毛膜样本取下来或吸下来，以便进行诊断研究。

在经腹部绒毛活检时，也需要肚皮朝上平躺。医生会利用超声来确定胎盘的位置并观察子宫壁。然后，在超声的指引下，医生会用一根针刺入腹部和子宫壁，到达胎盘边缘，用针取下细胞组织进行诊断研究。

由于绒毛膜是胚胎的原型，检查绒毛膜可以清晰地了解发育中胚胎的基因结构。检查结果可在一两周后获得。

绒毛活检安全可靠，引起流产的概率与羊膜穿刺术相同——不到

0.5%。挑选一家有良好安全纪录的医院并等到孕10周后再去检查,这样可以大大降低取样过程的风险。

接受绒毛活检后偶尔会有阴道出血现象,不要惊慌,及时告诉医生——尤其当出血时间超过3天时。由于绒毛活检有微小的概率引起感染,如果在检查后几天发烧,一定要告知医生。如果你是Rh阴性血,医生会在活检后给你注射抗D免疫球蛋白以确保取样过程不会引起Rh血型不合的问题(参见第37页)。

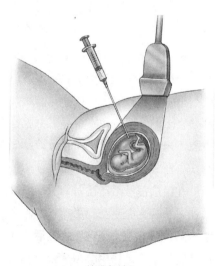

羊膜穿刺术

羊膜穿刺术(孕16 ～ 18周进行)。这种侵入性检查通常在孕16～18周进行。穿刺时,医生会用一根中空的长针穿过你的腹壁及子宫壁,进入羊膜囊。穿刺时会利用超声定位,因此意外刺到宝宝的概率已经大大降低了。你会感觉到刺痛及轻微的疼痛。取出的液体总量大约有一两汤匙[①](不用担心,宝宝会产生出更多的羊水补偿吸掉的部分),并送到实验室进行分析。取出的液体中有宝宝脱落下来的细胞及化学物。通过分析羊水样本,医生可以评估宝宝是否健康,是否有染色体异常带来的病征(如唐氏综合征)。整个穿刺过程从开始准备到结束超声定位,通常需要30分钟(吸出羊水这一步往往只需要一两分钟)。如果你的血型为Rh阴性,在穿刺完成后,需要注射抗D免疫球蛋白以防止穿刺过程导致Rh血型不合(参见第37页)。

羊膜穿刺术和绒毛活检可以诊断出几乎所有的染色体疾病,包括唐氏综合征,准确率高达99%。在特别针对其他几百种遗传疾病(如镰状细胞性贫血)做检测时准确率也能达到90%以上。当然,也不是每一种异常都能被检测出来——像唇腭裂,也不能确定问题的严重性。有一点羊膜穿刺与绒毛活检不同,那就是羊膜穿刺可以排除神经管缺陷(如脊柱裂)。

一般来说,以下情况需要接受羊膜穿刺术:基因异常风险高的、有出生缺陷儿分娩史的、有遗传疾病家族史的,及在各种筛查如颈部透明带筛查、无创产前基因检测、联合筛查或四联筛查中结果为阳性,又

---

① 1 汤匙约为 15 毫升。

没有在孕早期进行绒毛活检的（或由于绒毛活检不能检测神经管缺陷而选择不做的）。通常羊膜穿刺结果可在10~14天后获得。

虽然羊膜穿刺术检测出来的大多数问题不能治愈，检查结果却可以让父母提前了解宝宝的异常，他们可以为宝宝未来的健康护理早作打算或做出艰难的决定——终止妊娠。

只有极少数羊膜穿刺会有不好的结果，95%都没有异常。如果你想知道宝宝的性别，羊膜穿刺术也可以检测出来。

羊膜穿刺术后你甚至可以自己开车回家（出于安全考虑，一些医生会建议让别人开车送你回家）。医生可能会建议你几个小时或当天卧床休息。在接下来的3天内，要避免性生活、提重物、剧烈运动及乘飞机出行。你可能会感觉轻微疼痛，但如果疼痛加剧或持续，一定要告知医生。同时，如果有羊水渗漏、轻微阴道出血或出现发热的情况，也一定要告知医生。

羊膜穿刺术极少会带来并发症，但在考虑进行羊膜穿刺术时，你还是应该和医生讨论可能出现的风险。

如果发现问题

大部分情况下，产前检查都能得到父母期待的结果：宝宝健康地发育着。然而，当你听到令人心碎的坏消息：宝宝似乎有些异常——要记住，这样的信息也非常有价值。与遗传咨询专家一起为这次及将来的怀孕做一个至关重要的决定。可能的选择有：

当侵入性检查结果为阳性时，医生会建议你咨询遗传顾问和擅长处理相关情况的医生，看接下来应该怎么做，包括你是否想重新检查，确保检查结果无误。你也可以自己分析一下现状，毕竟，你对宝宝的情况了解越多、对家庭要面临的情况了解越多，就越有利于你做好精神和物质两方面

的准备——一方面要考虑到即将降生的宝宝会有特殊需求；另一方面要考虑到，如果不可避免地会失去这个宝宝，该如何应对。当发现不能如愿以偿地生下一个健康的宝宝时，家长通常会有一些情绪（拒绝接受现实、不满、内疚）。加入互助组织（或是网上互助组织）可以找到一些问题的解决办法，和大家一起面对，更好地渡过难关。

根据宝宝的具体情况，医生会推荐你尽可能到专门的妇产医院分娩。那里针对阵痛与分娩的专业设施可以更好地满足你的特殊需求，也可以进行医学干预。这些医学干预如果在产

后迅速实施，可以更好地保障新生儿的健康。而且，一些妇产医院为了应对高风险分娩，还组织了医疗小组提供社区服务。医院里也有专门的新生儿重症监护室（NICU）在必要的时候为宝宝提供医疗护理。你可以在孕期就预约一位经过专门培训的儿科医生，这样也可以确保宝宝从出生那天开始就得到特殊照顾。

有些宝宝的异常情况可以在产前得到处理。如果宝宝有严重的心脏缺陷或例如脊柱裂这样的异常情况，最好不要等到宝宝出生后再治疗，必要的话要考虑产前处理。咨询医生宝宝是否适合产前手术。当然，在宝宝出生后立即进行干预——如治疗或药物处理——对宝宝的预后及健康大有帮助。

如果你不幸被告知宝宝不能坚持到出生的那一刻（有染色体缺陷的宝宝通常都不能安全度过孕期）或即使生下来也不能存活太久，不妨考虑将宝宝的一个或多个健康的器官捐献给其他有需要的新生儿。一些捐献胎儿器官的父母从这种善举中得到了心理安慰。在这种情况下，母婴专家或新生儿医生会提供有用的建议，还可以帮助你从身体上和心理上做好准备。当你决定即使宝宝出生后不能存活很久也要继续怀孕时，也可以去很多医院、临终关怀院和诊所寻求帮助，他们会为你提供围产期关怀及保守治疗。

如果检查证实宝宝的出生缺陷是致命的，或将严重致残，在复查及医生、遗传专家确诊后，很多父母会做出痛苦的决定，终止妊娠。如果真到了这一步，你可以像那些不幸在孕期流产的准妈妈一样，给自己时间和空间，好好平复自己的悲伤情绪。

第3章　孕期生活

怀孕后，你的日常生活会有些变化（比如，要脱下紧身小T恤，换上孕妇装）。你也许会非常好奇：肚子里多了一个小生命的自己究竟会有多大变化？晚餐前一杯鸡尾酒的习惯是不是要等到生下宝宝后才能继续了？泡热水澡的习惯是否应该改一改——浴盆洗干净了吗？家里的浴盆能用消毒剂清洗吗？猫的粪便会有什么影响？怀孕后真的会对什么事都顾虑重重吗？让不让闺蜜在自己的卧室里吸烟？用不用微波炉加热食物？在某些情况下，你会发现答案确定无疑（比如"我不能喝酒，谢谢"）。但通常，你不必有太多顾虑，照常享受之前的生活，比怀孕前小心点就可以了（比如，"亲爱的，接下来的9个月轮到你给猫咪换猫砂了"）。

你可能关心的问题

运动

"怀孕后我还能继续日常锻炼吗？"

大部分孕妇在孕期不仅可以做运动，而且应该坚持运动。事实上，绝大多数的运动对大部分孕妇来说都是安全的，也就是说，你可以在接下来的9个月中继续常规运动。但以防万一，可以咨询医生你目前的运动方式需要注意什么，以及该不该开始新的运动方式，需要注意的是，孕期不适合进行极限运动。同时，还要记住准妈妈真理：听听身体的意见。要注意运动的量，不要等到见红或疼痛不适才停止。孕期运动要以适度为准则，参见第229页，了解更多。

咖啡因摄入

"我平时都靠喝咖啡保持精力充沛，孕期是否应该戒掉呢？"

这里要说的是，你完全没必要扔掉你的咖啡店会员卡——不过不能这么频繁地拿出来用了。大量证据表明，孕期每天摄入少于200毫克的咖啡因，对宝宝没有危害。200毫克有多少呢？或许没你想象的多，大致相当于350毫升普通咖啡（2小杯或1大杯）或2份浓缩咖啡。也就是说，如果你是轻度或中度咖啡上瘾者，继续喝咖啡不会有太大影响，但如果你的咖啡瘾很大就需要注意控制了（比如每天喝两次添加了5份浓缩咖啡的特浓拿铁）。

为什么要限制咖啡因呢？咖啡因和你摄入的其他食物一样，宝宝会和你一起分享。咖啡因（咖啡里的咖啡因含量很高，一些食物和饮料也含有咖啡因）可以穿过胎盘——虽然迄今为止，多大剂量的咖啡因会对宝宝造成负面影响尚无定论。最新的研究认为，孕早期随咖啡因摄入量的增加，自然流产的概率也有所升高。

咖啡因摄入还有很多地方要注意，尤其是当你摄入量较大的时候。诚然，咖啡因有强烈的提神效果，但它也会影响身体对铁元素的吸收。它的利尿作用很明显，这会导致钙及其他孕期重要营养物质在被吸收前就大量流失，更不用说还会引起尿频——怀孕带来的尿频已经够恼人了。它还会刺激你早已压力山大的膀胱。需要更多戒掉咖啡的理由吗？咖啡因与孕激素混合会加剧情绪波动，导致情绪更加反复无常。同时，它还会让你的身体得不到应有的休息——尤其是午后摄入咖啡（咖啡因可在体内作用至少8个小时）。

不同的医生对咖啡因摄入量有不同的建议，咨询医生，为自己制订合适的每日咖啡因摄入基线。计算每日咖啡因摄入量的时候要谨记，仅仅计算每天喝几杯咖啡远远不够。咖啡因不仅存在于咖啡中——也存在于咖啡因软饮料、咖啡冰激凌、茶、能量棒、能量饮品、巧克力等饮品和食品中(不同产品咖啡因含量各异)。你要知道，咖啡店里咖啡的咖啡因含量比你自己在家煮的要高很多，而速溶咖啡的咖啡因含量低于现磨咖啡（参见第65页）。

咖啡瘾很重的话要怎样才能限制（甚至戒掉）这个习惯呢？这取决于咖啡在你生活中扮演的角色。如果咖啡仅仅是你的生活习惯之一（清晨起床喝一杯让自己清醒，上班路上的伴侣，用来给忙碌的午后提神，办公桌上的固定摆设），少了咖啡不会让你焦虑，那么不费吹灰之力就能戒掉：坚持每天早起看早间新闻，午后用一杯无因咖啡代替。或者，点拿铁时点一杯无因的——或咖啡少牛奶多的（这样你还可以摄入更多的钙，一举两得）。

如果你的身体已经适应了咖啡因，戒掉就相对困难一些。每一个咖啡爱好者都明白，如果能成功减少甚至完全戒掉咖啡因一定是很大的激励，但说是一回事，做起来是另一回事。咖啡因会让你上瘾（这就是为什么你的身体会有渴望感），戒掉它（甚至只减少摄入量）很容易产生戒断症状，例如头痛、易怒、疲乏、无精打采等。所以逐渐减少摄入量才是明智之举。试着每次喝咖啡的时候都少喝一杯，并坚持一段时间，让身体适应，之后再减少一杯。另一个办法是：每次喝咖啡的时候，都选择只含一半咖啡因的咖啡，逐渐减到无因咖啡——直到咖啡因总摄入量减少到每天 200 毫克以下。

无论是什么动机让你走进咖啡店，遵循下面这些让你精力充沛的方案，减少甚至完全戒掉咖啡因就不再会是负担：

● 保持血糖含量（你的能量来源）处于较高水平。可以通过吃一些健康食品和零食获得天然且持续的体力——尤其是复合碳水化合物和蛋白质食物。

● 每天进行一些适合孕期的运动。运动会使体内释放一种激素——内啡肽，它可以提升精力，让你感觉良好。运动时呼吸新鲜空气，也能获得额外的好处。

● 保证足够的睡眠。夜间得到良好的休息会让你第二天清晨不喝咖啡也精力旺盛。而戒掉让你神经紧绷的咖啡因会让夜间入睡变得更容易。

咖啡因的计算

你每天摄入了多少咖啡因？或许真实情况会与你的想象有些偏差。看看下面列出的咖啡因含量，然后在走进咖啡店前计算一下自己的摄入量：

● 1 杯现煮咖啡（240 毫升）= 135 毫克

● 1 杯速溶咖啡 = 95 毫克

● 1 杯无因咖啡 = 5 ~ 30 毫克

● 1 份浓缩咖啡（或含有 1 份浓缩咖啡的任何饮品）= 90 毫克

● 1 杯茶 = 40 ~ 60 毫克（绿茶的咖啡因含量略少于红茶）

● 1 罐可乐（360 毫升）= 大约 35 毫克

● 1 罐健怡可乐 = 45 毫克

● 1 罐红牛 = 80 毫克

● 28 克牛奶巧克力 = 6 毫克

● 28 克黑巧克力 = 20 毫克

● 1 杯巧克力奶 = 5 毫克

● 半杯咖啡冰激凌（120 克）= 20 ~ 40 毫克

●关注戒除咖啡因的切实利益吧——它可以为你节约开支。你可以计算一下，少去几次咖啡店就能存下一笔钱用在即将到来的宝宝身上。

饮酒

"我还不知道自己怀孕的时候喝了些酒。这些酒精会对宝宝有危害吗？"

如果身体能够在精子和卵子结合的时候及时地给你个信号该有多好。但目前还没有如此精确的生物技术，很多女性都忽视了自己的生活习惯，几周后发现怀孕了，之前很可能因为不知情，做了一些不利于宝宝的事情（例如孕期饮酒）——于是，很多准妈妈第一次产检时都会问这样的问题。

幸运的是，你的疑虑可以打消了！目前没有证据证明，怀孕早期偶尔喝酒对胚胎发育有危害。

放轻松！

但现在，也确实该改变你的饮酒习惯了。接着往下看，你会了解更多。

"我听说怀孕期间，晚餐时偶尔喝杯红酒没有关系，是真的吗？"

这个有关怀孕的传言我们听到过很多次，但是目前还没有研究证实孕期偶尔喝上一杯红酒、啤酒或鸡尾酒

是完全安全的。事实上，美国卫生局局长、美国疾病预防与控制中心、美国妇产科医师学会、美国儿科学会及其他专家都建议，孕期女性摄入任何酒精都不健康。

你可以咨询医生，看看他有什么建议。有些医生认为孕期摄入酒精并无大碍——特别是在吃饭时偶尔喝一小杯。在英国等很多欧洲国家的医学教科书中都清楚地写着，允许孕妇孕期少量饮酒。

为什么医学界反对孕期饮酒的呼声会这么高呢？首先，一切都要做到尽可能安全。尤其是当你还处于孕期的时候，一切都应尽量安全。虽然目前孕期女性酒精摄入量的安全标准还没有确定，也不知道对不同孕妇或不同宝宝，酒精的摄入限额是否也不同，但已知的是，孕妇并不是自己在饮酒——她喝下的每一杯红酒、啤酒、鸡尾酒都会进入宝宝体内。孕妇摄入的酒精将会以与自身相同的浓度进入宝宝的血液循环，但宝宝要把这些酒精代谢掉需要母亲代谢所需时间的两倍。其次，对一些准妈妈来说，孕期偶尔摄入酒精都可能是灾难性的——一位准妈妈抿一小口红酒可能相当于别人喝了350毫升红酒。因此，远离酒精是更明智的选择。孕妇应该戒除酒精还有一个理由：无论是在家还是在餐馆，酒杯大小和每次倒酒量多少也不一样。而已经证实的是，

饮酒的灾难性

多少酒精含量对发育中的宝宝来说是不安全的呢？每个妈妈和宝宝情况都不一样，每种酒的酒精含量及每次摄入的酒量也不同，很难给出一个准确的量。然而，孕期大量饮酒或酗酒（一次喝4杯或更多，哪怕是偶尔也属于酗酒）不仅会带来严重的产科并发症，而且会导致胎儿酒精综合征。这种综合征会使宝宝生下来就比一般孩子小，出现面部畸形及大脑损伤，后期表现为震颤、知觉发展问题、注意力缺陷、学习障碍、低智商及其他精神缺陷。而且，即使是孕期适度饮酒也会增加自然流产、死胎及宝宝出现生长发育和行为方面问题的风险。

孕期饮酒带来的后果是灾难性的，也是永久的。远离酒精就可以完全避免这种风险。准妈妈越早戒酒，对宝宝和怀孕的危害就越小。如果在戒酒方面有困难，向医生寻求帮助，也许他会向你推荐有用的戒酒方案。

经常性少量饮酒会给发育中的宝宝带来严重的风险。

有的人孕期戒酒非常容易，尤其有些准妈妈在孕早期就出现了厌恶酒精的反应（一般是厌恶酒的气味和口感），这种厌恶反应通常会在分娩后逐渐消失。而另一些准妈妈，尤其是那些已经习惯了晚餐时喝一杯红酒来让自己放松的女性，戒酒需要付出更大的努力，甚至意味着要改变生活方式。可以试着找点其他的放松方式来代替，例如听音乐、洗热水澡、桑拿、运动、阅读。如果饮酒已经成为一天中必不可少的仪式，试着在想喝酒时将杯子里的饮品替换一下，尽量选择起泡果汁、无醇啤酒或果味汽酒（用一半果汁一半苏打水调制而成）。如果伴侣也加入了你的戒酒阵营，戒酒之旅将会更加一帆风顺。

吸烟

"我有10年的烟龄，这会伤害到宝宝吗？"

目前为止，还没有足够的证据证实孕前吸烟会危害肚子里的宝宝——即使你已经有10年或更长的烟龄。但有充足的证据证明，准妈妈在孕期吸烟（特别是怀孕3个月后吸烟），会影响宝宝和自身健康。

作为准妈妈，当你吸烟的时候，子宫里会充满烟味，宝宝的心跳速度会加快，他可能被呛着而引发咳嗽。

你的二手烟

在宝宝出生前，孕育宝宝的责任都要由准妈妈来承担。但有一点不同：一个无烟的环境不能仅靠她来实现。当准妈妈的生活环境中有烟或有害的烟草产品存在时，就意味着宝宝的生活环境中也有烟的存在。即使他自己没有吸，但你或他身边的其他人吸了，宝宝受到的毒害就和他吸了烟一样。吸烟时尽量远离你怀孕的伴侣，但即便如此，她和宝宝也还是会接触到你的衣服和皮肤上留下的烟雾产生的有害物质。

你戒烟的一大理由是：宝宝的健康。不吸烟给宝宝带来的好处并不是到他出生就结束了。父母双方有一方吸烟，就会增加宝宝出现婴儿猝死综合征的风险，让宝宝的呼吸系统出现问题，对肺部造成的损伤甚至会持续到成年后，并大大增加了宝宝将来也成为烟民的可能性。戒烟不仅能为宝宝提供一个更健康的家庭环境，而且有利于宝宝的长久健康，更不用说爸爸自己也能健康长寿。如果戒烟需要帮助，参见第 70 页。

如果能够拒绝雪茄和烟斗，为宝宝营造一个无烟的环境，宝宝会由衷地感谢你。雪茄和烟斗释放到空气中的有害物质比香烟更多，对宝宝造成的伤害比香烟更大。因此，在有了好消息后，不妨尝试用巧克力来代替香烟吧！

更严重的是，准妈妈吸烟会导致宝宝缺氧，使他不能正常发育和成长。

这一结果非常可怕，可能增加异位妊娠的风险，而持续吸烟会增加孕期综合征的风险，比如胎盘植入、胎盘早剥、胎膜早破和早产等。

还有充足的证据证明，准妈妈吸烟会直接影响宝宝在子宫内的发育，最常见的是宝宝出生体重偏低、身长较短、头围偏小，或出现唇腭裂及先天心脏缺陷。宝宝出生时过小是引起围产期①死亡及婴儿期疾病的主要原因。

准妈妈吸烟还有其他潜在危害，宝宝会更可能患婴儿猝死综合征（SIDS）继而死亡，他们更容易出现呼吸暂停（呼吸间隔）。通常来

---

①我国的围产期一般指怀孕 28 周以后到产后一周的这段时间。

说，吸烟孕妇的宝宝不如无烟孕妇的宝宝健康。出生后父母还继续在他们身边吸烟的孩子将来出现身体或智力缺陷的风险更大。母亲吸烟的孩子在出生头一年要住院治疗的可能性也更大。这些孩子免疫力相对低下，容易出现呼吸系统疾病、耳部感染、肠痉挛、结核病、食物过敏、哮喘、身材矮小等；另一方面，入学后也容易出现一些问题，包括注意力缺陷多动障碍（ADHD）等。研究也发现，吸烟的准妈妈生下的宝宝通常从蹒跚学步起就脾气暴躁，成年后也会有行为问题。其他研究表明，如果母亲在孕期吸烟，孩子长大后患妊娠期糖尿病的风险更高，长大后也更可能成为烟民。

烟草和酒精一样会让人上瘾，并且和摄入量有关：吸烟对宝宝体重的影响和吸烟量成正比。每天吸一包烟的女性生下低体重儿的概率比不吸烟的女性高30%，所以减少吸烟量是有益的。但也有很多人在减少吸烟的同时犯了另一个错误，因为他们总是用其他办法来"奖励"自己，比如吸烟的速度加快，或者每一口都吸得更深，每一根烟都吸得更干净——这无疑是过犹不及了。这种情况一般也发生在改用低焦油香烟或低尼古丁香烟的时候。

那么电子烟呢？目前几乎还没有针对孕期吸电子烟的危害方面的研究，但大多数专家还是认为最好不要吸电子烟。虽然据传电子烟中的有毒物质和尼古丁比传统香烟少得多，但还是足以对发育中的宝宝产生影响。另外，也不要轻信电子烟上的标签信息，它也许和真实情况无关。你很难判断你和宝宝吸入了多少尼古丁——即使是那些号称"不含尼古丁"的电子烟也不例外。电子烟中还有不少添加剂和香精，这些是否会影响肚子里的宝宝也尚不可知。所以我们的底线就是：在掌握更多信息之前，最好远离电子烟。

水烟尽管是将特制的烟燃烧，经水过滤，再通过一根吸管来吸食，但也和吸食香烟一样有危害。你可能不相信，水烟中的水并不能完全过滤掉香烟中的有害物质，如焦油、一氧化碳及重金属。更糟的是，吸水烟的过程中，你会吸入大量烟雾，其中的尼古丁含量可能比普通香烟还要多。

看到这里，是不是很想戒烟了？理应如此。一些研究表明，在怀孕早期（不超过第3个月）戒烟的女性可以消除所有吸烟带来的风险。孕早期绝对是最好的戒烟时机，这时候大部分女性会自然而然地对香烟产生厌恶感——这可能也是一种身体凭直觉发出的警告。戒烟越早越好，但亡羊补牢，为时未晚：即使已经到了孕期最后一个月，也不要觉得晚，这时候戒烟也能在分娩时为宝宝多输送一点氧气。

戒烟帮助

恭喜——你已经决定给宝宝创造一个无烟环境了！在宝宝出生前和宝宝出生后，你都有足够的动力戒烟。好消息是，只要你有足够的决心，就会有很多获取帮助的渠道。有效戒烟的方式包括催眠疗法、针灸疗法及一些放松技巧。如果你愿意选择小组戒烟的方式——这样可以获得更多支持——你可以考虑加入中国控制吸烟协会、中国戒烟联盟的团体戒烟活动。

或者，你也可以在网上寻找其他想戒烟的准妈妈。

想知道孕期通过尼古丁替代疗法戒烟（使用尼古丁贴片、尼古丁润喉糖或尼古丁口香糖）或服用畅沛（一种缓解对尼古丁渴求的处方药）是否安全？可以咨询医生。大多数专家都不推荐把这些戒烟方式作为孕期的首选治疗方案。

大麻

"我吸大麻多年，这对现在怀的孩子有危害吗？在孕期吸大麻有危险吗？"

你可以把过去吸的大麻抛在脑后。一般来说，建议计划怀孕的夫妻不要吸大麻，大麻会影响受孕。不过你现在已经怀孕了，没有证据显示，怀孕前吸的大麻会伤害胎儿。

怀孕后吸大麻会有什么影响呢？现有的研究尚无可靠的结论。这是因为：在孕期吸食大麻的准妈妈通常还有其他孕期危险行为，比如吸烟、饮酒、不定期接受孕期护理。当宝宝发育不良时，很难判定是否由吸食大麻引起。有些研究显示，经常吸食大麻

与胎儿过小有关；有些研究则没有发现这一关系。也有一些研究认为，儿童注意力及学习缺陷或行为紊乱与母亲在孕期吸食了大麻有关。

目前已经明确的是，大麻可以穿透胎盘，孕妇吸食大麻就相当于肚子里的宝宝也在吸食大麻。而且没有确切证据证明，孕期吸食大麻完全安全——反而有证据表明吸食大麻对宝宝危害很大。因此，孕期远离大麻是明智的选择，也最好远离大麻食品(用于治疗疾病的大麻也同样会给宝宝带来潜在的风险)。

如果你已经在孕期服用了大麻，不要过于忧虑。但是现在就远离它吧。你可以尝试新的减压方式，有一些运动方式可以让你获得天然快感(运动、瑜伽、冥想、催眠、针灸等释放内啡

肽）。如果你服用大麻是为了治疗，如治疗慢性病，则需要咨询医生关于孕期用药安全的问题。

如果你不能停止吸食，立刻告诉医生并寻求专业帮助。

可卡因和其他毒品

"在我发现自己怀孕之前，已经吸食了一些可卡因。现在我非常担心会影响宝宝。"

不要担心之前吸食的可卡因，但要确保那是最后一次。好的一面是，在发现怀孕前仅有一次吸食可卡因的经历不会对胎儿造成太大影响；坏的一面是，如果孕期继续吸食可卡因，就会非常危险，危险程度尚无定论。可卡因对怀孕的影响并没有清楚的结论，很大程度上是因为吸食可卡因的女性通常也吸烟——很难分辨对宝宝的不良影响是来自可卡因还是来自香烟。大量研究证实：可卡因不仅可以穿过胎盘屏障，还会破坏胎盘，减少宝宝的血液供应，限制其生长发育(尤其是头部发育)。同时，可卡因还会引起出生缺陷、流产、早产、出生体重过低、神经过敏，以及类似的戒断症状（如新生儿哭闹），还会导致很多长期的儿童生理和心理问题，包括神经发育和行为问题（例如难以自我控制、注意力难以集中、不合群等）、

运动发育缺陷、儿童期智商低等。而且，准妈妈吸食可卡因的频率越高，宝宝面临的风险越大。

从怀孕开始，一旦吸食可卡因，一定要如实向医生汇报。和其他病史一样，医生（或助产士）了解到的细节越多，给你和宝宝的照顾就越周到。如果在戒除可卡因方面有困难，尽快寻求专业人士的帮助。

毫无疑问，孕妇服用任何非法毒品（包括海洛因、冰毒、可卡因游离碱、摇头丸及苯环己哌啶）都会给宝宝带来极大风险。还有一些被滥用的处方药，如果在孕期继续使用，也会影响宝宝发育，对怀孕造成极大威胁。另外，如果你还没有戒掉毒品，立刻向专业人士寻求帮助。在孕期不使用任何毒品会让最后的结果有极大的改善。

家庭暴力

保护自己的宝宝免受伤害是每一个准妈妈的本能。但令人痛心的是，很多女性在孕期甚至无法保护自己——她们是家暴的受害者。

家庭暴力会在任何时候到来，但在孕期尤为常见。尽管怀孕会给原来的亲密关系重新带来恋爱时的柔情蜜意，有时也可能是破坏性的，会引发伴侣意想不到的负面情绪（从愤怒到嫉妒再到被困住的窒息感），尤其是

疯狂的游乐设施

怀孕还不够像过山车一样刺激吗？想要来点更刺激的？游乐园或嘉年华都可以去，但是要多一点放松，少一点刺激。怀孕了就不要玩太快或颠簸的游乐设施。这也是为什么极速游乐设施会设有警示标语，禁止孕妇游玩的原因：速启速停及突然的震动容易引起胎盘早剥或其他并发症。以前玩过这些游乐设施没关系，现在开始远离它们吧。

当意外怀孕的时候。不幸的是，很多时候这些情绪就演变成了对母亲与未出生孩子的暴力。有时，文化或经济等社会因素，或者家族中存在家暴史，也会导致伴侣的侵犯行为。

数据是非常惊人的。近20%的孕妇经历过来自伴侣的家暴，这意味着，孕妇因遭受家暴患先兆子痫与早产的概率会翻倍。更令人震惊和悲痛的是，家暴是孕期女性死亡的唯一主导因素。

家庭虐待对孕期女性（包括情绪暴力、性暴力以及身体暴力）带来的伤害绝对不止当下产生的对准妈妈和宝宝的伤害（比如子宫破裂或大出血），更会导致后续大量的负面后果，比如营养不良、糟糕的产前护理、药物滥用，等等。家庭暴力对怀孕的影响还包括流产或死胎、早产、胎膜早破及出生体重降低。而一旦宝宝出生在了有家庭暴力的家庭里，他（她）就很容易成为直接暴力和情绪暴力的受害者。

家庭暴力对所有人都一视同仁——无关社会与经济地位，跨越一切宗教信仰、年龄阶段、民族、受教育水平。如果你是家暴的受害者，记住，这不是你的错。如果你在一段虐待性的关系里，千万不要等待事情变好，现在就寻求帮助。没有外界干预，家暴会一直持续而且会变本加厉。一定记住，如果你在一段关系里不安全，那么你的宝宝同样不安全。

告诉你的产前医生，向信任的朋友和家人倾诉，打电话给反家暴热线[①]。

手机

"我每天用智能手机好几个小时，有时是工作需要，有时是为了娱乐或其他。这会影响肚子里的宝宝吗？"

你是手机控吗？生怕漏掉手机上的信息？还是就喜欢手机里的各种应用软件？如果是，这对你绝对是个

[①] 2016年3月1日，《中华人民共和国反家庭暴力法》正式实施。反家暴，说出来！妇女维权公益热线：12338。如果你此时此刻就很危险，请拨打110。

好消息！研究表明：手机及手机产生的辐射对你肚子里的宝宝没有任何影响。

很想确保安全但是又想一直用手机？专家建议不要把手机放在腰部位置，当手机靠近肚子时，要设置为静音。研究表明，不论手机嘟嘟响还是嗡嗡叫，只要来电的时候离肚子很近，宝宝就容易受到惊吓，容易打乱他们的睡眠周期。

但手机不是一点风险都没有。不论你是否怀孕，开车时使用手机绝对不安全。实际上，在很多地方这是非法的。即使不用手拿着手机打电话也很危险，因为通话会分散你的注意力。所以开车时，最好把电话调成静音或干脆关机，打电话或发短信之前先把车停到安全地带。

一边走路一边使用手机也会给你带来麻烦，因为它也会分散你的注意力。而且随着肚子越来越大，孕妇本来就比较容易摔跤——因为重心不稳，又看不到脚下，更不应该让手机为你增添风险。在你发短信或查看前一天晚上发的照片有多少人点赞之前，可以找个地方停下来休息一下，哪怕是坐在公园的长椅上、靠在商场的墙边或在散步的中途停一会儿。

还有一点要记住：睡前使用手机或平板电脑会让你忙个不停，也会让你在上床后反而睡不着。电子设备屏幕上的光会影响人的睡意，也会抑制

褪黑素的分泌，而褪黑素可以调节生物钟，帮助形成睡眠周期。因此，在睡前至少一小时，就关闭电子设备吧。

电磁波辐射

"我几乎每天都会用微波炉加热食物。孕期暴露于微波下安全吗？"

准妈妈们，远离微波。尽管几乎所有的研究都表明，孕期接触微波完全安全，孕期以外的时期更不用说。但还是有两点需要注意：一是要选择微波炉专用容器（不含 BPA 的容器）；二是在微波加热的过程中避免让保鲜膜接触到食物——可以用微波炉适用的盖子或纸巾盖住食物。要记住，这不仅适用于孕期，宝宝出生后也适用。

泡热水澡和桑拿

"我泡了个热水澡。怀孕时泡澡安全吗？"

你不需要以冷水淋浴代替，但应避免长时间泡热水澡。任何让体温持续超过 39℃ 的做法（不管是泡热水澡还是热水淋浴，或者在炎热的天气里过度运动）都可能危害发育中的宝宝，尤其是怀孕的前几个月。一些研究表明，泡热水澡不会使准妈妈的体温立刻升高到危险程度——至少要

电热毯

每当寒冷的冬季到来时，你是不是总想开着电热毯蜷缩成一团睡觉？或者用电热垫舒缓一下疼得要断了的后背？怀孕时处于过热的环境中并不是一件好事，这会造成体温过度升高。所以，不要再用电热毯了，依偎着爱人睡吧。如果他的脚趾和你的一样冷，就买一床羽绒被，把空调的温度调高些。或是先用电热毯让床热起来，上床前再把它关掉。还觉得冷吗？记住，只要这短短的几个月过去，你的身体就会非常暖和——因为孕期新陈代谢旺盛，到时你睡觉甚至会踢被子！

对于电热垫，把它放在你的背部、肚子、肩膀上之前，先用毛巾包住它，这样可以减少它传递的热量（踝关节和膝关节可以直接接触电热垫）。把电热垫的温度调到最低，使用时间最好不超过 15 分钟，并避免睡觉时继续接触。如果你已经用了一段时间电热毯或电热垫，不要担心，目前还没有确凿的证据表明存在风险。

那热敷贴有影响吗？参见第 252 页。

10 分钟（如果水没有到肩膀和手臂，或水温低于 39℃，所需的时间更长一些）。个体反应和所处环境不同，让肚子露出水面是安全的选择。你可以在热水里安心泡脚。

如果之前你泡过几次热水澡，不必担心。大多数女性会在体温达到 39℃时会自动离开浴缸，因为会觉得不舒服，你也会这么做的。

怀孕时也要避免去桑拿和汗蒸房，它们会使你的体温迅速上升，也会导致脱水、晕眩和低血压。

想了解其他水疗方法（按摩、芳香疗法等），参见第 156 页。

养猫

"我家养了两只猫，听说猫会传播一种疾病，可能危害宝宝，是不是应该把我的宠物送走呢？"

在把你的猫连同猫砂一起扔出去之前要记住，如果你的猫一直养在家里，那么它感染上弓形虫病（猫及其他动物身上常见的一种寄生虫，虫卵可随宿主粪便排出，危害婴儿）的概率很小。而且，如果你已经和它们生活了一段时间，很可能已经对其产生了免疫——因为你非常可能已经感染过弓形虫病，大多数猫主人都是如此。做一个简单的抽血检查就可以确定你是否有免疫力。但应该在怀孕前就去检查，因为抽血检查的灵敏度不高，不能证实是最近感染了弓形虫病还是以前就感染并产生了抗体。咨询一下医生，看你是否在怀孕前就已经做过这项检查。

如果孕期做了相关检查，证明没有免疫，或者不确定自己是否已经免疫，一定要做到下面几点以避免感染：

● 带你的宠物猫去看兽医，让医生帮忙检查它是否处于传染的活跃期。如果有一只或更多的猫有这种情况，一定要把它（们）放到猫舍里隔离起来，或者交给你的朋友代为照顾（至少6周，一般来说这种病的传染期为6周）。如果你的猫没有感染，让它们保持健康状态，不要给它们吃生肉，也不要让它们在户外游荡，或是抓老鼠和鸟类（鸟类也会将弓形虫

不养猫，就没有弓形虫病？

猫可不是传播弓形虫病唯一的元凶。感染弓形虫病的途径有很多：处理或食用被污染的生肉、食用受到弓形虫污染土壤中生长的水果及蔬菜等。感染的风险比较低，但为了安全起见，试试下面这些准备食物的窍门，它们也是保证食物安全的最佳习惯：

● 蔬菜和水果要仔细清洗干净，尤其是自家花园里种的蔬菜和水果。或者将水果削皮、蔬菜做熟再吃。

● 不要食用生肉或未煮熟的肉，也不要饮用未经高温消毒的牛奶或乳制品。

● 接触生肉后要把手洗干净。

病传染给猫），避免接触其他的猫。

● 清理猫砂盆的时候请他人代劳。如果必须亲力亲为，记住戴上一次性手套，并在完成后（以及接触猫之后）洗手。猫砂需要每天更换。

● 打理花园的时候戴上手套，不要清理猫埋粪便的土壤。如果家里有孩子，不要让他玩沙子，尤其是被猫和其他动物碰过的沙子。

尽管普遍的弓形虫病筛查还没有得到美国妇产科医师学会的推荐，一些医生还是建议女性在怀孕前或孕早期做常规的弓形虫检查。这样一来，得到阳性结果的女性可以高枕无忧，因为她们知道自己产生了免疫；而那些得到阴性结果的女性，也可以及时采取措施预防感染。可以咨询一下医生，看有什么建议。

家庭中的危害

"家用清洁用品、杀虫剂等家用化工产品有多危险？另外，孕期喝自来水究竟安不安全？"

怀孕后多一点远见会很有帮助。事实上，家对你和宝宝已经是非常安全的地方了——如果你们夫妻二人拥有一些基本常识，懂得小心应对生活中的危险就更好了。以下是你需要知道的家庭中的潜在危险：

家用清洁产品。虽然擦厨房地板

或餐厅的桌子对正在怀孕的你来说有点困难，但并非整个孕期来一直如此，所以即使你怀孕了，也还是可以把房间打扫干净。让鼻子根据下面的建议筛选出潜在的有害物质吧：

● 选用环保产品。尽可能选择不含有害物质的环保清洁产品——很多这类产品都非常有效。在宝宝开始到处爬以及什么都往小嘴里塞之前，很有必要坚持用绿色环保的方式清洁家里的环境。

● 如果某种产品有强烈的气味并产生烟雾，避免直接吸入这些气体，使用时要在通风好的地方，或者干脆不用。

● 不要把氨水和含氯产品混在一起使用（即使你没怀孕也不要这样做），因为两者混合后会产生一种致命的气体。

● 烤箱清洗剂等产品的标签上会警告"有毒"，应避免使用这样的产品。

● 在使用有强烈刺激性的产品时戴上橡胶手套，这不仅可以呵护你的双手，还可以防止化学物质通过皮肤吸收到体内。、

铅。处于含铅的环境中不仅对儿童有潜在危害，也会影响孕妇及肚子里的宝宝。有一些方法可以让我们在家中更少地接触到铅，给宝宝提供更安全的环境。注意下面几点可以让我们远离铅的主要来源：

● 饮用水是铅的常见来源，所以要确保你的饮用水不含铅。

● 旧涂料是铅的主要来源，如果你家的房子建于 1955 年或更早，要清除涂料层重新粉刷，这个过程中你一定要远离现场。如果发现涂料剥落，或是老家具掉漆，可以重新粉刷来覆盖原来含铅的涂料。这时你同样要远离房子。

● 如果你是跳蚤市场的忠实粉丝，要知道，铅也可能从旧的土器、陶器和瓷器中析出。如果你有手工制作的、进口的、年代久远的或只是旧的水罐、盘子等，不要用它们来盛食物或饮料，尤其是酸性物质（比如柑橘类水果、醋、西红柿、酒、软饮料等），用它们做装饰没问题。

● 注意你不寻常的嗜好。例如异食癖，一些患有异食癖的孕妇出于对异食的渴望会去食用泥土、黏土或漆片，而这些都可能含铅。

自来水。自来水仍然是家里最好的饮品——大多数美国人家里，自来水管里的水都非常安全，可直接饮用。要确保你面前的这杯水对你和宝宝的安全和健康有利，请按下面步骤检查：

● 通过地方环保局或卫生部门查看一下公共饮用水或者某口水井（如果它是你家自来水的源头的话）的纯度和安全性。如果你家的自来水不安全（由于水管腐烂，房屋位于废物处理区，或是你觉得水有异常的味道或颜色），挑个时间取一点自家的水样

去检测。当地环保局或卫生部门会告诉你怎么做。

● 如果你家的饮用水检测不合格，买一个过滤器（可根据饮用水中的物质具体选择），也可以买瓶装水来饮用和做饭。但是也要注意，瓶装水也不是完全没有杂质；有些瓶装水是自来水灌装的，而有些瓶装水含的杂质甚至比自来水还多。很多瓶装水不含氟——氟是胎儿牙齿发育所需的重要矿物质。

● 如果你家里的水检测出含铅，在做饭、饮用及刷牙时可以用瓶装水或使用过滤器，减少或消除水中的铅。洗澡及淋浴用水即使检测出含铅也没有关系，因为水中的铅不能通过皮肤吸收。

● 如果你觉得家里的水闻起来或尝起来像是含氯的，可以煮沸或不加盖静置一段时间。24 小时后，很多化学物质就挥发掉了。

杀虫剂。不能忍受家里有蟑螂、蚂蚁及其他讨厌的昆虫？幸运的是，只要小心一些，化学杀虫剂可以出现在孕妇的生活中。如果你的邻居正在喷洒杀虫剂，不要长时间在户外逗留，等这些化学品的味道消散（通常要等 2～3 天）再出去。在屋里时，注意把门窗关好。如果你住的屋子必须喷洒杀虫剂灭蟑螂或其他昆虫，确保关紧所有的橱柜，并且把所有食物准备过程中将会接触到的台面都遮起来，

以防止一切可能的餐具和食物污染。开窗通风，直到杀虫剂的气味完全消散。喷洒结束之后，把所有紧临喷洒区域的台面都彻底擦洗一下。

在家里，可以使用"蟑螂屋"或其他类似的捕虫器，直接放在害虫多的地方，以消灭蟑螂、蚂蚁等。可以用雪松块代替樟脑丸放在衣柜里，并尽可能使用毒性最小的或环保杀虫剂。还有，尽可能利用害虫的天敌来控制虫害。例如，可以买些瓢虫或其他益虫放在家里，它们会帮你把讨厌的害虫吃掉。

要记住，间接接触杀虫剂或除草剂不太可能危害身体（但也要尽可能避免），真正危险的是频繁或者长期处于上述环境中，例如因为工作原因需要每天处于含有化学物质的工厂中或喷洒了大量农药的田地间。

油漆。精心准备宝宝的房间时是不是刷上了油漆呢？现在的油漆已经不含铅和汞了，所以孕期使用也是安全的。而且现在市场上有很多环保漆——不含挥发性有机物（VOC）、杀真菌剂及化工颜料，可供你在布置儿童房时挑选。

即便你使用的油漆并无危害，刷油漆这样的活儿却不一定。所以让别人帮你刷吧！即使你很想在等待宝宝出生的最后那几周里找点事做。孕期增重已经给你的背部带来了压力，刷油漆这个不断重复的动作容易让背部

肌肉更紧张。此外，在梯子上保持平衡对你来说也有点危险。还有油漆的气味（虽然它们是无害的）闻起来也不舒服，容易让你产生恶心的感觉——所以在别人粉刷屋子的时候，你最好离开现场。同时，不管你在不在屋内，都要把窗户打开通风。

要注意避免接触脱漆剂，因为它们毒性很强。清除旧漆时（不管使用化学制剂还是用磨砂机去除）你一定要回避，特别是旧漆可能含汞或铅的时候。

双酚 A(BPA)。过量接触 BPA——一种常见于塑料容器、易拉罐甚至一些商店收据上的化学物质——会给孕期带来危险。这是因为 BPA 可以扰乱确保胎儿正常发育的内分泌系统。BPA 随处可见（根据美国疾病预防和控制中心的数据，有 93% 的美国人血液中含有 BPA）。但好在如今要避免过量接触它也越来越简单。你只需要：

● 挑选标明了"不含 BPA"的罐装食品或选择用玻璃罐装的食品。

● 在挑选储藏容器、砧板或其他用具时选择不含 BPA 的塑料制品或挑选玻璃制品、木制品及陶瓷制品。

● 使用不锈钢或"不含 BPA"的水壶。

邻苯二甲酸盐。邻苯二甲酸盐，有时也叫增塑剂，是一种化合物，用于增加塑料弹性。它被广泛用于静脉导管、PVC 软管、软塑料袋（单次使用的购物袋）、食品饮料包装材料及其他各类产品中。很多个人护理产品如香水、口红、洗发水、指甲油中也含有邻苯二甲酸盐。如今含有邻苯二甲酸盐的护理产品越来越不受欢迎了。研究表明，孕期过量接触邻苯二甲酸盐会危害体内细胞及 DNA，还可能导致一些妊娠期并发症如：先兆子痫、早产、自然流产。在妈妈体内接触到邻苯二甲酸盐的宝宝长大后会出现低智商，也会带来更大的学习障碍风险。

好消息是，不含邻苯二甲酸盐的产品越来越多了。在挑选产品时，你可以选择标有"不含邻苯二甲酸盐"的产品，没有标记"不含邻苯二甲酸盐"的，可以看看产品成分列表中是否有"香料"的字眼（一种试图隐瞒邻苯二甲酸盐的说法），选择那些没有添加香料的，这样也可以减少接触邻苯二甲酸盐。此外，还可以减少塑料的使用（用布袋代替塑料袋，用玻璃制品代替食品饮料塑料容器）。还是想用塑料的储藏容器？没问题。现在有越来越多的产品标有"不含BPA 及邻苯二甲酸盐"，你可以从这些产品中挑选，或者确保不用普通的塑料容器加热食品或饮料。因为加热的塑料会释放化学物质，并渗透到食物当中。

空气污染

"城市的空气污染会伤害到我的宝宝吗？"

深呼吸一下。平日在大城市里呼吸并没有你想象中那么不安全。毕竟，数百万女性住在大城市里，呼吸着大城市的空气，也生下了健康的宝宝。不过，要尽量避免吸入大量的空气污染物。因为研究表明，大量暴露在空气污染中会导致低体重儿，并增加宝宝以后患自闭症及哮喘的风险。下面一些小技巧可以帮助我们呼吸得更畅快：

● 注意室外空气质量。空气质量不好时，减少户外活动时间，不要开窗。关注空气状况应用软件，随时了解附近的空气质量。

● 晚上加油。尤其是天气更暖和的时候，可以选择傍晚后再去给车加油，由于温度降低，会比白天加油释放出更少空气污染物。

● 检查汽车的排气系统，确保没有有害气体泄漏，排气管道没有生锈。千万不要在车库门关闭的时候发动汽车。发动机运转的时候，SUV 或厢式旅行车的后备箱盖要关上。

● 停车等候时，遇到交通拥堵要关闭车窗及外循环，不要站在没有熄火的汽车旁边。

● 不管天气如何，不要在交通拥堵的高速公路旁跑步、散步或者骑自行车。运动的时候，你呼吸到体内的污染物也更多。可以选择一条车少树多、经过公园或住宅区的路线。树木和家养的绿色植物一样，有助于保持空气清洁。

● 保证室内空气洁净。美国环保局建议定期更换空气过滤器的过滤网。还有一个小窍门：在房子周围摆放一些盆栽。研究表明，盆栽植物可以吸收刺激性的化学物质如甲醛，净化空气。但是，在选择盆栽植物时，要注意避免有毒的植物，如喜林芋或洋常春藤。虽然你不会大嚼这些灌木，但你的宝宝就不一定了，尤其是当他们开始满屋子到处乱爬的时候。

● 确保家中的壁炉、煤气炉和烧木柴的炉子通风良好。在壁炉点火的时候，确保烟道畅通。

辅助疗法和替代疗法

也许你在定期接受反射治疗，也许你多年来一直在接受脊椎治疗师的背部理疗，也许你已经有过几次用针灸缓解头痛、用催眠来戒烟的尝试。也许因为不想用西药或者根本不想用药，转而光顾一些中草药房。也许纯粹只是为了让自己冷静下来，接受一个月一次能让你放松的按摩服务。也许你对这里提到和没提到的这些辅助疗法和替代疗法（Complementary and Alternative Medicine，后面都简称为 CAM）只是好奇，甚至一度猜测这些治疗方式只是忽悠人的招数。

也许作为一个准妈妈的你，已经在考虑 CAM 是否对怀孕有帮助。毕竟怀孕不是生病，它只是生命过程中的一次正常经历，但是全面地衡量身体、营养、情绪以及精神等多方面因素对健康和幸福的影响，似乎是孕期再自然不过的思考。

这一点已经被越来越多的孕妇以及专门照顾孕妇的中医医师和助产士们所认同。如今，各种 CAM 疗法被运用到女性孕期护理中，也不同程度地发挥着作用。这些疗法主要包括：

针灸。针灸在中医里主要解决称之为"气"的问题，通过改善气血失调或气血瘀滞，让能量顺着人体内部的能量通道（俗称为经脉）在体内顺畅运行。这听上去有些不靠谱，甚至很疯狂，但是几千年来的实践表明，针灸神奇地解决了孕期的很多不适。

针灸如何操作？针灸师沿着一些肉眼看不到的经脉上的特定穴位（人体有 1000 多个穴位）扎进几十根很细的针。不要被这么多细针吓坏！很多人说针灸一点也不痛，也有人说只是一瞬间有点疼。如果扎针让你害怕，就别去看，闭上眼睛，尽量放松。研究人员发现，穴位与人体深层神经相对应，当针灸师运针（在电针疗法中使用电针刺激）的时候，神经被触发，

能够释放出内啡肽，帮助缓解压力、抑郁、背痛、疲惫、头痛、坐骨神经痛、腕骨疼痛以及由于怀孕引起的烧心和便秘等症状。针灸也已被证明在缓解晨吐方面，甚至最严重的妊娠剧吐方面尤其有效。在分娩过程中，也可以采用针灸来缓解疼痛，加快分娩。针灸师认为孕妇每月接受一次针灸有助于减压，能更充分地享受分娩这一精彩时刻，尽管有时候也有点不舒服。一定要选择一位有经验的针灸师，操作过程中使用清洁、卫生的工具，比如彻底消过毒的或者一次性的针具。另外，针灸师应该避免让怀孕 4 个月以上的孕妇采用平躺的姿势。

指压疗法。指压疗法（在日本被称为 shiatsu）和针灸疗法的治疗原理相同，区别就在于治疗师不使用针，而是用大拇指或其他手指指尖的力量，甚至使用小珠子在穴位处进行按压，来触发穴位。在内腕关节上方对某处穴位进行指压可以缓解呕吐感（这也是按摩腕带有用的原因，参见第 139 页）。对脚底中心区域采取指压疗法，可以帮助去除疲劳、恢复元气。实际上，也有人说指压疗法可以和针灸一样缓解孕期疼痛的症状。据说有几处按压穴位（例如脚踝部位处的穴位）会引起宫缩，这也解释了在怀孕到足月之前要避免按压某些特殊位置的原因。

艾灸疗法。艾灸疗法是在针灸的

CAM 注意事项

很明显，CAM 对于产科治疗已经有了较大影响。即使是最保守的产科医生也已经逐渐意识到，将一些 CAM 疗法与目前的工作结合是大势所趋。但是孕期选择 CAM 疗法一定要理智。请时刻牢记下面的注意事项：

● CAM 中的字母"C"表示"补充"（complementary）。在你预约 CAM 治疗前，请咨询你的妇产科医生，最好让他推荐治疗师给你。

● CAM 中的字母"M"表示"药物"（medicine）。CAM 使用的药物也可能像传统处方药或非处方药一样属于强效药物。但有一个很大的不同点：它们没有像美国食品药品监督管理局批准的药物一样得到充分的实验验证，安全性没有得到临床证明。这并不是说孕期采用辅助疗法不安全，只是目前没有一个官方系统来判断疗法的安全性和有效性。因此，更合理的做法是尽量避免顺势疗法、草药治疗、各种食疗及芳香疗法，除非这些方案是由你的妇产科医生或助产士制订或推荐的——这和你孕期用药的原则一样。

● CAM 通常无害，但对孕妇来说则未必。几年以来你都在同一个脊柱按摩师那儿调整身体？每次背痛你都会去找同一个按摩师按摩？要记住：平时对你安全的治疗在孕期不一定也是安全的。这也是为什么你应该选择一位受过训练并清楚孕妇注意事项的治疗师。

同时，点燃一种名为艾蒿的草药进行艾熏。执业医师将针扎入你的身体后，会在某些扎针穴位的附近点燃数根艾条（一种艾蒿制成的条状物）。尽管大多数研究表明艾灸没多大作用，但 CAM 圈内人士说，如果在小脚趾的外侧进行艾熏，可以调整胎儿的胎位，避免臀部分娩。如果你正在考虑尝试艾灸疗法或者你的医生建议你尝试，一定要找一位技术娴熟、经验丰富的艾灸师。一般来说，艾灸疗法要持续多次才有效果，时间从怀孕第 7 个月的月底开始，持续到第 8 个月的中旬。

整脊疗法。 整脊疗法主要是运用对人体脊椎以及椎旁关节进行按压的手法，促进神经冲动传导畅通，促使身体自然修复。在怀孕期间，身体会分泌出一种让韧带松弛的激素，这是好事，否则分娩时宝宝的头部将无法通过骨盆。随着肚子越来越大，重心下移，这些激素会让四肢松弛，身材变形，人的动作也变得笨拙，所有这些都给脊椎带来了不小的压力。整脊疗法能有效缓解上述诸多问题，可以保持脊椎挺直，有助于顺利分娩。有些脊椎治疗师宣称脊椎整形可以减少流产概率、帮助控制晨吐，甚至还能降低早产风险。脊椎治疗师对脊椎的调理可以放松骨盆处的韧带和肌肉，这种手法已经发展成现在非常著名的韦伯斯特技术（Webster Technology），可以帮助臀位胎儿自行恢复正常胎位。

整脊疗法的执业医师在孕妇理疗方面必须非常有经验，这点很重要。在理疗过程中，一个特制台面才不会让腹部有太大压力，产前 3 个月的孕妇要避免平躺。最后一点，在采用任何一种 CAM 疗法之前，首先要征求妇产科医生的意见，对方可能会用明确的理由告诉你能不能进行整脊疗法。

按摩。每一个试过专业按摩的人都知道舒舒服服地按摩之后身心是多么愉悦。研究也证实，按摩确实能让人愉悦，减少体内的应激激素，缓解肌肉紧张——都是对怀孕大有裨益的。它还可以加快血液循环，保持淋巴系统高效运转，排出体内毒素。按摩比在美容中心待上一天要好多了（参见第 156 页）。请受过专业培训的理疗师为你按摩，有助于缓解关节疼痛、颈痛、背痛、髋痛、腿痛性痉挛及坐骨神经痛。按摩还可以达到消除

手部及腿部浮肿的功效（先兆子痫引起的浮肿除外），同时减轻腕关节疼痛、缓解头痛及鼻窦充血——这些都是常见的孕期不适。理疗师通常会针对每个人的情况制订缓解疼痛的治疗方案，可能会教你一些伸展练习，当你感觉疼痛时可以在家里练习，缓解疼痛。很多伸展练习都有助于增强肌肉力量，提高肌肉灵活性及稳定性。而且大多数情况下，医生开具的理疗项目都属于保险项目。

反射疗法。 和指压按摩一样，反射疗法也认为人的脚部与双手和体内的五脏六腑密切相连。反射疗法主要通过对脚、手一些部位的指压按摩来缓解身体其他部位的不适。其原理是通过按压疏通阻塞，使体内能量自由流动，从而促进血液循环、加快毒素排出。随着肚子越来越大，准妈妈的背部和关节会出现疼痛。反射疗法可以缓解疼痛，而且功效不止于此。反射疗法治疗师认为，脚部按压可以缓解一些最顽固的大范围身体不适，包括晨吐、恶心、烧心、轻度肿胀、便秘、高血压（先兆子痫除外）、失眠、膀胱问题、甚至痔疮。而且，它也有助于减轻精神压力，缓解轻度抑郁和焦虑。分娩后，它也有帮助——有研究表明，反射疗法还可以刺激泌乳。

有一点要注意的是，按压脚踝和脚跟之间的部位容易引起阵痛和宫缩，因此，预产期之前要确保你的治

82

疗师在指压按摩时避开这个部位，即使是短时间按压也要避免。

和其他替代疗法一样，在你选择反射疗法之前，请咨询医生，确保你的反射疗法治疗师受过良好培训并在孕妇按压方面非常有经验。还有一点要注意的是，有些反射疗法治疗师会建议孕妇度过孕期前3个月之后再进行按压，而且患有某些妊娠期并发症的孕妇不适合反射疗法。

水疗。利用温水进行水疗对缓解孕期不适非常有效。因为温水可以加速血液循环，缓解背痛和脚、膝盖等各个部位的疼痛，还可以有效缓解阵痛及分娩时的疼痛，帮助你顺利度过孕期。我们可以充分利用水的神奇功效。一种方式是泡在温水浴盆里，阵痛来临的时候，可以在脸上洒点凉水让你集中精力并保持冷静。医生会对你的颈部进行冷敷，帮助你平稳地呼吸及深呼吸，也可以帮助你增加体力，减少消耗。而对背部下方进行热敷，可以帮助骨盆肌肉在宫缩时放松。

有些产妇非常相信水疗的功效，在阵痛的大部分时间里，她们会泡在水中，有的直接选择水中分娩。水之所以对产妇大有帮助是因为水的浮力能减轻脊柱压力，帮助骨盆扩张。当你泡在浴缸或特殊的分娩池中，可以完全不用担心你的姿势——身体压力已经减小了，可以最大限度地减轻宫缩带来的疼痛。

孕期体温保持在一个安全的范围内非常必要，因此，水疗时请确保浴缸中的水温度适宜，可以让身体得到舒缓，不要选择烫水。水疗对几乎所有的孕妇都是不错的选择，而且非常有利于缓解阵痛，但通常只有低危孕妇可以选择水中分娩。

冥想、想象及放松技巧。深度放松技巧、冥想、想象这些方式都能够帮助孕妇安全地解决从恼人的晨吐到阵痛分娩等各种孕期的身体和心理压力，帮助你放松、集中精力、减压、降血压，达到思想上的宁静。对准妈妈常见的焦虑也有很好的疗效。关于放松练习，参见第150页，你也可以尝试使用一款冥想应用软件，让它带你进入美妙世界。

催眠疗法。催眠就是让你的潜意识（包括感觉、记忆和感情）代替意识进行思考，通常需要音乐、舒缓的图像和可视化引导来进行。催眠分娩利用深度放松，让催眠师的暗示进入人的意识，调节人体生理机能（心跳速度、激素产生、消化系统及情绪）并缓解孕期带来的焦虑。有些准妈妈通过催眠来减轻甚至消除分娩时的疼痛（参见第300页），但催眠疗法的支持者称催眠还能有效缓解从恶心到头痛的孕期症状，预防早产，减压，并帮助臀位宝宝倒转胎位。

但是要记住，催眠疗法并不适用于所有人。大约有25%的人对催眠暗示有高度的抵抗力，更多的人并不能很好地顺应催眠暗示以有效缓解疼痛（即便如此，还是会有放松的作用）。催眠也不是最后的选择——要想让催眠发挥它的效果，在分娩前就可以学习催眠技巧。当然，要确保为你催眠或进行催眠训练的催眠师有从业执照，并在孕期催眠方面拥有丰富经验。

生物反馈疗法。 生物反馈疗法是一种帮助病人学会控制由于身体疼痛或情绪压力而产生的生理反应的方法。它是怎么操作的呢？治疗师会在你的身上放置一些传感器，传感器会反馈出一些身体信息，如肌肉张力、脑电波活动、呼吸、心率、血压及体温。医生通过监测传感器上的反馈信息，利用一些放松技巧让你平静下来，从而减轻肌肉紧张，缓解疼痛或压力。经过一段时间的治疗，你就可以不需要治疗师或生物反馈仪器，而只要通过自我引导放松，就能控制身体反应。

生物反馈疗法可以安全用于降血压，对抗抑郁、焦虑和压力，也可以缓解很多孕期症状，包括头痛、背痛等其他疼痛，以及失眠、晨吐等。还可以有效治疗孕期及产后尿失禁。

草药疗法。 "植物性草药"从人类一开始寻找疾病解决方法的时候就出现了。如今草药已经可以生产，不需要人们到处搜寻了。草药受到不少人的吹捧，他们认为对孕期的很多症状，如脚痛和痔疮，天然的草药都有治疗作用。有些草药是无毒且有效的：早起喝一杯甘菊茶有助于缓解恶心症状；当你过了预产期却久久没有动静的时候，一杯覆盆子茶可能让你立即开始宫缩。然而，大部分专家并不推荐孕妇服用草药，因为验证草药安全性的研究还不充分。

还有一点要记住：一个产品是天然的并不意味着它就是安全的。实际上，有些草本植物已经被证实会危害妊娠，你甚至可能根本不知道它可能就在你的草药疗法里。比如，芦荟、伏牛花、黑升麻、蓝升麻、当归、小白菊、白毛茛、刺柏和山药，这些植物都会刺激子宫，可能导致流产或早产宫缩。秋水仙、艾草（可用于艾灸，但不宜食用）、美洲商陆和檫木则被认为可以导致出生缺陷。紫草和槲寄生则是毒性药草。

挑选健康食物的时候，要谨慎挑选草本产品的另一个理由是：美国食品药品监督管理局对草本补充剂的管理不如处方药及非处方药那么严格。虽然德国、波兰、澳大利亚和英国分娩的草药是有国家规定的，也就是说这些国家的草药分娩经过了严格的监督，但很多国家（包括美国）的草药并没有。这就意味着这些草药每个品牌每种包装里的浓度、质量甚至成分都是五花八门的。里面可能有污染物（比如铅），可能有的成分没有列在标签上，有些活性成分含量标得过高，有些可能根本不含活性成分。

　　因此孕期对待草药（包括草本茶）要像对待其他药物一样慎重：不要使用未经医生证实安全性的草药。

第4章 饮食良好的9个月

你的身体里有一个崭新的生命开始发育了。可爱的小手指和小脚趾正在一点点长出来，眼睛和耳朵正在形成，脑细胞正在快速生长。在你意识到这一点之前，肚子里的宝宝已经从小小的胚胎慢慢发育得初具人形，成了你梦想中宝宝的样子。

毋庸置疑，宝宝发育过程中牵涉到的因素很多。对宝宝和爱他们的父母来说，大自然出色地完成了它的工作，你的宝宝健康出生的概率很高。更重要的是，你可以再做出一些努力，让宝宝更健康，让孕期更舒服。要做的事非常简单，只需要每天尝试3次。没错，就是吃东西。但是孕期真正的挑战并不是吃，而是尽可能吃得好。孕期吃得好一点是你给宝宝的第一份礼物，也是最好的礼物——还是一份长久的礼物，宝宝得到的不只是一个良好的开端，更是整个健康人生的基础。

孕期食谱是一整套饮食计划，有利于宝宝和妈妈的健康。宝宝从中可以获得什么好处呢？标准的出生体重和发育良好的大脑，以及更低的出生缺陷的概率——还有，不管你信不信，宝宝在幼儿期还会拥有更好的胃口和饮食习惯，成为一个饮食健康的学龄前儿童，确保长大后身体发育良好。

宝宝并不是唯一的获益者。孕期饮食影响着你是否可以安全度过孕期（某些妊娠期并发症在孕期饮食良好的女性中很少见，例如贫血、妊娠期糖尿病、先兆子痫等），舒适的孕期（恰当的孕期食谱可以有效缓解晨吐、疲乏、便秘及其他许多孕期症状）以及稳定的情绪（良好的营养能帮助稳定情绪），还能让你按时分娩（总体来说，饮食规律且营养状况良好的女性很少出现早产），并加速产后恢复（营养良好的身体在产后能更快更好地恢复孕前状态；借助合理的营养，匀速增加的体重也可以更快减下去）。

幸运的是，如果你的饮食习惯很好，会发现获得这些益处简直是小菜一碟。如果你之前不注意饮食，也只需要谨慎选择入口之物。孕期饮食并不会与普通的健康饮食有太大差别，只是根据孕期状态稍加改变（宝宝发育需要更多的热量和某些营养），但总的来说，基本组成部分都是一样的：优质且配比平衡的精益蛋白质、钙、全谷物食品、各种蔬菜和水果，以及健康的脂肪。很熟悉？是的，这也是营养学界多年来推崇的合理饮食搭配。

还有一些更好的消息。即使目前的饮食习惯并不是非常理想，开始改变也不难，尤其是当你下定决心之后。几乎所有不健康的食物和饮料，都有更健康的替代品（参见第88页），也就是说，有更营养的方式让你继续吃蛋糕（曲奇、薯片，甚至快餐）。另外，有无数方法可以偷偷在你最喜欢的美食里加上关键的维生素和矿物质——也就是说，孕期你可以不用委屈自己的味蕾就能吃得营养丰富。

在着手改变饮食方案时，有一点非常重要：本章提到的所有食谱都是理想状态下为孕期制订的最佳计划。也许你会严格遵照食谱，也可能三天打鱼，两天晒网。还有可能你只是想试试看——但这种心态通常不管用，尤其当你恶心想吐、反流，或者突然想扎进糖果堆大吃特吃的时候。如果你依然对汉堡包和油炸食品非常热衷，认真阅读这一章，至少遵循几点建议，以便在接下来的9个月里让你和宝宝获得充足的营养。

孕期健康饮食的9个基本原则

每一口都很重要。每次张开嘴吃东西前仔细想想：你有9个月的时间给宝宝的生命以良好的开端，所以敞开了吃吧，但要三思而后行。选择每一口食物时都要考虑到肚子里的宝宝。记住，你吃进去的每一口食物都在给宝宝输送营养。

不同的热量。仔细选择你摄入的热量来源，注重质量而不是数量。甜甜圈里的200卡①热量和全谷物葡萄

按自己的方式行事

对饮食方案有些疑问？对饮食计划毫无兴趣？讨厌被指挥吃什么，该吃多少？没关系。孕期食谱是帮助你和宝宝吃得更营养的方法之一，但绝对不是唯一的方法。一份营养均衡的健康饮食（含有足够蛋白质、全谷物食品及蔬菜水果，每天额外摄入超过300卡热量）也能达到相同的目的。所以，如果你不想照搬书本，就按照自己的方式获得良好饮食吧！

---

① 1卡约为4.18焦耳。

试试这些替代品

你在寻找一些健康的替代品来换掉那些自己喜欢却不太健康的食物？下面是一些小建议：

换掉……	试试……
薯片	大豆、扁豆、羽衣甘蓝或谷物玉米片
巧克力豆	什锦干果（各种坚果，含有少量巧克力豆）
彩虹糖	冻葡萄
椒盐卷饼	毛豆
热巧克力酱圣代	含水果和燕麦片的冻酸奶
墨西哥卷饼和乳酪酱	蔬菜和乳酪酱
炸薯条	烤红薯条
白面包	全麦面包
软饮料	果汁气泡水
苹果派	烤苹果

干麦麸蛋糕里的 200 卡热量不同，10 根炸薯条的 100 卡热量也不同于 10 个带皮烘烤的土豆。含 2000 卡热量而营养丰富的食物比没有营养的"空热量"[①]食物对宝宝更有益。营养丰富的饮食也有利于你的产后恢复。

让自己挨饿就是让宝宝挨饿。宝宝需要有规律的营养供应——作为子宫这个"餐厅"的唯一厨师，只有你能给宝宝提供他所需的一切。即使你不饿，宝宝也会饿，所以不要错过每一餐。事实上，经常吃东西是给宝宝

输送营养的最佳方式。根据研究，每天至少吃 5 餐的准妈妈（3 顿正餐加 2 次零食，或 6 顿少量进食的正餐）更可能足月分娩。如果烧心让你觉得吃饭是件苦差事，可以从第 133 页和第 162 页关于如何克服孕期不适的讨论中找到很多有用的方法。

有效率的饮食才能产生效果。觉得自己即使每天吃很多还是无法满足一天的营养需求（参见第 91 页）？担心自己努力把清单上的食物都吃掉之后会变成大胖子？不要再担心了。你该做的，是成为一个效率专家。在需要的热量范围内，尽可能选择能够提供相同热量而重量较轻，营养较多

[①]热量高，但缺乏或仅有少量维生素、矿物质和蛋白质。

一天六餐的解决方案

你是否由于太过胀气、恶心、烧心、便秘而无法专心吃完一顿饭？不管是哪种胃部不适症状击倒了你，你都能从每天5～6顿的少量进餐中（一日三餐已经不能满足你的需要了）轻易获得每日所需的热量（参见第91页）。这种更为轻松的方式能让你保持血糖水平，获得充沛精力。另外，还能帮助你减轻头痛的症状，减少情绪波动。

的食物。

要获得同样多的蛋白质，吃一个约含700卡热量的炸鸡肉三明治就不如吃一个火鸡汉堡（约含300卡热量）。吃一杯半冰激凌（约含500卡热量，原料较好的冰激凌可能热量更高）是很好的选择，但效果远不如喝一杯脱脂酸奶（也很美味，但比冰激凌少200卡热量）。选择低脂食物能提高你的营养转化率。选择瘦肉而不是肥肉；选择脱脂或低脂牛奶及乳制品，而不是全脂产品；选择焙烤食品而不是油炸食品；可以在食物上薄薄地涂一层黄油；用1汤匙橄榄油来炒菜，而不是太多油。提高饮食效率的另一个方法：选择多种食物，一餐满足几类营养需求。

如果你增重困难，有效进食也非常重要。为了获得更健康的体重，尽量选择富含营养和热量的食物，例如牛油果、坚果和水果干，这些食物会让你和宝宝更健壮，又不会太胖。

摄入碳水化合物是一个复杂的问题。提到碳水化合物，你会想到什么？如果是"多余的体重"，那你和很多人的想法一样。由于人们对体重很在意，碳水化合物一直都不受欢迎并被排除在人们的食物选择及餐桌之外。这可不是好事，尤其是对关注体重的准妈妈们。她们可以通过摄入正确的碳水化合物，即复合碳水化合物来获得大量营养，又不会增加太多体重。毋庸置疑，精制碳水化合物（白米饭、白面包、糕点、白土豆）不能提供很多营养，只会增加热量。它们还有一个缺点：会让血糖加速上升。复合碳水化合物食品（全谷物面包和谷类食品、糙米、新鲜水果和蔬菜、豆类及带皮的土豆），它们能提供准妈妈必需的B族维生素、微量元素、蛋白质及重要的膳食纤维。这些营养素不仅对宝宝有利，也对你有利，有助于控制恶心、消除便秘。它们富含膳食纤维，既能填饱肚子，又不会让你长胖，还能帮助控制体重。近来的研究又为复合碳水化合物的爱好者带来了好消息：摄入大量膳食纤维可以降低患妊娠期糖尿病的风险。

糖类确实一无是处。简而言之，糖的热量是空热量。偶尔摄入空热量

生命最初的 1000 天决定宝宝健康的一生

想知道如何为你还未出生的宝宝开启一生的健康之门吗？科学家们发现了打开健康之门的关键之一：宝宝生命最初 1000 天的营养。这 1000 天指的是从宝宝胎儿期到两岁生日之间的天数。生命最初的这 1000 天可以为宝宝一生的健康打下良好基础：能够降低宝宝肥胖及患上可预防性慢性疾病（从 II 型糖尿病到心脏疾病）的风险。还可以促进脑部发育，提高今后在学业及其他方面成功的概率。所以在接下来的 9 个月里都坚持健康饮食吧，为宝宝关键的最初 1000 天打下第一阶段的基础！登录 thousanddays.org 网站，可以了解更多。

没关系，但它们累积的速度远远超过想象，会使你无力再摄取更富营养的基础热量。此外，研究人员发现，糖不仅没有营养价值，过多的糖还可能引起从肥胖到结肠癌的一系列健康问题。准妈妈摄入过多糖分不仅会使体重大增，而且患妊娠期糖尿病及蛀牙（孕期牙齿已经是特别敏感了）的风险也会更高。关于糖的另一个负面消息是：一些没有什么营养的食品和饮料里面可能含有大量的糖。你最好远离这种食品（比如糖果和汽水）。

超市货架上的商品中含有各种名目的精制糖，例如玉米糖浆、脱水甘蔗汁等。非精制的糖（比如蜂蜜）并不比精制糖更有营养，虽然它们可能会出现在更有营养的食品中。明智的做法是限制摄入各种形式的糖。

如果想吃到可口又营养的甜食，可以用水果、果干及浓缩果汁来代替糖，它们有甜味，还含有维生素、微量元素及宝贵的植物化学物质（有助于人体抵抗疾病、延缓衰老）。一些低热量的代糖在孕期食用也非常安全（参见第 114 页）。

记住好食品来自哪里。 大自然最了解营养学。通常最营养的东西都离最自然的状态不远。选择应季的新鲜蔬菜和水果，如果买不到新鲜的，或没时间自己做，可以买新鲜冷冻的蔬果。冻干食品是另一种营养又方便的选择。经过冻干的水果和蔬菜味道更加香浓，吃起来又脆又美味，而且比传统风干方式保存的食物所含的热量更低。而且更少量的冻干食品就能为我们提供更多的营养物。每天生吃一些蔬菜和水果。做菜的时候尽量选择蒸熟，或者轻轻翻炒，这样可以保留更多维生素和矿物质。

加工食品肯定不是自己从树上长出来的，它们添加了大量化学物质、脂肪、糖、盐，不少营养已经流失，在流水线上加工出来。所以尽量选择

不再内疚

人的意志力很强大，尤其是一人吃两人补的时候。然而，每个人都会有禁不住诱惑的时候，这也不必内疚。当你真的很想享受一顿美食的时候，就好好犒劳一下自己吧，不必自责。

不过，当你"冒险"踏上低营养之路时，还是要尽可能控制自己的"下坡速度"：比如在圣代冰激凌上加上几颗新鲜的草莓和核桃；选择含有杏仁的黑巧克力棒。

和朋友分享一份洋葱圈；吃一小片山核桃派，而不是厚厚一片。还要记住在这条低营养之路上不要走得太远——否则，你还是会有负罪感。

天然食物。选择刚烤好的鸡胸肉，而不是熏鸡肉；选择全谷物通心粉和天然乳酪，而不是亮黄色的加工产品。选择用燕麦轧成的燕麦片，而不要选择那些低膳食纤维、高糖的麦片。

健康饮食从家开始。让我们面对现实吧，当你亲爱的丈夫坐在旁边的沙发上埋头大吃面前那半桶冰激凌时，让你安安心心啃一个水果一定非常不容易；当你想找点大豆薯片解馋时，却发现橱柜里被他塞满了你最喜欢的橙色乳酪球，自制力又将受到很大的挑战。所以，让丈夫（及其他家庭成员）加入健康饮食的大军，让家

成为一个健康饮食区。把家里所有的面包都换成全麦的；冰箱里放满冻酸奶；在你常待的地方禁止放那些充满诱惑的零食——并且这些措施要一直坚持到分娩后。良好的饮食不仅可以帮助准妈妈安全度过孕期，还能降低很多疾病的发病概率，如II型糖尿病、癌症等。这意味着饮食健康的家庭更可能健康地生活。

坏习惯会破坏良好的饮食计划。饮食并不是健康的唯一保障。如果你还没有戒掉某些坏毛病，配合孕期的需要改变自己的生活习惯吧。

孕期每天的饮食

热量。理论上说，孕妇每天需要吃两个人的东西。但是，需要记住很重要的一点：这两个人中有一个是正在发育的小宝宝，他需要的热量明显少于妈妈——大约每天只需300卡。所以，如果你是标准体重，那么只需要300卡的额外热量——相当于两杯脱脂牛奶和一碗燕麦片。孕期这部分的营养需求非常容易满足，甚至超出。更重要的是，在孕期前3个月，除非体重过轻，否则不需要任何额外的热量（这个阶段，肚子里的宝宝才发育到豌豆那么大）。随着孕期第4～6个月时新陈代谢加快，你可以将额外摄入的目标热量定在300～350卡。孕晚期宝宝会越来越大，你可能需要

更多的热量，大约每天 500 卡。

摄取的热量超过你和宝宝的需要不仅没必要，而且有危险，可能导致体重超标。但是摄入热量太少也不行，随着孕程进展，可能对身体有潜在危害。第 4 ~ 9 个月没有摄入足够热量的女性会严重减缓宝宝的生长速度。

如果你属于以下 4 种特殊情况，就要和医生探讨一下孕期所需的热量标准：如果体重超重，在正确的营养指导下可以摄入相对较少的热量；如果体重过轻，就需要摄入更多热量迎头赶上；如果还处于青春期，自己的身体还在发育，也需要较多的营养；如果你怀着多胞胎，要为每个宝宝都多摄入 300 卡热量。

孕期的热量计算无法特别精确。与其每顿饭都计算热量，不如偶尔站到可靠的体重秤上称一称体重，以评判自己的增重情况。如果你的体重按照原先的计划增长（在孕中期和孕晚期，平均每周增重约 450 克），你摄取的热量就是合适的；如果增重较少，说明你摄入的热量过少；如果增重比原先的计划快，就说明摄入的热量太多了！根据你的需要保留或调整摄入的食物，但一定不能在减去热量的同时削减你和宝宝需要的营养。了解更多关于增重的知识，参见第 180 页。

蛋白质食品：每天 3 份。你知道宝宝是怎样长大的吗？他利用你每天吃下的蛋白质里的氨基酸（人类细胞的基本组成部分）和其他一些营养物质来生长发育。因为宝宝的细胞在快速分化，蛋白质就成了孕期食谱中至关重要的成分。每天的蛋白质摄入目标约为 75 克。如果你觉得这个数字看上去太多，请记住大多数人每天不费吹灰之力就能消耗这么多。记录蛋白质的摄入量时，不要忘记加上许多高钙食品中的蛋白质，例如 1 杯牛奶和 30 克乳酪分别含有 1/3 份蛋白质（1 份蛋白质为 25 克），1 杯酸奶含有 1/2 份蛋白质，全谷物食品和豆制品也能提供一些蛋白质。

每天在下列食物中选择 3 种（每种含有 1 份蛋白质），或挑选一种含有 3 份蛋白质的食物。很多乳制品在提供蛋白质的同时还能补钙——这样选择食物更高效。

- 700 毫升牛奶或酪乳
- 1 杯乡村乳酪
- 2 杯酸奶或 1.25 杯希腊酸奶
- 90 克乳酪
- 4 个鸡蛋
- 7 个鸡蛋的蛋清
- 100 克罐头金枪鱼或沙丁鱼
- 130 克罐头三文鱼
- 130 克烹饪后的贝类食品
- 130 克（烹饪前）鲜鱼
- 130 克（烹饪前）去皮的鸡肉、火鸡肉、鸭肉及其他禽肉
- 130 克（烹饪前）瘦牛肉、羊肉、

植物蛋白质

孕早期的恶心让你把肉类和动物蛋白排除在食谱之外吗？还是你就是个素食主义者？下面有个好消息：你不用涉足动物王国，也可以通过很多方式获得你需要的蛋白质。很多这类食物是全谷物的，既可以满足你的蛋白质需求，还能为你提供一些钙元素。

豆类（提供半份蛋白质）

● 3/4 杯熟的蚕豆、扁豆、豌豆或鹰嘴豆

● 半杯熟毛豆

● 1/4 杯青豆

● 45 克花生

● 3 汤匙花生酱或坚果酱

● 1/4 杯味噌

● 130 克豆腐

● 90 克天贝①

● 1.5 杯豆浆

● 80 克大豆乳酪

● 半杯"素肉"

● 1 大份"素热狗"或"素汉堡"

● 30 克（烹饪前）大豆或高蛋白通心粉

谷类（提供半份蛋白质）

● 90 克（烹饪前）全麦通心粉

● 1/3 杯麦芽

● 3/4 杯燕麦麸

● 1 杯生（或 2 杯熟的）燕麦片

● 2 杯全谷物即食燕麦片

● 半杯生的（或 1.5 杯熟的）粗麦粉、碎干小麦、荞麦

● 半杯生藜麦

● 4 片全谷物面包

● 2 块全麦口袋面包或英式松饼

种子、坚果类（提供半份蛋白质）

● 90 克坚果，例如核桃、山核桃、杏仁

● 60 克芝麻、葵花子、南瓜子

* 食品中的蛋白质含量差异较大，请参考食品标签，半份蛋白质一般为 12～15 克。

** 高蛋白面条或面包通常含有更多蛋白质，请参考食品标签。

小牛肉、猪肉及水牛肉

含钙食品：每天 4 份。成长中的儿童需要大量的钙来使骨骼和牙齿变得坚固，这一点也许你上小学时就知道了。事实上，正在发育中的宝宝也

是如此。钙对肌肉、心脏和神经系统的发育，以及促使凝血机制和酶发挥作用都很重要。如果你没有摄入充足的钙，受影响的不仅是宝宝——如果体内的钙不足，宝宝就会从你的骨骼中吸取钙来满足自身需求，而你以后患骨质疏松症的概率将会升高。所以，

---

①天贝，又称丹贝，一种发酵豆制品。

选择乳清制品？

如今乳清蛋白棒、乳清蛋白粉和乳清蛋白混合物非常流行，你可能想知道要保证孕期获得充分的蛋白质，是不是也应该选择这类产品。尽管目前还没有足够的科学研究说明我们在孕期及哺乳期应该如何摄入乳清蛋白，大多数专家都认为可以适量摄入乳清蛋白。但要注意以下事项：

第一，乳清蛋白来自牛奶，所以对牛奶过敏或患有乳糖不耐症的人最好不要食用乳清蛋白。第二，选择乳清制品时要查看成分列表。有些乳清制品中包括了一些孕期不宜的成分如甜味剂（人造的或天然的）、草本植物、酶及其他成分。第三，要注意你食用的乳清制品中的维生素及矿物质成分，避免过量添加导致某些营养物质摄入过量。最后，要记住乳清蛋白不应该成为你获取蛋白质的唯一途径——应该结合其他方式平衡摄取。

尽量一天吃 4 份高钙食品，以满足每天的钙需求。

如果你觉得每天喝 4 杯牛奶胃很难受，或者忍受不了牛奶的味道，有一个好消息，钙不一定要从牛奶中摄取，可以通过酸奶、乳酪来摄入。钙也可能藏在水果奶昔、汤、炖菜、燕麦片、冰激凌、调味汁、甜点等很多食品里。

如果你有乳糖不耐症，可以用无乳糖乳制品来代替（有些牛奶、松软干酪甚至冰激凌都是无乳糖的）。如果你根本就不吃乳制品，那也没关系，可以从非乳制品中摄取钙。例如一杯加钙橙汁就含有一份钙和一份维生素 C ；一杯加钙的杏仁牛奶也含有一份钙，而且喝起来更丝滑。下面列出的很多非乳制品都可以满足你对钙的需求。

为了达到每天摄入 4 份高钙食品的目标（你可以把每天吃的所有食物加起来达到这个目标）。下面列出的每份食物都含有 300 毫克钙（你每天的需要量是 1200 毫克），其中很多食品也满足了准妈妈对蛋白质的需求：

- 1/4 杯碎乳酪
- 30 克硬乳酪
- 1/2 杯巴氏杀菌的里科塔乳酪
- 1 杯牛奶或酪乳
- 150 毫升加钙牛奶
- 1 杯酸奶或希腊酸奶
- 1.5 杯冻酸奶
- 1 杯加钙橙汁或杏仁露
- 130 克带鱼骨的罐头三文鱼
- 90 克带鱼骨的罐头沙丁鱼
- 3 汤匙芝麻粉

- 1 杯熟的绿叶蔬菜，如羽衣甘蓝、芜菁
- 1.5 杯熟的小白菜
- 1.5 杯熟毛豆

你也可以通过吃乡村乳酪、豆腐、干无花果、杏仁、西蓝花、菠菜、豆子等来补充钙。

含维生素 C 的食物：每天 3 份。你和宝宝在修复组织、伤口愈合及其他各种新陈代谢（营养吸收）过程中都需要维生素 C。宝宝的正常发育，以及骨骼和牙齿的生长，也需要维生素 C。维生素 C 是一种人体不能储存的营养素，需要每天补充。幸运的是，含维生素 C 的食物口感一般都不错。下面列出了含有维生素 C 的食物，传统的橙汁依然是这种维生素的最佳来源。

我们的目标是每天摄入至少 3 份维生素 C。你的身体不能储存这种维生素，所以一天都不能偷懒。记住，很多含维生素 C 的食物也能满足对绿叶蔬菜、黄色蔬菜水果的需求。

- 半个葡萄柚
- 半杯柚子汁
- 半个橙子
- 半杯橙汁
- 2 汤匙浓缩果汁
- 1/4 杯柠檬汁
- 半个芒果
- 1/4 个木瓜
- 1/8 个甜瓜或半杯甜瓜汁

- 1/3 杯草莓
- 2/3 杯黑莓或覆盆子
- 半个猕猴桃
- 半杯菠萝块
- 2 杯西瓜块
- 1/4 杯冻干芒果、草莓或其他富含维生素 C 的水果
- 1/4 个红色、黄色或橙色柿子椒
- 半个绿柿子椒
- 半杯西蓝花
- 1 个西红柿
- 3/4 杯西红柿汁
- 半杯蔬菜汁
- 半杯生或熟的菜花
- 半杯熟的羽衣甘蓝
- 1 杯生菠菜或半杯熟菠菜
- 3/4 杯熟的芥菜或青萝卜
- 2 杯长叶莴苣
- 3/4 杯紫甘蓝丝
- 1 个红薯或带皮烤的土豆

数一次，数两次

很多你喜欢的一份食物所含的热量就大于你和宝宝一天的需要量。例如哈密瓜不仅美味，还是一种绿色水果，含大量维生素。一杯酸奶含有一份钙和半份蛋白质（希腊酸奶含有一份蛋白质）。尽量挑选这种含有多种营养的食品，可以让你在获得营养的同时不占用太多胃的空间。

● 1 杯熟毛豆

绿叶蔬菜、黄色蔬菜水果：每天 3～4 份。 这些兔子最喜欢的食物以 β-胡萝卜素的形式为人体提供维生素 A——对细胞发育（宝宝的细胞正以惊人的速度增长）及皮肤、骨骼和眼睛保持健康有着重要意义。绿叶蔬菜和黄色蔬菜也可以提供其他重要的类胡萝卜素和维生素 C、维生素 E、核黄素、叶酸和其他 B 族维生素、多种矿物质（很多绿叶蔬菜都能提供大量的钙和微量元素）、有助于抵抗疾病的植物化学物质和缓解便秘的膳食纤维。下面的清单中含有大量的绿叶蔬菜、黄色蔬菜和水果。不喜欢蔬菜的人也别担心，西蓝花和胡萝卜并不是维生素 A 的唯一来源，杏干、黄桃、甜瓜、芒果等甜美诱人的天然食物也能让你获得维生素 A。喜欢喝饮料的人也会很高兴，1 杯蔬菜汁、1 碗胡萝卜汤或 1 份芒果奶昔就可以满足每天的绿叶蔬菜和黄色蔬菜的需求。

每天至少摄入 3～4 份这类食物。可能的话，尽量每天都吃一些黄色和绿色的蔬菜（生吃一些蔬菜可以获得更多膳食纤维）。记住，这些食物中有很多也含大量的维生素 C。

● 1/8 个甜瓜
● 2 个鲜杏或 6 个杏干
● 半个芒果
● 1/4 个木瓜
● 1 个油桃或黄桃
● 1 个柿子
● 1/4 杯冻芒果或其他能提供维生素 A 的水果
● 3/4 杯粉红葡萄柚汁
● 1 个粉红葡萄柚或红葡萄柚
● 1 个橘子
● 半根胡萝卜（1/4 杯切碎的胡萝卜）
● 半杯生或熟的西蓝花
● 1 杯卷心菜沙拉
● 1/4 杯熟的羽衣甘蓝、瑞士甜菜或甘蓝
● 1 杯绿叶生菜、长叶莴苣、芝麻菜，或红叶生菜
● 1 杯生菠菜，或半杯熟菠菜

不能通过植物的外表分辨营养

水果和蔬菜的颜色越鲜明，抗氧化物、维生素（尤其是类胡萝卜素）以及矿物质含量越丰富。试试紫色的食物（比如紫色的卷心菜、土豆或者菜花），各种颜色的浆果，橙色的胡萝卜和芒果，红色、橙色或者黄色的甜椒、西红柿，以及所有你能想到的绿色食物——西蓝花、羽衣甘蓝、瑞士甜菜。但要记住：食物内部的颜色，而不是表面的颜色，代表其真正的营养。所以黄瓜（里面颜色很浅）价值不高，而哈密瓜和猕猴桃营养丰富！

白全麦面包

不太喜欢全麦面包？现在市面上出现了一种新的面包，它也许就是你要找的。这种面包由白全麦制成，这种白麦与普通全麦面包用到的红麦相比，口感更温和，甜味更浓。白全麦面包是不是自切片面包出现以来最好吃的面包呢？如果你很喜欢白面包的话，也许是。白全麦能为我们提供普通全麦面包能提供的所有营养物质，包括麸皮，同时还有着白麦独有的口味及质地。但挑选的时候要注意查看食品标签，并不是所有的白全麦面包都是全麦面包，除非标签上有说明。白全麦还被磨成白全麦粉，你可以用它代替全麦面粉做出更轻、更松软的烘烤食品、煎饼和更多食物。

- 1/4 杯熟西葫芦
- 半个红薯或山药
- 2 个西红柿
- 半个红柿子椒
- 1/4 杯切碎的欧芹

其他水果和蔬菜：每天 1～2 份。这些食物过去被放在备选菜单上，但现在人们认识到，许多品种不仅富含对保持孕期健康非常重要的矿物质（例如钾和镁），还包含一些刚刚为人所知的微量元素，很多这类食物富含植物化学物质和抗氧化物质（尤其是那些彩色品种，所以尽量购买色彩鲜艳的食物，它们会回报你更多营养物质）。从之前的"每天一苹果"到近年来常上报纸头条的蓝莓和石榴，这些水果非常有必要在你的每日饮食中占据一席之地。

从下列清单里挑选一两种，让你的饮食更加丰富：

- 1 个苹果
- 半杯苹果汁或苹果酱
- 2 汤匙浓缩苹果汁
- 1 根香蕉
- 半杯蓝莓
- 半杯去核的新鲜樱桃
- 1 个桃子
- 1 个梨或 2 块梨干
- 半杯不加糖的菠萝汁
- 半杯石榴汁
- 1/4 杯冻干水果
- 2 个李子
- 半个牛油果
- 半杯熟扁豆
- 半杯新鲜的生蘑菇
- 半杯熟秋葵
- 半杯洋葱片
- 半杯熟的欧洲防风
- 半杯熟南瓜
- 1 根熟的甜玉米
- 1 杯切碎的圆生菜
- 半杯豌豆或甜豆

全谷物和豆类：每天 6 份以上。我们实在有太多理由摄入谷物。全谷物（全麦、全燕麦、全黑麦、全大麦、全玉米、全稻米、全粟米、全麦胚、全荞麦、全小麦、全藜麦等）和豆类(豌豆、蚕豆) 富含各种营养素，特别是 B 族维生素（除了维生素 B_{12}，它只存在于一些动物性食品里）——宝宝身体各部分生长发育必需的物质。这些浓缩的碳水化合物中也富含铁和微量元素，例如锌、硒和镁，这些元素对孕期很重要。此外，这些淀粉类食物还可能缓解晨吐症状。尽管这些食物有许多相同的营养成分，但是每一种食物都有自己独特的作用。为了最大程度从中获益，你的食谱需要包含各种全谷物和豆类。大胆尝试一下吧，用加了香草和帕尔玛乳酪的全麦面包屑裹上鱼和鸡烘烤，以藜麦（一种美味的高蛋白谷物）作为主食，或者用碾碎的干小麦或者麦胚加上大米一起蒸米饭；做你最喜欢的饼干时，里面放一些燕麦；做汤时，用菜豆代替利马豆。就算再喜欢吃也要记住，精加工的谷物不够营养。即使它们标榜自己是"营养食品"，也缺少全谷物中所有的膳食纤维、蛋白质以及十几种维生素和微量元素。

下列食物尽量每天吃 6 种以上，这些食物还能为身体提供蛋白质。

●1 片全麦面包、全燕麦面包、糙米面包、全黑麦面包、其他全谷物面包

●半个全麦口袋面包或全麦面包卷、全麦贝果、卷饼、玉米饼、英式松饼

●1 杯煮熟的全谷物麦片，例如燕麦或小麦片

●1 杯全谷物的即食麦片（不同品牌提供的营养物质不同，购买前一定要查看标签）

●半杯格兰诺拉麦片

●2 汤匙麦芽

●半杯煮熟的糙米、黑米或菰米

●半杯煮熟的小米、碾碎的干小麦、粗麦粉、荞麦、大麦、法老小麦、藜麦

●30 克全谷物通心粉或大豆通心粉

●半杯煮熟的蚕豆、扁豆、豌豆或毛豆

●2 杯爆米花

●1/4 杯全谷物粉或大豆粉

高铁食品：每天少许。 宝宝的血液供应和你扩张的血液供应都需要大量的铁，在孕期的 9 个月里，你会源源不断地为宝宝输送铁。

只从食物中摄取铁通常很难满足孕期的需求，医生可能会建议你从第 20 周开始，除了补充维生素之外，每天服用铁剂；或是在常规孕检提示缺铁的时候及时补充。为了促进铁的吸收，应该在两餐之间服用铁剂，并用富含维生素 C 的果汁送服（咖啡因饮料、抗酸药、高纤维食品、高钙食品都会影响铁的吸收）。

我们每天进食的大部分水果、蔬菜、谷物和肉类中都含有少量铁。但即使每天都服用铁剂，也要再从下列高铁食品选择一些。很多富含铁的食物也能满足你其他方面的营养需求：

- 牛肉、水牛肉、鸭肉、火鸡肉
- 熟的蛤蜊、牡蛎、蚌及虾
- 沙丁鱼
- 菠菜、羽衣甘蓝、甘蓝、青萝卜
- 海藻
- 南瓜子
- 燕麦麸
- 大麦、碾碎的干小麦、藜麦
- 蚕豆和豌豆
- 毛豆和豆制品
- 水果干

脂肪及高脂肪食物：每天约4份（根据你的体重水平来决定）。 大家可能过于关注脂肪的摄取，其实身体对脂肪的需求最容易满足，也最容易补充过度。摄入额外的绿叶蔬菜或富含维生素C的食物肯定无害——可能还会对身体有益处；而过量的脂肪摄入只会让体重超标。不过，适量摄入脂肪非常好，从食谱里把脂肪完全去掉却非常危险。脂肪对于成长中的宝宝至关重要，"必需脂肪酸"更是重中之重。孕期的最后3个月，omega-3脂肪酸非常重要（参见第100页）。

记录你每天的脂肪摄入量，满足每天的需求量，但不能超标。别忘了加上烹饪过程中的脂肪：煎鸡蛋用的黄油、拌卷心菜沙拉的蛋黄酱。不过好消息是，做蔬菜的时候加入一些脂肪有助于人体消化吸收。

如果你体重不足，增加营养也没效果，就试试每天多摄入一份脂肪，它的高热量会使你以理想的速度增重。如果觉得增重太快，可以再减掉一两份脂肪，但不要不吃脂肪。

下面清单中的食物都（或者大部分）由脂肪组成。它们当然不是饮食中唯一的脂肪来源（全脂乳酪和全脂酸奶、一些肉类、种子和坚果类食物中的脂肪含量也比较高），但你需要记下这些食物的摄入量。如果你体重达标，每天选择清单中4整份（大约每份含14克脂肪）或8个半份的食物。如果体重不达标，则要根据自身情况

脂肪也有用

想在做菜时省略沙拉酱或油等调料来减少热量摄入？那你的毅力能评为"A"级了——但这可能会导致缺乏维生素A。研究证明，如果食物中没有脂肪，蔬菜中的大量营养都不能被人体吸收。所以，记得在蔬菜中加入少量脂肪，享受菜里的油，在凉拌西蓝花时撒上一些坚果，并用沙拉酱调味。

一点点盐

想改变吃盐的习惯，因为担心盐会导致水潴留和身体肿胀？嗯，有可能，但在怀孕的时候这并不是坏事。事实上，孕期体液增加是必要的，也是正常的。而要维持合适的体液水平，必须适时摄入盐分（钠）。严重缺钠对宝宝非常有害。

尽管如此，大多数的美国人摄入的钠还是过多。经常食用大量的盐及太咸的食品（例如让你欲罢不能的泡菜、炒菜时加太多酱油、大包的薯条），对任何人都不好。钠摄入量高很可能导致高血压，而高血压会在孕期、阵痛及分娩时导致各种危险的并发症。所以作为一般原则，做菜的时候应该只放一点点盐或根本不放盐，等菜端上桌再加一点盐食用。想吃泡菜的时候可以吃一点，但吃一两口就可以，不要一次吃半瓶。另外，应该吃碘盐以满足孕期增长的碘需求，除非医生建议不要吃。事实上，选择食盐时要注意查看产品标签，确保是含碘盐。大约有 1/3 的准妈妈都缺碘，这在怀孕的时候是个问题，因为碘对胎儿大脑健康发育必不可少。

调整脂肪摄入量：

● 1 汤匙油，例如植物油、橄榄油、菜籽油、葡萄籽油、芝麻油

● 1 汤匙普通黄油或人造黄油

● 1 汤匙普通蛋黄酱

● 2 汤匙沙拉酱

● 2 汤匙重奶油

● 1/4 杯半脂奶油

● 1/4 杯鲜奶油

● 1/4 杯酸奶油

● 2 汤匙普通奶油乳酪

● 2 汤匙花生酱、杏仁酱或其他坚果酱

Omega-3 脂肪酸。害怕脂肪吗，尤其是当怀孕后体重迅速增加时？不要担心你摄入的脂肪，不过要做出正确的选择。毕竟，不是所有脂肪都一样。一些脂肪是有益的——尤其对准妈妈特别有益。Omega-3 脂肪酸含有著名的 DHA，是孕期最应该在食谱里添加的成分。因为 DHA 对宝宝胎儿期和幼儿期大脑和视网膜的发育起关键作用。研究人员已经发现，虽然并未证实 DHA 对儿童期智力发育方面有明显帮助，但如果妈妈在孕期摄入大量 DHA，学步期的宝宝会在手眼配合方面显著优于同龄宝宝。在食谱里添加这种帮助宝宝大脑发育的关键物质有两个重要阶段：一是孕期最后 3 个月（宝宝的大脑正在飞速发育），另一个是哺乳期（宝宝出生的前 3 个月里，大脑的 DHA 含量会增长 2 倍）。

适当的脂肪对准妈妈也非常有益。孕期摄取足够的 DHA，可以让

你更好地控制情绪，还可以降低产后抑郁的概率。孕期摄取足量的DHA还能让宝宝出生后拥有更好的睡眠习惯。幸运的是，DHA存在于多种食物中。这些食物你可能已经在吃也喜欢吃：

● 三文鱼（尽量选择野生的）及其他脂肪含量高的鱼类，如沙丁鱼

　● 金枪鱼罐头

　● 核桃

　● 芝麻菜

　● 富含DHA的蛋类

　● 草食牛肉和野牛肉

　● 虾和蟹

　● 鸡肉（散养鸡或牧场饲养鸡的鸡肉通常含有更多DHA）

你也可以要求医生开一些孕期安全的不含汞的DHA补充剂（有很多孕期补充剂已经含有200～300毫克DHA）。不喜欢吃完DHA补充剂嘴里有难以消散的鱼腥味？有一些补充剂是素食补充剂，不是从鱼类身上提取的。

液体：要多少喝多少。你不仅在为两个人吃饭，还在为两个人喝水。宝宝的身体像你一样，绝大部分都由液体组成。随着发育，这个小身体需要更多的液体。你的体液在孕期会明显增多，所以身体需要的液体量也是空前的。水能让你的皮肤保持柔嫩，缓解便秘，帮助你（和宝宝）排出毒素和废物，还能降低身体肿胀、尿路

感染及早产的风险。怀孕的时候补充足够的液体非常重要。

但多少液体才是"足够的"呢？你也许听过这个说法：每个人每天至少要喝8杯水（或1.8升）。但这种说法没有科学基础，我们不能用一个标准来衡量所有人应补充多少液体。每个人需要摄入的液体量都是不同的，这取决于活动量、居住环境、所吃的食物、体重指数及其他各种变量，包括是否怀孕。而且液体摄入量的需求每天都不一样，比如今天在阳光灿烂的海滩度过，明天在有空调的商场度过；或今天运动量大，明天伏案工作。所幸，身体会告诉你需要补充多少液体，所以，注意身体发出的信号。只要觉得口渴了就赶紧喝水，在口渴之前就喝水更好。还有些时候也要多喝水：大量出汗的时候（运动时或天气炎热时）、呕吐的时候，或体内滞留大量液体的时候（看上去有点矛盾，但大量摄入液体确实可以将多余的液体排出）。是否摄入了足够的液体还有一个判断方法：看液体的排出情况。如果你的尿液呈淡黄色且尿量较多，说明喝的水足够满足身体需求；如果尿液为较深的黄色且尿量较少，说明你需要多喝水。

当然，不是所有需要的液体都必须来自水，牛奶（其中2/3是水）、蔬果汁、汤、脱咖啡因咖啡或茶、瓶装水或苏打水都可以。不要喝太多果

味汽水,否则会摄入太多热量。另外,多吃一些蔬菜水果也可以补充水分,特别是像西瓜这种多汁的水果。

孕期维生素补充剂:孕期每天服用。 既然每天的食谱已经涵盖了孕期所需的营养,为什么还需要维生素

补充剂里有什么?

补充剂里都有什么?这取决于你服用的是哪种补充剂。鉴于孕期补充剂有不同的剂量标准,配方各异。医生可能向你推荐或直接开具某种补充剂,这样就不用自己猜测需要什么了。如果你正在药店的柜台前挑选适合自己的补充剂,又没有医生的推荐,你寻觅的补充剂应包含如下营养素:

● 不超过 4000 国际单位(800微克)的维生素 A。维生素 A 含量超过 10000 国际单位时会有毒,因此许多制造商降低了维生素补充剂中维生素 A 的含量,或改用 β-胡萝卜素(一种更安全的维生素 A 来源)代替维生素 A。

● 至少 400 ~ 600 微克的叶酸。

● 250 毫克钙。如果从食物中摄取到的钙不足,就需要通过补充剂来达到孕期所需的每日 1200 毫克钙的标准。如果补充剂中的钙含量超过250 毫克,则不能和铁剂同时服用,因为钙会影响铁元素的吸收。至少要在服用铁剂前 2 小时或 2 小时后再服用较大剂量的钙。

● 30 毫克铁。

● 50 ~ 80 毫克维生素 C。

● 15 毫克锌。

● 2 毫克铜。

● 2 毫克维生素 B_6。

● 至少 400 国际单位的维生素 D。

● 美国科学院规定的每日膳食营养素参考摄入量(DRI)约为:维生素 E15 毫克,维生素 B_1 1.4 毫克,维生素 B_2 1.4 毫克,烟酸 18 毫克,维生素 B_{12} 2.6 毫克。这些元素在大多数孕期补充剂里的含量是 DRI 规定值的 2 ~ 3 倍,目前还没发现这样的剂量有危害。

有的孕期补充剂里还含有镁、氟化物、生物素、磷、泛酸、额外的维生素 B_6(可以缓解恶心)、生姜素(作用同维生素 B_6)和促进宝宝大脑发育的 DHA。

● 150 微克碘(有的孕期补充剂里没有碘,或者量不够)

● 还有一点很重要:一定要找找孕期补充剂里是否含有不适合孕期服用的成分,例如草药等。有疑惑的时候要咨询医生。

102

补充剂呢？通过选择合适的食物仍然不能满足营养需求吗？如果你住在实验室里，吃下的每份食物都经过精准的称量和制作，并会统计出每天合适的摄取量；如果你从不匆匆忙忙地吃饭，也不会由于工作忙而推迟午餐时间，或是因为恶心而吃不下饭，也许可以做到这一点。在现实生活中，孕期补充剂能为你和宝宝提供额外的健康保证，覆盖了饮食中没有涉及的基础营养素，建议每天服用。

同样，补充剂只能作为补充，营养多么全面的药片都不能代替良好的饮食。从食物中获取大多数维生素和矿物质是最理想的情况，毕竟通过这种渠道获得的营养素能被最有效地利用。新鲜食物不仅包含已知的和能在药片中合成的营养物质，也可能含有大量目前还没有发现的营养物质。这些食物还富含膳食纤维和水分（尤其是蔬菜和水果）、重要的热量和蛋白质——这些都无法从药片中有效获取。

不要以为吃一点维生素有益处，多吃就对身体更好。一些孕期补充剂中已经包含维生素及矿物质，因此，除非医生建议，否则不需要额外补充维生素及矿物质——草药补充剂也一样。至于食物中的维生素和矿物质就不用太担心了，再多盘沙拉也不会造成营养过量——所以想吃胡萝卜和菜花的时候就放开吃吧。

你可能关心的问题

不喝牛奶

"我实在忍受不了牛奶的味道，每天喝 4 杯牛奶让我非常不舒服。可是宝宝需要牛奶，是吗？"

宝宝需要的并不是牛奶，而是钙。牛奶是我们日常饮食中最自然、最好、最方便的钙源，所以通常医生都会推荐它作为孕期的首选食品。但如果你介意喝了牛奶之后会在嘴唇上留下的牛奶"小胡子"，还会觉得口腔里发酸，甚至胀气，就可能在端起这杯白色液体之前踌躇万分。幸运的是，你不必为了宝宝牙齿和骨骼的健康发育而逼自己喝下牛奶。如果你乳糖不耐受或只是受不了牛奶的味道，还有很多替代品可以代替牛奶。

即使你对普通牛奶反胃，也很容易地找到不含乳糖的乳制品。你可能会发现你的胃能接受硬质乳酪、加工过的酸奶（酸奶中的益生菌有助于消化）及巴氏杀菌的山羊奶或羊奶。有的无乳糖乳制品添加了钙，这是另一个好处——看看商品标签，尽量选择这种产品。饮用牛奶及食用乳制品之前服用乳糖酶，或者在牛奶中加几滴乳糖酶制剂，可以最大程度地减少乳制品带来的腹部不适。

即使你多年来对乳糖一直不耐

请喝巴氏杀菌奶

19世纪中叶，法国科学家路易斯·巴斯德发明的巴氏杀菌法算得上是有奶牛以来乳制品业最伟大的发现。直到今天，巴氏杀菌的意义仍不可低估——尤其是对孕期女性。为了保护你和宝宝不受有害细菌（如李斯特菌等）侵害，要确保你饮用的牛奶、乳酪等所有乳制品都用巴氏杀菌法处理过（生牛奶做成的乳酪没有经过杀菌处理）。选择生奶制成的软质乳酪（如新鲜乳酪、羊乳酪、法国布里干酪、蓝莓乳酪、墨西哥软乳酪）时要特别谨慎，它们容易被一种特别危险的细菌（李斯特菌）污染（参见第121页）。选择经过巴氏杀菌的乳酪，或把乳酪加热到融化起泡再食用。要记住一点：目前天然食品非常盛行，市场上很多乳制品都是没有经过巴氏杀菌的，孕妇选择时要格外谨慎。

除了乳制品，还有经过巴氏杀菌的其他产品，现在已经有巴氏杀菌鸡蛋了（杀灭了鸡蛋中的沙门氏菌）——如果你想家庭自制凯撒汁或溏心蛋，那么巴氏杀菌鸡蛋是个不错的选择。喝果汁时也应该选择巴氏杀菌的果汁（可以杀灭大肠杆菌和其他有害细菌）。大多数市场上出售的包装果汁是经过巴氏杀菌的，但并不是所有，购买之前要注意查看一下标签。当你不确定某种果汁是不是经过巴氏杀菌或基本确定它没有经过巴氏杀菌，就不要喝这种果汁。同样，如果不确定水果冰沙经过巴氏杀菌也最好不要食用。但是，现场打开用吸管饮用的椰汁可以放心饮用，因为在坚硬的椰子壳保护下，椰汁是安全无菌的。

想知道什么是"瞬间巴氏杀菌"吗？这是一种迅速但同样有效的巴氏杀菌方法，可以在不影响食品风味的情况下杀灭细菌。自己在家榨汁也是不错的选择，既美味又营养，但你要确保榨汁的原料经过了仔细清洗。

受，但在孕期中间的3个月和末期的3个月（钙需求量最大），也许你会发现自己可以食用一些乳制品。如果是这样，那就好好享受乳制品吧！但要记住你的胃口也是有限的，说不定还会需要那些无乳糖替代品，而且宝宝出生以后，你可能还是吃不了乳制品。

如果你还是不耐受任何乳制品，或者对它们过敏，也可以通过饮用一些加钙果汁或食用一些高钙的非乳制品，给宝宝提供所需的钙。第94页的清单里可以找到这些高钙食品。

如果你对牛奶的反感不是出于生

理原因，而是觉得口感不好，试一试乳制品或富含钙的非乳制品，其中肯定会有许多食物符合你味蕾的需要。你也可以将牛奶加在其他食物里，比如麦片、汤、水果奶昔等，这样它的味道就不明显了。

如果你还是不能从饮食中摄入足量的钙，就请医生帮你推荐一种钙补充剂（对难以咽下药片的人，有许多甜味的咀嚼片可供选择）。同时，也要确保自己摄入了足量的维生素 D。一些钙补充剂里已经添加了维生素 D（可以促进钙的吸收），最好也在孕期补充剂里加上一些。

不吃红肉

"我只吃鸡肉和鱼肉，不吃红肉（牛肉、羊肉等），这样能够提供宝宝需要的全部营养物质吗？"

宝宝不会为此抱怨的。事实上，与牛肉、猪肉、羊肉和内脏相比，鱼肉和禽肉能提供更多蛋白质，脂肪含量和热量也更低。和红肉一样，它们也是宝宝需要的 B 族维生素的良好来源。禽肉和鱼肉稍欠缺的就是含铁量较低（不过鸭肉、火鸡肉和贝类都是高铁食品），但有很多方式可以轻松补充这种重要矿物质，服用铁剂也可以。

素食

"我是个健康的素食主义者，怀孕以后必须改变饮食习惯吗？"

素食的准妈妈可以生下健康的宝宝，不必改变饮食原则，但比起吃肉的准妈妈，要更用心地搭配饮食。请注意以下几点：

足量蛋白质。 蛋奶素食者（吃鸡蛋和乳制品的素食者）只要食用足量的鸡蛋和乳制品，充分获取蛋白质很容易。如果你是严格的素食主义者，连鸡蛋和乳制品也不吃，那么在补充蛋白质方面要比别人辛苦一些，需要从大量菜豆、豌豆、扁豆、豆腐及其他豆制品中来弥补（第 93 页提供了更多关于植物蛋白质的知识）。

足量的钙。 食用乳制品的素食主义者要摄取足够的钙很容易，但其他素食者在选择食物时需要更多技巧。幸运的是，乳制品是最常见的钙源，却不是唯一的钙源。30 毫升的加钙果汁提供的钙量和 30 毫升牛奶差不多（饮用之前一定要摇匀）。其他非乳制品钙源食品包括：深绿色蔬菜、芝麻、杏仁、豆制品（比如豆奶、大豆乳酪、豆腐及天贝）。为了保险起见，素食者最好再服用一些钙补充剂，可以咨询医生的意见。

维生素 B_{12}。 虽然正常人缺乏维生素 B_{12} 的现象并不常见，但素食者

105

（尤其是严格的素食者）确实常常缺少这种维生素，因为维生素 B_{12} 只存在于动物性食品中。所以，素食的准妈妈需要服用含有维生素 B_{12}、叶酸、铁的补充剂（问问医生你的孕期维生素补充剂中维生素 B_{12} 的量够不够）。其他能提供维生素 B_{12} 的食物有：添加维生素 B_{12} 的豆奶、麦片、营养酵母、强化营养的肉类替代品。

维生素D。 每个人都需要维生素D，不喝牛奶、不吃鱼的素食主义者尤其需要注意补充维生素D。

维生素 D 不可少

晒太阳可以使我们的身体产生维生素D，但晒太久不利于健康，尤其是对肤色较暗、居住地不常见到阳光、户外运动较少或不擦防晒霜的人来说。那么我们能不能通过饮食获取维生素D呢？这也不太容易，因为目前为止人们还没有发现哪种食物中含有大量维生素D。含有少量维生素D的食物包括浓缩牛奶和果汁、沙丁鱼和蛋黄，但这些食物中的维生素D远不及人体所需。所以最好的选择就是：请医生帮你检测一下体内维生素D的含量，并根据需要开点维生素D补充剂。

低碳水化合物饮食

"我减肥时一直采取低碳水化合物／高蛋白饮食，怀孕后可以继续采用这种饮食吗？"

既然你怀孕了，就别继续了。实际上，想在孕期减少任何基本的营养素都不明智。孕期最合理的安排是：均衡摄入宝宝生长需要的所有成分——包括碳水化合物。无论一种减肥食谱有多么流行，限制碳水化合物（也包括水果、蔬菜和谷物）的饮食也限制了宝宝生长所需的营养物质，尤其是叶酸。这对宝宝不好，对妈妈也不好。减少摄入复合碳水化合物，你会缺少很多预防便秘的膳食纤维，以及对抗晨吐和孕期皮肤问题的B族维生素。

孕期想过原始人生活吗？原始人饮食法主要是模仿我们穴居祖先的饮食，对现代的准妈妈不一定合适。尽管原始人的饮食包含了大量动物蛋白、蔬菜、水果和坚果，但缺少乳制品、全麦和豆类，而这些都是孕期必不可少的营养物质。孕期有恶心症状的准妈妈，恐怕餐桌上也少不了饼干、面包等其他有利于止吐的碳水化合物食品。

生食法

"我一直以来都是吃生食,这让我感觉很棒——浑身充满能量。现在怀孕了,是不是不能吃生食了?"

完全生食对你和宝宝没有好处。原因有很多,但最重要的一点是:生的食物很可能会受到细菌污染,而煮熟或通过巴氏杀菌的食物则不会。这不仅适用于那些明显可能受到污染的食物(如生乳制品、生鱼和生肉),也同样适用于健康食品市场上未经安全处理及储藏的现成生食。还有一点要考虑的是:仅靠生食,你在孕期很难获得必需的营养物质——有些维生素在煮熟的情况下更容易被吸收。生食法中最容易缺少的营养物质包括:维生素 B_{12}、维生素 D、硒、锌、铁元素及 DHA。而且,如果一直生食,你也很难安全摄取足够的蛋白质含量,例如素食主义者可以通过煮熟的豆类和藜麦获得蛋白质——而从生的食物中却无法获得。

那么怀孕的时候怎么做到两全其美呢?你可以选择每天吃一些生的蔬菜,做蔬菜沙拉,吃苹果、桃、和芒果;同时记住有些食物一定要煮熟或高温巴氏杀菌后再吃,至少在你怀孕的时候要做到这一点。

垃圾食品迷

"我特别爱吃垃圾食品,比如炸面包圈、薯条及快餐。我知道准妈妈应该吃得健康些,但不敢肯定自己能改掉这个习惯。"

做好准备扔掉这些垃圾食品了吗?最重要的第一步就是获得改变饮食习惯的动力——祝贺你已经迈出了这一步!事实上,要彻底改变需要很大努力,但这些努力非常值得。下面这些方法可以让你毫无痛苦地戒掉垃圾食品:

变换吃饭的场所。如果你习惯坐在办公桌前边喝咖啡边吃早餐,可以改为在家里享用更营养的早餐(一份能稳定血糖水平的早餐,比如含有复合碳水化合物和蛋白质的麦片。这类食物能帮助你抵挡垃圾食品的诱惑)。如果你知道走进快餐店时完全无法抵挡薯条的诱惑,就别进去。在附近的早餐店买一个健康的三明治,或者去

饮食禁忌

孕期需要健康饮食,而不是节食。所以,收起你的减肥书,关闭节食应用软件,远离排毒果汁和无麸质蛋白膳食(除非你有脂泻病或麸质不耐受),理智选择生食,为宝宝的健康均衡饮食吧。

挑选健康食品

也许你已经是健康食品店或超市健康食品区的常客了，也许你为了肚子里宝宝的健康开始尝试健康食品了。那么健康食品对准妈妈来说是不是个健康的选择呢？大多数时候是的，但有时也要小心挑选，例如亚麻籽产品对我们的健康有益，但这种益处有时被过分夸大了。有些医生建议孕妇不应从亚麻籽油、亚麻籽和其他亚麻补充剂中摄入过多亚麻，因为动物实验表明，大量摄入亚麻会影响动物宝宝的发育——虽然没有可靠的证据表明这同样适用于人类。而有些医生认为适量摄入亚麻对怀孕并无影响，主要因为亚麻是宝宝 omega-3 脂肪酸的重要来源。看到这里，是不是不确定自己应不应该补充亚麻？问问你的医生吧，听听医生的建议。

其他大受欢迎的健康食品呢？火麻仁、火麻食品和火麻仁油是蛋白质、纤维和脂肪酸的重要来源，适量食用对准妈妈来说也是安全的。但由于目前在孕期食用火麻还没有充分的研究，准妈妈们最好不要高浓度摄入，而是采用其他方法——比如以补充剂的形式摄入。奇亚籽也是我们获得膳食纤维、omega-3 脂肪酸、蛋白质、钙及铁的理想来源，在吃沙拉、酸奶、麦片或冰沙时撒上一点奇亚籽既安全又营养，但如果要对它大快朵颐就要咨询医生了，因为它在孕期的安全性还没有得到证实。同样没有得到孕期安全性证实的还有螺旋藻（一种海藻粉，富含蛋白质和钙，也是抗氧化剂、B 族维生素及其他物质的重要来源），正因如此，一些医生建议孕妇少食或不食用这种含有多种营养物质的海藻粉。谨慎选择螺旋藻还有一个原因是：它容易受到重金属及有害细菌等有毒物质的污染。其他受欢迎的"绿色食品"营养粉也是如此，有些里面含有的草本成分和补充剂也许并不适用于孕期。小麦草也不例外，它的孕期安全性没有得到证实，也有可能被污染。

那就改喝蛋白混合饮品？在这样做之前还是让医生帮你看看食品标签吧，因为很多蛋白混合饮品中也包含了不一定安全的营养补充剂，其中的维生素和矿物质含量可能过高。

在得到医生认可前就吃了几口小麦草或撒上了其他绿色营养粉的冰沙？不用担心——记住挑选孕期安全食品时一定要先咨询医生，在没有得到医生建议之前，不要把健康食品店的商品都买回家。

一些不提供油炸食品的餐厅吃早饭。

提前计划。每顿正餐和零食都提前计划好，这会让你在整个孕期吃得好一点。准备一些提供健康菜品的餐厅外卖菜单——只需打一个电话，营养丰富的一餐就送到了（要在感到饥饿之前就订餐）。在家里、办公室、背包里、车上准备好健康可口的零食：新鲜水果（果干或冻干水果，可以试试冻葡萄）、什锦坚果、健康薯片（大豆、扁豆、玉米、羽衣甘蓝或其他植物制成的）、全谷物燕麦条或咸饼干、1人份酸奶，或水果奶昔、乳酪条、乳酪块。准备好饮用水，以免口渴时手边只有汽水。

不要挑战自己。家里不要存放糖果、薯条、甜饼干和加糖软饮料。在看到糕点店的小点心之前赶紧走开。从公司开车回家时，如果路上有快餐店的汽车餐厅，走其他的路绕开。

寻找替代品。早上喝咖啡时非常想吃一个甜甜圈？用一个麦麸蛋糕代替吧。夜宵特别想吃炸玉米片？试试烤玉米片，可以蘸点沙拉酱调味，这样还可以多摄入一些维生素 C。因为吃了太多冰激凌开始牙疼？去买一杯香浓柔滑的水果奶昔吧。

记住宝宝的存在。你吃什么宝宝就吃什么——这一点你很清楚，却很难随时都记得。如果想把"让宝宝吃好"当作首要任务，不妨在需要鼓励和毅力来抵制诱惑的地方，放一些胖乎乎、可爱的宝宝照片。在你的办公桌、钱包里及车上也放上照片（想去汽车餐厅时，它会让你一踩油门开过去）。

了解自己的极限。有些垃圾食品迷们可以在吃一点过把瘾之后就停下来，有些则完全相反。如果再多的垃圾食品在你看来都不算多——如果吃一小块糖只会导致你再吃一块更大的，如果吃了一个炸面包圈就会接着吃一打，如果你知道自己打开一包薯片一定会一口气吃完——那么对于你来说，完全停止吃垃圾食品的习惯会比循序渐进地停止更容易。

记住，好习惯可以保持一生。一旦已经养成了比较健康的饮食习惯，你可能会考虑继续保持下去。坚持在分娩后也采取健康饮食，会为你提供充沛的精力，形成新妈妈健康的生活方式。你的好习惯还会影响孩子，当他长大后也会有健康的生活习惯。

在餐厅吃饭

"我一直很努力想坚持健康饮食，但我应酬太多，不得不常常在餐厅吃饭，所以很难坚持。"

很多孕妇在餐厅应酬的一大挑战是如何用矿泉水代替酒，以及怎样才能保证一顿饭中的所有食物都有益健康，又不超过每天的热量上限。时刻记住这些目标，并遵循下面的建议，你会发现在餐厅里坚持健康饮食也不难：

● 开始吃面包前，尽量先找全麦面包。如果餐厅里没有，记住不要吃太多白面包。限制涂在面包上的黄油和蘸食的橄榄油的量，餐厅里有很多食品都含有脂肪，比如调味用的沙拉酱、蔬菜里的黄油或橄榄油，一点点累积起来很容易超标。

● 以蔬菜沙拉作为第一道菜。其他适合的选择还有鲜虾盅、清蒸海鲜、烤蔬菜或汤。

● 汤上桌后，尽量找以蔬菜为主的菜（尤其是有红薯、胡萝卜、西葫芦和西红柿的），扁豆或蚕豆汤也含有大量蛋白质。其实，喝一大碗蔬菜汤已经相当于一顿正餐了，尤其是当你在汤里加了一些碎乳酪时。坚决抵制奶油浓汤，蛤蜊浓汤要选择曼哈顿式的（新英格兰风味的含有太多奶油）。

● 重视主菜。摄入的蛋白质，如鱼、海鲜、鸡胸肉或牛肉，尽量以低脂的方式烹饪（烤、焙、蒸、煮）。如果餐厅里的每道菜都放很多酱汁，可以要求把酱汁拿过来自己加。不要对自己的特殊要求感到不好意思，问问鸡胸肉能不能不涂黄油烘烤，鲷鱼能不能不油炸。

● 精心挑选配菜。选择烤土豆或烤红薯，糙米饭或菰米饭，以及豆类

健康饮食的捷径

只要稍花点心思，健康食品也可以成为"快餐"，具体做法如下：

● 如果你的时间很紧张，就自己准备一份含有烤火鸡肉、乳酪、莴苣、西红柿的三明治带到办公室，这样花的时间并不会比排队买汉堡更多。

● 如果你不想每天晚上做晚饭，就一次做上两三天的量，让自己休息几个晚上。

● 自己做健康食品的时候尽量简单些。健康的"快餐"可以是自制的烤鱼排，上面加上你最喜欢的辣酱汁，放一些牛油果块，再挤一点酸橙汁。你也可以在去骨的熟鸡胸肉上放一点番茄酱和马苏里拉乳酪，用烤箱烤一会儿。还可以炒几个鸡蛋用玉米饼卷上吃，再配上切达乳酪，以及用微波炉热过的蔬菜。

● 如果没有时间准备食材，可以买一些豆类罐头、汤罐头、包装好的健康的半成品菜、冷冻的蔬菜，或者超市里那些新鲜的洗干净的蔬菜（用微波炉加热一下就可以吃了，很方便）。

胆固醇问题

听到这个消息你一定高兴：怀孕时，胆固醇并不是一定要从饭桌上消失。孕期女性不会因为胆固醇而患动脉栓塞。实际上，胆固醇对宝宝的发育非常重要，以至于妈妈的身体会自发增加胆固醇产量，将血液中的胆固醇浓度提高 25% ~ 40%。准妈妈不需要刻意摄入胆固醇含量高的食品，也不用害怕胆固醇摄入过多——除非医生建议你要少摄入胆固醇。所以，不必担心胆固醇问题，放心享用乳酪、汉堡吧！只要记住，挑选健康食品时，尽可能考虑它们的营养功效，比如传统的速食汉堡就不如全麦面包制作的蔬菜汉堡。

（菜豆和豌豆）和新鲜蔬菜。

● 餐后甜点选择新鲜水果。只吃水果觉得不满足？那就在上面加些鲜奶油、雪葩①或冰激凌。

看懂食品标签

"我很想吃得营养些，但不清楚买到的东西里面有什么成分。我看不懂商品标签。"

---

①用水果、糖水和酒做的冰镇甜点。

标签不仅为了帮助你了解商品本身，更是为了让你把商品带回家。购买食品时记住这一点，并学会看懂商品标签，尤其是配料及营养成分的说明。

配料表会告诉你商品里含有哪些物质（含量最多的成分会列在首位，依此类推，含量最少的列在末位）。你只需快速看一眼标签，就会知道麦片里的主要成分是精制谷物还是全谷物。如果商品中糖、盐、脂肪或添加剂的含量比较高，也能从标签里看出来。例如，如果果糖在配料表里的位置很靠前，或者以几种不同的形式出现（玉米糖浆、蜂蜜和白砂糖），你就知道这种食品里几乎全是糖了。

查看标签上糖的"克数"没有用，除非规定"添加糖"与"天然糖"（比如葡萄干麦片里葡萄干所含的糖）的克数分开写。虽然一盒橙汁与一盒果汁饮料的标签上写的含糖量可能一样，但二者不可相提并论。这就好像用玉米糖浆来和橙子作对比，橙汁中含的是水果中的天然果糖，而果汁饮料中是人工添加的糖。

超市货架上的大多数食品包装上都有营养成分的标签，这对每餐都要计算蛋白质和热量摄入的孕妇尤其有用，因为标签上会标明每单位食品中所含蛋白质的克数和总热量。记住，一个食品单位可能远比你想的小，所以要好好读标签上的小字（比如，糖上标明每单位含热量100卡路里，这看起来不多，但实际上一块糖就有2.5个单位）。标出每日膳食营养素推荐摄入量的比例没什么用，因为孕妇的营养素摄入量与食品标签上的不同。不过，含有多种营养成分的食品值得购买。

注意商品包装上的小字，忽略那些大字。例如，松饼的包装盒上大肆鼓吹"采用全麦粉、麦麸和蜂蜜制作"，而看了标签上的小字，你会发现它的主要成分是白面粉，而不是全麦粉，麦麸也只有很少的量，而白砂糖的含量比蜂蜜（位于列表的后面）多得多。

也需要小心包装上所谓的"营养丰富"及"强化营养"字样。在不太健康的食品中加一点维生素也不会成为营养食品。一碗含有天然营养成分的燕麦片，和添加了12克糖却只含有少量维生素和矿物质的精加工麦片相比，当然应该选择前者。

寿司的安全性

"我爱吃寿司，听说怀孕的时候不能吃，是这样吗？"

为了安全起见，寿司和生鱼片不应出现在孕期餐桌上。生牡蛎、生蛤蜊、生拌鱼肉或生拌牛肉，以及其他生的或稍加工过的鱼和贝类也一样。没有彻底做熟的鱼肉很可能会让你生病。但这并不是说你必须要远离最喜欢的日本料理店。包着熟鱼肉、海产品及蔬菜的寿司是不错的健康食品。如果你常去的寿司店还出售糙米寿司，就更棒了。

在看到这本书之前就已经吃过生鱼片，现在很担心？没有必要，从现在开始不吃就行了。

鱼肉的安全性

"怀孕了还应不应该吃鱼呢？我总是听到各种互相矛盾的说法。"

鱼肉是一种非常好的优质蛋白质来源，还可以提供宝宝大脑发育的必需物质omega-3脂肪酸。鉴于这些原因，你应该在孕期食谱中加上它。即使从来没有吃过鱼肉，也应该尝试吃一些。研究已经证明，女性在怀孕期间多进食鱼类可以让孩子脑部发育得更好。所以，多吃点鱼吧，尽量争取每周摄入220～330克鱼肉（每周大约2～3次）。

但市场上的鱼种类繁多，挑选的时候一定要谨慎，要挑选那些汞含量较低的鱼类。汞是一种化学物质，准妈妈大量摄入汞可能会危害宝宝的神经系统发育。幸好，很多人们常吃的鱼汞含量很低，可以从这些鱼当中挑选：三文鱼（野生的最佳）、鲽鱼、比目鱼、黑线鳕、鳕鱼、罐装金枪鱼、鲶鱼及其他一些小海鱼（凤尾鱼、沙丁鱼和鲱鱼不仅食用安全，还富含omega-3脂肪酸）。

应尽量避免鲨鱼、箭鱼、王鲭、方头鱼（尤其是来自墨西哥湾的方头鱼），这些鱼的鱼肉中汞含量很高。但如果你已经吃了一两次也不用担心，常吃才会带来风险，现在开始不再吃就可以了。

自己钓的鱼，每周食用量最好不要超过170克（煮熟后的重量）。商业捕捞的鱼通常污染较小，可以放心食用。不要食用从被污染的水中（例如有污水或工业废弃物流入的水）打捞上来的鱼及热带鱼类，如石斑鱼、琥珀鱼、鲯鳅。

美国人最喜欢的金枪鱼罐头呢？美国环保局、食品药品监督管理局和美国妇产科医师学会都一致认为罐装金枪鱼汞含量不高，可以安全食用。长鳍金枪（又名"白金枪鱼"）的汞含量是黄鳍金枪鱼（又名"淡金枪鱼"）的3倍。因此专家建议，长鳍金枪鱼每周的食用量最好不超过170克。也有些专家认为这个食用量对孕妇还是太多，所以在食用长鳍金枪鱼罐头之前还是咨询一下医生吧。不然就直接选用三文鱼罐头、沙丁鱼罐头或黄鳍金枪鱼罐头。

要了解最新的鱼肉安全性信息，可以浏览 www.fda.gov 网站。

辣味食物

"我喜欢吃辣，而且是越辣越好。怀孕的时候可以吃吗？"

喜欢吃辣的准妈妈可以继续享受辣度为4级的红辣椒、辣调味汁、干煸类菜肴及咖喱。孕期吃辣的唯一风险就是消化不良，尤其是在孕晚期：今天吃了辣椒，明天就会感觉烧心……甚至不用等到明天，今晚就会不舒服。如果这样你觉得可以忍受，那么尽管吃吧——只要记得准备一些抗酸剂或一杯杏仁露当甜点，这些对缓解烧心非常有效。

辣椒还有我们意想不到的功效：各种辣椒，包括很辣的辣椒，维生素C含量很高。

变质食品

"今天早上我喝了一盒酸奶，却没意识到它上周就已经到保质期了。喝的时候没觉得有异味，现在非常担心会对宝宝有害。"

有谚语说："不必为洒掉的牛奶哭泣。"所以，也不要为过期的酸奶哭泣。覆水难收——虽然食用过保质期的乳制品确实不是什么好事，但也不会太危险。如果你吃过变质食品后没有发生不良反应（食物中毒的症状通常会在 8 小时内出现），就说明这种食品没有对你造成伤害。另外，如果酸奶一直保存在冰箱里，就不太可能发生食物中毒现象。但不管怎样，以后购买和食用易变质食品的时候要小心检查生产日期。当然，发霉的食物绝对不能吃。想了解更多关于食品安全的知识，参见第 120 页。

"昨天晚上我食物中毒了，一直呕吐，这会伤害到宝宝吗？"

你受的罪可能要比宝宝多得多。这种情况最大的危险是呕吐和腹泻可能导致脱水。一定要喝大量的水（眼下喝水比吃饭重要）来补充流失的水分。如果腹泻严重或（且）大便里有血或黏液，立刻通知医生。第 519 页对胃肠道问题有更详细的讲解。

代糖

"我不想让体重增加太多，可以食用代糖吗？"

看上去这是个不错的主意，但代糖市场鱼龙混杂。虽然代糖中的大多数可以在孕期安全食用，但某些品种的安全性目前还缺乏相关研究证明。下面是一些低热量及无热量代糖的详细介绍及其孕期安全情况：

蔗糖素（三氯蔗糖）。蔗糖素是糖，从某种意义上说。至少它是由食糖制成，只是后来在化学结构上被转换成了一种不被人体吸收的形式，所以它基本上不含热量。蔗糖素没有甜味剂的味道，它对孕期较为安全，并经美国食品药品监督管理局批准为孕妇安全食用代糖。你可以用它增加甜味。它不像阿斯巴甜，加热后甜味也不会消失，可以在炒菜和烘焙时使用，制作很多人梦寐以求的无糖巧克力蛋糕。但记住，所有东西都应适量摄入。

阿斯巴甜（等同于纽特健康糖）。一些专家认为它安全无害，而有些却认为它是一种不安全的人造甜味剂，对人体有害。虽然美国食品药品监督管理局已经批准阿斯巴甜为孕妇食用代糖，但也建议孕妇应适量摄入。偶尔来一两包阿斯巴甜和一罐无糖可乐都没问题。只要记住：孕期应避免大量食用阿斯巴甜，而如果患有苯丙酮尿症，则应完全避免。有一些无糖汽水不使用阿斯巴甜，而用蔗糖素，对孕妇也许是更好的选择。

糖精（低脂糖）。美国食品药品监督管理局认为糖精是孕期安全食品，但有研究表明糖精可以穿过胎盘屏障，而且一旦穿过，它在宝宝身体组织中的排泄也会非常缓慢。因此，最好不要选择这种糖或偶尔食用——比如在咖啡店遇到没有蔗糖素的情况时。

安赛蜜。这种甜味剂比蔗糖甜

对发酵食品的直觉

你热爱酸菜、泡菜、纳豆吗？传统发酵食品（还有酸奶、开菲尔、天贝、味噌）赢得了许多人的喜爱，而且自称对健康有好处——比如含有有益肠道健康的益生菌。

那么，是不是所有发酵食品都是你的朋友呢？并不是。有些发酵食品中添加了太多的糖或钠，有些压根没有益生菌，还有些可能引起轻微的头疼、胃疼或胀气。咨询医生，看你喜爱的发酵食品是否安全。

也许你对康普茶（kombucha）好奇。这种用茶、糖、细菌和真菌制成的发酵食品号称益处多多：促消化、改善肝功能和免疫系统。但这些都未经过科学证实。如果你想喝康普茶，先问问医生的意见，因为尚不清楚它对孕妇是否安全。有些人刚开始喝的时候会肠胃不适。尤其要注意的是，未经巴氏消毒的康普茶——比如家酿康普茶，可能有细菌污染；还有些康普茶含有酒精，孕妇不能饮用。

200倍，可在烘焙食品、果冻、口香糖和软饮料中使用。美国食品药品管理局认为孕期适量食用该甜味剂比较安全，但因为目前关于其安全性方面的研究非常少，食用前一定要问问医生的意见。

山梨糖醇。山梨糖醇是一种营养甜味剂，孕期可以安全食用。它对宝宝无害，但可能会让你的肚子不舒服：大量食用后会引起胀气、腹痛及腹泻等一系列孕妇担心的消化问题。适量食用山梨糖醇是安全的，但要记住它的热量比其他代糖高，甜度比普通的糖更低，所以往往会让你摄入更多热量。

甘露醇。甘露醇比蔗糖的甜度低，很难被人体吸收，所以它比蔗糖的热量低很多。和山梨糖醇一样，适量食用甘露醇很安全，但大量食用就会引起胃肠不适（何况你在孕期肠胃本来就不舒服）。

木糖醇。这种糖醇从植物中提取（很多水果和蔬菜中都有天然的木糖醇，甚至人体的正常代谢过程中也能产生一些），常应用于口香糖、牙膏、糖果及一些食物中。一大好处是可以预防蛀牙，所以咀嚼一些含木糖醇的口香糖非常好。木糖醇的甜度相当于蔗糖的40%，所含热量比蔗糖低，适量食用是安全的（每天吃一片木糖醇口香糖没问题——相信你也不想吃太多）。

甜菊糖。这种甜味剂从一种南美洲的灌木里提取出来，是美国食品药品监督管理局认可的甜味剂。没有明确的研究数据表明，孕期服用是安全的，食用前也要咨询一下医生。

龙舌兰糖浆。龙舌兰糖浆的葡萄糖含量低，因此不会像普通糖一样导致人体血糖快速上升，但它的果糖含量比其他普通的甜味剂高，比如高果糖玉米糖浆。专家认为，与葡萄糖相比，果糖会更快转化为脂肪。也就是说，作为代糖，龙舌兰糖浆不利于控制体重或调节血糖。龙舌兰糖浆也是经过高度加工的，或许可以在孕期安全食用，但要适量。

乳糖。这种乳汁中的糖的甜度是蔗糖的1/6，让食物稍具甜味。除了乳糖不耐受的人食用后会出现不适症状之外，一般人食用是安全的。

低乳清甜味剂。这种甜味剂是由果糖（水果中的糖分）、蔗糖（普通的糖）及乳糖（牛奶中的糖分）混合而成。生产商认为它不会被身体完全吸收，所含热量是普通蔗糖的1/4。它或许可以在孕期安全食用，但在食用前请咨询医生。

蜂蜜。因为具有抗氧化性，蜂蜜这两年被炒得很热(颜色较深的品种，比如荞麦蜜等，抗氧化物质最多)，但它并非十全十美：蜂蜜是一种不错的代糖，但也是一种高热量食物。每1汤匙蜂蜜所含热量比同等质量的蔗糖多19卡。要不它怎么会这么黏稠呢？

浓缩果汁。毫无疑问，像白葡萄汁和苹果汁这样的浓缩果汁很有营养，作为一种甜味剂对孕期女性是安全的（即便热量不低）。你可以用它代替糖加入很多菜肴中，而且它们可以在超市以冷藏的形式出售，非常方便。购买其他食品时，尽量挑选配料表中有它的食品，如果酱、果冻、全谷物饼干、松饼、燕麦片、燕麦棒、水果酥饼、酸奶、果味汽水等。与用其他甜味剂调味的食品不同，用浓缩果汁调味的食品通常也包含了其他健康成分，比如全谷物粉和健康的脂肪，真是一种非常美妙的调味剂！

花草茶

"我习惯喝花草茶，怀孕时继续喝安全吗？"

花草茶对于怀孕的影响还没有得到充分研究和证明，所以这个问题还没有明确答案。有些花草茶可能是安全的，有些则不太安全——例如覆盆子的叶子泡的茶，大量饮用（超过1000毫升）会引起宫缩（如果你怀孕已超过40周没耐心再等了，这样做有好处；但如果没到预产期不要这样做）。美国食品药品监督管理局警告，在得到更多证据之前，孕期和哺乳期女性应慎服大多数花草茶。尽管很多女性在怀孕期间喝过各种花草茶也没有出现问题，但为了安全，怀孕时最好不喝——至少限制饮用量（除非医生特别清楚你的身体情况并推荐你饮用）。可以把喝过的花草茶列个清单咨询医生，看其中哪些可以在孕期安全饮用。

为了确保花草茶没有安全隐患（且没有医生不了解的成分），你需要仔细阅读茶叶外包装的标签和说明。因为即使是一些水果茶也可能含有几种草药成分。你可以在孕期一直喝调味红茶，或是用橙汁、苹果汁、菠萝汁及其他水果汁加上柠檬、酸橙、橙子、苹果、桃子或其他水果片，以及薄荷叶、肉桂、肉豆蔻、丁香、姜片（能有效抑制恶心）等来自制饮料。孕期喝一点菊花茶也是安全的，还可以减轻孕期腹泻。目前对绿茶的争议较大，因为它会影响叶酸的作用，叶酸是孕期重要的维生素——如果你非要喝绿茶，注意适量饮用。另外，坚决不要买街头小店的茶饮品，除非你非常了解其中的成分，并确定它对孕期的你是安全的。

食物中的化学物质

"包装食品中有添加剂，蔬菜里有农药，鱼肉中有多氯联苯和汞，肉里有抗生素，香肠里有硝酸盐……到底还有没有孕期可以安全食用的东西？"

振作起来——放轻松，你用不着太着急保护宝宝免受食物中化学物质的侵害。虽然你可能看到或听到过大量信息，但事实上只有极少数食物中的化学物质被证实会影响胎儿。

然而，尽可能减少风险是最明智的，因为你的努力是为了两个人的安全。要做到这一点并不难。下列方法可以帮助你决定将哪些食物放进购物车：

● 从前文提到的孕期饮食中挑选食物。这种饮食避免了加工食品，也避开了许多有问题和不安全的成分。它也包含了大量富含β-胡萝卜素的黄绿色蔬菜，以及富含植物化学物质的水果和蔬菜，这些营养物质可以抵消食物中有毒化学物质的影响。

● 用新鲜配料做饭，或是食用冷冻或包装好的有机即食食品，可以避免食品加工过程中的添加剂，你的食物也会更有营养。

● 尽可能选择天然食物。只要有机会选择食材，一定要选择不含人工添加剂的（色素、香精、防腐剂等）。阅读食品包装上的小标签，你需要选择的食物要么没有添加剂，要么必须使用的是天然添加剂（比如胭脂树红作为食物染料）。记住，虽然一些人工添加剂被认为是安全的，但其他添加剂的安全性不能让人放心，而且很多添加剂会被用于那些不太营养的食品中"强化营养"（cspinet.org 上列

关于转基因食品（GMOs）

从采摘到超市，西红柿和李子是如何保持新鲜的？尤其是其中一些还经历了跨国运输。有时这可能是因为种植者们采用了转基因技术。转基因食物及农作物（食品行业称改变了基因的有机体为GMOs）的DNA经过改变，获得了更优良的特征：能更长时间保鲜或更好地抵抗除草剂和杀虫剂。如今美国合法转基因作物有：玉米、木瓜、李子、土豆、大米、大豆、西葫芦和西红柿。问题是，美国食品药品监督管理局并未要求转基因食品要在标签中标明，因此我们很难判断购买的食物是否为转基因食品。

转基因食品对怀孕有害吗？总的来说，转基因食品的安全性一直饱受争议，一些组织和行业也各自为政，争论不休。在人们争论的结果出来以前，不想拿宝宝的安全来冒险？那么挑选食物的时候可以选择标签上注明"农业部有机产品"的食品——它们不仅是非转基因，而且不含食品添加剂或化学物质；也可以查看产品是否有非转基因项目颁发的证书；还可以随时关注相关信息。也许不久以后，我们挑选非转基因食品将会更简单。

出了安全的和不太安全的添加剂名单）。

● 有些食物用硝酸盐和亚硝酸盐（硝酸钠）做防腐剂，应尽量避免。此类食物包括热狗、意大利香肠、午餐肉、熏鱼和熏肉。选择没有这些防腐剂的食品吧。任何经过烹饪的肉类或者烟熏鱼吃之前都要先蒸一下（不是为了除去化学物质，而是为了杀死李斯特菌；参见第121页）。

● 准备食材时选择瘦肉，下锅前记得去掉所有肥肉，因为家畜吸收的化学物质往往集中在脂肪里。家禽的脂肪和皮毛要剔除干净，以减少食用时身体对化学物质的吸收。另外，不能经常吃动物内脏（如肝脏、肾脏），除非牲畜或家禽是有机的。

● 在经济条件允许的情况下，尽量买有机家畜和家禽肉，这些产品中没有激素和抗生素。同样，选择有机的乳制品和鸡蛋。农场里自由散养的鸡被化学物质污染的可能性较小，也不会传染沙门氏菌——不关在铁笼子里的鸟很少携带这些病菌。用草喂养的牛，肉中的热量和脂肪含量较低，蛋白质含量较高，同时富含对宝宝有益的omega-3脂肪酸。

● 尽量购买有机农产品。通常，被鉴定为"有机"的农产品几乎不含化学残留物。虽然可能因为土壤污染含有少量化学残留物，但比传统生产的农产品安全多了。如果能买到当地产的有机农产品，你也负担得起较高的价格，就把它纳入你的选择之列吧。如果价格对你来说是个问题，可以选择性地购买一些有机食品。

想选择仅次于有机农产品的良心产品吗？"生物动力学"（biodynamic）农产品（你可以在健康食品店里找到这些标签）不一定更营养，但它是以一种有利于地球环境的方式种植、加工并运往市场的。它对你是健康的，对宝宝是健康的，而且对宝宝即将来到的这个世界也是健康的。那它有什么缺点呢：价格高昂。消费者对有机产品及生物动力学产品的不断增长的需求将有助于降低这些产品的价格。

● 为了预防疾病，所有蔬菜和水果在食用前都要洗干净。这样做非常重要，因为即使是有机食品，表面也覆盖了一层细菌，普通栽培的蔬菜和水果更需要通过冲洗去除表面的化学农药。清水可以洗掉一部分细菌和农药，但浸泡和冲洗能将它们洗得更干净（最终还需要漂洗）。尽量用力擦洗水果，这样可以有效去掉表面的化学残留物，尤其在很多蔬果表面留有一层蜡皮的情况下（比如黄瓜，还有西红柿、苹果、辣椒和茄子）。如果洗过后发现还有"蜡衣"，那就削皮吧。

● 尽量选择本地食品。本地产品的营养更丰富（更新鲜），农药残留一般也较少。即使没有被冠上"有机"的名号，很多当地农场栽培的食物也

选择并购买有机食品

虽然有机食品的价格在下降，需求在增多，但只买有机食品可能会花费很高。下面的具体建议告诉你什么情况下适合购买有机食品，什么情况下继续选择传统食品：

最好买有机的。以下食物即便认真清洗，还是会比其他食物的农药残留更多，所以最好选择有机的。这些食物是：苹果、樱桃、葡萄、桃、油桃、梨、树莓、草莓、柿子椒、芹菜、土豆及菠菜。

没必要买有机的。以下食物没有必要买有机的，它们一般都不会有太高剂量的农药残留：香蕉、猕猴桃、芒果、木瓜、菠萝、芦笋、牛油果、西蓝花、菜花、玉米、洋葱、豌豆。

考虑一下。有机的牛奶、牛肉、家禽类食物，因为不含激素和抗生素，价格更高。草料喂养的牛肉通常是有机的，但也要注意看一下标签。如何挑选鱼，参见第112页。

没有使用（或很少使用）农药。这些小农场要通过有机认证实在是太贵了。

● 饮食多样化。这样不仅能使烹饪过程更有趣，摄入的营养更丰富，而且可以避免过多接触一些潜在有毒的化学物质。举例来说，轮换吃西蓝花、羽衣甘蓝和胡萝卜，或是将甜瓜、桃子和草莓，鲑鱼、大比目鱼和舌鳎，全麦粥、玉米粥和燕麦粥轮换着吃。

● 尽量去健康食品超市，但不要让自己压力太大。尽可能避免饮食中的危害合情合理，但不能因为追求天然饮食而让自己精神紧张——这没有必要。尽力就可以了，坐下来好好享受每一顿饭。

两个人的饮食安全

担心那些从南美进口的桃子含有太多农药？可以理解，尤其现在你要考虑的是两个人的食品安全。但为何不考虑一下你打算用来洗桃子的海绵呢？它已经挂在你的水池上快3周了。你有没有想过它可能给你带来什么？还有那块可爱的案板——你正打算用它来切桃子，昨晚是不是刚用它来切过生鸡肉？关于饮食安全，要考虑以下方面：食物中比化学物质更直接的危险来自于微生物，即细菌和寄生虫。它们会污染食物，看起来一点也不可爱。这些讨厌的小东西会引起各种胃肠道不适和严重疾病。为了确保你下一餐能接受的最坏结果只是烧心（对准妈妈来说，与肠胃不适相比，烧心是相对可以忍受的不适症状），请注意在逛街、准备饭菜和吃饭时的卫生情况：

● 如果不能肯定某种食品是否卫生，就扔掉它。把这一点作为安全饮食的基本准则，适用于任何你怀疑可能变质的食品。检查食品包装袋上的保质期，根据日期判断它是否可以安全食用。

● 不要买保存不当的鱼、肉、蛋等，漏水、罐口生锈、看起来发胀或变形的罐头也不要买。开罐前要把罐头顶部擦干净（经常用热肥皂水或洗碗机清洗开罐器）。开罐时如果没有发出"砰"的响声，就不要吃了。

● 处理食物前要洗手，碰过生肉、鱼或鸡蛋之后也要洗手。如果手上有伤口，戴上橡胶或塑料手套再准备食物。记住，要像洗手一样经常清洗手套。

● 保持厨房灶台、水池和案板干净。经常用热肥皂水清洗案板，或放入洗碗机清洗。经常洗涤擦碗布，保持厨用海绵的清洁（也要经常换新的。每天晚上都要放入洗碗机清洗，或者定期将湿的洗碗布和海绵放入微波炉加热几分钟）。这些厨具很容易滋生细菌。

● 为鱼、肉准备专门的菜板。

关于李斯特菌

你怀孕后是否听说得把凉菜加热来吃？是不是还不让你吃希腊沙拉上的羊乳酪？这些规定看起来没什么道理，但它们的目的是保护你和未出生的宝宝免于李斯特菌感染。这种细菌会导致一系列严重的疾病，其高危人群包括：儿童、老人、免疫系统脆弱的人以及孕妇（孕妇的免疫力受到了抑制）。虽然接触李斯特菌的概率不大，但它的危害很大，尤其在孕期。李斯特菌会直接进入血液，通过胎盘到达胎儿体内（其他污染物通常都停留在消化道里，只有在进入羊水的时候才会造成威胁）。

所以，远离可能携带李斯特菌的食物是首要的预防措施。这些食物有：凉菜（比如熟食肉类）、热狗、冷熏鱼（除非蒸熟食用）、未经巴氏杀菌的牛奶及其制品（比如莫扎里拉乳酪、蓝纹乳酪、墨西哥乳酪、布里乳酪、卡蒙贝尔乳酪、羊乳酪，等等）、未经巴氏杀菌的果汁、生肉、鱼、海产品、蛋和未洗的蔬菜。

● 热菜要热着吃，凉菜要凉着吃。剩菜应立即放入冰箱，下次吃的时候要热透。易腐烂的食物放置 2 小时后就应该扔掉。解冻后再次冷冻的食物不要再食用。如果用微波炉解冻食物，应选择除霜功能。如果你的微波炉不会自动翻转食物，就在解冻的中途手动翻转一下食物。另外，食物在解冻后应该立即烹饪，因为食物在解冻的过程中变暖会导致食物容易滋生和传播细菌，变得不安全。

● 用一只冰箱专用温度计测量冰箱内部温度，并使冷藏室温度保持在 5℃ 或更低，理想的冷冻室温度为 −17℃。

● 如果时间充足，尽量让食品在冰箱里面解冻。如果赶时间，就放到微波炉里解冻，或放进不漏水的塑料袋里浸在冷水中（每 30 分钟换一次水）。不要在室温下解冻。

● 腌制肉类、鱼类和家禽时不要放在灶台上，应该放在冰箱里。用过的腌汁都应该倒掉，不能重复使用。

● 孕期不要吃生的或未加工过的肉类、家禽、鱼贝类。坚持把肉和鱼用中火（70℃）加工，禽类要彻底做熟（达到 75℃）。鱼要烹饪到可用叉子叉成片，猪肉要不再流汁。

● 不要吃蛋黄呈液态的生（半生）鸡蛋——即使是单面煎蛋，也要彻底煎熟。如果喜欢吃用生鸡蛋做的煎饼，摊煎饼时要注意，鸡蛋要熟到不能有蛋液留在勺子上或手指上为准。不过如果鸡蛋经过巴氏杀菌，半生的也可食用。

● 蔬菜要彻底清洗干净（尤其是要生吃时）。那些直接从农场里买回来的蓝莓的确是有机的，但不代表它们表面没有细菌！

第二部分

9 个月倒计时

——从怀孕到分娩

What to Expect
When You're Expecting

第5章　第1个月

（1~4周）

恭喜你，欢迎踏上怀孕之旅！尽管此时表面上还看不出你怀孕了，但可能自己已经有感觉了。乳房可能变得敏感，身体有些疲惫，或是出现书中提到的一些怀孕初期（及后期）的症状，这都表明身体正在为之后的9个月做准备。几周后，你会注意到自己的身体如期发生一些变化（比如肚子变大），但也有一些预料之外的变化（脚、眼睛等身体部位的变化）。你也会注意到，自己的生活方式和生活态度有所变化。不过尽量不要考虑太多，现在要做的就是坐下来，靠在椅背上好好放松一下，享受你生命中最激动人心、最有价值的冒险旅程。

本月宝宝的情况

第1周。孕期从这一周开始计算，但这一周根本看不出什么变化——你的肚子里根本还没有宝宝呢。这一周

似乎不算真正意义上的"孕期"，那为什么要把它当作孕期第1周呢？下面来告诉你原因。想要精准确定受精卵形成的时间非常困难（精子可以在你体内存活好几天，直到卵子排出并与它结合；卵子也可以等待几天直到有精子进入体内与它相遇），但你的末次月经日期不难确定。医生以这个日期为起点来计算长达40周的孕期。在这40周里，真正的怀孕时间只有38周，前面的两周你还没有怀孕。

第2周。宝宝现在还没有到来，但你的身体这一周却没闲着，正在积极准备等待排卵。你的子宫内膜开始增厚（为受精卵准备一个合适的环境），卵泡逐渐成熟——部分卵泡比其他卵泡发育得快，直到占优势的那个卵泡成熟并排出卵子。这个卵泡里有一个等不及的卵子（如果你怀的是双胞胎，则可能有两个），它即将开始漫长的旅程——从单细胞发育为

我到底怀孕几周了?

虽然这本书是按怀孕的月份来划分章节的,但也给出了对应的孕周数。孕 1 ~ 13 周为孕早期,即怀孕的第 1 ~ 3 个月;孕 14 ~ 27 周为孕中期,即怀孕的第 4 ~ 6 个月;孕 28 ~ 40 周为孕晚期,即怀孕的第 7 ~ 9 个月。要记住从每周或每月的开头开始算。例如,怀孕两个月后你就进入孕 3 个月了。怀孕第 23 周结束就算进入孕 24 周了。

完整的宝宝。不过,首先它需要通过输卵管来到子宫,寻找它的"白马王子"——幸运的精子与它结合。

第 3 周。恭喜——你怀孕了!你的肚子里已经形成了一个受精卵,它马上要开始这一不可思议的转变过程——从单细胞发育为一个成形的宝宝。在精子和卵子结合后的几小时里,生殖细胞(也就是受精卵)就开始不断分裂。几天内,你的宝宝会变成一个显微镜下看得见的细胞团——胚泡。一个新生命的旅程开始了,从输卵管出发,到达等待着的子宫。现在,你只需要再等大约 8 个半月!

第 4 周。着床的时刻到了!这个细胞团就是你的宝宝,虽然现在它还被称为"胚胎",但它已经到达子宫,紧紧依偎着子宫内膜,直到分娩。一

旦"定居",细胞团就开始快速分裂。它首先会分为两部分,一半将会成为你的宝宝,另一半将会变成胎盘——宝宝在子宫内生活时赖以生存的生命线。虽然这个细胞团非常小,你却不能低估它——从胚泡时期开始至今,它已经走了很长一段路。羊膜囊和卵黄囊开始形成,羊膜囊里充满了羊水,卵黄囊则会在后期发育为宝宝的消化道。目前的胚胎有 3 个胚层,将会发育成身体的不同部位。内胚层会发育为宝宝的消化系统、肝脏及肺;中胚层会很快发育为宝宝的心脏、性器官、骨骼系统、肾脏及肌肉;外胚层最终会发育成宝宝的神经系统、头发、皮肤和眼睛。

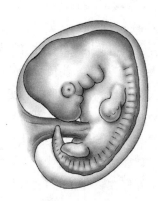

第 1 个月的宝宝

你可能会有的感觉

孕期的确是一段非常棒、非常值得珍惜的时光,但也伴随着很多不太

症状很快出现

大部分人会在第6周出现早孕症状，但是每个女人、每次孕育都会有所不同。你可能更早，也可能更晚，如果你特别幸运，甚至可能没有。如果本章的信息对你没什么用，就直接看下一章吧！

舒服的症状。有些你可能已经感觉到了(开始恶心)，有些可能始料未及(口水多——谁能想到？)。有些症状你可能不想在公共场合讨论(也会尽量控制自己不要在公共场合表现出来，比如放屁)，还有很多症状可能巴不得自己赶紧忘掉。

关于孕期的种种症状，下面的几点希望你记住。首先，鉴于每位孕妇的体质差异很大，孕期症状也因人而异。其次，你可能会经历接下来说到的一些症状，但可能还有更多并没有在书里列出来。在接下来的9个月里，你很可能经历各种各样奇怪的感觉(身体和情绪上)，这些都是正常的。如果有时候你认为某个症状非常值得怀疑，可以咨询一下医生。

这个月，你可能还不知道自己怀孕了(至少下个生理期到来之前不会知道)，但可能发现自己有一些变化。这个月可能会经历：

身体上

● 当受精卵在子宫内着床时，可能会发生少量出血(不到30%的女性会有这种现象)。着床一般发生在受孕后6～12天。

● 乳房变化：感觉充盈、沉重、敏感、刺痛、乳晕变暗。

观察自己

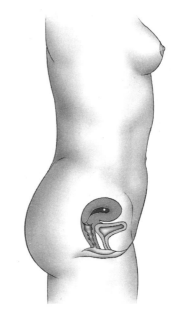

虽然你能辨别出一些身体方面的变化——乳房有点胀痛，肚子变圆(虽然只是因为胀气，而不是因为宝宝)——除了你之外不会有别人注意到这么细微的变化。仔细看一下自己的腰吧，或许在接下来的几个月里，这是最后一次看到自己的小蛮腰了。

127

- 胀气。
- 疲惫，精力不济，嗜睡。
- 尿频。
- 开始感到恶心，伴有呕吐（也可能没有，大部分女性在孕6周左右才开始反胃），唾液分泌过多。
- 口水多。
- 对气味敏感。

精神上

- 起伏不定（情绪波动类似经前期综合征的症状），比如烦躁易怒、不讲理、无故哭泣等。
- 在家验孕时很焦虑。

第一次产检包括什么

孕期的第一次检查可能是你整个怀孕过程中就医时间最长的一次，也是最面面俱到的一次。这次检查有很多程序，医生会整理相关信息，还会问大量的问题。他会给你很多建议——该吃什么，不该吃什么；该服用哪些补充剂，不该服用哪些；是否需要运动，需要什么样的运动，等等。就诊之前准备一张问题清单，可以带着笔和记事本去。

你的第一次产检很有可能在孕期第2个月（参见第13页），而非第1个月——虽然有的医生会更早提供检查。

医生的工作程序因人而异。总体来说，包括以下这些：

确认怀孕。虽然你已经验过孕了，医生也会让你做一些检查（尿常规和血常规）。医生还会检查如下事项：你的孕期症状；通过末次月经时间估计预产期（参见第14页）；检查子宫颈和子宫以判断怀孕时间。很多医生还会做孕早期超声检查，以更精确地确定怀孕时间。

完整的病历。为了提供最好的照顾，医生需要了解大量有关你的信息。就诊之前先在家检查就医记录，或打电话向以前的医生咨询，从而确认以下信息：你的个人病史（慢性病、既往的大病史和手术史、是否过敏——包括药物过敏）、现在和怀孕前服用的营养补充剂（维生素、矿物质、草药等）及药物（非处方药和处方药）、心理健康史（是否有过抑郁、焦虑或其他心理健康问题）、妇科病史（第一次月经的年龄、生理周期的长短、经期持续时间和规律、是否有经期综合征、妇科手术经历、是否有过子宫抹片异常或性病）、产科病史（生育和流产史、是否有过妊娠期并发症），以及以前怀孕、阵痛和分娩的情况。医生还会问一些个人问题（年龄、职业等）、生活习惯（饮食习惯、运动习惯、是否吸烟喝酒、是否吸食毒品等），以及其他个人生活中可能会影响到怀孕的因素（孩子爸爸的资料及民族方面的信息）。

完整的体检。全面体检包括对心脏、肺、胸、腹部等各个身体系统进行整体健康状况评估；测量血压，每次就诊以此为基础进行比较；记录身高、体重（如果现在已经和怀孕前有明显不同，需要提供孕前参考体重和现在的体重）；检查上肢和下肢是否有静脉曲张或水肿，也作为以后每次就诊比较的基础；检查外生殖器、阴道和子宫颈（用内窥器，和子宫颈抹片检查时一样）；对骨盆器官进行双合诊（一只手的手指进入阴道，一只手放在腹部或伸入直肠），评估子宫骨盆形状和大小（宝宝最后就是从这里出来的）。

一系列检查。有些检查每个孕妇都要做，有些是某位医生的常规检查，其他医生不做，还有些检查在需要时才做。最常见的产检项目包括：

● 尿常规。筛查尿中是否有葡萄糖、蛋白质、白细胞、红细胞及细菌。

● 验血。以判断血型及 Rh 血型（参见第 37 页）、hCG 水平及是否贫血。还会检查血液中的抗体水平以及对某些疾病（比如风疹、天花，甚至维生素 D 缺乏症）的免疫力。

● 检查是否有梅毒、淋病、乙型肝炎、衣原体及艾滋病病毒感染。

● 子宫颈抹片检查。检查宫颈细胞是否异常。

根据个人情况不同，你还可能接

什么是风疹抗体滴度

在你的第一次抽血检查中，医生会为你检测风疹抗体滴度，衡量你体内的风疹抗体水平。滴度较低意味着你需要注射一次免疫加强针——如果以前没有注射过此类疫苗则需要进行免疫接种），但一般要等到分娩后再接种。幸运的是，美国疾病控制和预防中心认为美国已经清除了风疹病毒，这就意味着你几乎不可能在美国感染上风疹——即使你的抗体滴度较低。参见第 521 页了解更多信息。

受下列检查：

● 遗传学检查。检查囊性纤维化、镰状细胞性贫血、黑蒙性白痴或其他遗传性疾病（如果你怀孕前未检查过；参见第 50 页更多关于遗传筛查的内容）。

● 血糖浓度检查。检查家族中有糖尿病史、超重、有过妊娠期糖尿病、分娩过超重宝宝，或有其他妊娠期糖尿病风险因素的孕妇（参见第 290 页）。

和医生讨论的好机会。提出你准备好的问题和其他担忧，这是与医生讨论的好时机。

你可能关心的问题

发布消息

"我刚发现自己怀孕了，已经等不及想把这个好消息告诉大家了。但现在告诉家人和朋友会不会太早了？"

很急切地想和大家分享这个好消息？像尿频时的膀胱一样急？这并不奇怪，你会很想告诉家人、朋友，尤其是第一次怀孕。但应该等多久再告诉他们呢？什么时候让他们知道这个消息才合适呢？

这只有你才能决定。有些准父母选择过了孕期前3个月再告诉大家，有些选择尽量先不告知，直到肚子大起来、不喝酒了、脸色变得很好，等这些孕期症状明显了再告诉大家。有些一知道怀孕了就迫不及待地告诉全世界或至少所有与他们有联系的人。有些则选择先告诉最亲近的人或值得依赖的人，他们不经同意不会到处宣扬。只要你愿意，可以选择任何时间，以任何方式来公布这个好消息。可以现在说，可以以后说；可以告诉一些人，也可以告诉所有人；可以跟大家一起分享这个消息，也可以让他们自己去猜。

但是要记住，一旦你公布了这个好消息或你的怀孕反应很明显，身边认识的甚至不认识的人会很乐意主动给你提供很多建议、评论你的体重、告诉你可怕的阵痛经历、甚至对你早餐喝的拿铁指手画脚，更不用说主动教你做腹部按摩了。看到这里是不是觉得还是晚点公布更好？一切都由你决定。

无论如何，只要你感觉舒服就好。只要记住一点：在公布这个好消息时，你们两人不要忘记好好庆祝一下。

想知道在公司里公布消息时的技巧吗？参见第 201 页。

维生素补充剂

"我讨厌吞药片！我怀孕了，需要服用维生素吗？"

其实，没人能够每天都获得非常全面的营养。特别在孕早期，晨吐会严重影响食欲，即使准妈妈能吃一点东西，也不能完全吸收。虽然维生素不能取代每天的健康饮食，但可以在你达不到规定的营养目标时，保证肚子里的宝宝不会因此受到影响。尤其怀孕早期，宝宝发育需要大量关键的营养素。

服用维生素还有额外的好处。研究显示，孕妇在怀孕初期几个月服用叶酸和维生素 B_{12} 可以大大减少胎儿出现神经管缺陷（脊柱裂）、先天性心脏缺损和自闭症的概率，同时能预防早产。另外，研究证明孕妇在孕前

孕早期公布消息的风险

几乎每一对准父母在庆祝早孕测试结果为阳性，并打算和朋友、家人甚至全世界分享这个好消息时，都会担心有"万一"发生。万一好消息变成坏消息——怀孕不久后就流产了？这也是很多准父母们会等到怀孕 3 个月结束后再公布喜讯的原因。

这是可以理解的，尤其是如果你曾经有过流产经历。但孕早期保密也有不利的一面：一旦意外真的发生了，不论是自然流产还是产检结果很糟糕，一个人承受坏消息是不是更难受？你会为没有告诉别人而庆幸——不用告诉别人发生了什么，还是会渴望在最需要安慰和支持的时候有朋友和家人在身边？

这些都是你要考虑的，但也只有你和你的伴侣才能一起做出决定。

或孕早期服用至少 10 毫克维生素 B₆可以最大程度减轻晨吐症状。还有一点：很多女性都缺乏维生素 D。维生素补充剂可以提高体内维生素 D 的含量，使其达到正常水平。

应该选择哪种维生素补充剂呢？市场上的补充剂产品数不胜数，既有处方剂又有非处方剂，所以最好请医生为你推荐或指定。如果你不喜欢服用大剂量产品，觉得传统的维生素补充剂一次性服用剂量太大难以下咽，可以让医生换个小剂量的、糖衣片的或软胶囊的补充剂。你也可以咨询一下医生，考虑非药丸形状的——有粉末型、软糖型或咀嚼型。对经常胃不舒服的孕妇来说，缓释型补充剂刺激较小；如果晨吐症状非常严重，挑选维生素 B₆或生姜含量较高的补充剂有助于抑制恶心症状。另外，服用补充剂的时候可以和饭一起吃，或者挑选一天中最不容易恶心的时段吃，这样也可以减轻恶心的症状。

如果你不想服用医生建议或指定的补充剂，想换一种自己更容易接受的，一定要请医生看看配方。你挑选的任何补充剂都应该与那些专门为孕妇设计的配方大体一致（参见第 102页）。

孕期维生素补充剂中的铁可能会导致部分孕妇便秘或腹泻。如果你有这种情况，试试其他类型的补充剂，也许可以缓解不适。可以服用不含铁的孕期补充剂，然后单独服用医生开的铁剂（你可能到孕中期才需要补铁）来缓解不适。医生会根据情况建议你服用肠溶型的铁剂。

"我吃了很多富含维生素和矿物质的

谷类食物和面包。如果再服用孕期补充剂，摄入的维生素和矿物质是不是太多了？"

你可能已经吃了很多有益健康的食物，但日常饮食、孕期维生素及营养强化食品等提供的营养都不会导致维生素和矿物质过剩。为了吸收足够的营养素，除了孕期补充剂之外，你还应服用其他补充剂，这需要了解你怀孕情况的医生来开具。从某个角度来说，你的担心也是合理的：食用超过每日膳食营养素推荐摄入量的维生素 A、E、K 的强化型食品并不安全，因为这些维生素大剂量是有毒的。其他多数维生素和矿物质都是水溶性的，身体不能吸收的多余部分会通过尿液排出体外。

疲惫

"怀孕之后一直感觉很累，一天都撑不下去了！"

早上起不来，一整天都要拖着脚走路？每天晚上一回家就恨不得扑倒在床上？看来你往日的充沛精力已经不复存在了——短时间内也不太可能恢复——这并不奇怪。毕竟，你怀孕了。虽然从外表来看，还没有足够的证据证明你的身体在积极"构建"一个宝宝，但事实上，身体内部正在进

行的工作已经足够让你筋疲力尽了。从某种意义上来说，怀孕的女性即使在休息都比不怀孕的女性跑马拉松还要辛苦——只是你察觉不到罢了。

那么，身体究竟在做些什么？一方面，它正在制造维持宝宝生命的系统——胎盘，胎盘通常会在孕期前3个月结束后才能发育完整；另一方面，体内的激素水平显著升高，血容量增多，心率加快，血糖则会下降，新陈代谢也会消耗大量体力（即使你躺着也是如此），身体还在消耗大量的营养和水分。如果这些还不够耗精力，不要忘了，你的身体正在适应这些来自生理和精神方面的种种变化，把这些需求也算在内吧。所有的消耗加起来，你就会发现自己仿佛每天都在参加铁人三项比赛的感觉并不奇怪。

幸运的是，这种状况会逐渐缓解。一旦制造胎盘这项大工程结束（大约在孕期的第4个月），身体也逐渐适应了体内激素和情绪方面的变化，你就会有点精力了。

要记住，疲惫是孕期正常的生理信号，没必要太在意。你要做的是听从这个信号，让身体得到足够的休息。接受下面的一些小建议，也许能让你更加积极地应对生活的变化：

疼爱自己。如果你是第一次怀孕，好好享受这个照顾自己的机会吧——不要有任何愧疚。如果你已经有了一

个或以上宝宝，还要分些精力在他身上（参考下文）。但是无论哪种情况，孕期都不是用来挑战自己，当个"超人"的时候。充分地休息比保持家里一尘不染或做一顿四星级晚餐重要得多。把洗碗的家务扔到一边，沾满灰尘的抹布也不要管。尽量从网上订购生活用品，不要拖着疲惫的身体去商店挑选。定期叫外卖。不要过早定下一些外出活动，也不要总忙着做家务，这些都不重要。从来没有游手好闲过？现在正是大胆尝试的好时机！

让别人关怀你。这些天你做的重体力活已经够多了，所以尽量保证你的伴侣分担一部分工作（他应该承担起大部分家务），包括洗衣、购物等。如果婆婆来看你，请她帮忙打扫房间。当有朋友去逛街时，不要怕麻烦她，让她帮你顺便捎一些重要的东西。这样一来，你可以省下大部分精力，在拖着疲惫的身体上床睡觉前，还能勉强出门溜达一圈。

争取更多放松的机会。每天都感觉筋疲力尽？把晚上的时间留出来放松一下吧（跷着腿比走来走去更能休息双脚）。不要等到深夜才休息，如果你下午可以挤出时间打个盹儿，就尽情享受吧。如果睡不着，挑一本好书躺着阅读也行。上班族准妈妈在办公室里小睡不太现实——除非你的工作时间很灵活，还有一张足够舒服的沙发。当然，你完全可以在休息和午餐时间把脚放在椅子或沙发上休息。（如果选择午餐时间休息，要确保自己有足够的时间好好吃午饭。）

做个偷懒的妈妈。如果家里还有大孩子，疲惫症状可能会更加严重。原因显而易见：你能休息的时间更少，身体却有更多需求。也可能疲惫的表现不会非常明显——因为你已经习惯了筋疲力尽，或者太忙而忽视了这些变化。不管是哪种情况，当别的宝宝嚷嚷着要你照顾时，想疼爱自己就不那么现实了。但是请努力尝试：耐心地跟孩子解释孕育一个新生命非常辛苦，让你疲惫不堪。请他们帮你做一些简单的家务，这样你能多些休息时间。你可以带领他们做一些安静的活动：读书、猜谜、医生和病人的游戏（你演病人，这样就可以躺下休息了）、看动画片等。对于全职妈妈来说，午睡很难得——但如果你的孩子们有午睡的习惯，就可以和他们一起睡。

尽量多睡。这条建议似乎有些多余，但也要写出来提醒你：晚上多睡哪怕一小时也能帮你积蓄整个早上所需的精力。不要再看电视到午夜，早点睡觉；请伴侣帮你准备早餐，这样可以晚一点起床。但也不要睡懒觉，睡得太多会感觉更加疲惫。

吃得好一点。为了保证精力充沛，你需要持续地为身体补充优质燃料。确保每天都能获得足够的热量，并更倾向于选择一些可长时间提供能量的营养食物，例如蛋白质、碳水化合物及高铁食品。咖啡因或糖果看起来似乎是快速补充能量的最佳选择，其实并非如此。虽然那些糖果条或能量饮料可以让你"瞬间来电"，但只是一种短暂的刺激，暂时的兴奋过后血糖就会迅速下降，你会更加虚弱（一些罐装的能量饮料可能含有对孕期不太安全的成分）。

多餐。与其他一些孕期症状类似，疲惫也有相应的解决办法——一日六餐就是非常适合的方案（参见第89页）。保持血糖水平稳定，又可以保证精力充沛，你需要按时进餐、少吃多餐，并吃一些能够持续提供能量的零食（含蛋白质和复合碳水化合物的食品）。

散步。也可以试试慢跑，或步行到超市购物，还可以有规律地进行一些孕期运动或练习瑜伽。过多的休息和运动不足也会增加疲惫感，如果想恢复体力，少量运动比在沙发上躺一会儿更有效。但要注意不要运动过度，感到精力好些了就应该停止运动，不要在觉得疲劳时才停止。同时要确保所有运动都严格遵循本书第229页提到的指导原则。

虽然疲惫感很可能在怀孕第4个月之后明显减轻，但也非常有可能在孕晚期（最后3个月）卷土重来。（这可能是大自然的精妙设计，让你为宝宝出生后长夜无眠的日子做好准备。）

晨吐

"我从来没有晨吐过，真的是怀孕了吗？"

晨吐就像喜欢吃泡菜和冰激凌一样，是孕期常见的现象，但不是每个人都会这样。研究表明，大约有75%的孕妇会出现恶心和呕吐现象——这种现象称为晨吐。这也意味着，有25%的女性没有晨吐症状。如果你没有经历过恶心的感觉，或只是偶尔轻微呕吐，可以放心——你不仅怀孕了，而且是为数不多的幸运儿之一。然而这种幸运可能持续不了太长时间，因为晨吐通常在6周后才出现。

"我整天都在呕吐，很担心吃得不够，没法给宝宝提供足够的营养。"

欢迎加入孕期晨吐俱乐部——这个俱乐部里的成员就是那75%有晨吐症状的准妈妈。幸运的是，尽管你们都出现了晨吐症状（"晨吐"这个词不够准确，因为它不仅出现在早晨，也出现在中午、晚上，或持续全天），宝宝也不太可能因此营养不良。原因是宝宝在这个阶段对营养的需求非常少——他非常小，只有豌豆那么大。

给爸爸的小贴士

帮她缓解晨吐

晨吐是孕期常见的症状，但发生时间其实并不局限于早晨——它常常会一周7天，一天24小时地折磨着你的另一半，让她在早、中、晚无数次奔向卫生间——拥抱马桶的次数比拥抱你还要多。所以，想办法让她感觉好一点吧，至少不要让症状加重。如果她突然受不了你须后水的味道，就把它扔掉。在她能闻到的范围内不要再有你心爱的洋葱圈味道（她的嗅觉异常灵敏）。帮她的汽车加油，这样她就不用一边闻着香水一边去加油站了。拿走引起她反胃的食物，不要让这些东西刺激她又一次冲向卫生间。姜汁汽水、让人平静的冰沙和饼干都是不错的选择，但效果因人而异——可以缓解一位孕妇恶心症状的食物也许会让另一位恶心。

鼓励她们用少食多餐来代替传统的一日三餐。在减轻肠胃负担的同时，保证填饱肚子，这样可以缓解恶心。同时，在她们挑选食物时不要过多干预——现在可不是对她唠叨让她多吃点西蓝花的时候。在她呕吐时，在身边支持她——帮她挽起头发，为她拿些冰水，按摩她的后背。

记住，不要和她开玩笑。如果你每周呕吐10次，一定不会觉得好玩。

即使是那些在孕早期（前3个月）难受到几乎吃不下东西，体重明显下降的准妈妈，只要在后几个月里将下降的体重及时补回来，就不会对宝宝造成伤害。这一点非常容易做到，因为孕期晨吐的恶心和呕吐症状通常不会持续到12～14周之后。

孕期晨吐的原因是什么？没人知道确切的原因，但有很多研究理论和假说。其中一种说法是，孕早期血液中的高hCG激素水平引起雌激素水平升高，胃食管反流，消化道肌肉松弛（引起消化功能下降），孕妇的嗅觉增强等，就造成了恶心和呕吐的现象。

孕妇的晨吐症状因人而异。有些只是偶尔会有轻微的恶心，有些则整天都会感到恶心却从不呕吐，还有一些会频繁呕吐。这些差异可能有以下几种原因：

激素水平。激素含量超出平均水平（怀有多胞胎时）会加重晨吐症状；激素水平低于平均值则会降低甚至消除发生晨吐的可能性（不过激素水平

鼻子闻到了什么？

不知你有没有注意到，怀孕后嗅觉的灵敏度大大增强了，甚至还没有走进餐厅，就已闻到了饭菜的味道。这种嗅觉的突然灵敏其实是怀孕带来的副作用，激素（主要是雌激素）放大了附近出现的所有味道。糟糕的是，这种"猎犬综合征"也会加剧晨吐症状。如果你感觉嗅觉带来了太多困扰，下面的小办法可以让你的鼻子休息一下：

● 不管是身在厨房、餐厅，还是商场里的香水专柜——任何地方有特殊气味让你受不了，就主动离开。

● 跟你的微波炉成为好朋友。微波烹饪通常没什么味道。

● 太晚了——已经闻到难闻的气味了？闻到受不了的油烟味或霉味时快开窗，或打开厨房的排气扇。

● 因为衣服纤维非常容易沾染气味，你应该比怀孕前更勤换洗衣服。

如果洗涤剂和柔顺剂的香味也让你不舒服，选择无香型的（包括餐具洗涤剂）。

● 化妆品应该换成无香或淡香型的。

● 请那些你闻到他们身上的气味会不舒服的人，近期尽量不要靠近你（当然是熟悉到可以提出这种要求的人）。请配偶勤洗澡、换衣服，甚至可以在他吃完一个辣乳酪汉堡之后要他刷牙。请朋友、同事和你在一起时尽量少用香水。当然，还应该远离吸烟人士。

● 如果某种香味让你感觉舒适，可以让生活中充满这种香味。薄荷、柠檬、姜、肉桂等香味都能让孕妇舒服些，尤其是对于那些恶心感很明显的准妈妈。另外，一部分孕妇很喜欢与宝宝相关的味道，例如婴儿爽身粉的香味等。

正常的女性也可能没有或很少有晨吐现象）。

敏感。一些女性的"呕吐指挥中心"比别人敏感，对激素和其他刺激的反应也更灵敏。如果你属于这类人群（常晕车、晕船等），在孕期更可能出现严重的恶心、呕吐症状。如果平时从来不知道恶心是什么感觉，恭喜你，怀孕后恶心的可能性也非常小。

压力。众所周知，情绪压力会引起肠胃不适，因此孕妇在遇到压力时晨吐症状会加重就不足为奇了。这并不意味着晨吐是完全由心理因素造成的，只是心理状态会加重晨吐。

疲惫。身体或精神疲惫会增加晨吐的概率，加重症状（同时，严重的晨吐会让你更疲惫）。

第一次怀孕。 第一次怀孕时晨吐现象更普遍和严重，这也进一步证明了身体和心理因素的确对晨吐有影响。与怀过孕的孕妇相比，第一次怀孕的孕妇身体耐受激素及其他变化的准备不够充分；而第一次怀孕的女性也更容易焦虑和恐惧，可能让你胃痛——同时，生育过的女性因为照顾其他孩子分散了注意力，降低了恶心的可能性（但也有些女性在第二次或之后的怀孕中呕吐症状比第一次怀孕更严重）。

宝宝的性别可能会影响妈妈的恶心症状，也可能不会。有些准妈妈很肯定她们怀女宝宝比怀男宝宝时晨吐要厉害得多。但也有很多准妈妈认为完全相反，她们怀女宝宝的时候完全没有恶心的症状。目前有一些证据表明，孕期有较严重呕吐症状的准妈妈怀上女宝宝的可能性更大，但专家也认为这样的发现不适用于普通晨吐。

不管原因是什么，孕期晨吐的影响是相同的：孕妇会很痛苦。虽然除了耐心等待这一阶段结束，没有其他解决方法，但根据过去的经验，有些缓解痛苦的小方法，你可以尝试一下：

● 早点吃饭。晨吐不会等到早上起床时发生。恶心感一般发生在空腹时（尤其是经过一夜长长的睡眠）。因为当你没有及时进食，胃里空空如也，胃酸除了胃黏膜之外没有其他东

西可消化，便引起了恶心感。不要拿走前一天晚上放在床头柜上的小零食（薄饼干、米饼、坚果）。把它们放在床边，这样你半夜饿醒时不起床也有东西吃。如果半夜跑去卫生间呕吐，回来后吃点东西非常明智，这样可以保证夜间你的胃有东西可消化。

● 临睡前吃点东西。临睡前少量进食一些高蛋白的复合碳水化合物食品（松饼、牛奶、乳酪条、杏干等），会让你的胃一直到早晨都很舒服。

● 适量进食。塞得满满的胃和空空如也的胃一样容易引发恶心。胃负担过重（哪怕是很饿的时候吃得多）也会引起呕吐。

● 频繁进食。防止恶心的最佳方法就是保持血糖水平平稳，同时保证胃里有点东西。为了远离恶心的感觉，少食多餐是明智的做法——用一日六餐代替传统的一日三餐。出门时别忘了带一些容易消化的零食（水果干和坚果、燕麦条、即食麦片或椒盐卷饼）。

● 吃得好一点。富含蛋白质和碳水化合物的食物可以帮助你抵抗恶心。总体来说，有营养的食物对缓解恶心感有帮助，准妈妈们要尽量吃好点。

● 能吃什么就吃什么。如果你根本吃不下那些东西——那么从现在开始，能吃什么就尽量吃点儿。接下来，会有很长时间让你享受健康而均衡的饮食。现在这个经常反胃的阶段，最

重要的是吃点东西帮你熬过这些让人崩溃的日日夜夜——哪怕是冰糕、姜饼。能吃到鲜果冰糕或全谷物姜饼就更好了。

● 补充液体。短期内，获取足够的液体比获取足够的食物更重要，尤其在呕吐使你失去大量水分的情况下。感觉难受时会觉得液体更容易喝下去，那就通过液体补充营养。你可以通过水果奶昔、汤、果汁来补充维生素和矿物质。但如果觉得流质食物让你更容易恶心，就吃水分多的食物，比如新鲜蔬果，特别是莴苣、瓜类和柑橘类水果。有些准妈妈觉得吃饭时补充液体，让消化道负担太重，那么可以试着两餐之间补充液体。如果你吐得厉害，电解质水、椰子汁都会很有帮助。

● 吃凉的东西。关于食品温度对晨吐影响的实验很多，很多女性都觉得冰凉的液体和食物感觉更好，也有些女性喜欢温的。

● 换着吃。刚开始通常有些食物让你感觉很舒服，甚至是唯一能吃下去的，但每次恶心就吃这些食物，你会发现它们渐渐失灵了，甚至开始引发恶心。这时要寻找一些新口味的食物，比如，如果开始厌恶薄脆饼干，就换换其他品种，例如全麦麦片、西瓜等。

● 不要接触让你恶心的食物。不要强迫自己吃不喜欢的东西，让味蕾做主，让眼睛做主，让鼻子做主。如果你只能忍受甜食，就只吃甜的（桃子和酸奶中可以提供你需要的维生素A和蛋白质，不一定非要从西蓝花和鸡肉中摄取）；如果味道重的食品可以让胃好受些，就放心地吃吧（比如早晨可以热一块比萨来代替麦片）。

● 不要闻（看）那些讨厌的食物。鉴于准妈妈们有着过于敏感的嗅觉，常会发现自己曾觉得诱人的某种气味突然变得讨厌——那些之前就很讨厌的气味，现在完全不能忍受。所以，如果你的伴侣非常喜欢香肠和鸡蛋，让你一闻到这种味道就要冲进卫生间呕吐；如果他的须后水味道曾让你神魂颠倒，而现在却觉得恶心，就尽快离开。同时，也请远离那些你一看就觉得恶心的食物（生鸡肉是常见的元凶）。

● 服用孕期补充剂。孕期补充剂可以帮你补充缺乏的营养。害怕自己咽不下这些药片，甚至害怕吃了会噎着？事实上，一天服用一次维生素可以减轻恶心症状（特别是富含缓解恶心的维生素 B_6 缓释剂），但要在你最不容易吐的时间服用，接着再吃点零食。如果你的症状极其严重，请医生额外开一些维生素 B_6（也可以搭配一些抗组胺类非处方药）和补镁剂，这样可以非常有效地缓解部分女性的恶心症状。

● 借助生姜。老一辈的主妇（和

助产士)中有一个流传几百年的说法：生姜可以缓解孕期晨吐。生姜的吃法很多，可以直接做成菜（生姜胡萝卜汤、生姜松饼），沏成茶，还可以做成生姜点心及饼干、姜糖等。鲜姜做成的饮料（姜汁汽水不算）也可以缓解恶心感。或者，也可以试试另一种对抗恶心的食物：柠檬。很多人发现柠檬的气味感觉很舒服。也有人觉得酸味或薄荷味糖果是很好的选择。还可以试试杏仁露，它能安抚肠胃（对烧心也有一定帮助）。

● 保证睡眠充足。你应该尽可能多地睡觉和休息。疲劳会加重恶心。

● 早晨起床后行动要缓慢一些。不要从床上跳起来冲出门去——剧烈活动会加重恶心。你应该在床上躺几分钟，吃点放在床头的零食，再慢悠悠起床，从容不迫地享受早餐。如果还有其他孩子，做到这一点有点困难，可以尝试比他们先起床，这样你就多一点属于自己的安静时间，或者让伴侣去照顾他们。

● 最大限度地缓解压力。减轻压力的同时你会发现恶心的症状也减轻了。参见第 147 页，学习孕期的减压办法。

● 注意口腔卫生。每次呕吐以及就餐后要刷牙、漱口（可以请牙科医生推荐适合的漱口水），这样不仅可以帮助你保持口气清新，减轻恶心症状，而且可以减少口腔内的食物残渣，避免细菌侵蚀牙齿和牙龈。

● 试试腕带。这种约 3 厘米宽的弹性腕带通过压迫手腕内侧的穴位达到缓解恶心的作用。这种腕带没有任何副作用，在药店和保健食品店都能买到。医生还可能为你推荐一种构造更复杂的腕带，通过微量电流刺激来达到缓解恶心的感觉。

● 尝试医疗辅助措施。有大量医疗辅助措施可以帮助准妈妈缓解恶心呕吐的症状，例如针灸、指压按摩、生物反馈疗法、冥想及催眠（参见第 83 页）。冥想和想象也有所帮助。

● 药物帮助。如果自己尝试各种办法都不能缓解晨吐，咨询医生看看是否需要药物介入。Diclegis 是孕期安全止吐药，成分是琥珀酸多西拉敏和盐酸吡多醇。该药既包含抗组胺的多西拉敏，又包含维生素 B_6，处方药也经常用这两种成分缓解孕吐，并可安全服用，不会引起嗜睡症状。如果晨吐症状非常严重，可以额外服用止吐药（如异丙嗪、甲氧氯普胺或东莨菪碱）。不管什么缓解晨吐的药物（西药或中草药），除非医生开处方，否则不能服用。

有不到 5% 的孕妇恶心呕吐症状太严重，需要医疗介入。如果你是其中之一，参见第 538 页的内容。

唾液分泌过多

"我每天都感觉口腔里充满了唾液，咽下去时总觉得恶心，这是怎么回事？"

口水太多不是什么好事（尤其在公共场合），但是对于怀孕初期的大部分女性来说，这是生活中必须面对的一个尴尬事实。唾液分泌过多是常见的不适症状，特别是有晨吐症状的孕妇。唾液分泌过多似乎加重了恶心和呕吐的症状，吃东西时也很苦恼，但它没有任何危害。幸运的是，这种症状不会持续太久，只会在孕期的前几个月困扰你。

讨厌这种时时都要吐口水的日子吗？可以试试用薄荷味牙膏刷牙，或用薄荷味漱口水漱口，也可以嚼无糖口香糖。

金属味

"我觉得嘴里整天都有一种金属味，这是因为怀孕，还是因为吃了什么东西？"

觉得自己的口气不一样了？不管你信不信，感觉口腔有金属味是一种非常常见的孕期副作用——只不过很少有人提起。这种症状同样是激素在作祟。激素在控制味觉方面总是起着非常重要的作用。当激素分泌失调（比如月经期、孕期），味蕾就会受影响。和晨吐一样，口腔里的金属味也会在孕中期得以缓解，因为这个阶段激素分泌量开始下降。如果你够幸运，这些症状会在孕中期彻底消失。

金属味消失前，你可以用酸性食物来对抗它。橙汁、柠檬水、酸味糖果都是很好的选择。如果觉得自己的胃可以承受，还可以吃一些醋腌制的食品（要不要试试用冰激凌配泡菜？）。这些酸味食品不仅可以对抗金属味，还可以刺激口腔分泌更多唾液以冲掉这种金属味（如果你已经有了唾液分泌过多的症状，就不能用这个办法了）。还有一些消除金属味的小技巧，例如每次刷牙时刷一下舌苔，每天用盐水（1 茶匙[①]盐加入到 240 毫升水中）或小苏打溶液（1/4 茶匙小苏打加入 240 毫升水中）漱口几次，以调节口腔的 pH 值。你也可以让医生换一种孕期维生素，有的维生素会造成口腔里有金属味。

尿频

"我每半小时就要去一趟厕所，小便这么频繁正常吗？"

马桶不是家里最舒服的座位，但

---

① 1 茶匙约为 5 毫升。

可能是大多数孕妇坐得最多的一个座位。让我们面对现实吧，在怀孕的日日夜夜里，你不得不频繁地上厕所。尿频很麻烦，却是十分正常的。

是什么导致了尿频？首先，激素的作用使孕妇血容量增加，尿量也增加了。其次，孕期肾脏的代谢率提高，帮助身体更快清除体内垃圾（包括宝宝体内的垃圾，所以你的小便是两个人的）。最后，日益增大的子宫开始压迫膀胱，储存尿液的空间逐渐变小，于是引发了不断想去小便的感觉。这种压力会在孕中期得到缓解，因为逐渐增大的子宫进入腹腔，不再压迫膀胱。直到孕晚期或是胎头下降入盆，尿频会再次发生。同时，由于每个孕妇的内脏位置稍有不同，尿频的程度也不尽相同。有的孕妇只是注意到自己有了这种小小的变化，有的孕妇可能会在孕期的大部分时间里都为此烦恼。

小便时身体前倾有助于排空膀胱；排尿之后再努力一下有助于排空尿液。虽然作用不大，但这些小策略确实可以减少去卫生间的次数。

千万不要以为少喝水就能让你远离卫生间，你的身体和宝宝都需要稳定的液体供给。另外，排尿减少会导致尿路感染。但一定要减少咖啡因摄入，它会增加小便次数。如果你发现自己夜尿增多，可以限制睡前的饮水量。

如果你一直有尿急的感觉，需要告诉医生。他会帮你做些检查，以判断是否有尿路感染。

如果她总往厕所跑

在孕早期，尿频会一直伴随着你的妻子，这种情况在孕晚期会再次出现。所以，不要占着卫生间，尽量让她先用。每次上完厕所，记住把马桶垫圈放下来（尤其是晚上），保证走廊里没有任何障碍物（你的公文包、运动鞋、杂志等），睡觉前在通往卫生间的走廊里留一盏夜灯。此外，她可能会在一场电影中需要去3次卫生间，或在去你爸妈家的路上要求你停车6次——这都可以理解。

要记住：尿频不是她能控制的，总刻意憋尿容易造成尿路感染。

"我怎么没有尿频症状呢？"

没有出现明显的尿频是好事，也是正常现象，如果你平时小便就比较频繁就更不明显了。但一定要确保自己摄入了足够的水分（每天至少8杯——如果你有晨吐症状就需要更多）。水分摄入不足不仅会造成小便减少，还可能导致脱水和尿路感染。在关注小便次数的同时，也要注意尿液的颜色。正常尿液应该是透明的淡黄色，而不是深黄色。

乳房的变化

"我几乎认不出自己的乳房了，它们变得太大了，而且非常敏感！会一直这样吗？生完宝宝之后会下垂吗？"

看来你已经发现了孕期的第一个重要变化：乳房。你的肚子一般会在孕中期才悄悄鼓起来，乳房却从怀孕那周起就开始膨胀，逐渐超出罩杯（孕期结束时你的胸罩尺寸可能会比怀孕前大3个罩杯）。引起这些变化的是体内的激素——在月经期引发乳房胀痛的也是这些激素，只是孕期这种激素的影响更大而已。你的乳房里正在积聚脂肪，血流量也增加了。乳房变大自然有其原因：让准妈妈为即将出生的宝宝做好母乳喂养的准备。

除了变大，你还会发现乳房的其他变化：乳晕变大、变暗，甚至出现深色的斑点。产后这些区域会逐渐变淡，但不会完全消失。你会在乳晕上发现一些小突起，这些起润滑作用的腺体在孕期会变得更加明显，产后会逐渐恢复原来的大小。你的乳房上也许会出现交错的蓝色血管（皮肤白皙的女性更明显），这是妈妈给宝宝输送营养的管道，会在产后恢复原样（如果你是母乳喂养，就会在宝宝断奶后）。

幸运的是，罩杯增大的同时不会一直伴随着疼痛（或敏感不适）。在孕期的9个月里，乳房不断增大，但触痛的感觉在第3～4个月后会有所改善。一些女性发现了缓解疼痛的好办法：冷敷或热敷。

至于产后乳房是否下垂，很大程度上由基因决定（如果你的妈妈乳房下垂了，你也有可能会这样），但也取决于自身的努力。乳房下垂不仅是怀孕造成的，孕期乳房缺少支撑也是原因之一。所以，不管你现在的乳房多么坚挺，都要穿支撑性好一点的胸罩来保护乳房（虽然在乳房敏感的孕早期你可能非常不愿意穿内衣）。如果你的乳房特别丰满，或者现在已经有了下垂的趋势，那最好晚上睡觉也穿着胸罩。纯棉的运动型胸罩是最舒服的选择。

并不是所有女性都会在孕早期发现乳房的变化，有些女性的这种变化很难察觉。在什么都可能发生的孕期，乳房的一切变化都是正常的。不用担心，乳房变化缓慢而不明显，只意味着你不需要太快换新胸罩，对哺乳能力没有任何影响。

"我的乳房在第一次怀孕时变得非常大，现在我第二次怀孕，却发现它几乎没什么变化。这正常吗？"

上次，你的乳房还是"新手"——这次怀孕，它已经有了丰富的经验，不需要做太多准备工作也可以应对激素的影响，不必像上次怀孕那样反应剧烈。你会发现它们随着孕期进展缓慢胀大，甚至会直到分娩后才开始变大。不管是哪种情况，这种缓慢的变化都完全正常——这也是表明两次怀孕有所不同的最早征兆。

小腹压迫感

"我一直感到小腹有压迫感，需要担心吗？"

你非常关注自己的身体，这是件好事，也可能是坏事（可能让你过分担忧孕期一些无关紧要的疼痛）。

不必担心。不伴有出血的腹部压迫感甚至轻微痉挛很常见，特别是在第一次怀孕时——同时，这还表明一切顺利，没有什么异常现象。很有可能是你敏感的体内雷达及时捕捉到了子宫所在部位（小腹）的一些变化。你感觉到的压迫感可能是由于受精卵正植入子宫，血流量增加，子宫内膜增厚，或仅仅是子宫开始变大——简而言之，这是你能在孕期体会到的第一次生长痛（今后还有很多）。也可能是伴随便秘的腹部胀痛或肠痉挛，便秘是孕期常见的另一个副作用。

为了保险起见，如果这种感觉持续存在，下一次去医院时把你的感受告诉医生。

出血

"我上厕所的时候发现内裤上有点血迹，不会是流产了吧？"

孕期发现下体出血确实有点恐怖，但不是所有出血都代表有不好的事情发生。很多女性（大约有 20%）在孕期都有过出血现象，其中的绝大多数都生下了健康的宝宝。如果只是发现内裤上有类似月经初期或末期的那种少量出血，就可以松口气。这种少量出血很可能是下列因素引起的：

着床（胚胎植入子宫内膜）。20% ~ 30% 的女性会出现这种少量出血（通常称为"着床出血"），一般发生在预期的生理期之前，在怀孕后6 ~ 12 天。出血量一般少于以前的月经出血量，持续时间从几小时到数

何时给医生打电话

什么时候应该给医生打电话呢？哪种情况可能是紧急情况，哪种又不是呢？下面列出的一些情况可供参考，但是要记住，由于各种原因，你的医生可能会希望发生其他情况时也及时打电话咨询。你最好和医生讨论出一个方案，以免出现一些紧急情况时措手不及。有些医生在第一次给孕妇产检时就会给她们一份预案，告诉她们什么时候该打电话给医生、哪种情况属于紧急情况。

在出现紧急情况之前就和医生制订应急预案。如果之前没有和医生讨论过，又正好出现需要立即就医的症状，就先给医生打电话，如果医生不在，向护士详细描述你的症状。如果过了几分钟还未收到回电，再打一次或直接拨打最近的急救中心电话，并告诉值班护士你的情况。如果他让你立即过去接受治疗，就马上过去。如果没人能把你送到急救中心，可以拨打 120。

当需要向医生或值班护士说明症状时，一定要讲明你同时出现的其他症状（即使这些症状看起来与要解决的问题毫无关联）。还要具体说明你第一次发现这种症状的时间，发生频率，什么情况下会缓解或加重，以及严重程度如何。

出现以下情况时，必须立即给医生打电话：

- 严重出血，或出血时下腹部剧痛或痉挛。
- 下腹中央或是一侧及两侧剧痛，疼痛没有缓解迹象，伴有或不伴有出血。
- 突然非常口渴，小便次数减少或全天无尿。
- 小便时疼痛或有灼烧感，伴有畏寒、发烧（超过 38.6℃）或背痛。
- 便血。
- 发烧超过 38.3℃。
- 手、脸和眼睛突然严重水肿，头痛、视力下降，体重突然大幅增加。
- 出现视觉障碍（视力模糊、重影等）并持续几分钟。
- 严重头痛，或头痛持续 2～3 小时以上。

出现以下情况时，当天给医生打电话（如果发生在半夜，天亮后再打电话）：

- 尿血。
- 手、脸、眼睛出现水肿。
- 体重突然异常上升。
- 小便时疼痛或有灼烧感。
- 昏厥或眩晕。
- 畏寒或发烧（超过 37.8℃）且没有明显的感冒或流感症状（体温升

高到 37.8℃ 时，可立即服用对乙酰氨基酚）。

● 严重恶心、呕吐：孕早期每天呕吐超过 2～3 次；或是孕早期没有呕吐现象，但孕晚期却出现了。

● 全身瘙痒，或伴有小便颜色暗、大便灰白、黄疸（皮肤、白眼球发黄）等现象。

● 多次腹泻（每天超过 3 次），尤其是出现黏液便时；如果便血，立即给医生打电话。

记住，很可能你没有出现上述症状，但有其他不适。很可能你这些感觉都是正常的，只需要睡个好觉。所以，如果有疑问，就赶紧弄明白。

天不等，颜色一般为浅粉色或粉色，或是浅棕色。出血的原因就是那个小细胞团钻进了你的子宫内膜。着床出血并不意味着怀孕出现了问题。

做爱、盆腔内检或子宫颈抹片检查。孕期的子宫颈非常脆弱，血管扩张。这时候做爱或者进行内检很容易引起轻微出血。这类出血很常见，在孕期任何阶段都可能发生，并不意味着有问题。但为了保险起见，如果做爱后出血或检查后出血，应该告诉医生。

阴道或宫颈感染。发炎的或敏感的宫颈和阴道都可能导致少量出血（通常在感染治愈后就会消失）。

绒毛膜下出血。绒毛膜是胎膜的最外层，紧贴着胎盘。这种出血发生在绒毛膜下或子宫和胎盘之间。出血程度或轻或重，但通常不会那么明显（有时在常规超声检查时才能发现）。大部分绒毛膜下出血可以自愈，不会有严重后果（参见第 535 页）。

各种形式的少量出血在正常怀孕中非常常见。部分女性甚至会在整个孕期中多次出血。有的女性仅出血 1～2 天，有的会出血长达几星期。一部分人观察到了带着黏液的棕色或粉红色少量出血；另一些人可能看到少量的鲜红色血液。好在大部分经历过少量出血的女性最终都会生下健康的宝宝。也就是说，大多数时候你可能不必为出血情况担心。

为了保险起见，可以致电医生咨询一下（一般没必要马上给医生打电话或在非工作时间打扰他，不过有下列情况者例外：伴随下腹部痉挛的出血、湿透整个卫生巾的鲜红色出血），医生一般会为你安排超声检查。如果孕期已经过了 6 周，通过超声很有可能听到宝宝的心跳——这样你就可以放心，知道哪怕有少量出血，怀孕也在正常进行。

如果出血有加重的趋势，甚至开始类似一次月经，又该怎么办？虽

拒绝焦虑

有些准妈妈总能找出各种让自己焦虑的问题——尤其是孕早期，以及第一次怀孕的时候。其中位列第一的就是对流产的恐惧。

幸运的是，多数焦虑最终被证实没有必要。大部分女性都能平安无事地享受孕期，直到预产期到来——这其中不乏孕期经历过下腹部痉挛、疼痛、少量出血，或三者兼有的女性。事实上，这些症状很容易让孕妇紧张，这一点可以理解（当你发现内裤上有血迹时，肯定会吓得腿软）。但很多情况下，这些症状完全没有危险，也不意味着出了问题，不过在下一次去医院时应该告诉医生。以下情况不必担心：

● 下腹部、腹部一侧或两侧出现轻微的痉挛、疼痛、拉扯感。这可能是由于支撑子宫的韧带拉伸造成的。除非痉挛很严重、持续时间较长或伴有明显出血，否则不必在意。

● 不伴随痉挛和下腹疼痛的少量出血。孕期引起少量出血的原因很多，基本上都和流产无关。想了解更多关于少量出血的信息，参见第 142 页。

当然，不仅是这些症状让孕妇担心——没有任何症状也让她们焦虑。据报道，"感觉不到怀孕"是孕期女性最常见的担忧之一。这不奇怪，即使经历了本书列出的所有孕期症状，在孕早期也很难意识到自己怀孕了——尤其症状不明显的女性。没有切实的证据（鼓起来的肚子，第一次胎动）证明宝宝正在体内生长着，很容易让人怀疑怀孕是否正常——甚至怀疑自己到底有没有怀孕。

还是那句话：不用担心。没有出现晨吐、乳房疼痛等孕期症状并不代表怀孕出现问题。没有这些怀孕初期的不愉快经历，可以让你窃喜自己是个幸运儿，也可能意味着你是个"后起之秀"。毕竟，每个准妈妈经历的孕期症状不尽相同，出现的时机也不一样，说不定还有其他症状等着你呢。

然这个场面的确让人担心（那些伴随着下腹部痉挛或疼痛的女性更需要注意），你需要立即给医生打电话，但并不意味着流产不可避免。部分女性在孕期中出现了原因不明的出血（甚至很严重），但最终仍然生下了健康的宝宝。

如果出血最终发展到流产，参见第 570 页。

hCG 水平

"验血报告出来了，医生说我的 hCG 值是 412mIU/L。这个数字说明了什么？"

说明你怀孕了！人绒毛膜促性腺激素（hCG）由新形成的胎盘细胞产生，在受精卵植入子宫内膜几天后出现。怀孕时可以在尿液和血液中检测到 hCG（你从验孕棒上看到阳性结果那天开始，hCG 就与你如影随形）——这就是为什么医生要验血以进一步确认怀孕。如果你刚刚才在怀孕这幕大戏中闪亮登场，血液中 hCG 的水平会比较低，因为这种激素刚开始出现。但在接下来几天里，数值就会迅速攀升，每 48 小时翻一倍，这条快速上扬的曲线会在第 7 ~ 12 周达到峰值，之后开始下降。

不要拿你的 hCG 数值和好朋友比较。任何两个人的 hCG 值都不同，并且每天都有巨大差别。

有一点对你很重要，就是 hCG 水平处于正常范围，并随着孕周增加继续攀升（应该观察它的增长幅度，不要过于在意某个特定数值）。即使你的数值低于正常范围，也不要担心，很可能是正常的（只不过你的预产期不准——这是 hCG 数值出现误差的常见原因，也可能你怀了不止一个宝宝）。只要孕期顺利继续，且孕早期

---

hCG 水平

想玩一次 hCG 数字游戏吗？下面是不同时期内 hCG 水平的范围。记住，这个范围很大，你的检查结果只要在数值范围内就表示一切正常，千万不要对照下列数字给你的宝宝打分。另外，估算怀孕日期有可能出现误差，这也会导致数值不符合预期：

孕周	hCG 值（mIU/L）
3 周	5 ~ 50
4 周	5 ~ 426
5 周	19 ~ 7340
6 周	1080 ~ 56500
7 ~ 8 周	7650 ~ 229000
9 ~ 12 周	25700 ~ 288000

---

hCG 水平持续升高，就不必为一个数值耿耿于怀（医生对这个数值满意，就可以放心）。第 5 ~ 6 周之后的超声检查比 hCG 水平更有说服力，到时候你可以和医生好好讨论一下检查结果。

压力

"我的工作压力很大，本来没计划要宝宝，现在却怀孕了。我需要辞职吗？"

对生活变化的焦虑

担心成为爸爸会给生活带来巨大变化？毫无疑问，宝宝的确会给生活带来翻天覆地的变化——所有的准父母都会有这样的忧虑。压力也有积极的作用，让你有机会为当父亲而做准备。最常见的担忧包括：

我们的关系会改变吗？ 面对现实吧：是的，你们的关系会发生变化。宝宝出生后，不自觉的亲密和两人世界都将成为一种奢侈，难以实现。两个人的亲昵举动不再只能靠一时的情感需求，而必须事先计划好（例如安排在宝宝小睡的时候），被打扰也是家常便饭。但只要你们都能尽力为对方空出时间来（这可能意味着错过喜欢的电视节目，以便可以在宝宝睡觉后共进晚餐；或放弃周六早晨和朋友们打高尔夫的机会，在宝宝还在睡觉时做爱；或开始每周一次的浪漫约会），你们的关系就能经受住这些变化的考验。实际上，很多夫妇发现，成为三口之家让他们的关系更深切、更牢固了。

我的工作会受影响吗？ 这取决于你的工作安排。如果你的工作时间很长，很少有休息时间，可能需要一些重大调整，把做一个好爸爸作为生活的首要目标。不要等到宝宝出生后再改变，现在就腾出时间来陪妻子做产前检查，帮疲惫不堪的她为宝宝的到来做准备。改变每天 12 小时的工作习惯，也不要把工作带回家。在预产期前后两个月内不要出差，也不要承担工作量大的项目。可能的话，考虑宝宝出生后的几周请假在家。

需要放弃原来的生活方式吗？ 你们不需要在宝宝出生后抛弃原来的社交生活，但应该有所减少。宝宝一定会成为生活的中心，所以要把以前的生活习惯暂时放在一边。喂奶的间隙可能无法插入舞会、看电影和演出，以前你们俩在喜爱的酒吧惬意放松的场景可能会变为在餐厅宝宝大哭时手忙脚乱的画面。社交圈也会有所变化，你会突然发现自己走路时会把目光转移到那些推婴儿车的男人身上，与他们产生共鸣。不用说，有宝宝的生活将是一个崭新的世界——既有空间留给你以前最爱的消遣，也有很多等待探索的新乐趣出现；将这些事按轻重缓急排好顺序，积极做出必要的改变。

我能负担起一个更大的家庭吗？ 当养育子女的费用涨到超乎想象的地步时，很多准爸爸会因此难以入睡。

其实一到孩子出生，他们就会发现只要改变一些小小的消费习惯就能够满足宝宝的需要。选择母乳喂养而不是奶粉喂养（不用花钱买奶瓶和奶粉），接受别人的二手婴儿服装（新衣服洗几次之后也像旧衣服了），让家人和朋友们送你们需要的东西，而不是华而不实的礼品。这些都可以节省一些费用。如果你或妻子打算辞职一段时间，而你又担心收入不够，那么记住：和养育孩子相比，换工作及收入减少都是微不足道的。

最重要的是，不要考虑将来会失去什么，而是考虑自己即将拥有的：一个独一无二的小生命，他将和你一起分享未来。你的生活从此变得不同了，当然，会越来越好。

大多数准妈妈在怀孕的 9 个月里经常会感到压力很大。但你可以放心：研究表明，怀孕不会受到一般程度压力的影响。如果你对日常压力应付自如，宝宝也不会有问题。实际上，一定的压力如果处理得当，反而对怀孕有帮助。它可以让你保持警觉，督促你在整个孕期尽可能照顾好自己和宝宝。

应对压力的消极反应会对你有很大影响，如果压力一直延续到孕中期和孕晚期，学着积极应对或远离压力就是必需的。下面的建议可能会对你有些帮助：

卸掉压力。不被打倒的最好办法是把焦虑说出来。确保你有发泄的途径，也有倾听你诉说的人。和伴侣开诚布公地沟通，每天晚上用一点时间讨论彼此的担忧和挫败感。你们可以一起面对问题，缓解压力，找到解决办法——说不定还会大笑几次。如果他的压力也很大，没有能力再为你减压，就尽快找到可以帮助你的人——朋友、家人、同事、医生（当身体上的变化带来压力时，医生是不二人选）。如果需要的不只是一对愿意倾听的耳朵，可以去做心理咨询，专业人员会帮你更好地应对压力。

用行动把压力赶走。找到压力的源头，想办法解决。如果手上要做的事情太多，就忽略不太重要的事（这是你一定要学会的重要技巧，宝宝绝对是日程表上最重要的一项）。如果你在家或工作中承担的责任太多、太重，考虑哪些工作可以暂缓进行或指派给他人完成。在超负荷运转之前，要学会对新任务说"不"。

有空时，坐下来拿出记事本或笔记本电脑，把需要做的事列个清单，然后按轻重缓急排序，这有助于你更好地掌控混乱局面。做过的事前面打个叉或划掉，这会让你很有成就感。

用睡眠赶走压力。睡觉是恢复脑力和体力的好办法。通常，紧张和焦虑都是由睡眠不足引起的——当然，过于紧张和焦虑又会造成睡眠不足。如果有睡眠问题，参见第 261 页。

摄入足够的营养。繁忙的生活是否让你养成了急匆匆的饮食习惯？孕期营养不足有两方面的负面影响：阻碍你应对压力，以及对宝宝的生长不利。所以，要确保每天饮食规律且营养均衡（一日六餐能让你精力充沛）。注意挑选一些复合碳水化合物和高蛋白食物，拒绝过量的咖啡因和糖果，否则工作和生活上的双重压力会让你不堪重负。

用洗澡舒缓压力。洗个温水澡是缓解压力的好办法。在忙碌的一天过后，一个温水澡能让你睡得更好。

用运动甩开压力。慢跑、游泳、孕期瑜伽等运动都有助于减压。也许你这辈子最不喜欢的就是运动，但运动的确是最好的减压方法之一——也是最佳情绪调节剂。在忙碌的孕期生活中，记得要锻炼。

以辅助疗法排解压力。寻找一些能为内心带来安宁的辅助疗法，例如生物反馈疗法、针灸、催眠、按摩（请伴侣按摩后背和肩部，或寻找专业的孕期按摩人员）。冥想和想象也可以帮你赶走压力（闭上眼睛，在脑子里勾勒出一幅美丽的田园风景；或是凝视办公室里悬挂的风景画）。

放松就能解决问题

知道怀孕后，你日益增加的喜悦是否已经让神经不堪重负？现在正是学习一些放松技巧的好机会，它们不仅能帮你面对孕期的担忧，也可以让新手妈妈学会掌控随之而来的忙乱生活。瑜伽是非常好的减压运动，有空的话可以上瑜伽课，或是跟着视频练习瑜伽动作。如果你抽不出时间，可以试试下面这个方便易学、随时随地都能实践的放松技巧。如果觉得有帮助，可以在焦虑袭来时练习一下，或是一天练习几次预防过分焦虑。

坐着闭上眼睛，想象一个美丽而平静的场景（落日的余晖洒在海滩上，海浪轻拍着岸边，宁静的远山，潺潺流动的小溪），甚至可以想象未来宝宝的样子，你抱着他在阳光灿烂的公园里散步。接下来，专注地放松从脚趾到脸颊的每一块肌肉。用鼻子缓慢地深呼吸（感觉肺部充满空气再呼出来），每次呼气时大声说一个单字（比如"是"或"一"）。坚持练习 10 ~ 20 分钟，即便只是 1 分钟也比不做好。

远离压力。采用任何能够让你放松的活动来对抗压力。沉浸在一本好书、一部好电影里；听听音乐（茶歇或午餐时带着你的音乐播放器，可能的话，工作时也带着它）；织毛衣（一旦你心无旁骛，便可以完全放松）；逛街，看看商店橱窗里的婴儿衣服；和有趣的朋友吃午饭；去旅行；浏览婴幼儿产品网站；剪报；出门走走（即使是短时间散步也能让你放松并恢复活力）。

摆脱压力。或许你面临的问题根本不值得烦心。例如，如果工作让你非常紧张，就早点开始休产假，或者干脆改做兼职（经济允许的话），可以把部分工作交给别人——不要让工作的压力搞垮自己。或许孕期换工作甚至改变职业规划不太现实，但宝宝到来后你需要认真考虑一下。

如果你的压力带来了焦虑失眠、抑郁，并引起身体不适（比如头疼、食欲减退），甚至不健康行为（比如吸烟），要跟你的医生聊聊。

期待好事发生

很久以前，人们就发现乐观的人更健康，寿命更长。现在，人们认为乐观的孕妇可以让宝宝发育得更好。研究人员发现，凡事乐观积极的孕妇出现早产或宝宝出生体重过低的概率比较低。

乐观女性的压力水平较低，这使得他们在孕期发生风险的概率也低一些。压力水平高与怀孕前后各种健康问题有关，但压力不是导致健康出问题的唯一原因。乐观的准妈妈能更好地照顾自己：饮食良好，适当锻炼，规律产检，远离烟、酒、药品和毒品。这些积极的行为加上积极思考的力量，对整个孕程和宝宝的健康状况都有积极影响。

研究人员指出，采取乐观积极的生活态度任何时候都不晚，即使你已经怀孕了。学会看到事物好的一面，而不是坏的一面，可以帮你梦想成真。

孕期要宠爱自己

让我们来讨论一下孕期的美容大计。孕期的你从头到脚都会发生重大变化，有可能会觉得自己前所未有地漂亮,也可能觉得魅力值跌到谷底(讨厌的痤疮！我竟然长出了"胡子"！)更可能的是两种感受兼而有之。这也是你改变以往美容方案的最佳时机。当你要走进药店买那种中学就开始用的痤疮膏时，当你打算去那家最喜欢的美容院做美体脱毛或护肤时，作为一个怀孕的美少女，要清楚哪些事情该做，哪些事情不能做。下面将告诉你，如何才能彻头彻尾（上至挑染，下到接受足部护理）地宠爱自己，享受一个安全、美丽的孕期：

头发

怀孕后，你可能发现自己的头发变好了（曾经暗淡无光的发质突然变得光彩照人），也可能变差了（曾经弹性丰盈的发质突然变得软趴趴）。但有一点可以确定：因为激素的作用，你身上的毛发会增多。以下是保养头发的建议：

染发。一些孕期问题的根源可能就隐藏在你打算改变头发颜色的那一刻。目前还没有切实证据证明，皮肤吸收少量染发剂中的化学物质会危害宝宝，但专家仍然建议，在怀孕的前3个月结束后再染发。但也有些专家认为，整个孕期染发都是安全的。问一下医生——也许他会允许你染发。如果你不太放心头发全部染色，可以考虑挑染，这样染发剂几乎不会接触到头皮。另外，挑染的颜色持续时间比较长，这样你就不需要在孕期经常去美发店重新染色了，可以要求染发师选择刺激性较小的操作流程和药水（比如不含氨的染发剂、全植物染发剂）。还要记住，激素的作用可能会让头发在接触染发剂后发生奇怪的反应——你可能得不到期望的效果。如果要全染，先染局部试一下颜色，以免你心目中迷人的红色最终成了不喜欢的紫色。

拉直或软化。在考虑拉直头发，去掉头上的大卷？目前没有证据表明，毛发软化剂会对怀孕有危害（通过头皮吸收到体内的化学物质很少），但也没有证据证明它们是安全的，尤其是巴西角蛋白拉直膏（许多都含有甲醛，味道很大，孕期使用不安全）。所以，还是应该先咨询医生。他可能会告诉你保持天然的状态最好，至少在孕早期的3个月保持原样。如果你还是决定拉直头发，要记住，激素会让头发发生奇怪的化学反应（有可能得到的并不是柔顺的长直发，而是一头头盔般的小卷）。另外，孕期的头发生长速度比平时快，很可能在你拉直后不久，发根就长出了你不愿意看到的小卷。热烫时使用的药水不太一样，通常比较温和，孕期使用更安全一些（当然也要先咨询医生）。也可以考虑买一个头发夹板，自己在家拉直头发。

烫发。你的身体在变大，头发却不怎么长？烫发对稀疏的头发很管用，但在孕期却不一定。这不是因为它不安全（这一点要向你的医生确认），而是因为在孕期激素的作用下，头发可能会有奇怪的反应。可能怎么都烫不出来，也有可能变成一堆小卷而非起伏的波浪。

脱毛。怀孕让你变得像猿人星球的原住民？镇定！这种毛发旺盛的状态只是暂时的。由于大量分泌的激素，你的腋下、小腹、人中，甚至肚子上都开始长出各种绒毛（有些幸运的妈妈发现腿上的毛反而变少了）。不喜欢身上长那么多毛？那就不要忍。你可以用老式的脱毛方法去除它们：剃毛、拔毛、夹毛或蜜蜡脱毛，这些方法都是安全的。即使小腹这样敏感的地方也没问题，但要注意小心操作，因为孕期的皮肤格外敏感、易受刺激。如果你要去美容院脱毛，告诉美容师你怀孕了，这样她在操作时会更小心、轻柔。想了解其他除毛方式？像很多美容方法和美容产品一样，孕期通过激光、电解、脱毛剂及漂白方式来除毛的安全性还没有得到充分验证，决定采用以上方式前请咨询医生意见。有些医生认为孕早期3个月过后这些方式都是安全的，而有些医生认为最好等整个孕期过后再采用这些方式除毛。

睫毛护理。 睫毛是一种人人都不嫌多的毛发，也需要我们小心护理。和许多宣称可以使睫毛变长的非处方产品一样，促睫毛生长处方药 Latisse 也不推荐给孕期及哺乳期女性使用，因为它们对孕期的安全性没有得到证实。比较明智的做法还有：不染睫毛或眉毛。还有个好消息：怀孕的时候，你的睫毛会比以前长。

脸部

怀孕并不一定会以变大的肚子宣告天下，更多怀孕征兆会在脸上显露出来。下面是关于脸部护理的全面说明，供孕期的你参考：

脸部护理。 关于脸部的变化，真相是：不是所有孕妇都像你在各种媒体上看到的那样光彩照人。如果你脸上毫无光泽，脸部护理是个不错的选择。脸上出油堵塞了毛孔的女性（根本原因也是过多的激素），就更需要合适的脸部护理了。绝大多数脸部护理，只要它们不包含一些孕期不宜的成分（如维甲类化合物、水杨酸；参见下文），就都是安全的。一些刺激更大的磨砂法（如微晶磨皮术、果酸换肤术）很容易刺激因为孕激素而变

在美容中心度过一天

没有任何人比孕妇更有资格享受在美容院里宠爱自己一天了。越来越多的美容中心开设了专门为孕妇服务的项目。但在去美容院之前，仔细阅读本章内容并咨询医生，看看是否还有什么需要特别注意的地方。另外，预约时就应该说明你怀孕了，有哪些具体的限制，让她们安排合适的方案。当然，也要告诉相关的美容师你怀孕了。

得敏感的皮肤，导致脸色不好、出现红斑。另外，在孕期任何运用微电流或激光进行的面部护理措施都必须完全禁止，也不要在家中进行激光面部护理——最好在孕期结束后再继续。你可以和美容师商量一下，看看哪种面部护理方式更柔和，不易引起反应。如果不确定某种方法是否合适，可以先咨询医生的意见。

抗皱。满身褶皱的宝宝很可爱，满脸皱纹的妈妈就没那么可爱了。但在你走进皮肤科医生的办公室接受各种抗皱治疗之前，一定要考虑清楚：孕期注射填充物（例如胶原蛋白、玻尿酸等）的安全性至今没有获得研究证实。肉毒杆菌也一样。所以，最好不要注射任何东西到皮肤里。关于抗皱霜，最好在使用前仔细阅读那些晦

孕期化妆注意事项

你的脸在经历了皮疹、讨厌的色斑和孕期正常的水肿之后，接下来的9 个月还将面临巨大挑战。幸运的是，你可以通过各种化妆技巧来弥补：

● 底妆。用遮瑕霜和粉底液可以很好地掩盖各种孕期皮肤问题，例如黄褐斑及其他色素沉着的现象（参见第 254 页）。针对这些暗斑，挑选一种专门遮掩色素沉着现象的产品，并要确保所有化妆品都是低致敏产品，不会引发粉刺。选择适合自己肤色的产品，遮瑕膏要选比肤色略浅的。将遮瑕膏涂在色斑处，并用手指轻点边缘以淡化遮瑕痕迹，然后轻轻盖一层粉底。使用少量遮盖力强的产品比大量使用更有效，所以尽可能将用量控制到最少，最后用散粉定妆。

如果孕期长痘，涂遮瑕膏时要涂薄一点，避免刺激皮肤。先用粉底，再用手指轻轻涂上适合的遮瑕膏。如果习惯了上底妆前用遮瑕膏，一定要选择适合孕期的产品。

● 用阴影粉修容。害怕自己的脸颊像松鼠一样圆鼓鼓？赶紧行动起来吧。用粉底液之后，再用高光提亮额头中间、眼睛下方、颧骨及下巴，然后用刷子从太阳穴开始打阴影粉，在两侧脸颊刷出阴影效果。你的面庞会立刻变得轮廓分明。

● 防止肿胀。你可能非常希望肚子快点大起来，屁股大了也无所谓——但鼻子为什么也变大了？不要着急，这些现象都是暂时的，只是孕期水肿的表现而已。在鼻梁上打高光粉能使肿大的鼻子看上去小一些，再将两侧鼻翼打上阴影粉，确保颜色衔接自然。

涩难懂的说明书和成分表，并咨询医生，是否可以用。医生很可能会要求你下定决心告别部分美容产品：含有维生素A或类维生素A成分、维生素K，以及含有水杨酸（BHA）的。其他你不确定的成分，也要及时询问医生的意见。医生一般会同意使用含有果酸（AHA）的产品，但在使用前要保证产品中其余成分的安全性。好的一面是，你会发现孕期正常的体液调节使得面部皮肤变得丰盈，不用护肤品也没有太多皱纹。

治疗痤疮。脸上的痤疮比高中时还多？你可以再一次记到孕激素头上。但在冲进药店购买原来最常用的痤疮膏之前，先问问医生孕期是否可以使用。去角质、含乙醇酸和果酸的产品在孕期使用也许安全，但要注意是否会刺激皮肤。一些处方产品同样如此，比如壬二酸和红霉素等外用抗生素。它们对背部痤疮尤其有效，但对皮肤也有一定刺激性。常见的外用痤疮药水杨酸在孕期通常也要避免，咨询医生含这种成分的产品是否可以安全使用。另一种成分过氧化苯甲酰也在孕期禁用之列。异维A酸和维A酸会引起严重的出生缺陷，绝对禁止使用。购买前咨询妇产科医生、皮肤科医生或药店店员，看看要买的产品是否含有这些成分。另外，激光治疗和化学换肤也要等到宝宝出生后再进行。你可以通过均衡饮食（有些人发现尽量少吃糖和谷物会有帮助）和保持面部清洁来对抗痤疮，但不要清洁过度，也要注意保持面部湿润——太干燥的皮肤容易爆痘。千万不要挤压患处或用针挑破。更多信息参见第167页。

牙齿

怀孕以后，你自然会不时露出开心的微笑，但牙齿做好展示的准备了吗？如今，非常流行牙齿美容，但一定要选择适合孕期的。

亮白产品。迫不及待想秀一下你亮白的牙齿？对于牙齿美白产品，目前还没有证实的风险，但也属于尽量避免的一类，最明智的办法就是多等几个月再展示自信的笑容，但一定要确保口腔清洁、没有牙垢。孕期牙龈也会变得很敏感，最好小心护理，尽量不接触刺激的亮白产品。

牙套。孕期戴牙套也需小心操作，虽然它同样没有已知的风险，但还是建议产后再戴牙套。这里有另一个值得考虑的原因：孕妇的牙龈格外敏感，这使得任何牙科程序，包括戴牙套、美白牙齿等，操作时都比怀孕前更难受。

身体

为了怀孕这件人生大事，身体付

出了意想不到的代价，你需要比普通人更宠爱自己。下面是一些安全护理的要点：

按摩。希望背痛的情况有所缓解？背痛可能已经让你无法安眠。这时，按摩最能帮助孕期的你赶走疼痛、压力和紧张。医生偶尔会因为心情大好而允许你去按摩，按摩过程中一定要遵守下列指导原则，才能在放松的同时确保安全：

● 运用正确的按摩手法。确认为你按摩的按摩师拥有从业执照，同时非常熟悉为孕妇按摩时的注意事项和禁忌。

● 等待合适的时机再按摩。一般来说，孕早期的前 3 个月最好不要进行按摩，很可能诱发眩晕并增加晨吐的可能性。如果已经按摩过，也不要担心，这没有危险，只是可能让你不太舒服而已。

● 找一个合适的姿势躺下放松。怀孕 4 个月之后最好不要平躺，请按摩师为你找一张结构适合孕妇体型的桌子（为肚子部分留出空间），并用孕妇专用枕头、适配体型的泡沫垫子帮你侧卧。

● 使用无香的按摩油。选择无香型的润肤乳和按摩油。一方面孕期的身体会强烈抗拒各种香味，另一方面有些精油会引起宫缩，参见下文。

● 按摩合适的身体部位。直接刺激脚踝和脚后跟容易引起宫缩，一定要让按摩师远离它们。为了舒适和安全起见，也不应该按摩腹部（用力按摩腹部有引起宫缩或其他并发症的风险）。如果按摩的力度有些大，或是按摩的强度太大，说出你的感受。毕竟，按摩是为了让你舒服。

芳香疗法。一定要理智选择孕期使用的香型。某些植物精油在孕期使用会造成不可预知的危害，所以在接受芳香疗法时一定要格外谨慎。下面是一些通常认为孕期可以安全使用的精油，但仍然建议用量减半并稀释。这些精油包括：玫瑰、薰衣草、甘菊、茉莉、柑橘、橙花及依兰。还有些精油容易引起宫缩，孕妇要避免接触，包括：罗勒、杜松子、迷迭香、鼠尾草、薄荷、胡椒薄荷、牛至、百里香。助产士经常在帮助孕妇分娩时使用这些精油，促进宫缩。如果你已经在芳香疗法中用过这些精油，或者洗澡时用过，不用担心，通过皮肤吸收的精油很少（人体背部的皮肤非常厚）。美容用品店出售的有香味的沐浴露或美容产品危害不大，因为其中的香精并非浓缩提取。

搓澡、泡澡及水疗。搓澡一般是安全的，只要足够轻柔就行（如果搓澡过于用力，也不利于孕期敏感的皮肤）。某些草药浴问题不大，但大部分草药浴都应该禁止，因为很容易引起体温过高。洗个短暂的热水澡（不超过 37.8℃）会让你很放松，也很安全，但千万不要蒸桑拿、做蒸汽浴，及热盆浴。

美黑产品。想让孕期的皮肤不那么苍白？不好意思，在美黑床上美黑绝对不行。不仅因为它会伤害皮肤，增加出现黄褐斑的可能性；更严重的是，可能引起体温过度升高，危害肚子里的宝宝。如果你非常想让肤色变深些，问问医生是否可以用美黑喷雾或乳液。即使医生允许了，你也要先考虑清楚，孕期激素可能会引起肤色变化（很可能皮肤会变成古铜色）。另外，随着肚子日渐变大，使用美黑产品也越来越困难（尤其当肚子大到看不见脚的时候）。

想知道孕期文身、美甲及穿孔是否安全，参见第 170、192 页内容。

手和脚

手和脚也在宣告着怀孕的事实。你感觉自己全身浮肿，连手指和脚踝也不例外，所以它们也需要得到最好的护理。

修剪指甲。如果想让手指甲和脚趾甲更有光泽，现在是最佳时机——这段时间是指甲长得最快、甲质最好的时候。如果你喜欢到美甲沙龙去修指甲，要选择通风良好的地方。吸入那些化学物质绝对不是什么好事，因为你现在需要为两个人呼吸（即使不

考虑危险后果，那种味道也很容易让你恶心）。修剪脚趾甲时要确保美甲师不要按摩你的脚踝和脚后跟部位，否则会诱发宫缩。如果你要去除手上的茧子，请美甲师用浮石帮你去除。不要使用刀片，那可能引起感染。而且去除的茧子越多，长的也会越多。

如果你担心普通指甲油的气味，可以选择无毒指甲油和无毒洗甲水。市场上这两种产品已经越来越多了。至于效果持久的光疗美甲或虫胶，目前并未证实对怀孕有风险，但操作不当时确实会对皮肤造成伤害。因为有时用来烤干甲油胶的光疗灯会放射出紫外线，这种紫外线也被用于人工日光浴并被认为与过早老化和皮肤癌有关，而且可能导致孕期手部出现斑点。如果你要做光疗美甲，可以请美甲师给你一双特制的手套盖住手部，只留指甲接触紫外线或选择那些使用 LED 灯来烤干甲油胶的美甲沙龙。明智的做法还包括：征得医生同意之后再去做光疗美甲，尤其当你有定期光疗美甲的打算。

美甲时使用的丙烯材料尚没有证据证明其危害性，但相信你知道它的副作用之后一定会减少使用（产后也一样）。它不仅有强烈的刺鼻气味，还容易诱发甲床感染。不过孕期你可能不需要这种丙烯材料来使指甲变长变厚，因为指甲已经长得够快了。

第6章　第2个月

（5~8周）

即使还没告诉任何人你怀孕了，肚子里的宝宝也已经开始泄露秘密。不是因为他"说"了什么，只是因为你症状太多了。比如，不管在哪里，那些讨厌的恶心症状都会出现，嘴巴里总有太多唾液，整天都有尿频的感觉，以及不可避免的浮肿。这些都说明你已经怀孕了，但可能还需要慢慢适应并相信肚子里的确有个小生命在成长。你也很可能刚刚适应孕期的身体（异常疲惫）、应对逻辑思维的挑战（去卫生间最近的路怎么走），以及满足饮食方面的各种需求（开发新餐厅变成用餐据点）。怀孕就是一次探险，现在只是刚刚开始，加油吧！

本月宝宝的情况

第5周。这个阶段的宝宝还没有发育成形，外观更像一只小蝌蚪（拖着一条小尾巴）。他正在迅猛生长，

虽然比前一个月稍大了一些，但还是非常小。这一周，他的心脏开始发育，第一个开始运转的人体系统，就是包括心脏在内的循环系统。目前，宝宝的心脏只有芝麻那么大，却拥有了两条心管。这时心管的功能远没有完善，却已经开始搏动——通过早期超声检查，你非常有可能观察到这种搏动现象。另外，本周发生变化的还有神经管，它最终将发育成宝宝的大脑和脊髓。神经管是开放的，下一周会闭合。

第6周。这一周可以通过测量头臀长来判断子宫内宝宝的大小，头臀长是指胎儿头顶到臀部的长度。这时候宝宝太小，刚刚形成的腿弯曲着，测量身长很困难。头臀长多长算正常呢？一般来说，第6周的宝宝头臀长为0.5 ~ 0.6厘米（比指甲大不了多少）。同时，本周宝宝的咽部、脸颊、下巴开始成形；头部两侧出现小凹陷，将来会形成耳道；脸上的小黑点

将会发育为眼睛；当然，脸部中间的小隆起几周后会形成可爱的小鼻头。本周开始形成的其他器官还有肾、肝和肺。宝宝的心率大约为每分钟110次，在接下来的日子里还会逐渐加快——这种变化很可能也会使你心率加快。

第7周。现在我要告诉你一个惊人的消息：肚子里的宝宝已经比刚受孕时大了10000倍，已经有一颗蓝莓那么大了。大部分的变化集中在头部（新的脑细胞正在以每分钟100个的速度产生）。宝宝的嘴和舌头开始成形，上肢和下肢长出肉芽，并慢慢发育成肩膀、胳膊和手，以及腿、膝盖和脚。另外，肾脏会在本周发育完全，并开始担任处理废物的重任（例如产生尿和排泄物）。

第8周。宝宝开始飞速成长！本周他大约会长到1.3～1.7厘米，与一颗大覆盆子差不多大。这颗可爱的覆盆子也变得越来越漂亮，因为他的嘴唇、鼻子、眼睑、腿和背部都开始慢慢成形，越来越接近你梦想中宝宝的样子。现在还太早，宝宝听不到外界的声音，他的心脏也以你无法想象的速率跳动着：150～170次/分（几乎是你的两倍）。另外，这周宝宝开始出现自发运动（身体不自主地抽动），不过他的四肢太小了，你根本感觉不到。

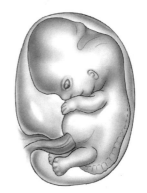

第2个月的宝宝

你可能会有的感觉

这个月你会出现哪些症状呢？还是那句话，每位女性、每次怀孕都是不同的，你可能会经历以下所有症状，也可能只会经历其中一些。如果你还没有感觉到怀孕不要吃惊，不管出现什么样的症状，也不管有没有出现症状都不必惊讶：

身体上

● 疲惫、无精打采、嗜睡。

● 尿频。

● 恶心，也许伴有呕吐。

● 唾液分泌过多。

● 便秘。

● 烧心、消化不良、胃肠胀气、身体浮肿。

● 厌食或贪食。

● 乳房变化（参见第142页）。

● 阴道分泌物略微发白。

159

观察自己

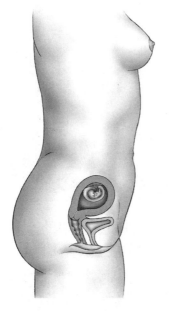

虽然周围的人可能看不出你怀孕了，但你自己会注意到裤子的腰围处越来越紧，乳房越来越大，需要换大一号的胸罩了。到这个月底，拳头大小的子宫会渐渐长大到葡萄柚大小。

● 偶尔头痛。

● 偶尔出现虚弱、眩晕。

● 肚子稍圆，衣服可能开始变紧。

精神上

● 情绪起伏较大（类似经前期综合征），包括情绪波动、易怒、不讲道理，无故流泪。

● 担忧、恐惧、愉快、兴高采烈——出现任何一种或所有上述情绪。

● 出现不真实的感觉。（"真的有个宝宝在我肚子里吗？"）

本月可能需要做的检查

如果这是你第一次去医院做产检，请翻到第 128 页查看相关内容。如果这是第二次检查，你会发现这一次比上一次快得多——除非你要做孕早期超声检查（参见第 172 页）。如果基础检查已经在上一次检查中完成，这一次会更轻松。医生一般会帮你做下面的检查，不过具体的检查项目，很大程度上取决于你的情况及医生的临床经验。

● 测量体重和血压。

● 尿常规，检查尿液中是否有糖和蛋白质。

● 手脚是否水肿，腿部是否出现静脉曲张。

● 你的孕期症状，特别是一些不常见的症状。

● 想了解的问题——相信你已经准备好问题清单了。

你可能关心的问题

烧心和消化不良

"我一直觉得烧心，该怎么办？"

没有人能真切体会到孕妇的那种烧心感。而且，会持续很久——甚至贯穿整个孕期（不同于其他孕早期症状，这是场"持久战"）。

为什么会有这样的感觉呢？怀孕早期，身体会产生大量黄体酮和松弛素，它们会让全身的平滑肌松弛下来（包括胃肠道）。这样一来，食物通过胃肠的速度变慢，就会造成消化不良（感觉胸部和上腹部胀气），烧心就是消化不良的表现之一。这种变化会让你很难受，但对宝宝大有益处：食物消化吸收的速度放慢，就会有更多营养物质进入血液和胎盘，最终进入宝宝体内。

隔离食道和胃的一圈肌肉也松弛下来（同其他胃肠道的平滑肌一样，是因为黄体酮和松弛素的作用），经过初步消化的食物会混杂着胃酸从胃部返回食道，胃酸刺激着敏感的食道内壁，在心脏附近形成一种烧灼感，所以叫"烧心"。到了孕中期和孕晚期，扩张的子宫会压迫胃部，这些症状还可能加重。

在孕期，消化不良几乎不可避免。它只是孕期各种不适症状中较轻的一种。有很多方法可以有效避免烧心和消化不良，并在最大程度上减轻不适感：

● 不要点燃导火索。如果某种食物或饮料会引起烧心（或其他胃部不适），把它从食谱中删除。最常见的容易诱发恶心的食品包括辣味和口味过重的食品、油炸食品、高脂肪食品、加工的肉制品、巧克力、咖啡、碳酸饮料及薄荷味食品。当然，对于可以诱发烧心的食物，相信你比任何人都更清楚。

● 少食多餐。为了防止消化系统负担过重（并储备一些胃液），你应该多吃几顿，每顿饭少吃点。一日六餐的饮食方案是解决烧心和消化不良的好办法。

● 慢慢地小口吃。进食过快时，空气可能随食物一起被你吞下去，造成胀气。匆忙进食也意味着你不可能

妥善处理反流

如果你是胃食管反流症患者，烧心感应该是老朋友了，孕期你可得好好管理它。如果之前为了治疗反流一直在服药，问问医生怀孕后是否需要更改处方。大部分治疗药物对孕妇是安全的，但也有小部分不建议孕期服用。书中列出的缓解孕期烧心的小贴士可以改善你的胃食管反流症状。

彻底咀嚼食物，这使得胃需要更辛苦地工作才能帮助消化，也就更容易出现烧心感了。所以，即使你真的饿急了或是赶时间，也要努力慢点吃，小口吃，将每一口食物彻底嚼烂。

● 不要一边吃东西一边喝水或其他液体。食物中混有太多液体会使胃胀更厉害，加重消化不良的症状，可以在两餐之间饮水。

● 尽量坐着吃饭。身体保持直立比平躺更有利于胃酸待在原处（胃下部），所以应避免躺着进食，以及在饱餐后很快躺下。睡觉时把头和肩垫高约 15 厘米，也可以借重力的作用防止反流。还有一个小技巧：捡东西时尽量弯曲膝盖而不弯腰。只要低下头，你就很可能出现烧心的感觉。

● 降低增重速度。循序渐进地适当增重可以最大程度上降低消化系统

今天的烧心，换来明天宝宝的一头秀发？

觉得烧心得厉害？那你可能要开始帮宝宝多准备点洗发水了。最新研究发现，老一辈主妇间流传的说法或许不是空穴来风：孕期烧心感越强烈，宝宝将来的头发可能越多。看起来不可思议，但研究发现似乎导致烧心的激素也正促使宝宝毛发发育。所以，除了抗酸药，再买点护发素吧！

的压力。

● 穿着宽松。不要穿腰腹部紧的衣服。腹部压力会加重烧心感。

● 用药物缓解症状。每天定时服用一些抗酸药可以帮你缓解烧心症状，但服用这些药物需要得到医生许可。这些药物还可以提供适量的钙。

● 嚼一嚼。餐后半小时嚼一块无糖口香糖可以减少胃酸产生（增加唾液分泌，中和食道中的胃酸）。部分孕妇觉得薄荷味口香糖会加重烧心感，如果你也是这样，就选择其他口味的。

● 添加杏仁。每天餐后吃一些杏仁。这些美味的坚果可以中和胃酸，从而缓解甚至预防烧心。每天餐后或感觉烧心时喝一小杯杏仁牛奶也有助于缓解不适（还可以补钙）。有些准妈妈觉得在温热的牛奶中加一勺蜂蜜可以让肠胃变得舒适，而有些则认为吃上一些新鲜，风干或冻干的木瓜(还可以额外摄入维生素 A 和维生素 C)可以让人无比放松。

● 放松。压力会加重各种胃部不适，特别是烧心的感觉。学一些放松技巧(参见第 149 页)。尝试替代疗法，例如冥想、想象、生物反馈疗法及催眠 (参见第 83 页)。

对食物的好恶

"以前很喜欢吃的东西现在觉得味道

怪怪的，而对那些从没有兴趣的东西充满渴望。这是怎么回事？"

深更半夜，丈夫在睡衣外面套一件外套跑出去，买一盒冰激凌或一罐泡菜来满足怀孕妻子的愿望——这样的故事也许更多地出现在那些毫无新意的电视剧里，不太会在现实生活中上演。准妈妈对食物的欲望并不会让伴侣表现得那么离谱。

大多数准妈妈确实发现饮食偏好出现暂时性转变。很大一部分会疯狂迷恋至少一种食物（最常见的是冰激凌），也有一半以上的准妈妈会厌恶至少一种食物（排在首位的是禽肉，接下来是各种蔬菜）。这些突然的饮食癖好一定程度上可以归因于体内激素造成的混乱局面，这也是在初次怀孕的孕早期（也是激素分泌最旺盛的时候）偏爱或厌恶某种食物的常见原因。

但激素并不是孕期出现食物好恶的唯一原因。长期以来人们认为，对食物的偏好是身体发出的敏感信号——如果我们厌恶某种食物，它通常对身体有害；如果我们渴望某种食物，通常是身体需要它。比如，曾经每天早上必不可少的咖啡现在让你无法忍受，原来最爱的红酒现在则毫无兴趣，你可能会突然狼吞虎咽地吃下一堆葡萄柚。不过，如果你突然开始讨厌鸡肉，或觉得原本爱吃的西蓝花有了苦味，或是非常想吃牛奶糖，这时身体发出的信号可能不太正确。

身体传达的关于食物的信号之所以不可靠，一方面是因为激素影响，另一方面也由于人类已经离开天然的食物链太远（现在有各种各样的快餐），已经很难正确理解这些信号。例如，在糖果出现之前，食物来自大自然，渴望甜食的孕妇只会热衷于吃浆果。而如今，他们可能只会迷恋巧克力豆了。

你是否为了保证孕期健康饮食而忽略身体对某种食品强烈的渴望或反感？即使你可以控制自己对食物的偏好，但这样并不公平。更明智的做法

163

同情症状

"明明是妻子怀孕，为什么我会出现晨吐症状？"你可能会觉得很奇怪。女性垄断了怀孕，却没有垄断妊娠症状。大约一半以上的准爸爸会在妻子的孕期出现一定程度的拟娩综合征，也称作"同情妊娠"。这导致部分准爸爸出现了孕期症状：恶心、呕吐、腹部疼痛、食欲改变、体重增加、贪食、便秘、腿部痉挛、眩晕、疲劳和情绪波动。这段日子里，很多影响你情绪的因素都可以引起这些症状，包括共情（你希望体会妻子的痛苦，于是你体会到了）、焦虑（因为担心妻子，同时也担心自己即将成为父亲而倍感压力）、嫉妒（妻子成为家庭的关注焦点，你也渴望享有一些关注）。但同情症状不仅源自同情心理，很多生理变化也会引起这种同情症状。

不管你是否相信，这些日子里雌激素水平上升的不仅是妻子。研究发现，孕期以及产后阶段，爸爸们的激素也发生了变化（参见第218页）。虽然体内上升的雌激素还不至于让他们的胸部发育，却也足够长出小肚腩，看到喜欢的汉堡就走不动，半夜想起床偷吃一些泡菜。这种激素的变化不会随机出现，也不是阴差阳错导致的母性错乱，而是天性赋予的本能，让你可以接触到抚养孩子的另一面——也能帮助你慢慢进入家长的角色。这种变化不仅让你提前学会如何换尿布，也能让你更好地处理目前面对的所有问题。上升的激素水平有时会督促你把不适的感觉转化为抚养后代的动力。你会主动做晚饭，打扫卫生间，或通过和妻子以及其他当爸爸的朋友聊聊，缓解焦虑情绪。在妻子怀孕的阶段，为宝宝多做些准备工作也能让你心中的被忽视感有所缓解。

放轻松些，所有孕期出现的症状都会在宝宝出生后消失，不过也可能会出现一些新问题。另外，如果你没有上述症状也不要担心！没有晨吐或长胖，不意味着你不关注妻子，不意味着没有抚养宝宝的能力，只不过是你将自己的感情以其他方式表达出来了。每一位准爸爸和准妈妈都是独一无二的。

是在满足自己渴望的同时保证宝宝的营养需求。如果你非常想吃一些健康食品——一箱乡村乳酪或一堆桃子，不必控制自己，放心吃吧。享受自己对营养食品的热情，这意味着饮食可能暂时有点失衡，当对这些食物的热情消失之后，你就会让之后的孕期饮食丰富起来。

如果你知道自己想吃的东西对身体没好处，找一种替代品，这可以在一定程度上满足身体的渴望和营养需求，又不会摄入太多无用的热量：用巧克力冻酸奶代替冻巧克力糖；什锦干果代替软糖；乳酪泡芙代替能把手指染黄的乳酪薯条。如果这些替代品不能满足你，就稍微加一点调味料。当超市里的小甜饼向你招手时，试着分散自己的注意力：轻松地散散步，和同样怀孕的朋友聊聊天，在网上选购一条合适的孕妇牛仔裤。不过，偶尔屈服于欲望，吃点没营养的食物也没问题，只要不碰危险食物（如酒精饮料），不让这些食品挤掉菜单中的健康食品就没关系。

绝大多数贪食现象会在孕期第4个月消失或减轻。对食物的持续渴望也许是因为情感需要，例如需要更多关注。如果你和伴侣意识到这种情感需求，问题就很容易解决。吃一块燕麦甜饼干、一个无声的拥抱或一次浪漫的沐浴，都可以代替半夜突然想吃冰激凌的愿望。

有些孕妇发现她们想吃一些特别的东西，例如黏土、灰尘和洗衣粉。这种习惯被称为"异食癖"，可能对身体有害，它表明你的身体缺乏营养，尤其是铁。想吃冰块也可能是缺铁的表现。如果你有相关症状，要立刻告诉医生。

静脉显露

"我的乳房和肚子出现了难看的蓝色静脉血管。这正常吗？"

这些静脉血管使整个乳房和肚子看起来像个交通图，但你不必担心，它们恰恰是孕期身体的正常表现。孕期血管扩张形成一个营养传输网，执行着增加血液供应的重要任务，将营养物质传送给宝宝。一般来说，体型苗条、肤色较浅的孕妇会更早、更明显地出现这个现象。其他孕妇，特别是超重或肤色较深的准妈妈，静脉血管可能看上去不太明显或根本看不到，也可能到孕晚期才变得明显。

蜘蛛静脉

"自从怀孕，我的大腿上就出现了蜘蛛网一样难看的紫红色血管，这是静脉曲张吗？"

这些血管不好看，但不是你常听

说的静脉曲张，而是蜘蛛静脉。腿上出现蜘蛛静脉的原因比较多。首先，孕期体内的血容量增加，血管压力也明显增加，即便非常细小的静脉也因此扩张而变得可见。其次，孕激素也会或多或少地作用在血管上。最后，遗传因素会让蜘蛛静脉随时出现，孕期更是如此。

如果你注定会出现蜘蛛静脉，彻底避免似乎不太现实，但有办法将其数量和范围缩减到最小。因为血管的健康状况和饮食紧密相关，所以一定要多吃富含维生素C的食物（身体可以多制造一些胶原蛋白和弹性蛋白，这两种蛋白在构建结缔组织方面有着不可忽视的作用，可以帮助修复和维护血管健康）。规律锻炼（促进血液循环，增强腿部力量）、少跷腿（会让血液积聚在下肢）都可以防止蜘蛛静脉出现。

预防措施不奏效？部分蜘蛛静脉会在分娩后变浅或消失；如果仍然没有好转的迹象，可以向皮肤科专家寻求治疗——注射盐水或甘油，或者采取激光治疗。这些方法可以破坏静脉血管，使其萎缩并最终消失，不过不推荐在孕期采用。你也可以用肉色遮瑕膏来掩盖这些蜘蛛静脉。

静脉曲张

"妈妈和外婆怀孕时都有静脉曲张。我能在孕期中采取什么预防措施吗？"

静脉曲张有家族性，看上去你似乎属于高发人群。不过有遗传史并不代表应该消极等待，现在积极考虑预防措施才是明智的做法。

静脉曲张一般会在第一次怀孕时出现，并在之后的怀孕中加重。主要原因是孕期血容量增大，对血管的压力也相应增大，腿部静脉尤为严重——需要克服重力把血液输送回心脏。再加上不断增大的子宫对骨盆血管的压力，以及身体在孕期制造的过剩激素导致血管舒张，都会引发静脉曲张。

静脉曲张的症状不难辨认，但每个人的情况都不一样。你的腿可能有或轻或重的疼痛感，或是觉得沉重肿胀，也可能没有任何明显症状，只看到淡淡的蓝色血管，或看到凸出的血管从脚踝蜿蜒至大腿根。如果症状严重，血管上的皮肤会变得肿胀、干燥、疼痛（咨询医生，了解涂抹保湿霜的效果如何）。有时血管肿胀的部位会发展成血栓性静脉炎（血栓导致血管表面发生炎症）。所以，要定期检查静脉曲张的症状。

预防静脉曲张，需要做到以下几点：

● 促进血液循环。久坐或久站都可能影响血液流动，所以要尽可能避免长时间保持站或坐的姿势。如果客观条件不允许，就间歇性地活动一下踝关节。坐下时，避免双腿交叉（跷腿），可能的话尽量找机会抬高腿。躺下时，脚下放个枕头把腿垫高。休息或睡觉时尽量左侧卧，这个姿势最有利于体液循环。

● 避免体重超出正常水平。怀孕后循环系统的压力很大，过多的体重会进一步增加负担，一定要根据孕期增重标准严格控制体重。

● 避免提重物——这会增加静脉的压力。

● 排便时不要用力，否则也会增加静脉的压力。养成定时排便的习惯（参见第 185 页）可以避免便秘。

● 穿连裤袜或有弹性的长袜。早晨起床后穿上（这时腿部血液还没开始淤积），晚上上床睡觉前脱下来。虽然它们不能帮怀孕的你打造最性感的形象，却可以帮助腿部血管减轻肚子变大造成的压力。这种袜子历史悠久，种类多样，感觉舒适。

● 不要穿紧身衣服，避免太紧的腰带或裤子。选择宽松的袜子和舒适的鞋。不要穿高跟鞋，选择平底鞋或结实的中跟鞋。

● 做运动，例如每天花 20 ~ 30 分钟散步或游泳。但如果孕期出现过腹痛等症状，就要避免高强度的有氧运动（例如慢跑、骑自行车及举重训练）。

● 确保每天的饮食含有足量的维生素 C，它有利于血管健康并能维持血管弹性。

不推荐孕期做手术切除曲张的静脉，但分娩几个月后可以做手术。多数情况下，分娩后静脉曲张的症状就会有明显好转，在体重恢复到怀孕前的状态后更是如此。

骨盆胀痛

"我的整个盆骨感到胀痛，非常不舒服——另外，我觉得外阴也肿了。这是怎么回事？"

腿部是静脉曲张的高发地带，却不是唯一受波及的区域。静脉曲张也会出现在骨盆腔（外阴和阴道）、臀部和直肠，其病因与腿部相同。这种疾病被称为盆腔淤血综合征（PCS），除了阴部肿胀外，症状还包括骨盆持续疼痛或腹部疼痛、肿胀，以及骨盆肿胀，偶尔做爱感觉疼痛。上文提到的缓解腿部静脉曲张的小技巧同样适用于这种症状（参见上文）。不过最好还是咨询医生，确诊并接受正确治疗（一般在分娩后治疗）。

痤疮爆发

"我的皮肤上突然出现了很多痤疮，像再次回到了青春期。"

有些女性在孕期容光焕发，这不只由于即将为人母的喜悦，也由于激素变化引起油脂分泌增加。激素变化还使一些孕妇长出了痤疮（尤其是那些月经前会长痤疮的女性）。痤疮很难完全治愈，但遵照下面的建议可以将影响降至最低——至少在照镜子时你不会觉得自己回到了高中时代：

● 每天用温和的洗面奶洗脸2～3次。洗脸时不要太用力——孕期的皮肤格外敏感，摩擦皮肤时力气过大会导致更多痤疮出现。

● 在向医生说明情况之前，暂停使用所有治疗痤疮的药物（包括外用和口服的），参见第155页。

● 使用无油配方的保湿霜护肤。一些用于治疗痤疮的有刺激性的香皂和其他产品很容易造成皮肤干燥，反而会引发痤疮。

● 先用无油或不会导致粉刺的护肤品和化妆品。

● 每一种直接接触皮肤的用品都要保持洁净干爽，包括化妆包里的化妆刷。

● 不要挤压或用针挑破痤疮。这样做永远也不能赶走它们——只可能加重细菌感染而使痤疮变得更严重。现在你已经怀孕了，感染其他病症的概率很高，而且挤痤疮很容易留疤。

● 合理饮食。饮食中应少糖，多吃蔬菜水果，选择全麦和健康脂肪（参见第4章），这些都有助于减少孕激素引起的痤疮爆发。

● 背部痤疮就是不消退？除了注意饮食习惯，还可以向那些知道你怀孕的医生或皮肤专家寻求帮助，请他们推荐一些有效的孕期安全药膏——大多数医生认为壬二酸是安全的。也可能建议你用壬二酸或果酸清洁剂擦洗背部或胸部——如果那里也有痤疮冒出来，来帮助清除那些疯长的小红疙瘩。

干性皮肤

"我的皮肤格外干燥，是因为怀孕了吗？"

如果你感觉这几天脸干得要裂开了，这都是激素惹的祸——又干又痒。激素的变化使得皮肤变得粗糙，缺少弹性，开始起皮。如果你想让自己的肌肤像宝宝一般嫩滑有弹性，就需要做到以下几点：

● 改用一种非皂基的洗面奶，且每天洗脸不超过一次（如果你化妆，晚上卸妆后再洗脸）。其他时间用清水洗脸。

● 洗完澡（洗完脸），脸上的水分还没有完全蒸发之前涂抹大量润肤霜，坚持每天多涂几次。

● 减少洗澡的次数，淋浴的时间也相应缩短（如果怀孕前淋浴用15分钟，现在5分钟就足够了）。洗澡次数过多、过勤会造成皮肤干燥。当然，也要注意洗澡水的温度。温水就可以，千万不要用太热的水洗澡。热水会带走皮肤中的天然油脂，造成皮肤干燥发痒。

● 泡澡时用没有香味的沐浴油，还要注意不要滑倒。

● 白天应该多喝水，摄入充足的水分，并注意从食物中摄入足够的优质脂肪（宝宝喜欢的omega-3脂肪酸对皮肤也非常有利）。

● 用加湿器保持房间内的湿度。

● 每天都应该用防晒指数（SPF）至少为15（最好是30）的防晒霜。

湿疹

"我本来就很容易长湿疹，现在怀孕了，情况似乎越来越严重，怎么办呢？"

不幸的是，怀孕（更确切地说是激素分泌）常常会加重湿疹的症状。对于本来就患有湿疹的女性来说，孕期皮肤的瘙痒和鳞屑情况会加剧，可能让你忍无可忍（也有一些比较幸运的患者在孕期湿疹症状有所缓解）。

幸运的是，孕妇使用少量的氢化可的松乳霜软膏是安全的。咨询医生或皮肤科专家，看他们推荐哪一种。抗组胺药物对瘙痒有一定的疗效，不过还是那句话：用药前一定要咨询医生！其他大多数药物医生都不建议在

孕期使用。例如环孢霉素，这是一种对于使用其他药物无效的重症患者经常使用的药物，但一般不建议孕妇使用。非甾体类抗炎药他克莫司软膏和吡美莫司软膏也不建议在孕期使用，因为它们对孕期的影响还不清楚。最后，一些局部或全身使用的抗生素在孕期使用也不太安全，使用前最好先咨询医生。

如果患有湿疹，你一定知道预防和控制湿疹的最好办法就是避免瘙痒感。可以尝试下列办法：

● 冷敷：将凉毛巾放在瘙痒的地方，不要用锋利的指甲去挠。抓挠会让湿疹更严重，抓伤皮肤的话，细菌有机可乘，就会引发感染。把指甲剪短，边缘打磨圆滑，可以最大程度防止不可避免的抓挠，降低皮肤被抓伤的概率。

● 尽量减少接触可能刺激皮肤的物品，包括：家用吸尘器、肥皂和果汁。

● 尽量保持皮肤湿润（如果刚洗完澡，一定要在皮肤湿润的时候涂抹保湿霜），这样可以最大限度地保留皮肤的水分，防止干燥开裂。

● 不要在水里泡太久（淋浴、泡澡、游泳等），水温较高时更要注意。

● 不要接触过热或过潮的环境，这是湿疹的两大诱因。只是怀孕本来就会让你觉得很热，容易出汗。可以选择穿宽松一点的纯棉衣物以保持凉

脐环

穿脐环很酷、很潮、很性感——以可爱的方式秀出你平坦、健美的小腹。可一旦肚子开始变大，你会不会放弃肚皮上的脐环？其实，只要脐环处没有受伤、结痂，并保持皮肤健康（没有红肿、渗出、发炎）就可以了。记住，肚脐是你当年与妈妈连在一起的记号，而不是此时宝宝和你连在一起的记号，所以在肚脐上穿孔不会向肚子里的宝宝传播病菌。不必担心脐环会影响分娩，即使剖宫产也没关系。

当然，随着孕程进展，肚子越来越大，你会发现戴脐环并不那么舒服——当然这归功于紧绷的皮肤，它已经拉伸到了极限。脐环周围开始渐渐出现触痛感——它还会偶尔钩住你的衣服，特别是当孕期的肚脐突出时。这种疼痛感出现得很突然，可能造成很大的伤害。

如果你已经决定把这个小饰品取出来，就要小心翼翼，慢慢将其取出，以确保脐环孔慢慢合上。或者考虑用更具弹性的特氟龙环代替现在的脐环。

如果你想在肚皮（或其他身体部位）上穿孔，最好等到分娩后再说。孕期皮肤受损绝对不是什么好事，会大大增加感染的概率。

为了庆祝怀孕，你刚去穿了脐环？还是你刚穿了脐环就发现自己怀孕了？如果穿脐环的地方还没有痊愈，最好去把脐环取掉，等孕期结束后再穿。不仅因为脐环会带来感染的风险，而且随着肚子变大拉伸，没有痊愈的脐环孔也会被拉伸，变得比你理想的大得多。

爽。避免穿化纤、羊毛等质地不够柔软的衣服。穿几层衣服很容易造成体温过高——觉得暖和之后就应该脱下外套。

● 面对压力时要保持冷静，压力也是湿疹的常见诱因之一。感觉内心焦虑时，可以深呼吸几次（参见第150页）。

● 尝试替代疗法。针灸可以有效缓解神经痛，减轻瘙痒，还有助于减压。

● 检查饮食。如果你对某种食物过敏或疑似过敏，可以不吃这种食物看看湿疹是否会好些。尽管饮食对湿疹的影响可以说是微乎其微，你还是可以问问皮肤专家改变饮食是否会有帮助。虽然研究还没有证实益生菌可以有效缓解准妈妈的湿疹，但它们可以降低肚子里的宝宝以后患湿疹的概率。另外，虽然还有争议，但维生素

D 在治疗湿疹上表现不错。使用前最好还是先咨询医生。

你应该记住一点：虽然湿疹是遗传性疾病（你的宝宝有较高的患病率），但目前的研究证实，母乳喂养可以避免湿疹传染，请尽量选择母乳喂养。

忽大忽小的肚子

"某一天我发现肚子已经渐渐开始显形了，可第二天它又平了，这真是太奇怪了，究竟是怎么回事？"

事实上，发生变化的是你的肠子。准妈妈很容易产生两大问题：便秘及产气过多。这两个问题进而又会引起胀气，使你的肚子一会儿圆，一会儿扁。很可能你刚发现肚子大起来，转眼肚子又平了（肠蠕动的时候就是这样），这是很正常的现象。

不要担心，很快你就会有一个长大之后不会再消失的肚子——你的宝宝，而不是你的肠子。你可以翻到第185页，看看对付便秘的小技巧。

体形改变

"生完宝宝，我还能恢复到原来的样子吗？"

其实这个问题的答案很大程度上

孕期拍照

也许最近你不愿意面对镜头，可能会想："不要把我长胖的样子拍下来！"但还是想为下一代留下一点怀孕时候的照片。当然，你可能现在根本看不出怀孕的样子，但是从怀孕一开始就坚持拍孕肚照的话，以后留下的回忆也更多。你可以每天、每周或每月拍一次；可以对着镜子自拍，可以让朋友帮忙拍；可以露出肚子拍也可以穿着塑身衣对着肚子拍。你可以把照片整理好放到孕期相册或定制相册中，可以把它们传到网上供亲朋好友欣赏，还可以把它们刻成光碟记录你不同寻常的怀孕故事。怎么样？很棒吧！灯光、相机……宝宝！

取决于个人的情况。研究表明有25%的女性在宝宝2～3岁时的体重比孕期还重。而大多数刚生完宝宝的女性也发现，虽然她们的体重接近孕前体重，但肚子、大腿和屁股在孕期结束后也和以前不一样了。不过现在可不是担心产后情况的时候，现在要关心的是如何合理增重、适当饮食。这不仅可以让你专注于你的回报——宝宝的健康发育，还有助于增加产后体形恢复甚至变得更棒的可能性。想让恢复体形的可能性变得更大吗？在合理饮食的同时，辅以适当的孕期运动，

孕早期的超声检查

你现在当然无法想象宝宝会可爱到什么程度，也不知道怀的是男宝宝还是女宝宝，但你可能会很期待孕早期（大约孕 6 ~ 9 周）的超声检查。孕早期的超声检查属于产前常规检查，可以让急切的准父母们看上一眼小小宝贝。事实上，美国妇产科医师学会建议所有的孕妇都接受孕早期超声检查，最大的原因是：通过把超声检查测量的孕早期胚胎或胎儿数据与末次月经推算法相结合，可以最准确地判断出怀孕日期（孕 3 个月之后，超声检查测量的胎儿数据就没有那么准确了）。孕早期超声检查还可以让我们看到胎儿的心跳，确定怀孕发生在它该发生的地方，也就是子宫内；也可以排除异位妊娠和输卵管怀孕。如果你怀的是双胞胎或多胞胎，孕早期的超声检查也可以更早帮助你确定。

超声检查是怎样拍到子宫内的小生命的？它通过一个传感器探头发送声波到你的身体里，声波碰到人体结构（宝宝、孕囊等）后反弹，产生我们能在显示屏中看到的图像。如果是在孕 6、7 周之前做超声检查，你可能要做经阴道超声检查。检查时，医生会将一根狭长的传感棒探入阴道进行检查，探头位置会用类似避孕套的套子套住并涂上无菌润滑液。医生会在阴道内轻柔地移动传感棒来扫描子宫内的情况，获得宝宝的早期图像。怀孕 6、7 周之后做超声检查，就可能是腹部超声检查。如果是做孕早期腹部超声检查，膀胱必须要充盈，这样才更容易看见那个小小的胚胎。腹部超声检查时，医生会在你的肚子上涂上一些凝胶（有些医生会把凝胶加热一会儿再涂在肚子上，否则凝胶是凉凉的），再用传感探头沾上凝胶在肚子上来回移动进行检查。

这两种超声检查通常只需要 5 ~ 30 分钟，并且都是无痛的。当然在孕早期的腹部超声检查中憋尿会给你带来一些不适，而经阴道超声检查时传感棒在阴道内移动也可能会带来不适。你可以和医生一起在屏幕上观察肚子里的情况（尽管你很可能需要医生帮助才知道自己看到的是什么），还可以打印出一张宝宝的超声照片带回家作个纪念。

虽然大多数情况下，医生会让你等到至少怀孕 6 周之后再去做超声检查，但其实很可能在末次月经期后的大约四周半左右就可以看到孕囊，在怀孕 5 ~ 6 周时就可以听到胎心了。

以规律的生活方式等待宝宝的到来，效果会更好。需要提醒的是，恢复体形并不是一朝一夕的事：3 个月是最理想的情况；6 个月比较现实；6 个月以上是很有可能的）。

排尿困难

"这几天我一直都有排尿困难的感觉，但膀胱已经很胀了。"

看起来你可能有一个倾斜的子宫（每 5 位女性就有 1 位是子宫后位），而且没有自行纠正后倾的位置，对尿道造成了压力。压力不断增加，导致排尿困难。当膀胱太满时，还会发生尿液渗漏。

几乎所有子宫后位的孕妇都可以在孕早期自动恢复子宫前位，无须任何医疗干预措施。如果你现在感觉特别难受，或者发现排尿非常困难，可以给医生打电话。他很可能会帮你调整子宫位置，解除尿道的压迫，让你顺利小便。大多数情况下，这样做都能成功地使子宫变成前位，但也有很小的概率会失败，那就不得不采用尿管帮助排尿了。

当然，排尿困难还有一个常见原

什么是黄体囊肿？

如果医生告诉你卵巢上有一个黄体囊肿，你的第一反应可能是——这是什么？下面是一些应该知道的相关知识。

到达生育年龄的女性每个月排卵后都会形成一种淡黄色的细胞体，叫作黄体。它由原来被卵子占据的卵泡形成，产生黄体酮和雌激素。排卵后 14 天左右，黄体在大自然的安排下萎缩，体内激素水平下降，引起月经。怀孕时，黄体会继续为宝宝的生长发育提供激素和营养，直到胎盘形成后接替它。在大多数情况下，黄体会在末次月经后的 6 ~ 7 周萎缩，在

第 10 周左右退出孕期舞台。到那时，它给宝宝提供营养的任务就结束了。但有大约 10% 的女性的黄体没有在预计的时间"撤离"，形成了黄体囊肿。

你可能又会担心：这会对我的孕期造成什么影响呢？答案是：可能根本没有影响。黄体囊肿不值得担心，你也不必为此做什么，它一般会在孕中期自动消失。但以防万一，医生会规律地通过超声检查严密观察囊肿的情况。一些准妈妈在怀孕早期下腹一侧会有类似排卵时的挤捏感，这可能就与黄体或黄体囊肿有关。完全不必担心，放心不下的话可以告知医生。

因——尿路感染,需要请医生帮忙(参见第516页,了解更多相关信息)。

情绪波动

"我知道怀孕了应该保持开心,但为什么大部分时间都觉得很沮丧呢?"

孕期的情绪一会儿高涨,一会儿低落,这些正常的情绪波动会让你产生从没有过的感觉,要么是前所未有的兴奋,要么是极度的低落——开心的情绪把你载上了月球,可瞬间低落的情绪就让你跌落到谷底——甚至连看到保险广告都能莫名其妙地流泪。这一切能归罪于激素吗?当然。总体来说,对于那些月经前能明显感受到情绪变化(经前期综合征)的女性,这种情绪波动的程度可能比孕早期(这个阶段的激素分泌到峰值)的体验还要剧烈。一旦发现自己怀孕了,心里的矛盾感比当初计划要宝宝时还要强烈,这种矛盾感又会进一步加剧情绪波动。更不用提怀孕后经历的那么多变化了(身体变化、心理变化、思想变化、人际关系的变化),这一切都可能击垮你的情感堤坝。

一般来说,情绪变化会在孕早期随着激素水平下降而慢慢好转,这时你的身体和心理也已经慢慢适应了这些孕期变化。虽然没有什么好办法能让你时刻都像乘坐宇宙飞船一样快乐,但有些小技巧能最大限度地降低情绪波动:

● 保持血糖水平稳定。你可能会问,血糖也会对情绪产生影响?当然。如果两餐间隔时间太久,血糖水平下降,就很容易引起情绪低落。可见用一日六餐饮食方案代替传统的一日三餐是多么实用(参见第89页)。每顿饭都应尽量选择富含蛋白质和碳水化合物的食品,这样可以帮助血糖水平和情绪长时间保持稳定。

● 拒绝糖和咖啡因。糖、炸面包圈及可乐等食品可以在瞬间提升你的血糖水平——这部分血糖也会瞬间被消耗殆尽,只留下更加疲惫的身体和更加低落的情绪。咖啡因还会直接影响情绪稳定。所以,拒绝糖和咖啡因,可以让你更开心。

● 吃得好一点。营养丰富的饮食可以帮你保持最好的情绪状态,一定要尽可能遵照孕期饮食原则来健康饮食。从饮食中摄入足够的omega-3脂肪酸(核桃、鱼、草饲肉牛、鸡蛋等)也可以帮助缓解情绪波动的情况(还能促进宝宝大脑发育)。研究显示,每天吃点黑巧克力也对情绪有帮助。

● 多运动。运动越多,心情越好。运动可以使身体释放内啡肽,让你精力充沛,感觉良好。在医生的指导下,坚持每天做一些适合孕妇的运动。

● 让爱情保持最佳状态。做爱或许是最能帮助你舒展眉头、释放快乐

174

跟随她的情绪波动

欢迎来到这个很精彩，也有些古怪的世界：孕期激素变化的世界。它造福了肚子里的宝宝，除了会控制妻子的身体，还会控制她的思想——让她变得爱哭、异常激动、不分场合地发脾气、极度开心、紧张……甚至在午餐前短短的时间内所有情绪都出现一遍。

这不奇怪，在孕早期激素变化的影响下，孕妇的情绪波动常会被放大。即使在孕中期和孕晚期，激素水平基本稳定了，你也要准备好继续面对妻子像过山车一样的情绪变化。通常，分娩后这种情况会有所缓解。

那么，准爸爸该做些什么？

保持耐心。 孕期不会一直继续下去，它总会过去（即便你们现在都很怀疑这 9 个月究竟会不会结束）。耐心一些，你就可以更愉快地享受这段时光。

保持客观判断。 以各种方法提升自己的内涵、修养。当她发脾气时，不要以为是针对你，也不要有意见。毕竟，所有情绪她都无力控制。记住，所有表象都是激素作怪——一般都没有明显诱因。另外，不要直接说她情绪变化太大。她可能已经注意到了自己的变化，和你一样为此烦恼，孕期毕竟不是愉快的野餐。

帮助她缓解情绪起伏。 低血糖可能会造成情绪波动，在她刚一有些疲惫时递上零食（薄脆饼干、乳酪、水果酸奶）。运动能让她体内释放内啡肽，感觉舒服一些，可以鼓励她在晚餐前或晚餐后出门散步。

多做些努力。 你应该多分担一些洗衣服的工作，从公司回家的路上帮她买一些喜欢的食物，周六主动去超市买点吃的，坚持每天包下洗碗刷盘子的工作……她会因为你的主动付出而高兴，你也会因为她的好心情而高兴。

激素的事情。怀孕会给夫妻关系带来新的挑战，这个时机做爱可以让你们又一次彼此靠近。如果客观条件不适合做爱，可以享受一下两个人的亲密时光，不用计较具体的方式。拥抱、枕边私语、牵着伴侣的手静静地坐在沙发上，都可以调节你的心情。

● 晒晒太阳。研究证实，阳光可以照亮你的心情。在阳光灿烂的日子里，到户外走走。不要忘了涂防晒霜哦。

● 说出来。担心？焦虑？忐忑？一切都不确定？怀孕本来就会让你百感交集，情绪波动。把你的心事告诉伴侣（可能他也和你一样心绪复杂）、值得信赖的朋友、那些和你有相同感受的准妈妈——这会让你感觉好一些，至少会发现自己的情绪完全正常。

● 充分休息。疲惫会影响孕期正常的情绪波动，所以一定要确保获得足够的睡眠（也不要睡得太多，否则会进一步加重疲惫和情绪不稳定的状态）。

● 学会放松。压力肯定会使你情绪低落，用放松技巧让自己更好地面对和处理问题。参见第147页学习相关放松技巧。

在多变的情绪影响下，如果身边还有人的情绪比你更容易受影响，更容易茫然失措，那一定是你的伴侣。如果他能理解你最近一段日子情绪多变的原因（其实是孕激素作祟，让你成了情绪的奴隶），就会轻松很多；如果他知道怎样帮助你，那才是最棒的！所以，现在就直接告诉他你的需求（家务需要帮忙？晚上想去最喜欢的餐厅吃饭？），你不喜欢什么（不想听到他说你的背看起来又宽了一点，不想看到他又在洗衣袋里扔了一堆脏袜子和内衣），什么让你感觉舒服，什么让你不舒服。要明确一点：即使是最相爱的夫妻也不能时刻"心

有灵犀"。

抑郁

"我孕期经历过几次情绪波动，现在总是处于抑郁状态。"

每一位孕妇都会有情绪起伏的时候，这非常正常。但是如果情绪低落的时间持续较长或者频率较高，那你有可能属于需要在孕期和轻度抑郁做斗争的10% ~ 15%的女性。这也是孕育过程不可忽视的一部分。

真正的抑郁症可表现出多种症状，既有精神上的，也有身体上的。这些症状与普通准妈妈的情绪波动有很大不同。除了感觉沮丧、空虚、无望、情感淡漠，其他常见症状还包括：睡眠模式紊乱（睡眠时间过多或过少）；饮食习惯改变（拒绝进食或持续大量进食）；感觉疲惫没有精神（超过孕期正常程度）；过于激动、躁动不安；对工作、朋友、家人及平常喜欢的活动丧失兴趣；注意力无法集中；情绪产生很大波动（比正常的孕期情绪波动更激烈）；甚至产生自虐的念头；身体上还可能出现无法解释的各种疼痛感。

个人或家族中有情绪病史会增加孕期患抑郁症的风险。其他风险因素还包括：压力（经济、人际关系、工作、家庭方面）；缺乏情感支持；对

176

自身或宝宝健康的忧虑（特别是有妊娠期并发症或曾经有流产史的女性）；由于怀孕症状或并发症太严重而需要额外进行医学筛查、住院或卧床休息。

如果你觉得自己可能患上了抑郁症，可以尝试上一个问题中提到的缓解孕期情绪波动的方法。如果轻度到中度的症状持续两周以上，就应该告诉医生，让他给你推荐治疗方法或向心理治疗师求助，不要等到症状变得很严重再打电话——例如，你无法正常生活、无法照顾自己和宝宝或有伤害自己的念头。由于甲状腺功能出现问题会引起抑郁，医生会为你检查甲状腺，以排除甲状腺方面的问题。当医生没有建议你检查甲状腺时也可以主动提出接受检查。甲状腺问题比较常见，也容易治疗。

惊恐发作

孕期女性出现恐慌的可能性很大，第一次怀孕更是如此。一定程度上的担忧是正常的，也是可以避免的。但如果担忧发展成了恐慌怎么办？

如果你有过惊恐发作的经历，一旦孕期出现相应症状，就能识别出来。惊恐发作的特征是：强烈的恐惧感或不适感，伴随心率加快、窒息感、胸痛、恶心、腹痛、眩晕、肢体麻木感或针刺感、不可解释的寒战或潮热。不难想象，发作时一定会非常难受，特别是第一次发作。但是，它对你不会有什么影响，目前也没有证据表明惊恐发作会影响到肚子里的宝宝。

如果你出现过相关症状，应该告诉医生。孕期的任何疾病都应该积极治疗，如果你的症状已经严重影响到饮食、睡眠及其他日常生活（当然也会影响宝宝），同时相应的治疗药物又不会对你和宝宝的健康造成负面影响，医生就会和一位治疗师一起帮你制订一套药物治疗方案——用最小的风险谋求最大的效果。如果你已经在服药治疗惊恐发作、焦虑症或者孕期抑郁症状，现在加入其他药物，就要调整所有药物的剂量。

虽然药物是治疗极度焦虑的方法之一，但绝对不是唯一的办法。也有很多非药物治疗方式可替代或与传统医疗方式相结合。比如，营养丰富而规律的饮食（摄入足量 omega-3 脂肪酸或者每天吃点黑巧克力）；少吃含糖和咖啡因的食品（咖啡因最容易诱发焦虑）；规律锻炼；学习一些养生技巧和放松技巧（孕期瑜伽有着不可思议的镇定效果，你还能学会能有效舒压的呼吸方式）。另外，倾诉给其他准妈妈也能大大缓解焦虑。

获得正确的帮助，而且是立即获得帮助非常重要。这不仅是为自己，也是为了肚子里的宝宝。无论产前产后，抑郁都会让你无法用积极的态度照顾自己和宝宝。实际上，孕期患抑郁症还会增加并发症的风险，同时，持续的极端情绪压力也会给宝宝的生长发育带来不利影响。

幸运的是，目前已经有很多有效治疗孕期抑郁症的方法。找到合适的治疗方法可以改善你的情绪，让你愉快地度过孕期。治疗抑郁症的主要方法包括：

● 支持疗法。不论采取什么方式治疗抑郁症，你都应该定期到有经验的心理治疗师那里接受治疗——这也是治疗轻度到中度孕期抑郁症最常用的方式。不论是什么原因引发抑郁症，心理治疗都可以帮助你分析、梳理情绪，帮助你更好地应对。

● 药物治疗。咨询医生和心理治疗师的意见，让他们为你权衡利弊，看看是否只需要进行心理治疗，还是在治疗的同时需要服用抗抑郁药物（参见第 46 页）。

● CAM 疗法。冥想及其他放松技巧、瑜伽、针灸、音乐疗法……这些只是 CAM 疗法的一部分，但它们能够安全有效地帮助缓解孕期抑郁症。光照疗法也可以很大程度上改善孕期抑郁的程度。它主要是通过提高大脑中调节心情的激素——血清素的浓度来帮助缓解抑郁。光照疗法既简单又安全：你只要每天在离一种特殊的全谱亮光大约 1 米远的地方坐上 10 ~ 45 分钟就可以。这种光的亮度是普通房间灯亮度的 20 倍，时间长短取决于你的反应。还有一点要注意，一些草本补充剂宣扬其中含有提高情绪的成分，如 S-腺苷甲硫氨酸和贯叶连翘提取物。未经医生许可，不要服用这种草本补充剂，还没有足够的研究证明它们可在孕期安全使用。

● 运动。运动不仅对身体健康有好处，还可以有效改善情绪，释放出让你感觉良好的内啡肽。

● 健康饮食。这也许不是抑郁的首选治疗方式，但多吃含有 omega-3 脂肪酸的食物（参见第 101 页查看食物列表）也可以降低孕期及产后出现抑郁症的风险。这类食物也有利于宝宝的健康，不妨吃它们来帮助改善情绪。你也可以咨询医生看有没有适合孕妇服用的 omega-3 补充剂。另外，多吃黑巧克力（可可含量越高越好）也可以帮助改善情绪，减少焦虑。

从某种程度上来说，孕期抑郁的人患产后抑郁症的风险较高。幸运的是，在孕期接受合理的治疗可以预防产后抑郁症。有些医生会在孕三个月后给有抑郁史的孕妇开一些低剂量的抗抑郁药，以预防孕期抑郁的发生。而有些医生则推荐患抑郁风险较高的女性在产后再服用抗抑郁药，防止产

178

你在孕期的情绪变化

准爸爸和准妈妈一起分享了怀孕的快乐。在宝宝生下来之前，准爸爸还会分享准妈妈的孕期症状，包括情绪波动。这与你体内激素的波动有关系，也和你的感觉有关。像大多数准妈妈一样，几乎每一位准爸爸在这即将给生活带来重大变化的几个月里都会经历一系列矛盾但完全正常的感情——焦虑、害怕、犹豫、沮丧。这样一来，你会觉得受挫也就不足为奇了。

下面的一些办法可以改善你的孕期情绪，甚至预防产后抑郁（有 10% 的新爸爸会出现产后抑郁）：

● 说出来。把情绪恰当地发泄出来可以防止心情陷入低谷。和妻子聊一聊（让她也说出自己的想法），把沟通作为每天例行的程序。也可以和某个最近当爸爸的朋友，或者你的爸爸聊一聊。或尝试从网上找到出口——去为新爸爸开设的论坛看看。

● 运动。没有什么比加快脉搏跳动更能改善心情了。运动不仅可以改善情绪，也可以让你的身体分泌内啡肽，并持续一段时间。

● 尽量忙碌起来，为宝宝的到来做好准备。每天投入大量精力到迎接宝宝的准备工作中，你会发现进入照顾宝宝的状态会让自己精神振作。

● 戒掉不良习惯。饮酒会加剧情绪波动，让心情更低落。虽然酒精以使情绪高涨而闻名，但饮酒过后心情只会变得更糟糕——这就解释了为什么酒后第二天早晨永远不会像头天晚上那样高兴。俗话说"借酒消愁愁更愁"，这永远只是逃避现实的一种办法，其他成瘾性药物也是如此。

● 健康饮食。像你身边的准妈妈一样，健康饮食保证血糖平稳也有助于缓解情绪波动。多摄入优质蛋白质和复合碳水化合物，同时减少糖分及咖啡因的摄入——它们会抑制血糖，让情绪变得低落。

记住，孕期情绪波动不同于真正的孕期抑郁症——这对准爸爸准妈妈都同样适用。真正的抑郁症表现为身体和心理上的虚弱，也表现在人际关系上，会影响饮食、睡眠、正常行为能力、工作、社交，让你无法享受生命中让人激动和开心的变化。但是研究也证实，准爸爸的抑郁症会影响宝宝的健康。如果你出现了抑郁症的症状，特别是经常想发脾气或有使用暴力的念头，请立即向医生或心理治疗师寻求专业的帮助。

179

后抑郁的发生。你可以向医生咨询相关信息。

孕期增加体重

节食减重几年之后，你终于开始增重了。也许你会害怕看见体重计上的数字逐步增长，但无论如何，对绝大部分准妈妈来说，孕期增重是必需的。

增重多少合适呢？多少算太多，多少算太少呢？应该以什么样的速度增加呢？分娩后，体重会恢复吗？对这些问题的回答一概都是：是的——只要你吃正确的食物、按照正常的速度增重。

增加多少体重

如果增重需要理由，怀孕就是最好的理由。毕竟，当你体内有一个发育中的宝宝，体重就需要增长。但如果增重过多，也会给你、宝宝及怀孕过程带来问题。同理，增重太少也不好。

那么，如何在孕期获得最佳增重呢？每一个孕妇的体质不同，需要增加的体重也因人而异。怀孕 40 周你需要增加的体重，取决于怀孕前的体重基数。

医生可能告诉你一个合适的目标增重值。总的来说，理想的增重值是根据体重指数（BMI）计算出来的，它是一种衡量身体肥胖程度的标准计算方法，BMI= 体重（千克）/ 身高（米）^{2}。

● 如果你的 BMI 值处于正常范围（18.5 ~ 25），医生对你的增重建议大概会在 11 ~ 16 千克（适用于标准身材女性的推荐值）。

● 如果怀孕前你就超重（BMI 值为 25 ~ 30），增重标准就会相应降低——大概在 7 ~ 11 千克。

● 如果怀孕前体型肥胖（BMI 值大于 30），那么你在孕期最多只能增重 5 ~ 9 千克，甚至更少。

● 偏瘦的女性呢（BMI 值低于 18.5）？很可能你的目标增重值会高于平均值——13 ~ 18 千克不等。

怀有双胞胎或多胞胎？还需要多增加一些体重（参见第 434 页）。

制订增重标准是一回事，达到标准体重又是另一回事。理想和现实总会有些差距。增加多少体重不是在你的盘子里放多少食物那么简单。影响体重增加的因素很多：你的新陈代谢能力、遗传基因、运动水平、孕期症状（感觉烧心和恶心会让你觉得吃东西是一项难度很高的工作；嗜食高热量食品的女性会增重过快），它们都会阻碍或帮助你达到理想的增重水平。了解这一点，记住你的增重标准，尽可能努力达到理想状态。

为什么增重过多（过少）不好

孕期增重过多会给你带来哪些负面影响？体重增加过多，会造成皮下脂肪过厚，不利于测量、评估宝宝大小。还会引起或加重很多孕期不适症状（背痛、静脉曲张、疲乏及烧心），增加早产、妊娠期糖尿病、高血压的风险，生出巨大儿（不能阴道分娩）。另外，还可能导致剖宫产术后并发症、多种新生儿疾病及哺乳问题。孕期过多增加的体重在产后很难减下去。

当然，孕期几乎不增重也很不健康，比增重过多更危险。孕期增重少于9千克的孕妇很容易出现早产，或宝宝可能为小于胎龄儿，出现宫内发育迟缓等问题。（怀孕前体重超重的女性例外，他们只要在孕期得到医生的严密观察，哪怕增重少于9千克也不会出现问题。）

以什么速度增重

慢而稳是长跑获胜的法宝，对孕期增重也适用。循序渐进增加的体重对你和宝宝的身体都是最好的。事实上，增重速度和数量同样重要。原因在于：宝宝生活在你温暖的子宫里，他需要稳定持续的营养和能量供给，时而过多、时而不足的能量对正在快速发育的宝宝(尤其在孕中期和晚期)没有任何好处。平稳地增加体重对你的身体也是一件好事，这样它才能逐渐适应增加的体重带来的压力。如果不想长出太多妊娠纹，也需要均匀增重，这样皮肤才能匀速伸展。等到需要减肥的时候（产后你会迫不及待想恢复到怀孕前的身材），你会发现，缓慢、均匀、稳定增加的体重更容易减掉。

这是指将需要增加的14千克体重平均分配到怀孕的40周吗？不是，即使制订了周密的增重计划，这也不是你的最佳选择。孕早期宝宝非常小，这个阶段你不必增加过多体重就能满足他的需要。孕早期的理想增重目标是1～2千克。很多女性在这个阶段结束后会发现自己的体重没有增加那么多，甚至还轻了一些（恶心呕吐造成的），而一些女性会发现自己重了（很可能是因为经常靠高糖、高热量的食物来缓解恶心），这些都没关系！对于早期增重滞后的女性，可以在接下来的6个月迎头赶上；对于早期增重偏多的女性，需要更密切关注自己的增重标准，在孕中期和晚期控制自己。

● 孕中期，宝宝开始"勤奋"生长——你也该勤奋增重了。增重速度应保持在平均每周0.5～0.7千克，怀

181

增重盘点

宝宝	3.5 千克
胎盘	0.7 千克
羊水	0.9 千克
增大的子宫	0.9 千克
增加的乳房组织	0.9 千克
增加的血容量	1.8 千克
增加的体液	1.8 千克
增加的脂肪	3.2 千克
合计	13.7 千克

（所有数字均为估计值）

孕第 4 个月到第 6 个月增加 5.4 ~6.4 千克。

● 孕晚期，虽然宝宝的体重在迅速增加，你却要开始逐渐减缓自己的增重速度，每周增重 0.5 千克最理想，3 个月的总量最好控制在 3.6 ~4.5 千克。很多女性发现在第 9 个月时很少增重，甚至还会减轻 0.5~1 千克——因为肚子里空间太小，吃东西实在是太难了。快生的时候可能还会减一点。

真的需要严格按照这个速度增重吗？老实说，用不着这么严格。总有几周时间你会发现自己胃口大开，自控能力下降。当然，也会有几周难熬的时光（尤其是肠胃不适，吃什么吐什么的时候）。不要太在意增重计划，更不应该产生压力。只要增重总量达

标，增重速度控制得比较平稳，不太离谱就可以了。

为了达到最好的增重效果，一定要关注增重计划。每周在同一天称体重，穿上同样的衣服，用同一个体重秤。称重频率不要太高，一周一次最理想，如果天天称，体液造成的体重变化会让你无所适从。如果对称重这件事感到恐惧，每个月称两次就可以。或者等到每月一次的产检时再称——不过要记住，一个月会发生太多变化（有可能重了 5 千克），也有可能毫无变化（体重没有增加），这样对控制增重速度不利。

如果你发现自己的增重事业远远偏离了医生的计划，就要采取措施回到合理的轨道上来，但不要停步不前。在孕期节食减肥万万不可，也不能通过服用药物或特殊饮品来控制食欲（非常危险），应在医生的帮助下重新调整你的增重计划——包括已经增加的体重和必须再增加的体重。

增重警戒线

如果在孕中期的一周内增重超过 1.5 千克，或孕晚期的一周内增重超过 1 千克，且明显与过量饮食没有太大关系，就要咨询一下医生。另外，如果怀孕第 4 ~ 8 个月连续两周没有增重，也不是因为肥胖而在减缓增重，就应该问问医生。

第7章　第3个月

（9～13周）

进入孕早期的最后一个月，一些孕期反应可能依旧比较强烈，你可能已经搞不清楚自己的疲惫究竟是孕早期的疲劳症状，还是因为每天晚上起夜3次。振作些，你能克服这些困难，往后的日子会好过得多。如果一直饱受恶心和呕吐的困扰，在孕早期这最后一个月里，你的症状会有所减轻。随着精力逐渐恢复，精神状态也会好很多。同时，尿急的情况有所缓解，上厕所的次数大大减少。更美妙的是，这个月的检查会听到宝宝的心跳声，你会觉得这一切都值了。

本月宝宝的情况

第9周。 你的宝宝（他已经正式从胚胎发育为胎儿了）现在大约有2.5厘米长，和一粒青橄榄差不多大。他的头部继续发育，趋近人形。本周，宝宝的小肌肉开始形成，可以

开始运动胳膊和腿了，不过一般要一个月之后你才能感受到他的运动。但现在可以听到些动静——通过多普勒仪，现在已经可以听到宝宝可爱的心跳了——你的心跳一定会加速。

第10周。 现在宝宝大约有4厘米长，大小和一枚西梅干差不多。这个阶段，宝宝正在飞速发育，骨骼组织正在形成，腿部开始慢慢出现膝盖和脚踝。不可思议的是，他的小胳膊已经开始动了；牙龈上面开始形成小芽，慢慢发育为牙齿；胃也开始分泌消化液；肾开始产生大量尿液。如果宝宝是个男孩，他的睾丸这时候就开始分泌睾丸素了。

第11周。 宝宝现在大约有5厘米长，重约7克，身体开始舒展，躯干慢慢变长。毛囊开始形成，手指甲和脚趾甲的甲床开始发育。手指和脚趾几周前才独立出来，在这之前都是蹼状，指甲也开始形成。女孩的卵巢

183

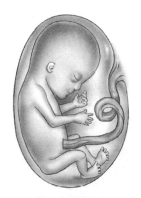

第 3 个月的宝宝

也开始发育，但现在通过超声检查还看不出宝宝的性别。这个初具人形的小家伙已经有了可爱的小手、小脚，耳朵基本成形（不过还不在最终的位置上），鼻子末端有开放的鼻道，腭和舌头已经出现，还可以看见乳头。

第 12 周。在过去的 3 周里，宝宝增大了一倍，重量大约有 15 克，头臀长约 5.1～5.7 厘米，与李子差不多大。这段日子里宝宝正在努力地自我创造，虽然他的身体系统大部分已经发育完全，但仍有大量细节需要完善。消化系统开始练习收缩功能（这样宝宝将来才会吃东西），骨髓开始生产白细胞（防御细菌入侵），位于大脑下部的脑垂体开始生产激素（为将来自己分泌激素做准备）。

第 13 周。随着孕早期结束，宝宝已经有桃子这么大，约 7.6 厘米长。头几乎占头臀长的一半，这个可爱的小身体将会继续快速生长（到出生时，他的头会占头臀长的 1/4，身

长占 3/4）。同时，原本长在脐带里的肠道也慢慢挪到宝宝肚子里正确的位置。本周发育的器官还有宝宝的声带。

你可能会有的感觉

以下是你这个月可能会经历的一些症状——也可能不会经历，因为每个人、每次怀孕都是不同的。其中有些症状你可能从上个月就开始经历了，而有些则可能是全新的：

身体上

● 疲惫、无精打采、瞌睡。

● 尿频。

● 恶心，呕吐。

● 唾液分泌过多。

● 便秘。

● 烧心、消化不良、胀气、身体浮肿。

● 对食物的好恶改变，贪食。

● 食欲增加，特别是在晨吐有所缓解的情况下。

● 乳房变化，参见第 142 页。

● 随着血容量增加，腹部、腿部或其他部位静脉显露。

● 阴道分泌物略微增多。

● 偶尔头痛。

● 偶尔出现虚弱、眩晕等症状。

● 肚子稍圆；衣服可能开始变紧。

观察自己

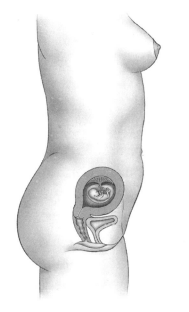

你的子宫比葡萄柚稍大，腰上的脂肪开始变厚。月底，你已经可以在下腹部平耻骨处感觉到子宫了。

精神上

- 情绪起伏较大，易怒，无故流泪。
- 担忧、恐惧、愉快、兴高采烈——出现任何一种或所有情绪。
- 新出现的平静感。
- 仍然感觉不真实。（"真的有个宝宝在我肚子里吗？"）

本月可能需要做的检查

虽然每位医生的临床经验不同，每个孕妇的需求也不同，但在这个月，医生很可能为你安排如下检查：

- 测量体重和血压。
- 尿常规，检查尿液中是否有糖和蛋白质。
- 听胎心。
- 通过触诊感觉子宫大小，进一步确认预产期。
- 测量宫高。
- 手脚处的浮肿以及腿上的静脉曲张。
- 想要了解的问题——相信你已经准备好问题清单了。

你可能关心的问题

便秘

"过去几周，我便秘特别严重，这正常吗？"

肠胃出现异常表现（胀气）是孕期的常见现象，有很多原因。首先，体内循环系统中高水平的激素使大肠平滑肌松弛，蠕动减少，于是食物会在消化道停留更长时间。好的一面是，食物中的营养在体内停留时间变长，才能更好地被身体吸收并输送给宝宝。不好的一面是，大量的食物残

185

导致疲劳、情绪化和便秘的另一个原因

你近来是不是一直很疲惫、情绪化，还出现了便秘？这些恼人的症状正是孕期快速增加的激素引发的。但另一种激素——甲状腺素紊乱也可能导致这些常见的孕期症状，包括体重增加过多、各种皮肤问题（非常干、起疙瘩）、肌肉疼痛或痉挛、头痛、性欲降低、健忘、抑郁、手脚肿胀。甲状腺紊乱的很多症状与孕期症状非常相似，因此很容易被医生忽略。另外还有一个比较明显的孕期普遍症状，那就是对寒冷更加敏感，因为孕妇的体温比普通人要高一些。大约有2%～3%的孕妇会在孕期或产后第一次出现甲状腺机能减退，不经治疗的话，这会导致孕期出现问题，可能引起产后抑郁（参见第482页），因

此合理的诊断和治疗非常重要。

孕期出现甲状腺功能亢进症（甲状腺素分泌过多）很少见，但如果没有及时治疗，也会引起一些妊娠期并发症。甲状腺功能亢进的很多症状与孕期症状相似，如疲劳、失眠、体温升高、过分敏感、心跳加快和体重降低(或增重困难)，因此二者很难区分。

如果你以前从未有过甲状腺问题，现在却出现了一些类似甲状腺功能减退症或甲状腺功能亢进症的症状（特别是有家族病史的准妈妈），一定要咨询医生。简单的抽血化验就可以判断甲状腺是否真的有问题。

请参见第45页，获得更多有关孕期甲状腺的资料。

渣堵在体内，导致身体没有多余的空间。日益增大的子宫挤压肠道，限制了它的正常运动。

不过，不要仅仅因为怀孕就消极地以为便秘是不可避免的。用下面的技巧来应对你那已经充血的结肠（同时解决便秘最常见的并发症：痔疮）。

多吃高膳食纤维食品。你的结肠每天需要25～35克膳食纤维——但没必要天天精确计算。尽量多吃新鲜水果.(不要选香蕉,它容易加重便秘)

和蔬菜这些富含膳食纤维的食物（生吃或稍煮一下，最好不要去皮），以及全谷物麦片和面包、豆类、果干等。多吃绿色食品可以让肠道保持畅通，不要只拘泥于绿叶蔬菜，还可以考虑果汁、猕猴桃干，以及任何一种有促排泄功能的水果。如果你从来都不太喜欢吃粗纤维食品，在日常饮食加入它们时一定要慢慢来，否则消化道会抗议。

如果便秘还是很严重，可以试着

在饮食中添加麦麸或亚麻籽，以便快速解决烦恼。但是不要太依赖这些高膳食纤维食品，它们在身体系统中的运行速度极快，一些重要的营养素还没来得及吸收就被它们带走了。

减少摄入精加工食品。高膳食纤维食品可以帮助胃肠蠕动，精加工食品则会起到相反的作用，所以尽可能戒掉生活中的精加工食品吧，例如白面包（及其他烘焙食品）、白米饭等。

摄入足够的液体。摄入足够的液体，便秘就没法钻空子了。水、果汁和蔬菜汁都能有效软化大便，促使消化道里的食物运动。还有一种经过历史考验的方法，就是喝热饮，包括热的高纤饮料、热水、热柠檬汁，以促进肠收缩，帮助排便。如果情况太严重了，你可以试试老年人便秘时最喜欢的西梅汁。

想大便就及时去。经常憋便会使控制大便的括约肌功能削弱，从而导致便秘。及时大便可以避免这个问题。例如，你可以早点吃一顿高膳食纤维的早饭，这样在出门前就有足够的时间去卫生间，而不是吃完饭就去上班。

不要吃得太饱。一顿大餐会给你的消化道带来更多负担，更容易造成便秘。选择分量少的一日六餐，而不是每天三顿大餐，这样可以缓解胀气现象。

检查补充剂和药物。遗憾的是，很多对孕期有益的补充剂竟然也是便秘的诱因之一，比如孕期维生素、钙和铁剂，以及孕妇的好朋友——抗酸药。如果你觉得自己服用的药物会导致便秘，就和医生谈一下，看是否改变一下服用方式或剂量。口服补充剂可以换成缓释配方，也可以让医生帮你推荐一种镁补充剂，以对抗便秘。

细菌。益生菌可以刺激肠道菌群更好地分解食物，帮助消化道运动。享受富含活性微生物的酸奶吧，它们含有大量益生菌。你也可以让医生推荐粉末型益生菌补充剂，可以很方便地加入食物中（本身没有味道）。

开始运动。运动有助于肠胃活动，即使只是快走 10 分钟都很有效。因此，要确保自己达到医生推荐的运动量（参见第 227 页）。还有一种重要的运动可以对抗便秘：凯格尔运动。这是一种锻炼盆底肌的运动。定期进行凯格尔运动可以帮助你保持大便规律（参见第 226 页可了解更多凯格尔运动详情）。

如果你的努力没有奏效，咨询一下医生。他可以给你开具含膳食纤维的通便剂。除非医生有特别建议，不要服用任何泻药（包括中草药和蓖麻油）。

没有便秘症状

"我所有怀孕的朋友似乎都有便秘问题，而我的大便一直很有规律。这样正常吗？"

看上去你的身体运转得再正常不过了。这样消化良好的情况可能与健康饮食和锻炼方式有关——毕竟，多摄入富含膳食纤维的食物（如水果、蔬菜、全麦及豆类）及液体，并保持规律的运动，就可以缓解因怀孕造成的消化功能减退，保持消化良好。

有时，如果你在饮食习惯方面做出了一些积极改变，反而会让消化能力受到影响。在你习惯这些粗粮以后，消化能力可能会下降，体内排气也会减少，但大便还是会保持"规律"。

如果你大便频繁（每天超过3次），或者出现水样便、带有血或黏液，就要去医院。孕期出现痢疾要立即接受治疗。

胀气

"我胀气非常严重，一直在放屁，整个孕期都会这样吗？"

不知道体内的气到底会不会排空，而且总想放屁？也许你的状况不会明显改善，因为几乎每个准妈妈体内都会因为怀孕而产生大量气体。幸运的是，虽然无休止的胀气会让你觉得无比尴尬，肚子里的宝宝却完全不会受到不良影响。宝宝正待在子宫里，周围是能够抵挡外界冲击的羊水，既

舒适又安全，说不定他正在欣赏肠胃不适制造的背景音乐呢。

如果胀气（通常在下午或晚上时症状有所加重）导致你饮食不规律或不合理，宝宝一定会不开心。为避免这样的情况，使不适感尽可能降低到最小，可以采取以下措施：

规律大便。便秘是导致胀气的常见原因。参见第185页，学习解决便秘的技巧。

细嚼慢咽。大吃一顿通常会加重胀气感，让孕期本就无法有效工作的消化系统不堪重负。所以，传统的一日三餐不如改为六餐。

不要狼吞虎咽。当你急匆匆地吃饭时，很容易吞下与食物量相当的空气，这些空气会在肚子里导致胀气。

保持心态平和。特别是在吃饭的时候，紧张和焦虑会让你吞下许多空气，从而导致胀气。深呼吸几次可以帮你放松。

远离产气食物。哪些是产气食物呢？你的胃会告诉你，因为这因人而异。最常见的有洋葱、卷心菜、油炸食品、酱汁、甜食，当然还有豆子。

不要自己吃药解决胀气。如果你打算服药（包括中草药、非处方药）解决这个问题，一定要事先咨询医生，因为这些药物中有的对准妈妈是安全的，但大多数都不建议孕期服用。喝一点菊花茶，可以安全解决大量孕期的消化道问题。同样，也可以喝一些

热柠檬水，它的效果可以媲美大部分药物。

头痛

"我发现自己比以前更频繁地头痛，怎么办？"

怀孕本身就足够让人头痛了，更何况它还带来很多真实存在的头痛——尤其是当你发现怀孕后要远离部分止痛药。

为什么孕期会容易头痛？甚至以前从来没有经历过日常性头痛的准妈妈也不能幸免？第一个元凶是：体内的孕激素。引起头痛的其他因素包括：疲劳、紧张、血糖下降、身体或精神上的压力、鼻塞、过热——或以上因素的综合。

大部分孕期头痛都不用担心，有许多方法可以改善。你可以根据头痛的原因找出适合的治疗方法：

对于紧张性头痛和偏头痛。 试试找一间安静幽暗的房间闭上眼睛躺着好好休息。如果在工作时间，可以把双脚抬高并闭上眼睛休息几分钟——你可以解释说你正在进行头脑风暴；或在休息的时候在后颈处冷敷20分钟。一些CAM疗法——包括针灸、指压按摩、生物反馈疗法和按摩，都有助于缓解头痛（参见第81页）。

对于窦性头痛。 试试吸入蒸汽、打开冷雾加湿器、多喝水、经常用盐水滴鼻器或用生理盐水冲洗来刺激鼻孔，这些都可以帮助疏通引发头痛的阻塞。同时，为了缓解窦性头痛，还可以在疼痛部位交替进行冷敷和热敷，通常敷在眼睛上部或眼部周围、脸颊及额头处，每天四次，每次10分钟，每30秒交替一次。如果伴有发烧或疼痛持续，请医生检查是否由鼻窦感染引起，这在孕期很常见。

对于所有类型的头痛。 首先有个坏消息：布洛芬（雅维、止痛药美林）都不能在孕期使用。但也有个好消息：对乙酰氨基酚可以快速缓解头痛，孕期偶尔使用是安全的（请医生推荐合适的剂量）。没有医生的指导不要服用其他任何镇痛药，包括非处方药、处方药或中草药。

通常，治疗头痛的最好办法就是预防。如果有其他无法解释的症状持续几个小时以上，反复发作，并伴有发热、视觉模糊或手脸浮肿，应立即通知医生。同样，一旦你怀疑自己有偏头痛，也应该立即告知医生。

"我有偏头痛症状，听说这在怀孕期间会更频繁地出现，真的吗？"

有些孕妇在孕期经常发生偏头痛，而另外一些幸运儿则发现偏头痛现象减少。有些孕妇会出现周期性偏头痛，而有人一次也没有发生过，原

预防头痛

想预防痛苦的孕期头痛？试试下面这些建议：

放松。 孕期的你可能非常焦虑，经常会出现紧张性头痛。降低压力水平就可以减轻头疼。试试冥想或孕期瑜伽来获得内心的平静。

获得足够的休息。 孕期会让你高度疲劳，特别是最初的 3 个月和最后的 3 个月。此时，注意保证充分的休息时间，可以帮助预防头痛，但注意不要睡得太多，睡眠过多同样会引起头痛。

寻求安静与平和。 噪音会使你头痛，尤其很多准妈妈对声音格外敏感。一定要避开吵闹的场所（商场，吵闹的聚会，喧哗的餐馆）。如果你的工作特别吵，跟老板商量能不能让声音小点，或者调换到一个稍安静点的区域。在家的时候，把电视和音乐的声音调小一点，在车里也是。

规律饮食。 避免低血糖引发的饥饿性头痛，最好的办法就是保证规律饮食，不要空腹。在随身的包里放一些高热量的零食（比如全谷类饼干、燕麦条、干果等），还要记得在汽车的后备箱、办公室的抽屉里也放一些。家里也要储备充足的食品。

防止憋闷。 温度过高、充满烟雾或空气不流通的房间会使人头痛——对准妈妈更是如此，因为孕妇的体温本身就比较高。尽可能避免憋闷的环境，如果实在无法避免，就不时到户外散步，呼吸新鲜空气。当你知道要去比较憋闷的地方时，尽量穿几层衣服，需要的时候脱下一些，这样可以舒服点，甚至可以消除头痛。由于身体原因出不了门？那就把窗户打开。

调换灯光。 花点时间检查一下你周围的环境，尤其是灯光。有些孕妇发现，像灯光等环境因素也会引发头痛。把太亮的灯泡换成荧光灯或 LED 灯，或者换一间有窗户、采光好的房间，也会有所帮助。如果客观条件不允许，就尽量多找机会出门，呼吸新鲜空气。不要总盯着屏幕看，看太多电子产品也会引起头疼。

身体直立。 低头看书或做其他工作（例如给宝宝织毛线袜）的时间太长也会引起头痛，平时要注意姿势。

因目前还不清楚。

如果你曾经有过偏头痛症状，可以问问医生哪些药物孕期服用比较安全，这样才能做好准备在偏头痛突然来袭时有备无患。如果知道引发偏头痛的原因，要尽力避免。压力、巧克力、乳酪及咖啡,这些都是最常见的病因。在偏头痛的最初症状出现后,应立即采取措施,看是否能避免疼痛全面爆发。以下几种方法可以尝试:用冷水洗脸,或用凉毛巾、冰袋冷敷;闭上眼(打盹儿、冥想、听音乐),在幽暗的房间里躺一会儿;也可以尝试一下生物反馈疗法、针灸等辅助疗法(参见第 81 页)。

妊娠纹

"我很害怕出现妊娠纹,这可以避免吗?"

没有人喜欢妊娠纹。但怀孕时想摆脱妊娠纹还真是不容易。怀孕时,大部分孕妇的胸部、臀部或腹部都会出现粉红色或红色(有时候为紫色)的锯齿状细纹,有时还伴有瘙痒。

出现妊娠纹是由于皮下支撑性结缔组织的扩张超出了皮肤伸展的极限。皮肤弹性较好的孕妇(遗传、多年来良好的营养状况和运动习惯)很大程度上可以避免妊娠纹出现。你可以把自己的妈妈作为镜子:如果她怀孕时皮肤一直保持光滑细腻,没有出现妊娠纹,你可能也不会受影响;如果妊娠纹毫不留情地爬上了她的皮肤,你很可能也会出现同样的情况。

如果增重能保持稳定的速度和适当的数量,你就可以在很大程度上预防妊娠纹出现,或减少可能出现的妊娠纹。通过良好饮食(特别是富含维生素 C 的食物)提高皮肤弹性也有效果。虽然还没有任何证据证明哪种预防措施在抗击妊娠纹方面有明显效果,但恰当地使用护肤霜没坏处。很多人上班前都会在身上涂抹一些,它可以防止妊娠纹出现时引起的皮肤干燥和瘙痒。让伴侣帮你涂在肚子上,这肯定会很有趣(宝宝也很喜欢这种按摩)。

如果你不可避免地出现了妊娠纹(多是红色条状),也不要担心,分娩后这些妊娠纹会逐渐变浅,最后变成银色。当然,你也可以和皮肤科医生讨论一下产后能不能用激光或维 A 酸治疗,使其看起来不太明显。要以自豪的心态看待自己身上的妊娠纹,那也是为人母的标志之一。

孕早期的体重增加

"我怀孕快 3 个月了,体重却几乎没有增加。"

很多女性在孕期最初几周很难增加体重——部分女性甚至会体重下降。这主要是由于孕期晨吐症状及其他一些原因,比如怀孕前就有些超重,不需要这么早增加体重。幸运的是,大自然在保护宝宝方面很有一套,即使你恶心到吃不下任何有营养的东

191

西，宝宝也可以正常发育。体积很小的宝宝营养需求也非常小，也就是说，即使你的体重有所减轻，也不会对宝宝造成多少不良影响。

然而，一旦进入孕中期，情况就不一样了。这时，宝宝越来越大，发育工程正轰轰烈烈地展开，所需的营养和热量日益攀升——你需要开始稳定地增加体重了。

现在开始好好吃饭也不晚。从第4个月开始严密观察体重，确保以合适的速度增长（参见第181页）。如果增重仍然有困难，试试以恰当的方式进一步提高营养摄入的标准（参见第91页）。另外，也可以尝试每天多吃几餐：不要错过每天的正餐，在正餐之间可以吃几顿点心。如果你每次吃不了多少，采用一日六餐来代替传统的一日三餐。将沙拉、汤、容易填饱肚子的饮料等放在主菜之后吃，以免削弱胃口。可以享受一些高脂肪（健康脂肪）的食物，例如花生、瓜子、

两个人的身体艺术

想去文身店做"辣妈文身"？一定要三思而后行！虽然文身用的墨水不会直接进入血液循环，但每一次针刺都很容易引起感染，为什么不把这种风险推迟到宝宝出生之后呢？

另外还有一些推迟文身的理由：现在你处于孕期，身体两侧看起来对称的图形会在产后恢复身材后变得不对称甚至扭曲。所以从现在开始，不要再往皮肤上加图案了，等到宝宝断奶后再行动吧。

如果身上已经有了文身，没问题，安静地坐下来观察它扩大吧。如果是后背下方有文身，你可能担心它会影响到硬膜外麻醉的实施。不过只要文身已经干透，伤口愈合了，就不会有风险。也不用担心乳房甚至乳头附近的文身，它们不会影响母乳喂养。

孕期用颜料在身体上彩绘如何？如果颜料是从植物里萃取的，在身体上停留的时间不长，应该问题不大。但在使用中还应该注意几个要点：确保使用的颜料是纯天然的，而不要使用那种可能引起皮肤过敏的化学物质——对苯二胺的颜料（会在皮肤上留下黑印），同时要仔细阅读颜料的说明书。为了安全起见，使用前咨询医生。

孕期的皮肤格外敏感，所以你很可能会对染料产生过敏反应——哪怕是曾经用过且证实安全的产品也是如此。为了测试你对某瓶染料是否过敏，可以取少量涂抹在局部皮肤上，观察24小时后是否有反应。

牛油果及橄榄油。但是不要在食谱中添加太多垃圾食品，它们更容易变成屁股和大腿上的肥肉，而不是让你的宝宝茁壮成长。

"我现在怀孕11周，但是体重已经增加了近6千克。该怎么办？"

首先，不要惊慌。很多女性在孕早期结束时发现，短短3个月体重就增加了4千克甚至更多，这是因为她们只在字面上理解了"为两个人吃饭"这句话。事实上，你虽然是在为两个人吃饭，但另一个人非常小。有些女性体重增加过多是因为受到了恶心的困扰，吃了大量高热量食品（冰激凌、意大利面、汉堡等）。

不管你是哪种情况，在孕早期的3个月里多长一些体重不算什么。这些体重不能完全用来抵消后面6个月的增重需求。宝宝需要稳定的营养供给（特别是在孕中期和孕晚期，宝宝正在快速发育），所以减少后期的热量摄入很不明智。但你可以通过密切关注自己的体重等方式在后几个月严格控制增重。

和医生一起制订一个孕程中后期的增重计划。即使你孕期每周都会增重0.5千克，也不能最后发现自己增重超过了16千克，这超出推荐范围太多了。翻到第4章，学习孕期饮食的相关知识，更健康地为两个人吃饭，

男孩？

又觉得饿了吗？当你离孕中期越来越近时，会注意到自己丧失了近6个星期的胃口逐渐回来了。如果生活很有规律，而你又一次挺着肚子走向了冰箱，可能真的怀上了一个小伙子。研究表明，怀男宝宝的准妈妈比怀女宝宝的准妈妈更能吃——这也解释了为什么一般男宝宝的出生体重会大于女宝宝。如果你每天都想吃个不停，也许就是怀了个男孩。

而不是生了宝宝之后发现自己的体重是比怀孕前多了20千克。通过高质量的饮食高效增重，不仅可以让增重工作更容易，也能让增加的体重在产后更容易减下去。

早显怀

"为什么还在孕早期，我就已经显怀了？"

大肚子的到来比你预期的早很多？这是因为每个人的肚子都不一样。有的人直到孕中期肚子还平平的，而有的人不等验孕棒风干，肚子就圆了几分。早显怀可能会引起一些担心（"如果我的肚子现在就这么大，几个月以后会变成什么样子？"），但也可

能让你欢欣鼓舞，毕竟它明确地告诉你，肚子里的确有一个宝宝。

早显怀的原因很多，以下是常见的几点：

● 腹胀。胀气很可能造成肚子变大。肠道运动也可能会使肚子看起来变大了。如果你有严重的便秘，那么胃胀也会让肚子变大。

● 体重增加。毫无疑问，摄入热量越多，体重就越有可能快速增加，腰围也会不断变粗。

● 身材小巧。如果你怀孕时身材瘦小，一旦肚子里有了宝宝，哪怕他还非常小，你的子宫也将无处可藏。

● 肌肉组织少。与腹部肌肉组织紧实的女性相比，腹部肌肉松弛的女性更容易显怀。她们在孕中期还没有到来时，肚子上的肌肉已经开始伸展，于是早早就露出端倪了。

早显怀可能是因为怀了多胞胎吗？不太可能。多胞胎是通过早期超声来发现，而不是肚子大小。

家用多普勒胎心仪

想买一个不太贵的产前"胎心仪"？这样在家也能听到宝宝的心跳了。如果真的能听到宝宝的心跳声，的确能给生活带来很多乐趣，也可以缓解压力，让你好好入睡。不过这些仪器虽然比较安全，却没有医生使用的专业——一般在怀孕5个月之前都听不到胎心。在此之前使用这些仪器，你可能只听到一片寂静，而不是连续的心跳——这往往会造成不必要的心理压力，让你无法好好休息。

即使在孕晚期，这种家用胎心仪也不可能每一次都帮你了解宝宝的位置（宝宝的位置或角度不好很容易听不见，可能会听到血液流进胎盘的声音而误以为是胎儿心跳声）。一些应用软件利用手机的麦克风来听子宫内的声音更是如此——即使在孕晚期它们也是出了名的不可靠。而当你费尽心力听到了宝宝的心跳，你对应用软件读数的理解也不一定准确，也许不能分辨宝宝的心率变化，更不太可能知道它预示的问题；或者这些读数与平时检查时的读数完全不一样，让你产生不必要的担心。

还是忍不住想要一台自己的胎心仪？购买前最好先征求医生的同意，美国食品药品监督管理局把它们认定为"处方仪器"，只有在医学专家的指导下才能使用。记住，一分钱一分货，你可能买不到期望中的东西。

听胎心

"朋友在怀孕10周时就听到了胎心。我比她早怀孕1周,但医生至今没有听到宝宝的心跳声。"

宝宝的心跳无疑是每一个准妈妈(和准爸爸)耳朵里最美妙的音乐。即使你已经通过早期超声检查看到了宝宝的心脏搏动,但在医生诊室里通过多普勒仪听到宝宝心跳的那一刻,也会前所未有地激动。多普勒仪是一种手持超声设备,通过一种特殊的传感器将肚子里的信号放大。

虽然有些幸运的父母可以在怀孕10~12周就听到宝宝的心跳声,但并不是都如此。影响听到胎心的因素很多,包括宝宝的位置、胎盘的位置、子宫的位置(还有你肚子上的脂肪层)等。当然,如果怀孕日期计算出现误差,也会造成你还听不到胎心。

到第14周,你肯定能听到宝宝奇妙的心跳声,这会让你非常开心。如果担心,可以让医生安排超声检查。超声波可以捕捉到多普勒仪由于某种原因无法听到的心跳声。

当你听到胎心时,要仔细倾听。你的正常心率是每分钟100次以下,而宝宝的心率孕早期为每分钟110~160次,孕中期为120~160次。不要将宝宝的心率和朋友宝宝的心率比较,每一个宝宝的心率都不一样。

从第18~20周开始,用普通的听诊器就能听到胎心。

性欲

"自从怀孕后,我一直很兴奋,好像总是欲求不满,这正常吗?"

感觉自己的身体散发着热气?你真是很幸运。很多女性的性欲在孕早期就戛然而止了——怀孕症状抑制了性本能,变成了冲向卫生间的冲动。而少数女性与你一样,会对性生活充满渴望。你应该感谢体内的激素和骨盆区域增多的血液循环,让你感觉非常舒服,很想与爱人亲昵一下。另外,你的乳房比以往任何时候都大,曲线比任何时候都美……种种因素会让你觉得自己是个性感辣妈。而且,这还是你第一次可以放心大胆地做爱——不用很扫兴地跑到卫生间去戴上子宫帽,或者用排卵试纸算是不是处于排卵期。这种快乐的感觉通常会出现在孕早期,也就是激素分泌达到峰值的时候,而且极有可能持续到分娩后。

性欲升高是正常的,不用担心或愧疚。如果你的性高潮比平时更频繁或程度更剧烈,也不用惊奇或担心;当然,如果你是第一次出现性高潮,就更值得庆祝了。只要医生同意你们做爱(以合适的方式),你和伴侣一定要抓住机会,在肚子还没有形成障

性生活

性欲——你和伴侣的性欲——在整个孕期都将起伏不定。下面这些情况可能是你在期待一场美妙的性爱时没有预料到的：

她总是性致满满。有些女性怀孕后，性欲会非常难以满足。因为怀孕后，她的生殖器在激素和血液的作用下变得肿胀，导致皮下神经兴奋。其他身体部位也会肿胀：乳房、臀部，让她比以前更有女人味，也更性感。只要医生允许，性爱是安全的。所以，时刻准备着，一旦她有性致，就可以大胆做爱。一定注意遵循她给你的暗示，尤其是孕期。如果她很有性致，可以慢慢引导她，但如果医生不允许做爱，就不要冒险。

有些女性在9个月的孕期里都有性欲，但并非人人如此。有的女性要到孕中期才开始出现性欲，另一些可能会到孕晚期。所以准备好，注意观察妻子的情绪变化：她有时会在60秒内突然性欲高涨，却很快没了感觉。记住，在孕中期和孕晚期，随着她的身体越来越圆润，性爱也将更具挑战。

她总提不起性趣。身体与心理的诸多因素都会影响性欲。孕期症状可能会浇灭她的欲望（尤其在遭受背痛、脚踝肿胀、乳头疼痛种种困扰的时候），也许她在为自己发胖而苦恼，也许她一直忙于考虑宝宝的事情，还没有搞懂要如何平衡好妈妈和妻子这两个身份，又或者她只是不想被触碰，仅此而已。

她不在状态时，不要介意，下一次再尝试。在等她恢复状态期间，所有的尝试都是准备。接受她的每一个理由："现在不行"、"不要碰我"，并要给予她理解的微笑和拥抱，让她知道你爱她——即便她不能顺从你的需求。记住，现在她的脑子很乱（身体也是），性爱不是她现阶段最重要的事情。同时，不要急于实施你的做爱计划，多创造一些浪漫、交流机会。这不仅能让你们更亲密，更是一种催情剂。不要忘了经常对妻子说，你觉得怀孕的她是多么性感迷人——女人的直觉或许真的很准，但她们不懂得读心术，大声说出来吧！

你没有性致。准爸爸和准妈妈一样，在怀孕期间涉及性生活时会有各种各样的反应，所有的反应都是正常的。现在导致你性欲下降的原因很多：或许你和妻子同样为怀孕煞费苦心，使性生活变成了艰巨的工作；或许你太关注宝宝，太关注自己将要成为父亲的事实，使性生活退居其次；或许妻子身体上的变化让你有些难以适应；或许你害怕性生活会伤害到妻子或宝宝，把性欲隐藏了起来；或许你觉得这难以接受——因为从来没有和一个"妈妈"做爱的经历；或者也可能只是一些奇怪的因素打败了你：担心会碰到宝宝。准爸爸自身的激素变化也可能影响到性欲。

以上矛盾情绪更会让你得到错误的信号：你觉得是她不感兴趣，所以潜意识里收起了自己的欲望。而她以为是你不感兴趣，所以才浇灭自己的欲望。

不要过于关注性生活的次数，而应该关注质量，次数少也能让人满足。你会发现其他方式增加的亲密感可以使性生活更美好，比如握住对方的手，出其不意的拥抱，互相吐露心事——这些都可以让你们更有性致。当你们的心理和生理状态都调整好了，你的性本能可能会突然爆发。性欲的降低可能会持续9个月甚至更长时间。但即便是那些孕期没有好好享受性生活的夫妻，也会在生完宝宝后开始和谐愉快的性生活。所有变化都是正常的，也是暂时的。

定期浪漫一下（好好做一桌晚餐，享受烛光晚餐）。去买鲜花与性感睡衣，给她个惊喜。提议一次星光下的漫步，递给她一杯热巧克力，然后紧紧拥抱她。与她分享你的想法和恐惧，鼓励她说出自己的想法。经常拥抱和亲吻，在等待双方激情燃烧之前一直保持温暖的氛围。

确保妻子清楚，现在你的冷淡表现是正常的，不论是身体或者情绪方面都不是她的问题。孕妈妈可能会对自己变形的身材丧失信心——尤其随着增重幅度的增加。让她知道，她比以前任何时候都迷人，你对她并没有失去性趣。

想知道更多高效享受性生活的窍门，参见第271页。

碍之前尝试一些新体位。最重要的是，在你还能享受的时候（产后性欲会下降很多），一定要好好享受一下两个人的亲密游戏。更多关于孕期性生活的信息，参见第271页。

"我所有的朋友都说她们在孕早期时性欲很强，有的人还第一次甚至多次出现性高潮，我为什么没有感觉呢？"

怀孕期间，生活的方方面面都会发生变化，性生活也不例外。你肯定已经注意到了，激素在你的体能和情绪方面起着重要作用，对性欲也有重

心率和性别

心率能不能为怀的是男宝宝还是女宝宝提供一些线索？很多新晋妈妈甚至一些医生会告诉你，心率在 140 次／分以上的是女宝宝，140 次／分以下是男宝宝，但研究证明心率和性别之间并没有关系。通过心率来猜测宝宝性别是一件很有意思的事情，至少你有 50% 的正确率——但千万不要依据这个来布置宝宝的房间！

要影响。但激素对每一个人的影响都不同，对有的人是一盆热水，对别人可能是一盆冰水。有些女性过去从未出现过性高潮，或者对性没什么感觉，怀孕时却突然体验到了。还有些女性，过去性欲很强，也容易获得高潮，怀孕后却突然对此毫无兴趣。如果激素使你激情燃烧，但是孕期症状（恶心、疲惫、乳房触痛等）从中作梗，可能产生窘迫感、负罪感或快感，这些都是正常的。

不管怎样，最重要的是认识到，怀孕期间你和爱人的性欲都难以捉摸，你可能今天性欲很强，明天就没感觉了。要相互理解，开诚布公地交流，保持幽默感。记住，很多在孕早期丧失"性趣"的女性，到了孕中期就恢复了正常，所以，坦率一点，如果热情高涨，也不要过于惊讶。你或许会想试试第 273 页的建议。

性高潮后的痉挛

"我在性高潮后会出现腹部痉挛现象，这正常吗？会不会有什么问题？"

不要太担心——也不要因此就放弃享受性爱。性高潮时或高潮后偶尔出现痉挛（有时还会伴随背部疼痛），这在正常的低危妊娠过程中很常见，也不会有什么危害。痉挛可能是源于生理因素（怀孕期间骨盆区正常增加的血液、性欲产生时和高潮时性器官充血，以及高潮过后子宫的收缩共同作用的结果），也可能源于心理因素（一种常见而又毫无根据的担忧——害怕做爱会伤害宝宝），还有可能是生理和心理因素共同作用的结果。

换句话说，腹部痉挛并不代表你享受性生活的时候伤害到了宝宝。事实上，除非医生有特殊建议，否则在孕期做爱和高潮是完全安全的。如果觉得这种痉挛让你不舒服，可以让爱人按摩背部下方。这样不仅可以减轻痉挛症状，还能缓解引起痉挛的肌肉紧张。部分准妈妈还可能在做爱后出现腿抽筋的现象。

工作期间怀孕

如果你怀孕了，又是全职工作，

负担将成倍增加。你可能像表演分身术一样，从医院出来又要参加客户会议；刚冲进卫生间，马上又要奔往收发室；商务午餐还会偶遇晨吐；告诉你最好的同事这个好消息（她会和你一样激动、高兴），也要告诉老板（他可能没那么开心）；一方面要过得健康、舒适，另一方面又要充满激情和进取心；一边为宝宝的到来做准备，一边为产假交接工作做准备——从早上9点到下午5点，你会忙得不可开交。下面是一些能帮助上班族准妈妈的小技巧。

什么时候告诉老板

在犹豫什么时候走到老板的办公桌前告诉他你怀孕了？当然，没有一个放之四海而皆准的"最佳时机"（肯定不应该等到肚子大得大家都能看出来再揭晓谜底）。何时做出这个决定很大程度上取决于你们公司的氛围（是否如家人一般亲密友好），也取决于你的感觉。以下是应该考虑的一些因素：

孕期症状和显怀程度。如果待在卫生间晨吐的时间比坐在办公桌前工作的时间还要长，孕早期的疲惫感令你清晨无法起床，或者已经大腹便便再也不能搪塞说是早饭吃多了，你就不能再保密了。尽早发布消息要比等到老板（以及办公室中的其他人）自己得出结论更合适。但如果你感觉一切都很好，轻易就能把腰带扣入原来的孔眼，就可以迟一点再宣布这个消息。

从事何种工作。如果工作环境会对你或宝宝产生危害，发现自己怀孕后就要马上说出来。最好尽快要求调动或换一个岗位。

工作进展如何。职场女性宣布自己怀孕后可能会比较不幸也不公地遭遇各方面的质疑。（她怀孕后还有精力工作吗？她花在工作上的时间多，还是花在自己肚子上的时间多？她会弃我们的团队于不顾吗？）所以，如果你可以证明自己在怀孕期间同样能富有成效地工作（写完一个报告、完成一笔交易、赢得一个案子、想出一个好点子）之后再宣布自己怀孕，就可以消除大家的这些疑虑。

公司是否要进行业绩评估。如果你担心怀孕这个消息会影响到即将到来的业绩评估或调薪，就等到评估结果出来后再公布怀孕消息。要证明自己只是因为怀孕所以没获得升职加薪是很困难的。

同事是否会乱传消息。你的同事喜欢议论别人，那你要小心了。如果在宣布怀孕之前，老板已经从其他途径知道你怀孕了，除了要处理有关怀孕的问题，还要处理老板的信任问题。一定要确保老板是第一个知道你怀孕的人，至少要保证你先告诉的那些人

繁忙的多线程工作

即使家里现在没有宝宝需要照顾，平衡家庭和工作的关系也需要付出很大努力。尤其是孕早期（各种讨厌的孕期症状会让你筋疲力尽）和孕晚期（不少事让你分心）。多种工作完全可能打败你——需要应付工作和家庭两方面的事务。下面这些技巧也许不能帮助你处理好所有事务，却能让你在孕期更好地平衡工作和家庭：

● 巧妙安排。在休息日（或者在工作日的午休时间）和医生预约好所需的超声检查、验血、糖耐量实验等，因为工作日你会很疲惫，容易忘掉某件事。如果需要在某个工作日去医院做检查，一定要向老板说明情况，并做好记录，以免有人以此为借口控诉你偷懒旷工。如果有必要，可以请医生帮你开一张假条或诊断证明、就诊记录，将它交给老板或人力资源部的相关负责人。

● 防止健忘。如果觉得自己的脑细胞最近退化得厉害，可以归罪于激素分泌，但也要防止记忆力的明显下降影响到工作。确保自己不会忘记任何会议、商务午餐会谈，以及中午需要打的拜访电话。你需要给自己写一份备忘录（便利贴是上班族准妈妈最好的朋友），或随身携带一个笔记本电脑。

● 知道自己的极限，不要挑战它。

现在绝对不是额外做很多志愿工作或花时间在琐事上的时候。注意整理思路：看看自己需要做什么，实际上能完成什么，不要让自己筋疲力尽。为了避免被工作打垮，每次只完成一项。

● 大胆说"是"。在你不舒服的时候，坦率接纳同事伸出的援手。不要犹豫该不该接受这些充满爱心的帮助，也不要害怕欠人情，也许有一天会把这份人情还回去，他们也会有需要你帮助的时候。

● 适时充电。当发现自己在情绪上有些支撑不住（再坚强的人也有流泪的时候，尤其在孕期），可以出去散散步，躲到卫生间休息一会儿，放松地深呼吸几次以让头脑清醒，甚至放纵自己享受一段孕妈的疯狂时光——你有权利这样做。

● 说出自己的感受。不仅因为你是一个正常人，还因为你怀孕了。不可能做完所有事情，而且都做好。如果现在从枕头上抬起头都困难，远离卫生间不可能超过 5 分钟，却发现桌上堆满了各种文件，每项工作都有令人崩溃的最后期限——不要惊慌。告诉老板你需要更多时间，或者寻求其他帮助。不要过于苛求自己，也不要让别人鞭策你。你不是懒惰或能力不足，只是怀孕了而已。

不会泄露秘密。

公司的相关政策。尽量揣测老板对怀孕和家庭的态度。你可以询问之前生过宝宝的同事,询问时要谨慎些。如果公司有相关政策,可以查询一下有关怀孕和产假方面的说明。和公司人力资源部或者负责员工福利的同事悄悄谈一谈。如果公司支持妈妈或怀孕女性,就可以早点宣布怀孕这个消息;反之,就要对可能出现的结果做好应对准备。

公布消息

一旦决定公布怀孕的消息,可以通过以下措施达到更好的效果:

做好准备。在决定公布消息之前,一定要做好足够的调研工作。认真学习公司关于产假的所有规定。一些公司提供的是带薪产假,有些公司提供的是无薪产假,还有的公司可能允许你把产假、病假、年假连在一起休。

了解相关权益。有些地方政府颁布了平等对待劳工的法律,以保护孕妇不受歧视。一些对女性友好的公司在妇女权益方面也比较超前,已经有了突破性举措,比如为新手爸妈提供带薪假期。

制订详细计划。高效工作一定很受欢迎,但也给其他人带来了不同程度的压力。公布消息之前,可以为自己准备一份详细的计划,包括:你

还可以工作多久,产假需要休多长时间,是否能在休假前完成自己的工作,如果工作无法完成如何交接给别的同事。如果生了宝宝之后需要暂时以兼职的形式上班,现在就应该提出来。列出这样一份详细的计划可以避免忘记细节,也可以提高工作效率。

选择恰当的时机。不要在出租车上、开会途中等不恰当的时候告诉老板你怀孕的消息,更不要在周五晚上老板一条腿刚迈出公司大门时突然宣布。和老板认真地谈一下,你需要和他单独约时间,这样不会太匆忙,也不会分心,挑一个你觉得压力较小的时间。如果突然发生了异常情况,导致和老板关系紧张,就要把这个时间延后。

强调积极方面。公布消息时不要满怀愧疚和抱歉。相反,要让老板知道你不仅因为怀孕而高兴,更对自己完成工作的能力、责任感都很有信心,你已经计划周全,可以很好地平衡工作和生活方面的所有事情。

灵活处理(但不要底气不足)。带上你的计划,开诚布公地谈判。如果和老板交涉后需要改变计划,可以做一些折中的妥协。不过,心里要有一个底线,并坚持到底。

以书面形式记录。一旦你们已经定下了孕期休假和工作安排的细节,最好以书面的形式记录清楚,以免将来造成不必要的疑虑和误解。(例如,

"我从没那样说过……"）

永远不要轻视为人父母的权利。如果公司不像想象中那么有人情味，你可以考虑与其他做父母的同事联合起来要求更好的待遇。确保其他人可以得到相似的福利和待遇，可以帮他们照顾家里有病的配偶、亲人等。这样还可以促进公司内部的团结，而不会导致分裂。

工作中保持舒适

整天遭受着恶心、疲乏、背痛、头痛、关节肿胀、膀胱漏尿等症状的困扰，想舒适地享受孕期的确非常困难。如果工作要求你必须一直坐在办公桌前，或是用肿胀的双脚一直站着，经常弯腰，或者提拿重物，孕期将会更不舒服。想在工作中保持舒适，请遵循以下原则：

● 衣着得体而舒适。不要穿太紧的衣服或袜子，这可能会影响血液循环。也不要穿鞋跟太高 / 太平的鞋子（以 5 厘米高的粗跟鞋为宜）。选择专为孕妇设计的长裤，可以避免及改善一系列怀孕症状（比如下肢水肿、静脉曲张），特别是每天需要长时间站立的女性。考虑到你的体形越来越大，或许托腹带会是你的最爱。

● 观察自己的"天气"变化。不管居住的城市天气如何，办公室温度如何，你最需要的天气预报应该是体内变化不定的体温预报。如果你一会儿大汗淋漓，一会儿又冻得发抖，最需要的装束应该是层叠的搭配——不同的气温环境都有一层合适的衣服。在零度以下的天气里只穿一件高领羊绒毛衣？千万不要这样，除非毛衣下面还穿了一件轻薄的打底衫。一旦激素使你热气蒸腾，可以把厚毛衣脱掉。另外，即使你平时穿一件 T 恤就很暖和，也必须备一件外套放在办公室，这段日子体温很容易变化。

● 解放双脚。如果工作需要你长时间站着，尽可能找机会多坐一会儿（好抬起双脚），或经常四处走动一下。如果可行，站着时把一只脚放在矮凳上，屈膝站立，以缓解背部压力。双脚交替这样做，也可以让它们轮流放松一下。

● 抬高双脚。桌子下面放一个纸箱、废纸篓或其他结实的物体可能会有帮助（参见第 256 页）。

● 休息一会儿。坐久了就站起来四处走走；站久了就坐下来抬高双脚。如果工作中有小小的空当，可以去沙发上躺一躺，休息一下。做一些伸展运动，拉伸一下后背、双腿和肩膀。以下伸展练习记得每小时至少做一次（最好是两次），每次持续 30 秒：将双臂抬高，高过头部，十指相扣，掌心朝上，尽力向上拉伸，想象自己马上就要碰到天花板；接下来，将双手平放在办公桌上，后退几步弯腰，

腕管综合征

如果每天都在敲键盘，你可能对腕管综合征这个词不会感到陌生。这个大家熟知的上班族常见病，会引起手部疼痛、麻木，尤其常见于经常用手进行重复性工作的人群，比如打字、按计算器、操作电脑等。但你还要知道一点：孕妇也是腕管综合征的高发人群。即使是很少使用键盘的准妈妈也很容易患病，因为身体组织肿胀压迫了神经。但腕管综合征并不危险，只是让人不舒服而已，特别是在工作时。你可以尝试多种治疗方法，让情况有所好转：

● 升高办公椅，让手腕可以垂下来放在办公桌上，保证打字时手腕比手指高。

● 换一套更符合人体力学的键盘（有腕托的）和鼠标，这样可以让手腕得到休息。

● 打字时可以戴护腕。

● 操作电脑时注意间隔一段时间就休息一下。

● 晚上可以用凉水浸泡手腕以减轻水肿。

● 问问医生有没有其他治疗方法，包括服用维生素 B_6、针灸或止疼药。

更多建议，参见第 287 页。

伸展你的背部；最后，坐下来转动脚踝。试试看你能不能摸到自己的脚趾，这可以缓解脖子和肩膀的压力。

● 调节办公椅。感到后背疼痛？在椅子上加一个靠垫，可以给腰部一些额外的支持。感觉屁股疼？那就加一个柔软的坐垫。腰不舒服？那就每小时站起来走走。如果办公椅开始向后倾斜，可以考虑把椅背向前调，但要给你的肚子和办公桌之间留出足够的空间。如果肚子太沉，可以戴个托腹带。

● 经常去饮水机那里走走。不是为了去听一些小道消息，而是要随时保证水杯装满水。或者在办公桌上放一个水壶。每天饮水超过 2 升可以消除包括水肿在内的很多孕期症状，还可以预防尿路感染。

● 不要憋尿。及时排空膀胱（至少要每两小时去一次），可以帮助你预防尿路感染。一个有用的策略：每小时去一趟卫生间，不管你有没有尿意。如果习惯了不等尿急就去厕所，感觉会非常舒服。

● 照顾你的胃。不管工作有多忙，作为一个准妈妈，最重要的工作职责是照料好你和宝宝。所以应该做好相应的计划：一日三餐要保证营养，另外再吃两顿点心。还可以把一些会议或约会改成工作餐（保证你有权决定吃什么）。你应该在办公桌或包里准备一些营养食品，如果公司有冰箱，在冰箱里也准备一些。翻出家里的便当包——也许它们看起来不够美观，却可以在时间紧张时喂饱你和宝宝。

● 注意体重。确保工作压力或不规律的饮食不会影响你的体重正常增加，不会让你增加太多。

● 常备牙刷。如果你现在有晨吐症状，可以在每次呕吐后立即刷牙以清洁口腔，保持口气清新、呼吸清爽。漱口水也能帮助清洁口腔，还可以缓解唾液分泌过多导致的口腔干燥现象。

● 提拿东西时要小心。注意姿势，避免拉伤背部（参见第251页）。

● 注意呼吸健康。远离吸烟区，香烟产生的烟雾不仅对宝宝有害，还会增加你的疲劳感。

● 偶尔放松一下。压力太大对你和宝宝都不好，应该利用休息时间尽量放松。可以戴上耳机听音乐，闭上眼睛沉思，或做做白日梦，做一些伸展活动，用5分钟在公司大楼周围散散步。

● 听从自己身体的指挥。如果感觉疲劳，就放慢速度。

工作中确保安全

有一个对必须全职工作的准妈妈非常棒的好消息：大部分工作都不会影响尚未出生的宝宝。但还有很多工作相对更安全，更适合准妈妈。通过采取合理的预防措施或修改工作职责范围，可以很大程度上避免多数孕期问题（可以根据个人情况咨询一下医生，看他对你的工作有什么建议）。

办公室工作。所有熟悉办公室工作的人都很清楚那种脖子僵硬的疼痛，还有背痛及头痛的感觉——种种不适让本来就浑身不舒服的孕妇更加难受，不过对宝宝没什么危害。如果你每天大部分时间都是坐着办公，应该经常抽空站起来舒展一下筋骨，围着办公桌走几圈。坐在椅子上也可以伸展胳膊，活动脖子、肩膀，把双脚抬高一点减轻水肿（在桌子下面备一个小箱子或小凳子），靠背处加一个垫子支撑腰部。

电脑显示器和笔记本的信号对孕妇都没有危害。更应该担心的是大量身体上的不适，比如在电脑前工作太久对腕部和胳膊造成的压力，导致眩晕、头痛等。为了减少这些不适，可以选择高度适合的椅子，并用增加靠垫的方式支撑背部。将显示器调节到合适的高度；上缘应该和你的眼睛保持水平，距离眼睛约一臂远。使用更符合人体力学的键盘（带有腕托），其设计可以减少患腕管综合征的概率（参见第203页）。把手放在键盘上时，应该保证手指比手腕低，小臂和地面平行。

医疗保健工作。保持健康是每个医疗保健从业人士的首要任务，尤其当你要为两个人保持健康时更要注意。有些潜在的危险可能会对你和宝宝不利，例如要避免接触用给仪器消毒的化学物质（环氧乙烷和甲醛）、抗癌药，也要避免感染（如乙肝和艾滋病）及电离辐射（在疾病诊断和治疗阶段使用）。大多数操作低剂量X射线诊断设备的技术人员不会接触到危及人体的辐射水平。但建议操作高剂量放射设备的育龄女性监测自己的每日辐射量，确保一年里累积的辐射量不会超出安全范围（大部分关注健康的专业人员都会随戴着辐射监测仪）。

制造业。如果你在工厂或生产车间工作，需要操作一些危险的大型机器，考虑和老板商量一下孕期暂时调你到其他岗位。也可以联系该设备的制造商，请对方提供关于产品安全性的更多信息。一个工厂对于孕妇的安全程度取决于工厂需要制造的产品类型，而且很大程度上与工厂负责人的责任意识有关。

高强度的体力工作。工作中如果需要提拿重物、重体力劳动、长时期轮流值班或持续站立过久的要求，很容易增加早产的风险。如果你属于这种情况，从第20～28周起，要求调换到体力要求不那么高的岗位，一直到分娩及产后恢复后（参见第207页）。

精神压力大的工作。一些工作中严重的精神压力会对员工造成危害，准妈妈更是如此。怀孕的你需要减轻各种精神压力。一个最直接的方法是要求换个工作岗位或早点休产假，但不是每个人都能做到。如果你的收入很高或专业性较强，可能会发现自己离开岗位后压力更大。

可以考虑一些减压方法，包括冥想和深呼吸、规律运动（释放让你感觉良好的内啡肽）、适当休息。如果你是自由职业者（或个体经营者），减少工作量可能不太容易，意识到自己应该休息，就是一大进步。

其他工作。教师、社会工作者等经常接触孩子的人容易接触到一些感染，从而影响怀孕。这些常见感染有水痘、第五病及巨细胞病毒感染。屠夫、肉制品检验人员可能感染弓形虫（但部分人之前已经产生了免疫，对宝宝不会造成危害）。如果你工作的地方属于传播性疾病高发地带，确保已经根据需求接种了疫苗，同时要做好预防措施：经常彻底地洗手，戴上保护性手套和口罩等。

航空工作人员和飞行员在流产和早产方面风险略高（不过目前的研究还证据不足），因为在高海拔飞行时会暴露在太阳的辐射下。可以要求换到短一点的航线工作（因为短距离航线不要求飞机飞到太高，也不用站立过久），或直接要求孕期换到地勤工作。

画家、摄影师、化学家、化妆师、干洗店工作人员、皮草行业从业者、农民、园艺工作者等在工作过程中可能接触多种有害化学物质的，一定要确保工作时戴手套，穿好其他防护性衣物。如果工作中存在可疑物质，要格外当心，你可能需要回避接触化学物质的所有工作流程。

请保持安静！

到怀孕第 24 周，宝宝的内外耳已经发育完全。到第 27 ~ 30 周，宝宝的耳朵已经可以对接收到的声音刺激做出反应了。当然，能传递到宝宝耳朵中的声音非常微弱——因为声音信号要穿过你的身体、羊水等物理屏障，在宝宝那充满液体的小房子里，他的鼓膜、中耳都不能像在空气中一样正常工作。所以你听起来非常大的声音，对于宝宝来说并不明显。

噪音是目前已知的最常见的职业性危害之一，经常暴露于噪音下的成人非常容易出现听力损伤，所以在孕期还是应该避免接触过多噪音。研究表明，长期持续或反复的噪音，特别是低频噪音，会增加胎儿听力下降的可能。长期暴露于持续的噪音下，例如每天 8 小时处于高于 90 ~ 100 分贝的工业制造场所（和站在割草机或电锯旁边差不多），还可能增加早产和宝宝出生体重低的风险。极为尖锐的噪音（150 ~ 155 分贝，想象一下站在喷气式飞机引擎旁边的感觉），也会给宝宝带来类似问题。总的来说，最安全的做法是：避免每天超过 8 小时持续处于 85 ~ 90 分贝以上的噪音环境中（比如大型割草机旁边或交通堵塞的道路）；避免每天超过 2 小时处于高于 100 分贝的噪音环境中（比如电锯、气钻、雪地摩托车旁边）。

我们还需要更多实验才能确定噪音可能造成的影响，但就目前已知的信息，在噪音污染严重的环境和存在强烈震动的环境下工作的孕妇最好暂时换一个环境。这些可能有危险的环境包括：音乐声很大的酒吧、俱乐部、地铁，需要戴上听力保护设备才能进入的工厂（你不可能帮肚子里的宝宝也戴上保护设备）等。同时要尽量避免在日常生活中长时间处于高分贝的噪音环境中：在大剧院听音乐会时尽量靠后坐，坐在露天座位上更好；调小或关掉车载音响；用吸尘器时尽量戴上耳机，不要听着音响做家务。

坚守岗位

打算一直工作到第一次宫缩出现？很多女性都成功地在工作和怀孕之间取得了平衡。然而，有些工作适合准妈妈长期坚守，有些不适合。是否要一直工作到产前，应该根据工作性质决定。如果你主要负责办公室工作，可以一边工作一边养胎，临产时直接去医院。与在家扛着吸尘器和拖把打扫未来宝宝的小屋相比，压力不大的案头工作能让你和宝宝轻松一些。而且，每天1～2个小时走路上下班，不仅没有害处，还对你非常有益（前提是你走路时负担还不太重）。

关于工作强度大、压力大或需要长时间站立的工作，有很多争议。一项研究发现，在妊娠期并发症风险方面，每周站立65个小时的女性并不比那些站立时间较少、工作压力较小的女性高。然而另一项研究表明，那些在第28周之后持续进行高强度劳动、压力较大并长时间站立工作的女性（尤其当家里还有其他孩子），很可能比别的孕妇更容易出现并发症，包括早产、高血压及生下低体重儿。

那么是不是那些站着工作很久的女性应该在怀孕28周之后离开岗位？比如售货员、厨师及餐厅服务员、交警、医生、护士等。如果孕妇自我感觉良好，而且孕期表现正常，医生通常会允许她多坚持一段时间。然而，

一直站到预产期不是明智的做法，从理论上来说，这样导致妊娠期并发症的风险增加，会引起或加重很多孕期不适症状，包括背痛、静脉曲张、痔疮等。

从事某些高危或不稳定工作的准妈妈，最好提前休产假。例如轮班的工作很容易打乱饮食、睡眠的生物钟并加重疲劳。另一种是可能会加重怀孕症状（头痛、背痛、疲劳等）的工作，以及容易摔倒或出现意外的工作。但还是要记住，每个人、每份工作都是不同的。和医生讨论一下，做出最适合你的决定。

换工作

生活中发生着种种变化，现在要你换工作似乎不太合理。但对于准妈妈来说，需要换工作的理由太多了：也许你的老板不是很有人情味，你担心休完产假后很难处理工作上的问题；或许目前的上下班时间太长，工作时间不够灵活或事情太繁杂；也可能你对工作感到厌倦或不满足；还可能很担心目前的工作环境会危害到你和宝宝。不管理由是什么，跳槽之前请先考虑以下几个问题：

● 找工作是一件费时、费力、费心的事，目前正专心孕育宝宝的你缺少的正是这3项。在工作定下来之前，你随时会被叫到各个地方参加面试和

会议（如果你正被孕期健忘综合征困扰，要记住各种有用信息是对记忆力的一场挑战）。开始新的工作需要专心投入（所有人的眼睛都在盯着你，必须格外努力才能不出错），需要足够的体力和责任感。

●跳槽前，你需要反复确认并通过各种渠道核实新工作是否有资料中描述的那么好。要去的公司真的会给你双倍薪水，医疗保险也是以前的两

工作中遭遇不公平对待

觉得自己在工作中受到了不公平的对待？不要难过，采取行动吧。首先让信任的人了解你的感受——你的上级、人力资源部门的相关人员等。如果不能解决问题，看看公司对孕期歧视有没有相关规定和处理措施——如果你有一本员工手册，从上面找找你想要的内容。如果没有，联系劳动部门并找到当地的办公人员。如果你已经投诉，他们也许能帮你判断是否存在工作歧视。

但在投诉时要保留所有相关记录（电子邮件、信件、工作日记的复印件等）。如果你需要找律师，这些文字都是有用的资料。

倍吗？他们对孕妇真的只要求在家办公，每天早中晚参加电话会议就可以吗？既然薪水高了，是不是出差的要求也增加了？记住，一个现在看起来非常诱人的工作，入职后也许没想象中那么好，尤其在你跳槽是为了照顾好肚子里宝宝的情况下。还要记住，如果被雇佣年限少于一年，孕期的福利津贴也会较低。

●法律规定，未来的老板没有权利问你是否怀孕（如果显怀还不明显的话），当他知道情况后也不能收回给你的录用通知。然而，一些公司还是不能接受你工作很短一段时间就离开，也不是所有老板都能接受这样的"弄虚作假"（一开始你告诉他要来工作，刚开始工作又告诉他要休产假）。所以，虽然在面试时隐瞒自己怀孕的事实很明智，但很可能这个秘密最后会毁掉你和公司的关系。另一方面，你可以先拿到录用通知，知道公司会雇用你之后，再考虑进一步的计划。

刚接受了一份新工作却发现自己怀孕了怎么办？大胆面对现实，踏踏实实完成本职工作，发挥你的最大能力。确保你熟知孕期工作的权利，一旦陷入被动局面，可以很好地处理问题，改变自己的困境。

第8章 第4个月

（14~17 周）

孕中期终于到了！这是大多数孕妇孕期最舒服的一段时光。随着这一里程碑的到来会出现许多喜人的变化。一是怀孕初期的恼人症状大部分减轻或消失了。恶心的感觉也会慢慢减退。你的精力会有所提升，跑向卫生间的次数也减少了。虽然乳房还是很大，但触痛感已经不明显了。另一个好消息是：到这个月底，你的肚子不再像是吃了顿丰盛午餐，而更像是怀孕的样子了。

本月宝宝的情况

第14周。这是孕中期的开端。每个宝宝从这个时候开始会以不同的速度发育，有的快一点，有的慢一点。虽然生长速度不同，但所有宝宝在妈妈的子宫内都有相同的发育步骤。本周，宝宝和你握紧的拳头差不多大，他的身体会长得更直，脖子变长，头

逐渐抬起来。这个可爱的小脑袋上很可能开始长出几根头发，出现眉毛，身上的毛发也更旺盛（放心，不会永远这样的）。这件毛茸茸的外衣只是暂时给宝宝保暖，就像一条柔软的毛毯。随着孕程发展，宝宝的脂肪积累，部分体毛会褪去——虽然一些宝宝（特别是早产宝宝）出生后短期内还会留有胎毛。

第15周。宝宝本周大约有10.2厘米长，重71克，大小就像一只脐橙。他长得越来越像你梦中宝宝的样子了,耳朵正确地长在了头部两侧(之前都在颈部)，眼睛也从头部两侧慢慢移动到脸部正面。宝宝现在有了足够的协调能力、力量和智力来慢慢弯曲自己的手指或脚趾，并会吮吸大拇指。他还能呼吸（至少能做出呼吸动作）、吞咽——这些都是为将来离开子宫面对外面的世界准备的。虽然你现在不一定能感受到宝宝的运动，但

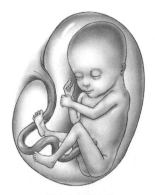

第 4 个月的宝宝

他每天都在你的肚子里锻炼身体——踢腿、弯腰，动动小胳膊和小腿。

第 16 周。宝宝现在头臀长达到 10 ～ 12.7 厘米，重量也达到了不可思议的 85 ～ 113 克。他生长得非常迅速，肌肉越来越强壮了（接下来的几周里，你可能会感觉到胎动），特别是背部肌肉，他的脊背会挺得更直。宝宝看起来越来越可爱，眼睛已经开始工作了！眼球不停地从一侧运动到另一侧，虽然眼睑是闭合的，但可以感觉到光。宝宝的触觉也更敏感了，如果你戳戳肚子，他会开始蠕动（你现在还感觉不到）。

第 17 周。看看你的手，宝宝可能已经有巴掌大小了：头臀长 12.7 厘米，重量超过 140 克。宝宝开始形成脂肪，但这个可爱的小东西还是瘦得只有皮包骨，他的皮肤是半透明的。本周，宝宝每天都在练习、再练习，为出生做准备。他练就了十分重要的本领：吮吸和吞咽——为第一次从乳房吸出乳汁做准备。宝宝的心率由大脑控制（不再有自发搏动），每分钟 140 ～ 150 次（大约是你心率的两倍）

你可能会有的感觉

以下是你这个月可能会经历的一些症状（也可能不会经历，因为每个人、每次怀孕都是不同的）。其中有些症状你可能从上个月就开始经历了，而有些则可能是全新的。随着孕中期的开始，一些症状可能会逐渐消失，另一些症状则会加剧：

身体上

● 疲惫。

● 尿频有所缓解。

● 恶心呕吐的症状消失或减轻(部分孕妇的晨吐症状还会持续；也有部分孕妇这时才开始出现晨吐症状)。

● 便秘。

● 烧心、消化不良、胀气、身体浮肿。

● 乳房继续增大，触痛感得到缓解。

更多关于宝宝的资料

想得到逐周描述的宝宝发育图？请下载手机应用软件 What To Expect。

210

● 偶尔出现头痛。

● 突然改变姿势时，偶尔出现虚弱、眩晕等症状。

● 鼻塞、偶尔流鼻血；耳朵里有闷塞感。

● 牙龈敏感，刷牙时容易出血。

● 食欲增加。

观察自己

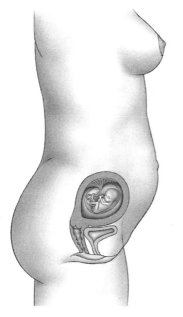

子宫现在大约有甜瓜那么大，到本月底，子宫将会增大到盆腔以外，那时你可以从肚脐下5厘米左右摸到它。如果还没买合适的衣服，要赶紧想办法了：你可能穿不下日常的衣服了。也有准妈妈怀孕5个月或者更久都不用穿孕妇装，这也是正常的。

● 脚及脚踝轻微肿胀，手和脸偶尔肿胀。

● 腿部或外阴静脉曲张。

● 痔疮。

● 阴道分泌物略有增加。

● 本月底可能会感觉到胎动（但通常不会这么早，除非你很瘦或不是第一次怀孕）。

精神上

● 情绪不稳定，易怒，无故流泪。

● 喜悦或忧虑——你终于有了怀孕的感觉，看起来也有了孕妇的身形。

● 在这个"中间阶段"感觉很失落：以前的衣服已经不合适了，但又没有到穿孕妇装的时候。

● 觉得自己没带脑子出门——思维涣散、健忘、丢三落四、不能集中注意力。

本月可能需要做的检查

每位医生的临床经验和习惯不同，每个孕妇的具体需求也不同。这个月医生很可能为你做如下检查：

● 测量体重和血压。

● 尿常规，检查尿液中是否有糖和蛋白质。

● 听胎心。

● 测量宫高。

● 通过触诊感觉子宫大小。

211

●检查手和脚的水肿情况，腿部是否出现静脉曲张。

●你的一些怀孕症状，特别是少见的症状。

●你想了解的问题。

你可能关心的问题

牙齿问题

"我的口腔突然成了个多灾多难的地方，每次刷牙都会牙龈出血，而且好像出现了一个龋洞。现在做牙科手术安全吗？"

在孕期，你的大部分注意力都集中在肚子上，很容易忽视口腔，看到问题才引起重视。怀孕初始阶段，激素的影响给牙龈和其他黏膜组织带来损伤，口腔经常会水肿、发炎，容易出血。激素也会使牙龈更容易受牙菌斑和细菌的影响，有人情况会更糟，容易引发牙龈炎甚至蛀牙。

为了保证孕期的牙齿更健康，可以尝试以下方法：

●规律刷牙、用牙线清洁牙齿，使用含氟牙膏以防止蛀牙。要注意刷牙技巧，用力过重容易伤到敏感的牙龈，导致出血甚至萎缩。刷牙时刷一下舌苔也能对抗口腔细菌，保持口气清新。

●请牙医为你推荐一种能减少细菌和牙菌斑的漱口水，以保护牙齿和

牙龈告急

孕期可能出现各种各样的牙龈问题。除了口腔炎症和牙齿敏感，口腔溃疡在孕期更普遍，而且牙龈可能会出现一些肿块。如果你发现牙龈上有个小肿块，刷牙时会出血，应该去检查一下。它可能是化脓性肉芽肿，也叫作"妊娠瘤"。它可能会经常让你觉得不舒服，但完全无害。这种化脓性肉芽肿通常会在产后逐渐自愈，但如果你觉得它实在很烦，可以找医生帮你去掉。

牙龈。

●如果吃东西后不能刷牙，就吃一块无糖口香糖（咀嚼动作会使口腔内唾液增多，从而清洁牙齿；如果口香糖含木糖醇，还可以预防蛀牙），或吃一小块硬乳酪（可以降低口腔内的酸性，正是酸性环境诱发了蛀牙）。

●注意饮食，尤其是两餐之间的甜食（特别是黏性的），吃过后一定要立即刷牙。多吃维生素C含量高的食品，维生素C能够让牙齿更坚固，降低牙龈出血的概率。一定要满足身体对钙的需求，人的一生都离不开钙，牙齿的健康更离不开。这也有助于宝宝牙齿的成长。

●不管你是否存在牙齿不适，孕期的这9个月至少要约牙医做牙齿检

孕期能不能做 X 射线检查

为了安全起见，常规牙科（和身体其他部位的）X 射线检查和 CT 扫描一般都需要推迟到分娩后进行。但如果出现了口腔病症，因为怀孕而推迟 X 射线检查就没必要了（不做检查的风险大于做检查的风险），医生通常都会允许你接受检查。因为孕期接受 X 射线检查的风险确实很低，通过相应的保护措施，可以将风险控制到最小。牙科 X 射线检查的靶器官是口腔，也就是说射线只会接触到口腔，离子宫很远。更重要的是，常见的 X 射线检查造成的辐射和你在海滩晒几次日光浴的辐射量差不多。只有非常高剂量的 X 射线才会影响到宝宝，而这几乎不可能。如果你确实要在孕期接受 X 射线检查，铭记下面的几条原则：

● 要务必复提醒为你做 X 射线检查的医生或技师。即使他们已经知道你怀孕了。

● 选择资格配备完善的机构和接受过良好培训的技师。

● X 射线设备应该调整到对你辐射面积最小的状态。对于身体其他部位，包括子宫、甲状腺等重要器官，应该用铅衣保护好。

最重要的一点：如果你在发现自己怀孕之前做过 X 射线检查，不需要担心。

查。清除牙菌斑非常重要，它不仅会增加患蛀牙的风险，还会使牙龈问题进一步恶化。如果你以前就有牙龈问题，孕期更应该去看牙医。分娩前应远离所有封闭剂和牙科美容程序（如牙齿美白；参见第 155 页）——虽然孕期局部涂氟处理应该是安全的。想知道常规的牙科 X 射线检查是否安全？参见上方小贴士。

● 怀孕了，要让牙医知道。就算你还没公开消息，牙医也应该在治疗之前知道。他们会在你接受 X 光和某些疗法之前采取防护措施，并着重保护你敏感的牙龈。如果吐得厉害，也要告诉他们。

如果你怀疑自己有蛀牙，或其他牙龈及牙齿问题，现在就预约牙医。没有得到治疗的牙龈炎会发展成更严重的牙龈问题（例如牙周炎，它与多种严重的妊娠期并发症密不可分）。没有彻底清洁的蛀牙或其他没有处理好的牙齿问题也可能成为感染的根源（感染对你和宝宝都是最坏的情况）。

孕期遇到必不可少的口腔手术又会怎样呢？幸好，绝大多数口腔手术都采用局部麻醉，相当安全。小剂量的一氧化二氮（笑气）在孕早期使用也很安全，但孕期最好不要进行深层麻醉。很多情况下，在重大牙科手术前后必不可少地要使用抗生素，一定要咨询一下医生。

呼吸困难

"我有时觉得呼吸困难，正常吗？"

深呼吸，然后放松。轻微的呼吸困难是正常的，许多孕妇进入孕中期时都会感觉呼吸困难。这也是孕激素引起的：激素刺激呼吸中枢提高呼吸频率和深度，这可能让你去一趟卫生间都觉得喘不过来气。激素还会让呼吸道等身体部位的毛细血管肿胀，使肺、支气管的肌肉松弛，这会让你呼吸更困难。随着孕程发展，不断增大的子宫会压迫膈肌，侵占肺部空间，使这些部位在你呼吸时无法充分扩张。

幸运的是，这种轻微的呼吸困难会让你不舒服，却不会影响到宝宝——胎盘已经储存了丰富的氧气。但如果你的呼吸困难非常严重，比如嘴唇和指甲发紫、出现胸痛、脉搏加快等症状，要立刻请医生诊断。他可能会测量你血液中的铁含量（参见第249页）。

鼻塞和流鼻血

"我鼻塞现象严重，有时毫无缘由地流鼻血，这是因为怀孕吗？"

这段日子，肚子绝对不是你身上唯一肿胀的部位。随着体内雌激素和黄体酮浓度的升高，流向鼻黏膜的血液增加，黏膜会肿胀、变软（就像准备分娩时子宫颈的变化一样）。这些黏膜也比平时产生了更多黏液，用于阻止孕期感染和微生物入侵，导致你不太舒服。你的鼻子在孕期可能会一直像现在这样充血甚至流鼻血；另外，这种鼻塞现象只会越来越严重，并可能引起鼻涕倒流，偶尔导致夜间咳嗽或窒息（你整夜睡不着也有这个原因）。

睡不着觉？

孕期的激素分泌，或是越来越大的肚子让你无法获得良好的夜间睡眠？孕期睡眠问题非常普遍，尽管失眠是为了宝宝到来后的无眠夜晚做准备，但你还是会非常渴望睡个好觉。你很可能会跑到药店或医院买一些非处方药和处方药以帮助自己入睡，但要格外小心，一定要先咨询医生的意见。医生可能有别的办法（参见第281页，学习如何应对失眠）。

帮助患哮喘的孕妇更轻松地呼吸

怀孕会让你喘不过气来——一旦子宫增长到开始压迫到你的膈膜，就会有这样的感觉。但如果你不仅是因为怀孕了喘不过气来，而且还是哮喘患者，那该怎么办？虽然严重的哮喘确实会增加妊娠期并发症的风险（如早产、低体重儿或先兆子痫），但研究显示，这种危险可以完全消除。事实上，只要在孕期得到专业团队——你的妇产科医生、内科医生和哮喘主治医生的密切监督指导，严格控制好哮喘，正常怀孕和产下健康宝宝的概率会和其他女性一样。

你和医生可能要重新审视你服用的哮喘药物。总的来说，吸入性药物，如布地缩松，比口服药物更安全。你现在是在为两个人呼吸，获得足够的氧气非常重要。如果突然发生了哮喘，马上用医生开的药物（通常是沙丁胺醇）进行治疗非常重要，这样可以避免胎儿缺氧。如果药物没有起作用，

应立即打电话给医生或直接前往最近的医院急诊。哮喘发作会引起早期子宫收缩，发作结束后宫缩会停止——这也是及时获得治疗非常重要的原因。

在阵痛和分娩时，很可能你的情况和其他产妇差不多。如果哮喘非常厉害，需要口服类固醇或可的松治疗，那么在阵痛和分娩时也需要静脉注射类固醇以帮助缓解阵痛和分娩时产生的压力。

只要控制良好，就可以将哮喘对怀孕的影响降到最小，但怀孕对哮喘也会产生很大影响，程度因人而异。对 1/3 的哮喘妈妈来说，这种影响是积极的，它可以改善病情；另有 1/3 的人病情与怀孕前没有差别；其余 1/3 的人（通常是患病最严重的患者）病情会恶化。幸运的是，不管怀孕对哮喘的影响属于哪一种，只要严格控制好哮喘，你都可能顺利度过孕期并生下健康的宝宝。

如果这种充血现象让你难受，可以试着用一些安全的生理盐水喷雾或通气的鼻贴。在房间里放一台加湿器也可以减轻由空气干燥引起的充血。你处于孕期，医生一般不会开药或抗组胺鼻喷雾剂，可以请他推荐一些安全的产品，部分解充血药物或类固醇

药物可以在孕早期结束之后安全使用。

如果医生同意，可以每天在必需剂量的基础上再多服用 250 毫克维生素 C，并多吃富含维生素 C 的食物，这可以强化毛细血管，减少出血的可能。流鼻血有时候是猛烈呼吸造成的，

所以要注意慢慢地均匀呼吸。

想止住鼻血，可以在坐着或站着时身体微微前倾，千万不要躺下或后仰。用拇指和食指捏住鼻翼，坚持5分钟，如果还流血可以重复以上动作。如果反复3次还不能止血，或者经常出血且情况严重，要及时通知医生。

打鼾

"我丈夫说我最近一直在打鼾，为什么会这样？"

在大多数的家庭中，因为打鼾被抱怨的通常都是男性。这当然是有原因的，男性打鼾的可能性是女性的两倍，谁打扰了谁的睡眠常常是显而易见的——直到孕激素影响到了你。

打鼾是一个让人意想不到的孕期症状。通常，打鼾并不会影响准妈妈睡眠，但准爸爸可能就会睡眠不足了。打鼾可能由孕期常见的鼻塞引起。躺下时，鼻塞会更严重，这就导致你发出呼噜声。睡觉时在鼻子上绑上鼻带或在房间里放上一台加湿器有助于缓解鼻塞，让大家都可以有更好的睡眠——同样有效的方法还有多枕几个枕头抬高头部，这样做也可以缓解烧心，可以说是双赢。体重过重也可能引起打鼾，所以要将增重保持在合理范围。

极少数情况下，打鼾是睡眠呼吸暂停综合征的症状，即睡觉时呼吸短暂停止。记住你在为两个人呼吸，所以最好在下一次去医院时告诉医生打鼾的情况。

过敏

"怀孕后我的过敏症状好像加重了，随时都一把鼻涕一把泪。"

可能是你错把孕期的鼻塞当成了过敏，也可能是你的过敏现象确实加重了。一些幸运的女性（大约1/3）怀孕时会暂时摆脱过敏，而不太幸运的人（概率也是1/3）可能在孕期症状加重，剩下的人基本没变化。你很可能属于那1/3不太幸运的人（随时想挠痒或流泪、打喷嚏），但在跑到药店买药之前，一定要问一下医生，哪些药物是安全的。部分抗组胺药物和一些药物可以在孕期安全使用（如果在发现自己怀孕前已经服用了不确定其安全性的药物，现在也不必担心）。

怀孕前接受过敏原注射治疗比较安全，大部分专家认为最好不要在孕期接受过敏原注射治疗，因为可能引起不可预知的反应。

孕期对付过敏的最佳办法是预防——避免接触可能诱发过敏的物质也许能降低宝宝对这些物质过敏的可能性。

想要减少喷嚏次数，试试以下办法：

● 如果花粉或其他户外的过敏原让你烦恼，在容易过敏的季节尽可能待在有空调和空气过滤器的室内。从户外进入室内要洗手、洗脸、换衣服以去除花粉，出去时带上有弧度的大号墨镜以避免花粉吹进眼睛里。

● 如果灰尘是罪魁祸首，让别人除尘和打扫房间。另外，真空吸尘器（尤其是带有高效空气过滤器的）、湿拖把或用湿布罩着的扫帚扬起的灰尘更少，超细纤维抹布也比传统的鸡毛掸好得多。不要去灰尘多的地方，比如阁楼或有很多旧书的图书馆。

● 你对动物过敏，提前告诉朋友，去朋友家时他们可以提前安置宠物、清理毛屑。如果你对自己养的宠物突然有了过敏反应，一定要确保家里有宠物不得入内的区域（特别是卧室），而且不只一处。

可以吃花生吗？

孕期吃花生会不会导致宝宝以后对花生过敏呢？

不会。最新研究表明孕期吃花生不仅不会导致宝宝对花生或其他食物过敏，相反，还能预防过敏。因此只要你不对花生过敏，就可以放心地吃花生酱——而且有理由多吃一些。

其他乳制品和高致敏性食物也同样如此。只要你自己不对这些食物过敏，就可以享受这些食物。食用高致敏性食物也不会造成宝宝日后对它们过敏。

即便如此，如果你曾经有过敏现象，一定要告诉医生或过敏症专家，进一步确定是否需要在孕期和哺乳期的饮食中限制某些食物。在这种情况下，医生的建议可能会有所不同。

阴道分泌物

"在这段日子里，我的阴道分泌物变得稀薄而发白，这是不是意味着我感染了？"

孕中期，稀薄、乳状、有轻微气味的阴道分泌物是正常的。这时的阴道分泌物和月经前的分泌物类似。身体的这种变化是为了保护分娩通道不受感染，并保持健康的阴道菌群平衡。遗憾的是，为了达到这个重要目的，分泌物会将你的内裤弄得一塌糊涂。在娩出宝宝之前，阴道分泌物会越来越多。一些女性觉得垫上护垫更舒服。不要使用内置卫生棉条，这样会给阴道带入更多有害病菌。

过多的阴道分泌物可能会影响你对美的追求，偶尔还可能让你感到恶心，但其实不需要担心。保持阴部清洁（每日清洗）、透气、干燥（选择透气性好的棉质内裤）有一定帮助。你不需要也不应该灌洗阴道。灌洗阴道会破坏阴道菌群平衡，还可能导致细菌性阴道炎（BV；参见第518页）。阴道有很强的自洁能力，因此也不需要擦拭。如果你实在想要"清爽的感觉"，挑选擦拭棉条时要选择 pH 值安全、不含酒精和化学物质的材质（改变阴道正常 pH 值会增加感染的风险）。一旦出现异常，如分泌物有异味、分泌物呈灰白色或绿色、有刺激感、灼热感或其他任何感染症状（参见第518页），一定要告诉医生。

血压升高

"我上次产检时发现血压高了一些，需要担心吗？"

放松，担心只会让血压更高。一次检查中发现血压稍高不需要担心。也许是来检查的路上碰上堵车，导致你有些紧张；也许因为你还有一大摞文件等着处理；也许只是因为紧张——担心自己增重不够或增重太多；也许是因为你有一些奇怪的症状想向医生汇报；也许是因为着急要听听宝宝的心跳；还可能因为你不喜欢在医疗环境下量血压，那会使你紧张，导致所谓的"白大褂高血压"……一小时后，当你放松了，血压很可能恢复正常。为了确保血压测量数值不

受紧张情绪影响，你可以在等待复查时做一些放松运动（参见第150页），最应该注意的是量血压的时候放松，想想可爱的宝宝。

即使复查时血压仍然偏高也不必焦虑，这种暂时性的高血压（有 1% ~ 2% 的女性会在孕期出现暂时性孕期高血压）对身体无害，并会在

给爸爸的小贴士

激素是元凶

激素变化是女人的专利？自己是男子汉，早已免疫？研究显示，准爸爸们会出现睾丸素水平降低、雌二醇升高的现象。和动物界一样，男性的雌激素水平升高，就会变得脆弱。据推测，这是为了显露出男性温柔的一面，为日后抚养宝宝作准备。这不仅可以帮助你更熟练地给宝宝换尿布，更可以帮你从容地应对夫妻关系的变化。

激素变化还造成了很多不可思议的类孕期症状：贪食、恶心、体重增加及情绪波动（参见第174页）。更重要的是，它可能会让爸爸们的性欲降低。一般来说，激素水平会在宝宝出生后 3 ~ 6 个月恢复正常，这时候，类孕期症状就会告一段落，爸爸们也会恢复正常了。

分娩后很快消失。

大部分孕妇会在孕中期发现血压值轻微下降，因为血容量增加了。一旦进入孕晚期，血压又会略有升高。但如果升高过多（收缩压，也就是高压达到 140mmHg 以上；舒张压，也就是低压超过 90mmHg），并持续两次以上这样的测量结果，医生就会更仔细地为你检查。如果这种显著的血压升高同时伴有蛋白尿、手、关节、面部水肿，体重突然增加，有可能是先兆子痫（参见第 540 页）。

尿糖

"上一次做检查时，医生说我尿糖，又说不用担心。我觉得很奇怪，这难道不是患了糖尿病吗？"

听医生的话，不要太担心。身体的变化只证实了一点：依赖你取得热量的宝宝获得了足够的葡萄糖。

人体分泌的胰岛素可以控制血糖浓度，并确保体细胞摄入足量的葡萄糖。怀孕激发了人体胰岛素抵抗机制，从而保证血液中有足够的糖分提供给宝宝。这是一个理想的机制，但有时运作得不够理想。如果胰岛素抵抗作用太强大，血液中的糖分就超出了妈妈和宝宝的需要，也超出了肾脏能处理的极限，多余的糖分就会从尿液里"溢出"。所以，孕期尿液中"有糖"

不奇怪，尤其是孕中期胰岛素抵抗作用机制增强的时候。实际上，大约半数准妈妈会在孕期的某些时候发现自己的尿液中有糖。

随着血糖升高，大部分孕妇体内的胰岛素会随之增加，通常在下次检查时就会发现血糖值降了。你很可能属于这种情况。但有部分人，尤其是那些患糖尿病或可能患糖尿病（因为家族病史、年龄或体重）的准妈妈，血糖升高的同时可能无法产生足够的胰岛素来加以控制，或不能有效利用体内产生的胰岛素，所以血液和尿液中的糖浓度仍然很高。如果以前没患

贫血的症状

轻度缺铁的孕妇很少出现症状，但随着红细胞（具有携氧功能）数量进一步减少，贫血的孕妇会慢慢出现苍白、极度乏力、易疲劳、呼吸困难及头晕症状。贫血是营养先满足宝宝而母体无法满足的情况之一，新生儿很少出现缺铁现象。

虽然不是所有孕妇都容易患上缺铁性贫血，但部分人确实风险更高，例如连续生了多个宝宝、因为晨吐而进食困难、孕期营养不足（可能因为饮食不规律、质量不高等原因）的孕妇。通过服用医生开的补铁药物，可以预防或缓解贫血现象。

过糖尿病，这种情况就叫作妊娠期糖尿病（参见第 539 页）。

和其他孕妇一样，怀孕 28 周左右，你需要接受血糖筛查，以检查是否有妊娠期糖尿病（高危孕妇可能会早一点检查）。千万不要因为尿中出现糖而胡思乱想。

胎动

"我还没感觉到胎动，是不是宝宝有什么问题？"

怀孕测试的阳性结果、早期超声检查、越来越大的肚子，甚至宝宝清晰可辨的心跳——都不如胎动给你的感觉更直接。

当你终于感觉到宝宝的胎动，就会确定他的存在。但极少有准妈妈（尤其是第一次怀孕的准妈妈）能在孕期第 4 个月就感觉到胎动。虽然宝宝在第 7 周末就已经开始活动，但这些小胳膊和小腿的动作要很晚才能被妈妈感觉到。第一次感觉到胎动可能在 14 ~ 26 周的任何时候，一般都在 18 ~ 22 周。当然，具体情况因人而异：怀过宝宝的女性可能会比第一次怀孕的女性早点感觉到胎动（一方面因为更易预知可能发生胎动的时机，另一方面也因为腹部和子宫肌肉更松弛，更容易感觉到宝宝的踢打）；较瘦的准妈妈会很早感觉到宝宝微弱的

活动，较胖的准妈妈直到宝宝变得非常强壮时才会感觉到胎动；胎盘位置也有一定影响，胎盘前壁会影响你的感受，一般要多等几周才能感受到胎动。

有时候你会因为预产期计算错误而难以适时感到胎动，有时是因为没有辨认出胎动。早期的胎动经常被误以为是气体或消化道的蠕动。

早期胎动是什么感觉？这一点不太容易描述。可能最常见的形容就是颤动（有点像你处于紧张状态时感到的蝴蝶拍翅膀似的轻颤）、痉挛、被胳膊肘轻推了一下，甚至是饥饿时肚子咕噜响的感觉。有时感觉类似冒泡泡，或是在游乐场坐过山车般上下翻动的感觉。不管具体感觉怎样，在你知道了这是胎动后，脸上都会浮现出幸福的微笑。

身材不再苗条

"在镜子里看见自己或站到体重秤上时，我都会感到绝望——怎么这么胖！"

当你发现自己长胖了，而且体重秤上的数字还在飙升时，一定会感到非常气馁——甚至有些绝望。但是你不应该有这样的感觉。如果人生只有一个阶段最不应该和"瘦"字沾边，那就是孕期，孕期你应该努力增重。

另外，还有一个放任自己长胖的理由：宝宝和为他提供营养的组织正在你体内生长着，这也会引起体重增加。

在许多人看来，准妈妈不仅内心很幸福，外表也格外美丽。很多准妈妈及她们的伴侣认为，怀孕时圆滚滚的身材最可爱，也是最有女人味的曲线。所以，不要再留恋过去那些骨感的日子了（你很快会恢复那种身材），拥抱新的美丽曲线，并学会品味身材越来越圆的魅力。不要害怕增加体重，只要你吃得好，不超过推荐的孕期增重范围，就没有理由觉得自己"胖"。增加的腰围是孕期带来的合理副产品，会在宝宝出生后很快减下去。

如果你的体重已经超过了孕期增重范围，也不要绝望，绝望不会阻止你越来越胖（如果你属于典型的雌激素分泌过多的女性，绝望感很可能让你吃掉更多巧克力），你要做的是尽可能关注自己的饮食习惯。正确的做法不是停止增重，而是慢慢降低增重幅度。不能减少孕期饮食的基本需求，只是要注意更加高效地摄入营养（同样获得一份钙，一杯草莓奶昔就比一盒冰激凌要好，而且还含有维生素C）。

注意饮食并不是保持靓丽外表的唯一方法，运动也有明显的效果，它可以保证增加的体重合理地分布在应该分布的地方（肚子上多一点，腿和臀部上少一点）。另外，运动还可以改善心情（当运动使体内分泌更多的内啡肽时，你就不会感到绝望了）。

追逐时尚潮流也能让你更青睐穿衣镜。不要再穿那些紧绷绷的衣服了（衣服的扣子不断被撑开时你会更郁闷），选择一些漂亮、新颖的孕妇装，它们更适合你现在的身材，合理地修饰身材比试图掩饰更有效。如果换一个利索的发型，改变一下日常的化妆技巧（巧妙的妆容能修饰孕期的圆脸，参见第154页），镜子里的自己也会越来越漂亮。

记住，你的身体正在努力孕育宝宝，还有什么比这更美丽？

孕妇装

"原来宽松的牛仔裤怎么也穿不上，但我害怕买孕妇装。"

现在的孕妇装时尚多了，只把罩衣或长罩衫作为孕妇装的日子已经一去不复返了。现在的孕妇装不仅更好看、更实用，服装设计师还专门为准妈妈漂亮的肚子进行了得体的装饰设计。带着兴奋激动的心情去附近的孕妇装专卖店（或网上商店）转转吧，千万不要害怕。

购买孕妇装之前考虑以下几点：

● 你的腰围还在不断增长，所以不要一发现牛仔裤的扣子扣不上就开始疯狂购物。孕妇装很贵，它们能穿

221

即使块头变大，也要看起来更苗条

怀孕期间越"大"越漂亮，但这并不意味着你就不能想办法修饰自己的身材。通过选择合适的时尚搭配，既可以突出可爱的大肚子，又可以让看起来更加苗条。下面是一些好办法：

考虑黑色衣服。还有海军蓝、巧克力棕、深紫色、暗褐色或炭灰色。你应该听说过，暗色系可以修饰臃肿的身体，让你看起来外形更瘦，更苗条。即使穿T恤和瑜伽服也同样如此。

考虑单色系。单色适合所有人——至少能让你看起来更苗条。坚持全身穿单色服装或相近色系能拉长曲线。同色系而深浅不同的衣服会转移别人对你身材的关注，使人更注意衣服颜色的变化——大腿处开始变色的衣服尤其适合孕妇。

挑选衣服图案。不喜欢单色系，考虑为生活增添一些花样？为你的衣服挑选一幅大小合适的图案吧。图案太小会显得你很胖，图案太大会显得你更胖。挑选一幅中等大小的图案——大约高尔夫球这么大，就合适。图案上只有两三种颜色最好，颜色太多会显得臃肿。

考虑竖条纹。这是时尚穿着中最经典的小技巧，但的确很有道理，也非常实用。随着身材变胖，你应该选择竖条纹衣服——它可以从视觉上拉长你的体形，让你显得更苗条，而不是横条纹衣服——它会让你看起来更宽。还应该选择竖条纹、竖拉链、竖着剪裁及竖排纽扣的衣服。另外，在挑选珠宝和配饰的时候也可以选择竖条形状的如：低垂的项链、垂坠的耳环、超长的围巾。

突出重点。你可以突出现在的大胸。同时，注意不要暴露需要掩盖的部位，例如肿胀的脚踝，可以用长裤、长裙盖住，也可以用舒适的靴子或紧身裤、打底裤掩饰。

保持舒适。这里指的是穿着舒适。你需要一些随着身材变胖、肚子变大还能穿着舒服的衣服，挑选上衣时——T恤、毛衣、外套、连衣裙——要挑选肩部合适的（这可能是你身上唯一不会变宽的部位了）。衣服的肩部过宽会给人邋遢和臃肿的印象。贴身的衣服会让你显得苗条，但太贴身的衣服会显得很紧——好像你要把它们撑开一样。毕竟，谁都不会想把自己打扮得像一个特大号香肠。

的时间非常短，所以最好等腰围变大的时候再买，并尽量按需购买（检查衣橱里面可穿的衣服，这样你购买时花的钱就会少很多）。试衣服时你可以在衣服下面塞个枕头，方便挑选合适的尺码，但你不知道自己的肚子会长成什么样（高、低、大、小），以及何时这些新购置的衣服会变得不再舒适。

● 你不是只能穿孕妇装。只要合适，普通衣服也是不错的选择。穿已有的衣服，也是避免浪费钱财的好方法。许多时装都适合在孕期穿，但不要在这样的衣服上花费过多——虽然现在喜欢，但度过孕期后，你对它们的兴趣就会大打折扣。生完宝宝之后，它们也许就不再合适了。

● 即使怀孕，也要秀出自己的风格。很多孕妇装专门用夸张的风格突出了孕妇最美丽的肚子，这样做也可以成功地修饰身体轮廓，让你看起来更苗条，不太臃肿。不喜欢这种修身效果？长而飘逸的大衣也是很好的选择——舒适、易穿脱、肚子再大也能穿。还有一点：低腰牛仔裤会让你看起来腿更长。

你也可以炫耀最喜欢的身体部位，选择能突出它们的衣服。

● 丈夫的衣柜是准妈妈最好的选择，所有衣服都可以拿来试一试：大号 T 恤和普通尺码的男式衬衫很不错，还有比你的尺码大很多的运动裤、至少在怀孕前几个月都适合你腰围的运动短裤、孔更多的腰带等。记住，不管爱人的块头有多大，等怀孕 6 个月（甚至更早）时，你都能穿上他的衣服了。

● 可以借别人的衣服穿，也可以把自己的衣服借给别人穿。收下所有别人给你的旧孕妇装，哪怕有些不太符合你的穿衣风格。必要时，任何大号的衣服、套头衫或宽松的裤子都可以先穿上，再用小饰品将这些借来的衣服变成自己的风格。生完宝宝后，把自己买的孕妇装或一些产后不打算再穿的衣服提供给其他怀孕的朋友，这样孕妇装也会更有价值。

● 也可以租衣服穿。要去参加一个婚礼或其他正式场合又不想花那么多钱买一套只能穿一次的孕妇套装？现在出租孕妇服装的服务越来越多，你可以考虑租一套。有些准妈妈甚至整个孕期的服装都是租来的！

● 不要忽略小饰品的魅力。一件设计得当的支撑性胸罩非常适合孕期的你。因为胸部变大，很可能外扩，你必须找到真正适合的产品。运气好的话会遇到有经验的店员，她会告诉你胸部需要怎样调整，如何定型。但不要囤货——买两件胸罩就够了，一件穿，一件换洗。等到过一段时间，尺寸不合适的时候再去买。

去专门的孕妇内衣店其实没太大必要，除非你喜欢穿高腰内裤。你会欣喜地发现自己可以打扮得更性感（穿上比基尼或性感小内裤）。你也可以购买普通的比基尼内裤，不过需要买比日常尺码更大些的，并且保证裤腰位于肚子下方,留出足够的呼吸空间。选择你最喜欢的颜色或性感的面料,这样可以给生活增添一分活力(一定要确保裆部是棉的)。

● 穿凉爽的衣服。让你感觉热的衣料(不透气的衣料,例如尼龙和其他人工合成的材料)都不太适合怀孕时穿,因为新陈代谢速度比平时快,你会感觉更热。穿棉质衣服比较舒服。及膝或到大腿的长袜比连裤袜舒服,但不要穿绑腿袜。如果你喜欢穿较紧的衣物,也要选择棉制的。浅色、带网洞、宽松的外衣都有助于你在暖和的天气里保持凉爽。天气变凉时,尽量多穿几层衣服,觉得热了或在室内时,可以脱掉。

不想听别人的意见

"现在别人能看出我怀孕了,每个人——从婆婆到电梯里的陌生人都给我提建议,快把我逼疯了!"

你鼓着的肚子让每个人都想显示出自己"知识丰富"的样子。早晨到公园慢跑,肯定有人责备你:"现在这个样子不应该跑步!"从超市拖两袋食物回家,肯定会听到这样的话:"你觉得应该拿这么重的东西吗?"在冰激凌店要一大杯冰激凌,一定会有人大惊小怪地指出:"亲爱的,怀孕时养出来的肥肉可不容易减下去!"

面对这些无偿提供的建议以及不可避免的关于孩子性别的猜测,作为准妈妈的你该怎么做?记住,你听到的那些话也许大多没有意义。老奶奶们的理论要是有根据,早就已经被科学证实,成为正规医学的一部分了。这些被老奶奶们牢牢记在脑海里的话和许多其他"怀孕传说",你可以充耳不闻。那些使你烦恼的建议最好由医生、助产士来鉴定。

可信也好,可笑也罢,总之不必因为这些多余的建议生气。额外的焦虑对你和宝宝没有任何好处,你应该时刻保持好心情。对这些让你困扰的建议,可以采取以下两种方法:委婉地告诉这些好心的亲朋好友或陌生人,你有一个值得信任的医生,他会为孕期出现的各种情况提供建议,你不会接受其他人的建议;或者,可以礼貌地说"谢谢",然后继续做自己该做的事,对他们的话左耳进,右耳出,不用考虑太多。

但是不管你如何处理这些不想听的建议,都需要习惯。如果人群中有一个人会引起大家的兴趣,并让他们纷纷提供各种建议,那一定是肚子里有个新生命的准妈妈。

不想让别人摸肚子

"现在肚子显出来了,朋友、同事甚至陌生人都来摸一下,都不问我一声,这让我很不舒服。"

圆圆的肚子很可爱，里面的小东西更可爱。孕肚简直就像是在吸引别人来摸——的确也经常被人摸——通常是在没有经过本人同意的情况下。对有些孕妇来说，这并没有什么，她们不介意被别人摸肚子，甚至很喜欢。但这是你的肚子，你说了算。可能会有很多人想摸你的肚子，但毕竟它不是公共财产。如果你对不请自来的抚摸感觉不舒服，完全可以拒绝。

你可以坦率地（也要礼貌地）说："我知道你很想摸摸我的肚子，但请你别这么做。"或者调皮地说："请不要摸它，宝宝在睡觉！"这可以劝阻周围人的行为。你也可以轻轻转过身子，闪到一边，让他们意识到在摸别人肚子之前需要得到允许。你也可以行动拒绝，而不发一语：双臂交叉保护住肚子，或者在有人想摸你的肚子时将他的手挪到别的地方（比如他自己的肚子上）。

健忘

"上周我没带钱包就出门了，今天早上又把一个重要的会议忘得一干二净。我的注意力无法集中，觉得自己把脑子忘在某个地方了。"

你已经加入了"健忘大军"，许多孕妇都会有这样的感觉：随着体重增长，脑细胞好像在减少。即使是一向为自己的组织能力、处理复杂问题以及保持镇定的能力颇感自豪的女强人，也会突然发现自己忘记约会、不能集中精神、遇事不再冷静。这个问题的根源在于大脑。研究发现，孕期的女性脑细胞总量的确会下降。另外，因为某些不明确的原因，怀女宝宝的孕妇会比怀男宝宝更容易健忘。幸运的是，这种"孕期大脑混乱综合征"只是暂时的，产后你的脑细胞会很快恢复正常。

和其他大量症状类似，健忘也是孕期激素变化造成的。另外，失眠也对健忘有很大影响——睡得越少，能记住的事情越少。你的精力越来越少，而大脑运转却需要持续的能量。当然，注意力不集中本身也是造成问题的原因之一：准妈妈的脑子已经负担过重，每天大脑都在高速运转——考虑育儿室应该是什么样子，给宝宝起什么名字，等等。

因为这种健忘而感到压力只会让情况更糟糕，压力本身也会引起健忘。要意识到这是正常的现象，甚至可以带着幽默的情绪接受它，这有助于症状缓解——至少能让你感觉好一点。现在的你做事不可能像以前那样有效率。在手机上保存备忘录并设置闹铃提醒，可以帮助理清混乱的思维——前提是你要能记住手机在哪儿。还可

凯格尔运动

想找一项随时随地都能做的运动，不用去健身房，甚至不用出汗？

那就选择凯格尔运动吧！这是一种锻炼我们身上最重要的一种肌肉群——盆底肌的运动。从来没有考虑盆底肌，甚至从来没有意识到自己有盆底肌？是时候了解它们了。盆底肌是支撑子宫、膀胱、肠道的肌肉，它可以在分娩时伸展开来，方便宝宝娩出。它也可以在你笑或咳嗽时保证尿液不渗漏——这项功能只有在你失去时才知道它有多么重要，很多女性产后可能出现尿失禁。这些功能多样的肌肉组织还可以让你在性生活中获得更多快感。

幸运的是，有很多运动可以帮助你锻炼这些肌肉，用最少的时间和最小的努力塑造它们。每天锻炼 3 次、每次锻炼 5 分钟就可以让你的肌肉在短期内和长期都获得很大的益处。强健的盆底肌可以减轻很多孕期和产后症状，包括痔疮、大小便失禁，也可以帮助你减少在分娩过程中实施阴道侧切术或出现阴道撕裂的可能。另外，坚持凯格尔运动也能让你在分娩后更快恢复原来的状态。

准备好练习了吗？方法如下：收紧阴道和肛门附近的肌肉并坚持一会儿——就像憋尿时的感觉，保持 10 秒钟，然后慢慢放松并反复练习；每天做 3 组，每组练习 20 次。记住，做凯格尔运动时，注意力要集中在盆底肌上，而不是其他部位。如果你觉得胃部紧张或大腿、臀部收缩，说明盆底肌没有得到足够锻炼。把凯格尔运动当作孕期的主要运动吧，它会给你带来更紧实的盆底肌，让你受益一生。做爱的时候也可以尝试，你和伴侣会有不同的感觉，它是可以让你兴奋起来的运动！

以通过记事本记下重要的日子和预约，下载应用软件 What to Expect；还可以用便笺记录一些重要事件，贴在显眼的地方（例如贴在门上提醒你出门别忘了带钥匙），这样也会有一定帮助。

银杏有提高记忆力的作用，但通常认为孕期食用银杏不安全，所以千万不要求助于中药等办法来提高孕期记忆力。定期摄入蛋白质和复合碳水化合物可以帮助集中注意力，但要记得少食多餐。进食间隔时间太长会引起低血糖，这当然也会导致健忘。

你最好习惯目前这种低效的工作状态。健忘会持续到宝宝出生后的前几天（那时是由于疲劳，不是由于激

努力运动

谈到孕期的运动，你应该保证一天至少活动 30 分钟。如果这让你望而却步，记住，一天 3 次 10 分钟的散步或者 6 次 5 分钟的少量运动和在跑步机上跑 30 分钟一样对你有好处。这样听起来是不是没那么难？

还是觉得自己没时间运动？把运动当作日常生活的一部分——就像刷牙和上班一样自然，把它纳入你的日程安排中。

如果你忙得没时间去健身房，就在日常生活中找机会锻炼：坐公交车上班时提前两站下车，走到办公室；开车去商场购物时把车停得远一点，可以多走几步；走路去吃饭而不是叫外卖；爬楼梯而不要坐电梯；乘坐自动扶梯时走上去而不是站着不动；去离办公室最远的那个卫生间而不是对面那个。

如果你有时间却缺乏动力，参加孕期健身班（同伴们的友谊可以鼓励你）或者和朋友一起运动（组织一个"中午散步俱乐部"或周末吃早餐前来趟远足）。要灵活调整自己的计划——厌倦跑步时试试做孕期瑜伽，不想骑健身自行车就去游泳（或做水中健身操）。也可以买孕期健身 DVD 来帮自己寻找运动的乐趣。

当然，有些日子你累得只想把腿跷到咖啡桌上（尤其是容易疲劳的孕早期和孕晚期），根本不想动。但是，现在是最好的运动时机，你有充分的理由让自己动起来。

素），而且可能直到宝宝夜里睡整觉了，情况才会好转。

孕期运动

你是否感觉浑身疼痛，背痛到无法入眠，关节肿胀，胀气严重，每天不断放屁？怀孕的你此刻最希望的就是找到一些减轻疼痛和孕期不适的办法。

确实有一些不错的办法，而且每天只需 30 分钟：运动。孕期不是不能运动吗？现在不像以前了。美国妇产科医师学会给专业健身教练的官方指导手册前言中指出：正常的孕妇每天应该接受 30 分钟以上的非剧烈运动——当然，如果你只喜欢坐在沙发上看电视，这可能不是什么好消息。

越来越多的准妈妈接受了这个建议，每天都规律地运动，有时甚至忽视医生亮出的红牌。不管你本来热爱运动，还是喜欢天天赖在沙发上，下

巧妙锻炼

想带着宝宝运动？记住以下要点：

● 补充液体。每半小时中等强度的运动，就需要额外喝一大杯水，才能补充身体通过汗液流失的水分。如果气温较高，运动中出汗较多，需要补充的水分就更多。在运动前、运动中及运动后都应多喝水——但是每次喝水不要超过 500 毫升。运动开始前 30 ～ 45 分钟补充水分比较理想。

● 吃些零食。少量的零食能在运动过程中提供持续的能量，特别是在消耗大量热量的情况下，更应该吃些提供能量的零食。如果是中等强度的运动，每半小时你会消耗 150 ～ 200 卡路里的热量。

● 保持凉爽通风。孕妇应该避免去那些运动后体温会升高 1.5℃以上的环境（这意味着子宫的供血量会减少，因为血液会分流到皮肤去帮助散热）。远离桑拿室、热盆浴，在闷热、潮湿的天气里不要参加户外运动，室内运动也不要选择不通风、闷热的环境（不能做高温瑜伽）。如果你经常去户外散步，气温升高时可以改去有空调的商场。

● 穿上运动服。运动时保持凉爽，选择宽松、透气、活动范围大的衣服。还要为你越来越大的胸部挑选支撑性好的运动型胸罩。

● 注意双脚。如果你的运动鞋已经穿了很久，赶紧换一双新的，防止运动过程中受伤或摔倒。另外，要确保挑选的运动鞋是专门为你所进行的运动项目设计的。

● 选择合适的地板。对于室内运动，木地板或地毯比水泥地面更适合你（如果地面很滑，注意不要只穿着袜子或赤脚运动）。可以买个瑜伽垫，既能用来练瑜伽还能做有氧运动。如果是户外运动，柔软的跑道或草坪、有土的地面比表面坚硬的道路更好，平坦的地面比不平坦的更好。

● 远离斜坡。日益变大的肚子会影响你的平衡感，美国妇产科医师学会建议女性在怀孕中后期的运动中避免高风险、容易摔倒或伤及腹部的运动，包括体操、滑雪、滑冰、激烈的球类运动（就算参加，也选择双打，不要单打）、骑马、骑自行车及一些竞技类运动，例如冰球、橄榄球、篮球（参见第 233 页）。

● 不要在海拔高的地方运动。除非你生活在高原地带，否则不要去海拔 1800 米以上的地方活动。另外，避免参加潜水运动，它很容易引起减压病。如果非常想潜水，等到你体内的小乘客出生以后吧。

●避免平躺着运动。在怀孕4个月之后，不要平躺着运动。增大的子宫可能会压迫大血管，影响血液循环。

●远离危险运动。孕期任何时候，绷直脚趾头都容易造成小腿痉挛。如果这种情形发生了，就尽量收脚趾。

仰卧起坐或抬腿这样的运动也不太适合孕期进行。同样，还应该避免需要弯腰及其他扭转腰部的动作、关节屈伸的动作（比如深屈膝）、跳跃动作、姿势突然变化的动作，以及速度快的剧烈运动。

面这些关于运动的知识都应该了解一下。

运动的好处

规律的运动能让你获得什么好处？

●充沛的体力。听起来似乎不太合乎情理，但有时候休息太多反而会更疲倦。当你需要一些精力支撑时，运动一下能产生足够的能量。

●提高睡眠质量。很多孕妇都出现了入睡困难（更不用说保持良好的持续睡眠状态了），但坚持运动的孕妇发现自己睡眠良好，醒来后觉得休息得很充分。但不要在睡前运动。

●健康。运动可以预防妊娠期糖尿病——一种在孕妇中发病率渐渐升高的疾病。

●改善心情。运动可以使大脑释放内啡肽，这种化学物质可以改善情绪、消除压力和焦虑。

●舒缓背部。有一系列运动可以帮助你减轻背痛。背痛是困扰很多孕妇的常见问题，做一些不牵扯肚子的运动可以缓解背痛和压力——比如游泳和水中有氧健身操。

●缓解肌肉紧张。拉伸运动非常有利于身体健康——尤其是怀孕的身体。孕妇的腿部（及其他部位）很容易抽筋，拉伸运动可以帮助你消除肌肉紧张。另外，即使每天都必须坐着工作，你也可以随时随地进行拉伸运动，而且还不用出汗。

●激活肠道。活跃的身体也会有活跃的肠道。哪怕只散步10分钟也会让便秘情况改善很多。凯格尔运动也有这种效果，参见第226页小贴士。

●有助于分娩。虽然孕期运动不能保证顺利分娩，但经常运动的准妈妈产程进展更快，在分娩过程中需要辅助性介入手段的可能性更小（包括剖宫产）。

●加快产后恢复进程。孕期锻炼得越多，生育后体力恢复速度越快（你也将更快穿上怀孕前的牛仔裤）。

宝宝将从运动中获得什么呢？太多了。研究者发现，常运动的准妈妈可以刺激宝宝心率加快、血液含氧量升高。孕妇运动过程中感受的声音、震动等刺激也可以促进宝宝的发育。孕期坚持运动，宝宝会得到更多好处：

● 更健康。孕期坚持运动的准妈妈生下的宝宝会拥有更健康的出生体重，更好地度过分娩过程（受到产道的压力更小），出生后也能更快从压力中恢复。宝宝的心率会随着妈妈心率的提高而提高，妈妈运动时，宝宝好像也进行了有氧运动，这令他的心脏更健康。

● 更聪明。不管你信不信，研究证明爱运动的孕妇生下的宝宝，在5岁时接受智商测试能得到的分数更高。

● 更容易照顾。爱运动的孕妇生下的宝宝在夜晚入睡很快，不容易患肠痉挛，自我调节能力也更强。

以正确的方式运动

你的身体可能不再适合原来的运动服，也不适合一些常规运动项目。现在你更需要双重保险，确定自己选择的运动是安全的。不管你是体操迷，还是喜欢在阳光下散步，都要注意以下要点：

先征求医生的意见。 在你系上运动鞋鞋带、参加有氧健身班之前，要先征求医生的同意。医生很可能同意你做运动，但如果患有任何疾病或妊娠期并发症，他就会限制你运动的项目，或完全禁止你运动。对于妊娠期糖尿病患者，医生甚至会建议尽量少活动。如果健康状况良好，医生很可能鼓励你继续采用以前的健身课程表，直到你觉得身体不能胜任了，才需要做出改变。

尊重身体的变化。 你应该预料到，随着身体的变化，能够参与的运动项目也会改变。例如，随着平衡感下降，运动时你需要注意慢一点，不要摔倒（尤其在你看不到自己的双脚之后）。也可以考虑换一些运动项目，不一定要执着于曾经习惯的常规运动。比如，你每天坚持散步，但随着孕程发展，发现自己臀部和膝盖的压力越来

再运动 30 分钟？

多运动一会儿好不好？视情况而定。如果你雄心勃勃，体质也的确很适合运动，医生可能会允许。只要注意身体状况，可能持续运动1个小时以上都是安全的。怀孕后会比怀孕前容易疲劳，身体也容易受伤，出现各种问题。例如，运动前没有补充足量液体容易脱水，如果长时间呼吸短促的话宝宝容易缺氧。在马拉松式的运动过程中消耗了大量热量，你需要再从饮食中补充回来，所以一定要确保补给营养的方式正确、合理。

越大，关节韧带开始松弛，这时就要考虑更换成其他运动。你也需要适应自己的身体，在孕中期和孕晚期避免需要平躺或站立太久的活动，比如瑜伽和太极拳中的一些动作，会限制血液流动。

循序渐进，缓慢开始。如果你是运动新手，一定要慢慢开始做运动。你很有可能一时兴起，第一个早上就跑了 3000 米，第一次运动的下午就参加了两节训练课。这种热情会使你在运动后感觉不到舒适，只会觉得全身酸痛无力，从此放弃运动计划。第一天开始运动时，进行 10 分钟的热身，5 分钟强度稍大的运动（如果感觉累，要立刻结束，进入下一阶段），5 分钟舒缓的结束运动。一段日子之后，如果你的身体很好地适应了运动节奏，可以在强度较大的运动阶段增加 5 分钟运动量，直到总运动时间达到 30 分钟或更长。不过，一切以自己的身体舒适为准。

如果你本来就是运动员，记住孕期并不适合保持原有的锻炼水平，更不要妄想在这个阶段提高强度（宝宝生下来之后，你可以开始全新的个人锻炼计划）。

运动需要舒缓的开端。当你满腔热情想要锻炼时，一定会觉得热身运动又臭又长。但就像每一个运动员熟知的那样，热身对于所有运动项目都至关重要，它能保证心血管循环系统不会突然间耗尽能量，并降低损伤的可能——关节和肌肉在温度低的情况下更容易受损。所以，在跑步之前要先走一走；在游泳池里来回快速游之前，要保证你已经慢慢地游了一段时间，或在泳池边慢跑了一会儿。

运动需要舒缓的结束。从逻辑上来说，运动后停下来休息，似乎没什么不合理，但从生理学角度却不是这样。突然停止运动会让血液聚集在肌肉里，减少了身体其他部位和宝宝的血液供应，很可能造成头晕、心率加快、恶心等不良结果。所以，应该以缓和的运动作为结束：跑步后再走 5 分钟，高强度游泳之后在水里缓慢地游一会儿。大部分运动完成后都可以轻柔地做一些伸展运动，再以几分钟的全身放松画上完美的句号。在地面上运动后慢慢坐起来或站起来能够有效避免眩晕（以及摔倒）。

控制时间。运动过少没有作用，运动过多又使人虚弱。一个完整的锻炼过程应该从热身运动开始直到放松运动结束，控制在 30 ～ 60 分钟。整个运动过程中，一直保持适当的强度即可。

重在坚持。坚持规律的锻炼要比三天打鱼两天晒网的锻炼有效得多（每周至少 4 次，最好 5 ～ 7 次）。如果你觉得太累了无法再承受，不要强迫自己。但是应该坚持热身运动，保持肌肉灵活，锻炼自律能力。很多人发现坚持运动后感觉更好。重点是坚持锻炼，而不是每天完成所有项目。

选择适合的小组。对一些女性来说，健身班比独自运动更合适（特别是那些自律性较差的女性），还能提供更多支持和反馈。如果你喜欢参与到小组中和大家一起运动，可以报名参加那些专门为孕妇开设的课程（报名前先问清楚授课老师的资质）。最好是提供中等运动量的课程，一般每周上课 3 次左右。如果条件允许，在报名参加全套健身课程前可以先体验一次课试试。如果不能参加常规计划的健身课程，就自己在家里运动吧，有了《海蒂怀孕大百科》，你可以随时进行运动。

当成一项娱乐。对于任何锻炼计划，不论是小组练习还是个人练习，你肯定希望过程充满乐趣而不是充满折磨，每天都期待运动，而不是害怕运动。如果选择自己喜欢的运动项目，就更容易坚持下去——不管是你缺乏精力的日子，还是感觉自己像一辆越野车般跃跃欲试的日子。

量力而为。永远不要运动到极限。以下的内容办法可以帮你检查自己是否运动过度。首先，如果运动中感觉自己状态良好，运动程度可能刚刚好。如果身体某个部位感觉疼痛或紧绷，就说明运动过量。皮肤表面渗出少许汗水的状态没问题，但如果衣服被汗水湿透就不行了。如果出现上述情况，

就不应该再坚持。运动过程中，最好感觉自己的呼吸稍微变得沉重，但不要上气不接下气，无法说话、唱歌或吹口哨的程度。如果运动结束后不得不小睡一会儿，就说明运动过量了。要以运动结束后感觉兴奋为标准，而不是感觉辛苦。

知道何时停止。身体会向你发出信号："嘿，我累了！"及时地发现这个信号，然后下场休息。轻微受伤或疼痛没有危险（比如韧带疼），但如果常常出现，就得减轻运动量。如果出现以下这些更严重的信号，需要联系医生：任何部位的疼痛（臀部、背部、骨盆、胸腔、头部等）；运动过后出现严重的痉挛或持续的剧烈疼痛；出现宫缩；头昏眼花；心跳快；严重呼吸不畅；行走困难或感觉难以控制肌肉；突然头痛；手、脚、脚踝及脸部水肿加重；羊水渗漏或阴道出血；28 周以后，发现胎动次数减少甚至消失。

孕晚期逐渐减少运动。大多数孕妇发现她们在孕晚期，特别是第 9 个月，会不由自主地想偷懒。这个时候，进行一些日常的拉伸运动，散步或在水里玩一会儿就足够了。如果你依然觉得自己精力充沛，可以胜任更有活力的运动，医生可能会同意你参加日常运动，一直持续到分娩。不过切记，一定要先咨询医生的意见。

即使不运动，也不要久坐。如果

长时间坐着不活动，血液就会在腿部淤积，使脚肿起来，还会引起其他问题。如果工作需要久坐，或是你想连续看几小时电视，或经常在汽车、火车、飞机上长途旅行，一定要每隔1小时起来走动5~10分钟。坐着时，也要定时做一些促进血液循环的运动，比如深呼吸、伸展小腿、活动双脚、扭动脚趾。也可以试着收缩腹部和臀部的肌肉（坐着的"骨盆倾斜运动"）。如果手经常肿，就定时向上伸开手臂，握拳再松开，反复几次。

选择合适的锻炼方式

孕期不是学习滑水或参加跳马比赛的时候，但你还是可以享受大部分锻炼项目，也可以使用健身房里的大部分器械。有很多健身课程专为孕妇设计（例如，孕期水中有氧体操和孕期瑜伽）。但要确保医生同意，并记得问问医生选择运动项目时有什么注意事项。你可能会发现绝大多数不能参加的运动项目其实都是在怀孕顶着大肚子时不方便做的。下面是一些孕期运动的宜忌事项：

散步。基本上人人都可以参加，所以你可以放心，随时、随地都可以散步。没有什么活动比散步更适合你繁忙的日程安排了（每天计算运动量时，需要把每一段路程都算进去，比如去超市时走了两站路，遛狗时走了

10分钟等）。而且你可以坚持这项运动一直到分娩（即使到了分娩那天，如果想让宫缩来得更快，也可以走一走）。最好的是，这项运动不需要任何辅助器械，也不需要花钱报任何健身班。你需要的仅是一双舒适的运动鞋和一件透气性良好的衣服。如果刚刚开始坚持每天走路，要注意开始阶段慢一些（开始时慢慢走，然后逐步换成更加轻快的步伐）。如果天气不好，就到商场里走吧。

慢跑。经验丰富的跑步爱好者可以在孕期继续坚持慢跑——但可能需要限制距离，对地面也有要求，或者你只能在跑步机上跑。跑步时，孕期韧带和关节松弛会让膝盖用力更加困难，也让你更容易受伤，所以一定要关注自己的状态、适时调整。

运动器械。跑步机、健身车在孕期可以安全使用。把这些器械的速度、倾斜度及紧张度调节到舒适的水平（如果你是新手，刚开始要放慢速度）。到孕晚期，你会发现器械运动过于激烈了。在看不到自己的脚之后，要更加注意别被器械绊倒。

游泳和水中运动。现在的你也许不太想钻进小小的比基尼里，但考虑一下：在水里，你的体重只有陆地上的1/10，想想看，最近这段日子里，还有什么时候能比游泳时感觉身体更轻盈呢？更重要的是，很多孕妇都发现水中运动可以帮助缓解腿部、足部

水肿和坐骨神经痛。很多带有游泳池的健身中心都开设了水中有氧健身课，还有很多专门为孕妇开设的课程。不过要小心别在游泳池里滑倒，也不要潜水。

瑜伽。瑜伽强调放松、集中注意力，而且格外关注呼吸——是孕期的理想选择，还能为分娩、哺乳做好准备。瑜伽可以增加胎儿的氧气供应，提升你的灵活性，让分娩更容易。选择孕妇瑜伽班，或向私人教练请教是否可以修改个别动作来使孕期练习更安全。比如，怀孕4个月后不能平躺着做运动，重心也随着孕程发展起了变化，所以需要相应调整你最喜欢的动作。除非你对瑜伽倒立很有经验并经常尝试此类动作，否则怀孕3个月后应该避免全身倒立。这不仅是因为你的重心平衡不稳，还有潜在的血压问题。不过，一些医生和助产士认为半身倒立——如下犬式——在孕期也是安全的。

一定要远离高温瑜伽。它在高温房间内进行（温度一般达到32℃～37℃），也要拒绝任何会引起体温升高的运动项目。

普拉提。普拉提是一种类似瑜伽的运动，不需要过多训练，可以提高人体的灵活性和力量，改善肌肉形状。重点在于它可以从内而外地提高力量，塑造身材，减轻背痛。参加孕妇健身班，或告诉教练你怀孕了，这样可以避免一些不利于孕期的动作（包括那些拉伸程度过大的动作）和设备。

有氧健身操。经验丰富、体质出色的准妈妈可以继续参加一些有氧舞蹈（比如肚皮舞、交谊舞、街舞、萨尔萨舞、尊巴舞）和有氧健身操的课程。不过要把运动强度调整得温和一些，千万不要让自己感觉到疲惫。如果你是初学者，可以选择慢节奏的有氧健身操或考虑水中健身操，后者非常适合孕期女性。

芭蕾课。某些芭蕾课非常适合孕期，既可以有效锻炼腿部，又很少有跳跃动作。尤其是随着肚子越来越大，身体的核心肌群变得松弛，重心也变得不稳，芭蕾课既可以锻炼平衡，又可以锻炼核心肌群，非常适合孕期。所以不用担心你的大肚子，来跳芭蕾吧，只要稍微改进一些动作：随着肚子变大，一些下蹲动作会让你的背部不堪重负，可以根据需要调整。

踏板操。只要现在身体情况良好，身材不影响运动，在踏板操方面经验丰富，就可以继续这项运动。但要记住，孕期你的关节更容易受伤，所以在开始运动之前一定要做好热身的拉伸运动，不要运动过度。另外，不要进行远离地面的运动。随着肚子变大，要避免进行那些需要很好的平衡能力才能胜任的运动。

动感单车。怀孕后还能进行旋转运动吗？如果在怀孕前就坚持练动感单车并且超过了 6 个月，或许可以继续，但要适当减少运动量，告诉教练你怀孕了，这样运动要求不会过分严格。如果运动一段时间，开始大口喘气，你应该慢下来休息一会儿。为了让身体达到最舒服的锻炼状态，你可以调整把手，让它更靠近你的身体，让你可以采取后坐的姿势而不是身体向把手倾斜，这有助于你及时感受到下背部的疼痛，做到适量运动。另外，由于立式动感单车对孕妇来说运动强度太大，运动时尽量采取坐姿。如果突然觉得动感单车太辛苦，可以骑自行车。等宝宝出生而且身体恢复后再练动感单车。

跆拳道。跆拳道对运动者的冷静和速度要求很高——这两者都是孕妇欠缺的。很多怀孕的跆拳道运动员发现她们踢得不够高、移动速度不够快。但如果这项运动的确让你感觉很舒服，你又很有经验，可以继续，新手就不要尝试了。当然，还是要避免一些难以完成及费力的动作。确保自己和其他跆拳道运动员有一定距离：与周围人保持两腿长的距离比较合适。另外，也要确保健身班里其他人都知道你怀孕了，或选择专门的孕妇健身班。

举重训练。提举重物可以锻炼肌肉，但很重要的一点是：必须避免过重的物体，以及需要憋气的训练，这些训练会影响子宫的血液供应。选择轻一点的重物，可以多做几次练习。

户外运动（登山、露营、溜冰、骑自行车、滑雪）。孕期不适合开始任何新的运动项目，尤其是那些挑战平衡性的运动。但有经验的运动员可以继续自己习惯的运动（在医生同意的情况下，并且要特别小心）。登山时，要避免走不平坦的路（尤其是孕晚期，你几乎看不到路面了），避免去海拔过高的地方，避免太滑的路面。骑自行车时，一定要格外小心，记得戴上头盔；不要在潮湿、蜿蜒崎岖的路面上骑车，稳定的慢速骑车会让你获益更多。如果经验足够丰富且动作小心，滑冰也可以试一试。孕晚期，你可能在平衡能力上出现很大问题，所以一旦发现自己以往的优雅姿态变成了笨手笨脚，就应该立即停止。滑雪和骑马也一样，即使你多年前就达到了最高级别，也应该注意避免滑雪或滑雪板运动，这些运动造成严重摔伤的风险极高。老手可以越野滑雪或穿雪鞋，但一定要小心别摔倒！

太极拳。作为一种古老的运动，太极的基础动作非常舒缓，即使身体最僵硬的人也可以放松并加强身体素质，并且没有受伤的风险。如果你很喜欢打太极，而且经验丰富，完全可以在孕期继续这项运动。找一些专门为孕妇开设的课程，或只做一些容易的动作——要格外小心那些对平衡能力要求高的动作。

孕期基本动作

肩部拉伸运动。这项运动可以帮你缓解肩部压力（对每天在电脑前工作的人更有效）。试着简单运动一下：两脚分开与肩同宽，膝盖微弯，将左臂抬向胸前，保持略微弯曲的状态。伸出右手放在左肘上，呼气的同时慢慢将左臂向右侧推。保持这种伸展状态5～10秒，换另一侧。

用右手抓住右脚，使其进一步靠近臀部，将右侧大腿向后伸展，保持背部挺直。保持伸展姿势10～30秒，换左腿。

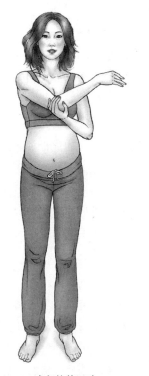

肩部拉伸运动

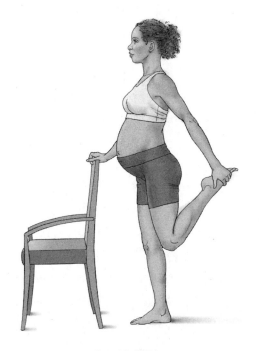

站立时拉伸腿部

站立时拉伸腿部。这项简单的伸展运动可以让腿部获得休息：抓住厨房操作台台面、结实的椅背或其他坚固的物体作为支撑，站直。弯曲右膝，

单峰骆驼式。缓解背部压力的好办法之一：双手双膝着地，放松背部，

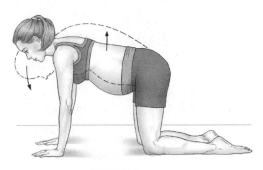

单峰骆驼式

头部向前伸，脖子与脊柱保持在一条直线上，然后弓起背部——你会感觉自己的背部和臀部肌肉紧绷。头轻轻垂下，然后慢慢回到最初的姿势。反复几次，每天尽可能重复练习几次，如果你在工作中需要久站和久坐，更要如此。

放松颈部。这项练习可以帮助你减轻颈部压力。在有支撑力的椅子上坐直，闭上眼睛，深呼吸，然后轻轻将头偏向一侧，慢慢放在肩膀上。不要耸起肩膀碰头，也不要强迫头贴近肩膀。坚持 3 ~ 6 秒，换到另一侧，重复练习 3 ~ 4 次。慢慢将头前倾、让下巴轻轻触碰胸前。转动头部，让脸颊接触右侧肩膀（同样，不要过于勉强，也不要把肩膀转过来接触脸），坚持 3 ~ 6 秒，换另一侧。每天最好练习 3 ~ 4 组。

骨盆倾斜运动。每天练习这个简单的小运动可以帮你改善体形、加强腹肌、减轻背痛，为分娩做准备。

靠墙站立，放松脊柱。吸气，并用腰背部抵住墙面，呼气；反复做几次。这个运动也可以减轻坐骨神经痛。另外，保持背部平直的同时，左右摆动骨盆——跪着、双膝双手着地或站着练习都可以。每天多做几次骨盆倾斜运动，每次持续 5 分钟。

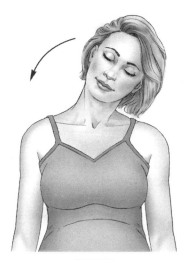

放松颈部

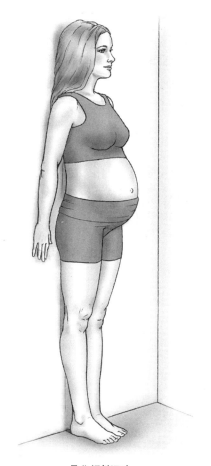

骨盆倾斜运动

237

抬腿运动。抬腿运动可以利用自身的体重锻炼大腿肌肉。面朝左侧躺下，肩部、臀部和膝盖成一条直线。右手放在胸前的地板上，左手撑起头部，放松并吸气。呼气的时候缓缓抬高右腿。尽可能抬到最高处，吸气并将腿缓慢放下。重复 10 次，换另一边重复 10 次。伸直腿或弯曲膝盖都可以。

胸前弯举运动。找一对轻的物品作为道具（新手选择 1.5 ~ 2.5 千克，千万不要选择超过 5.5 千克），用双手握住。双脚分开，与肩同宽，站直。注意膝盖不要绷太直。夹紧肘部、挺胸。弯曲手肘，慢慢举起两侧的物体，并保持手臂处于身体前方（保持正常均匀的呼吸），到上臂与地面平行后即可停止。慢慢放下手臂，重复这个动作。反复练习 8 ~ 10 次，累了就适当休息。你会感觉自己的肌肉在燃烧，但千万不要紧张或屏住呼吸。

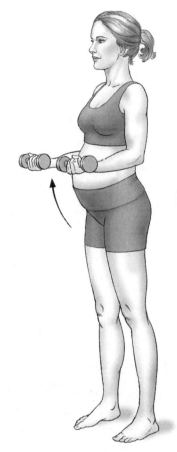

胸前弯举运动

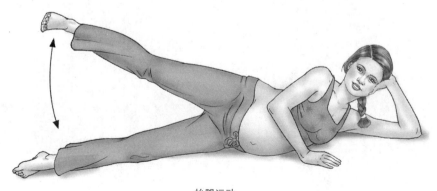

抬腿运动

双臂伸展。双腿交叉坐下，伸展双臂，这可以帮助你放松，了解自己的身体（对自己的身体越熟悉，分娩时越容易）。坐下时尝试不同的伸展姿势——试着把双手放在肩膀上，然后向上抬起超过头顶。你也可以两只手臂交替伸展，或者一只手支撑身体，另一只手向上伸展（注意不要突然抬起手臂，要慢慢抬高）。

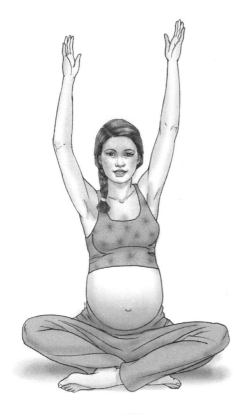

双臂伸展

腿部开合运动。身体朝右侧躺，大腿略微朝前倾，膝盖弯曲重叠。在头下放一个枕头，在肚子下放一个枕头使身体获得更好的支撑。两侧大腿重叠，保持脊柱伸直并收腹。保持脚趾相触的同时，转动左腿，抬高左膝，并尽可能远离右膝，然后慢慢向右膝靠拢收回。重复8～10次，然后换一侧进行同样运动。

下蹲式。这个小练习可以强化并调节大腿肌肉，对那些打算采用下蹲式分娩的女性特别有帮助。首先，双脚分开与肩同宽，站直，保持背部挺直，慢慢弯曲膝盖，身体慢慢下降，蹲下的程度以感觉舒服为准。保持下

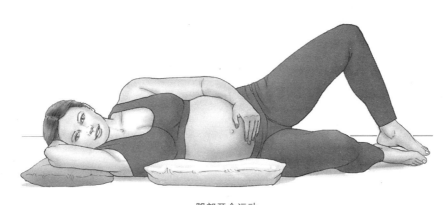

腿部开合运动

蹲姿势 10 ～ 30 秒，然后慢慢回到站立姿势。反复练习 5 次。（注意避免突然前倾和膝关节弯曲程度过大，这样很容易造成关节损伤。）

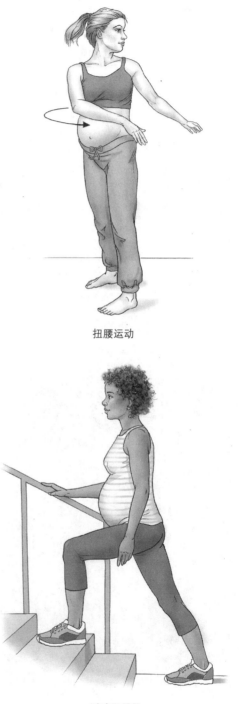

扭腰运动

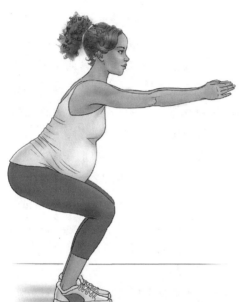

下蹲式

扭腰运动。如果你觉得自己坐得太久，感觉浑身肌肉紧张不适，试试这个促进血液循环的简单练习吧。轻柔地转动腰部，慢慢地从一侧转到另一侧。保持背部挺直，放松双臂。不方便站起来？这项运动可以坐着进行。

活动臀屈肌。臀屈肌是控制你抬起膝盖和弯腰的肌肉。周期性地伸展这些肌肉，可以让身体更灵巧，分娩时腿部打开幅度更大，更有利于宝宝

活动臀屈肌

娩出。你可以站在一组台阶下，一条腿屈膝放在第一级或第二级台阶上，以舒适为宜；下面一条腿保持膝盖伸直，脚后跟贴着地面，就像你要开始上楼梯一样（需要的话，可以用一只手抓住扶手）。保持背部挺直，身体前倾，加大前一条腿的弯曲幅度，你可以感受到后一条腿的肌肉拉伸。两腿交替重复练习。

扩胸运动。 缓慢伸展胸部肌肉有助于血液循环，让你感觉更舒服。站在打开的门前，双臂弯曲并平举到与肩同高，双手扶住两侧门框。身体前倾，感受胸部的伸展。保持该姿势10 ~ 20秒后放松，重复5次。

三角姿势。 这个姿势可以锻炼腿部、拉伸体侧、增强大腿力量并打开肩膀。双脚站立比肩稍宽，右脚朝外跨出90度，左脚略微朝内使站立平衡舒适。双臂伸展至与肩同高，与地面平行，掌心朝下。注意肩膀保持平衡，不要超过耳朵的高度。深吸一口气，然后慢慢呼气，尽可能朝右侧弯腰，同时右手朝右侧脚踝伸展。抬起左臂至与右臂成一条直线，保持双臂

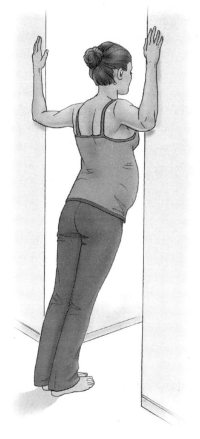

扩胸运动

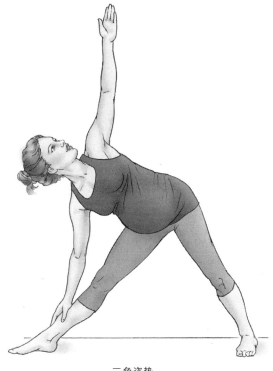

三角姿势

与双腿尽量伸直。尽可能保持这个姿势并正常呼吸，以感觉舒服为准。之后回到起始姿势，休息片刻再换一侧身体重复以上运动。

前臂平板支撑。手和膝盖着地，把前臂放在地面上，支撑起身体。十指相扣，双肘向外打开。伸直一条腿，再伸直另一条，直到从头到脚呈一条直线。拉伸全身，尽量绷紧腹肌（见图A）。如果你觉得太困难，可以稍微弯曲膝盖，或者把膝盖放回地上休息一会儿（见图B）。保持姿势5～10秒钟，深呼吸，重复动作。需要休息的时候，可以坐在脚踝上，伸直背部。

球操。健身球（也叫分娩球）运动不仅可以增强你的腹背力量，也有助于你在肚子变大时保持身体的平衡与稳定。你可以尝试以下动作：身体挺直，坐在健身球上，双臂垂直放松于身体两侧，双脚平踩地面，脚与球之间的距离以感觉舒适为准，双脚距离约与肩同宽。先保持身体平衡几十秒，然后双臂平举至与肩平高，伸直右腿并抬高至与大腿同一水平。如果腿部伸直较为困难，可以弯曲膝盖，将脚抬离地面。慢慢放下右脚和双臂，重新保持身体平衡，换左脚重复以上动作。双脚轮换做6～8次。球操也

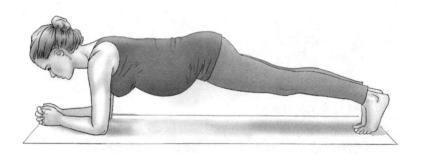

前臂平板支撑A

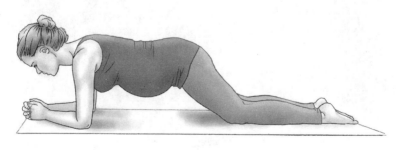

前臂平板支撑B

有助于减轻骨盆倾斜，肩部拉伸和前臂力量。

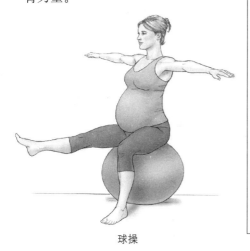

球操

如果不做运动

总体来说，孕期运动对你确实很有好处。但有时候，因为并发症，孕妇只能或坐或躺着。在这种情况下，放松才是最好的选择。如果医生在你怀孕的某些阶段限制你活动，你也可以问问可以做什么运动，比如坐在沙发上或躺在床上的时候活动或拉伸一下手臂——这样也有助于你保持体形。参见第 564 页，了解更多。

第9章 第5个月

（18~22周）

到这个月，以前抽象意义上的"宝宝"已经能让你切切实实感受到了。在这个月底或下个月初，你会第一次感受到胎动，有了这种奇妙的感觉，加上越来越圆的肚子，你会觉得怀孕更真实了。虽然此时离宝宝现身还有很长一段时间，但你已经确切地知道有一个"人"在肚子里，这种感觉真的很奇妙。

本月宝宝的情况

第18周。宝宝已经长到14厘米长，140 ~ 180克重了！现在，他已经把你的下腹部撑得满满的，你可以感受到他的扭动、翻身和拳打脚踢。宝宝在本阶段掌握的技能还有打哈欠和打嗝。现在，他的手指和脚趾上已经有了独一无二的指纹。

第19周。在宝宝成长记录表上，本周可以填上以下数字：15厘米长，

230克重。他现在应该有一个大芒果那么大了。宝宝的身体上包了一层胎脂—— 一种乳白色的保护性物质，外观非常像乳酪，它将宝宝很好地保护起来，不让敏感的皮肤直接接触到周围的羊水。如果没有这层保护，宝宝出生时会皱巴巴的。分娩时，宝宝会自动脱下这层外衣，但也有部分宝宝出生后还裹着这层胎脂。

第20周。这个月宝宝大约有285克重，16.5厘米长，已经像一个小甜瓜那么大了。超声检查能分辨出宝宝的性别了。但不管是男宝宝还是女宝宝，他们这个月都很忙——女宝宝忙着形成子宫和阴道，她的卵巢已经有了700万个原始的卵细胞（到出生时，会减少到200万个左右）；男宝宝忙着让睾丸从腹腔下降，几个月之后，睾丸就会下降到阴囊里（现在阴囊还没有形成）。幸运的是，子宫留给宝宝的空间足够大，他能在里面

扭动、翻身、踢打，甚至偶尔翻跟头。如果你还没有感受到宝宝的动作，别着急，接下来的几周一定会感受到。

第 21 周。宝宝这周长约 27 厘米（像一只大胡萝卜那么长），重约 312 ~ 354 克。如果你希望宝宝也像你一样喜欢吃香蕉，这周可以多吃一点；其他食物也一样。因为羊水的味道每天因食物而异（今天是辣椒味，明天是香蕉味），宝宝现在每天都会吞咽羊水（摄取水分、营养，也锻炼吞咽和消化功能）。他将了解你现在餐桌上的食物味道，并对这些食物有特殊的偏好。另外，宝宝还有一个很大的进步：胳膊和腿开始协调动作——肌肉和大脑之间的联系已经建立，全身的软骨开始慢慢转化为骨骼。也就是说，宝宝运动时，动作已经更协调，不再是着急的抽动了。

第 22 周。本周，宝宝的重量达到 450 克了，长度有 28 厘米，看起来像一个小洋娃娃——有了逐渐发育

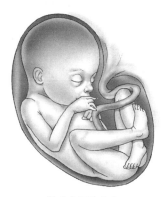

第 5 个月的宝宝

的感觉，包括触觉、视觉、听觉和味觉。宝宝有可能会抓住脐带，好好锻炼一下抓握能力，他出生之后，会用这招来抓你的手指和头发。宝宝能看到什么？虽然子宫内一片漆黑，而且宝宝眼睑紧闭，但他在这个阶段已经可以感知光线和黑暗。如果用一束光照射肚子，你也许能感受到宝宝的反应——他可能想翻过身，躲过"亮"的一面。宝宝能听到什么？你的声音、爸爸的声音、你的心跳、血管里血液流过的声音、你的胃和肠子消化时发出的"咕咕"声、狗叫声、汽笛、电视里的声音。宝宝能尝到什么？你吃到的大部分食物的味道宝宝都能尝到。

你可能会有的感觉

以下是准妈妈这个月可能会经历的一些症状（也可能不会经历，因为每位女性、每次怀孕都是不同的）。其中有些症状你可能上个月就有了，而有些则可能是全新的。一些症状可能会有所缓解，一些症状则会加剧：

身体上

● 更有活力。

● 感觉到胎动（可能会出现在本月底）。

● 阴道分泌物增加。

● 下腹部两侧疼痛（支撑子宫的韧带拉伸所致）。

● 便秘。

● 烧心、消化不良、胀气、身体浮肿。

● 头疼。

● 偶尔出现虚弱、眩晕等症状，特别是起床太快或血糖低的时候。

● 背痛。

● 鼻塞，偶尔流鼻血；耳朵有闷塞感。

● 牙龈敏感，刷牙时容易出血。

● 食欲旺盛。

● 腿部痉挛。

● 脚及脚踝轻微肿胀，手和脸偶尔肿胀。

● 腿部或外阴静脉曲张。

● 痔疮。

● 腹部或脸部皮肤颜色变化。

● 肚脐突出。

● 脉搏（心率）加快。

● 很容易（或很难）达到性高潮。

精神上

● 怀孕的真实感越来越强。

● 情绪波动减少，但偶尔会流泪或出现急躁情绪。

● 持续健忘。

本月可能需要做的检查

虽然每位医生的临床经验和习惯不同，每个孕妇的具体需求也不同，但这个月医生很可能会为你做如下检查：

● 测量体重和血压。

● 尿常规，检查尿液中是否有糖和蛋白质。

● 听胎心。

● 通过触诊感觉子宫大小。

● 测量宫高。

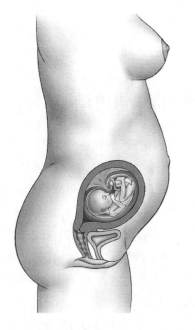

观察自己

现在孕期已经过半。在 20 周左右时，宫底会达到肚脐处。这个月底，宫底会到达脐上 2.5 厘米左右。你再也隐藏不住怀孕的事实了。

● 检查手和脚的水肿情况，腿部是否有静脉曲张。

● 你的一些孕期症状，特别是不常见的症状。

● 你想了解的问题。

你可能关心的问题

身体过热

"大部分时间我都感觉很热，并且出汗很多，这正常吗？"

这些日子里感觉自己像着了火一样？激素分泌增加了皮肤的血流量，加快了孕期的新陈代谢，并造成了那种持续的潮湿感。幸运的是，不管是户外、室内还是体内的温度高，都有很多办法让你更舒服。感觉特别热时可以采取下面的方法让自己凉快：

● 穿宽松、浅色的衣服，选择透气性良好的材质，例如纯棉。或者多穿几层衣服，热的时候可以脱掉一些。

● 注意舒适睡眠，避免因过热睡得出汗。睡觉时关闭空调，选择天然纤维材质的床上用品。

● 想让身体迅速凉快下来，可以在手腕内侧进行冰敷或冷敷，或用凉水冲洗手腕内侧。这里是个脉搏点，这个部位体温变凉可以带动里面流动的血液变凉。当你觉得太热的时候也可以冷敷其他脉搏点，如颈部、脚踝和膝盖后部。

● 把护肤品放进冰箱冷藏 30 分钟后再用。凉凉的乳液擦在皮肤上，你也会觉得凉爽下来了。

● 没时间冲个冷水澡？你可以用冷水将手打湿再用手指梳理你的头发（当然前提是你不介意头发有点湿）。头部的凉爽感会让你全身都凉快下来。也可以在冰箱里放个装上冷水的小喷水瓶，感觉热的时候拿出来喷一喷，也可以让你快速凉爽下来。

● 吃一串冰葡萄。这种美味冰凉的零食不仅能为你补充维生素 C 和维生素 K，还能让你凉爽下来，并且脂肪含量比冰激凌要低得多。不喜欢吃葡萄？也可以把其他水果，比如芒果、香蕉、浆果等切好放进冰箱冷冻，觉得热的时候就拿出来吃一点。还可以放一瓶水在冰箱冷冻室，热的时候拿出来小口地吸，这样既能补充水分，又能让你凉爽下来。

每天 6 顿的解决方案同样适用于这些降温食品。少吃多餐更有助于消化。另外，还可以吃一些辛辣食物，它虽然会让你短时间内觉得身体发热，但当你辣得出汗的时候，也很快会凉爽下来。

● 皮肤上拍一点痱子粉有助于水分吸收，还可以预防痱子。要在皮肤干燥时拍。

从另一个角度来说，出汗增多也让你的体味减小了。这是因为怀孕期

什么情况算"过度"？

慢跑时觉得呼吸困难、筋疲力尽？辛苦打扫卫生的时候觉得吸尘器突然变得好像有一吨重？在你晕倒前停止运动或工作吧！让自己觉得极度疲劳永远不是一件好事，孕期时更加有害，因为过度工作不仅会伤害你，也会伤害宝宝。因此不要长时间工作或劳动，慢慢来。工作或运动一会就休息一会。这样既能完成工作或运动，又不会在任务结束后觉得太劳累。如果偶尔有些事情没有做完也没关系，就当是为以后做准备吧——为人父母后，你也会常常有事情做不完。

间，由大汗腺分泌的汗液减少了，包括腋下、乳房下面及生殖器周围的汗腺分泌的汗液。

眩晕

"我坐着或躺着时起身总会感到眩晕，昨天买东西时差点晕倒，这是怎么了？"

孕期觉得眩晕会让你惊慌失措，但其实并不危险。事实上，这是一种常见的孕期症状，因为：

● 整个怀孕期间，你的老朋友孕激素在血液中的含量很高，它使得血管松弛、变粗，增加了给宝宝的血液供应，却减少了给你的血液供给量。血流量减少就意味着对大脑供血减少，这会引起头重脚轻、眩晕的感觉。孕中期眩晕，可能是由于日益增大的子宫压迫到了血管，也有可能是因为贫血。

● 起身太快会引起血压下降，从而引发一种特殊的瞬间头晕的感觉。解决办法很简单：起身时慢一点。急着跳起来接电话很可能让你倒在沙发上。

● 低血糖时也很容易感觉眩晕（孕妇非常容易出现这种情况）。为了避免血糖降低的情况，每顿饭尽量多吃一些富含蛋白质和碳水化合物的食物（这种组合可以帮助维持血糖水平），并注意少食多餐（每顿正餐之间吃些零食）。在包里放一包什锦干果、一些水果、燕麦棒，它们可以帮助你快速提升血糖。

● 眩晕可能是脱水的征兆，一定要确保自己摄取足量的液体——每天8杯，出汗的话还要多喝一些。

● 眩晕也可能是房间内空气不流通造成的——在太热或人潮拥挤的商场、办公室、公交车上——特别是当你穿得很多时更容易感觉不舒服。如果出现这种情况，走出门呼吸点新鲜空气，或者打开窗户透透气。脱掉外套或解开衣服扣子（特别是脖子和腰部的）也有帮助。

如果感觉头晕，就面朝左侧躺下休息一会儿，可以的话抬起腿。也可以在坐着时身体前倾，把头置于两膝之间。深呼吸，解开所有紧身的衣服。一旦感觉舒服些了，就去吃些东西。

下一次见医生时告诉他你的眩晕症状。他可能会检查看你是否贫血。事实上，晕厥现象非常少见，如果你的确出现了这种情况，也没必要担心，它不会对宝宝造成危害。

贫血

"我的一个朋友在怀孕时查出贫血，这很常见吗？"

缺铁性贫血在孕期较为常见，但也很容易预防，这当然要向医生寻求帮助。在第一次产检的时候，你就会做贫血检查，只是那时候一般不会缺铁。因为怀孕后月经停止，人体内的铁元素会很快得到补充。

随着孕期进展到一半（大约是怀孕 20 周的时候），你的血容量会大大增加，生产红细胞必需的铁元素需求也会大大增加，这样就会造成铁元素消耗过快。补充铁元素并有效预防贫血非常容易，医生通常会在孕中期开一些补铁剂，每天服用就可以。另外，你还可以多吃一些铁含量较高的食物。尽管只靠第 99 页列出的食物不一定能满足你对铁元素的需求，但至少可以作为辅助的补铁食品。早晨

贫血的症状

孕妇患有轻度缺铁性贫血时，几乎不会表现有什么明显症状，看起来和普通的怀孕没什么区别（不论是否贫血，大多数孕妇都会有疲劳感）。但是随着输送氧气的红细胞被消耗，患有贫血的准妈妈会出现脸色苍白、特别虚弱、极易疲劳或呼吸困难的症状，甚至出现晕厥。有的还会出现异食癖或强迫症，比如想吃泥土或嚼冰块。另外，不安腿综合征（RLS）也与缺铁性贫血有关。但研究发现宝宝出生时很少会出现缺铁的现象，这也说明母体通常会先满足胎儿的营养需求。

由于孕期血液供应要求的不断增加，几乎所有的孕妇都容易患上缺铁性贫血，但是有些孕妇患缺铁性贫血的风险更高：连续怀孕的孕妇、晨吐严重的孕妇、孕期营养不良的孕妇及怀孕后吃得太少的孕妇。每天服用医生开的补铁剂，就能有效预防或治疗贫血。

服用补铁剂或含铁食品后，马上喝一杯橙汁或其他富含维生素 C 的食物或饮料有利于铁的吸收。但是补铁后不能马上喝咖啡，咖啡不利于身体吸收铁。如果服用补铁剂觉得胃不舒服，甚至导致恶心或便秘，就咨询医生，看看能不能换一种补铁缓释片。

背痛

"我背痛得厉害，很担心到第 9 个月就站不起来了。"

孕期的不适和疼痛让人很痛苦，但你要知道，这种痛苦是身体在为宝宝降生那一刻做准备的副作用，包括背痛。怀孕期间，原本稳固的骨盆关节为了分娩时能让宝宝顺利通过而松弛。再加上你硕大的肚子使整个身体失去了平衡，为了保持平衡，身体会不由自主地将双肩后移，脖子前伸。站立时，突出的肚子加重了这个问题，结果就导致后背下部严重弯曲，背部肌肉紧张，背痛难忍。

虽然疼痛都是正常的，但我们还是需要采取一些措施克服（至少是减少）疼痛。下面的做法可能会有帮助：

● 坐姿正确。坐着时对脊柱施加的压力比其他任何活动都大，因此要特别注意保持坐姿正确。尽可能找一把能提供足够支撑力的椅子，最好有结实的椅背、扶手和靠垫。有一定倾

抱孩子的准妈妈

怀孕期间可以接送家中大一点的小孩吗？孕期承受适当重量是安全的。所以除非医生不允许，你完全可以抱着家中的大孩子，甚至是重 16 到 18 千克的孩子，送他（她）上幼儿园。

如果背痛怎么办？学会用适当的姿势抱孩子以缓解背部的压力（参见第 251 页）。

斜度的椅背可以帮助分散背部压力。找一个脚凳抬高双脚。另外，注意不要跷二郎腿，因为双腿交叉会让骨盆过于前倾，加重背部疼痛。

● 久坐也不好。坐 1 小时就起来

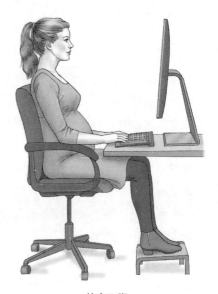

抬高双脚

走动、休息或做些拉伸运动，最好不超过半小时。

● 不要站太久。如果必须站着，最好一只脚踩在一个较矮的物体上，以便帮背部下方分担些压力。当站在硬地板上时（比如在厨房做饭或洗碗），在脚下垫一小块防滑垫以缓解压力。

● 避免提举重物。如果不得不做这些事，注意动作要缓慢一些。双脚分开些以保持身体稳定；尽量弯曲膝盖而不要弯腰；提东西时主要使用胳膊和腿部的力量，不要用背部力量。如果必须搬一大箱杂物，可以把它们分装在两个购物袋里，用两只手分别提着，这样会比抱在胸前走好得多。

● 不要增重太多，保持在推荐范围内（参见第 180 页）。太多的体重只会加重身体的负担。

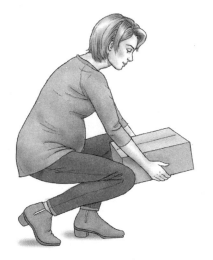

搬东西时弯曲膝盖

● 穿合适的鞋子。太高的高跟鞋和太平的平底鞋都会加重背痛。5 厘米高的粗跟鞋可以帮你站直。也可以考虑矫正鞋，孕期矫正鞋加入了支持肌肉的设计。

● 采用正确的睡姿。舒适的睡姿会减少背疼（参见第 261 页）。起床的时候，先把腿摆到一边，着地了再起来，不要拧着身体起床。

● 使用孕妇枕（至少有 1.5 米长）。舒适的睡眠可以缓解疼痛。早上起床时，先把腿放到床边，触到地板时再慢慢站起来，千万不要扭着身体起床。

● 考虑使用专门为孕妇设计的十字交叉型托腹带。把它当作腹部的弹力袜，它可以帮助你减轻肚子对腰背部和大腿的压力，缓解各种疼痛。腹部支撑服有各种类型：弹力带、弹力套、托腹带、背带型、吊带型和支架型。你可以挑选一款舒适的，最好穿在衣服的下面。不论你选择哪种款式，都不要一天 24 小时使用。因为使用托腹带时间过长会让身体产生依赖，越来越少依靠腹部和背部肌肉，同时通过托腹带来支撑腹部会导致核心肌肉群力量变弱，最终导致背部和大腿疼痛加剧。一些孕期安全的运动（参见第 236 页）可以逐步增强背部和核心肌肉群力量，这样就不会过于依赖托腹带。

● 不要伸手够高处的东西。用一个较矮的结实的脚凳垫在脚下，再去

251

孕期患有脊柱侧弯

当患有脊柱侧弯时，你一定不会对背部疼痛感到陌生。但如果同时伴有怀孕时的腿痛、骨盆痛及肩痛，你会十分心烦意乱。随着孕期体重的增加，你会越来越不能负重。这是个潜在的麻烦，幸而这些情况几乎不会影响孕程。

如果在怀孕期间你感觉背部疼痛越来越厉害，可以尝试从第 250 页开始提到的缓解疼痛方法，包括使用托腹带。你也可以请医生推荐一位妇产科理疗医生，也许可以通过一些特别的运动来缓解疼痛。也可以咨询医生看哪一种 CAM 疗法（参见第 81 页）比较适合。另外，对身体无任何负面影响的水疗和水中运动也可能会特别有效。

想知道脊柱侧弯会对宝宝出生有什么影响？可能根本没有影响，大多数患脊柱侧弯的产妇都能正常顺产。具体情况咨询医生。考虑无痛分娩？请和医生商量，请一位对脊柱侧弯产妇比较有经验的麻醉医师为你实施麻醉。虽然脊柱侧弯不会影响无痛分娩，但在实施麻醉的时候要找到合适的麻醉注射点不太容易。但是对经验丰富的麻醉师来说，找到合适的下针点应该没有问题。

如果你的弯曲情况特别严重也应该询问医生意见。随着孕期的发展，严重弯曲可能会影响呼吸，因此可能需要密切监控。

拿高处的东西，这样可以避免背部肌肉受到多余压力。

● 选择冷热敷交替的方法暂时缓解肌肉酸痛。先用冰袋冷敷 15 分钟，再用电热垫热敷 15 分钟。在使用热敷贴前咨询医生是否可以直接贴在皮肤上。有些医生建议把热敷贴贴在衣服上，因为热敷贴的温度会比较高，很容易刺激孕期敏感的皮肤。在涂抹止痛药物前也应该先咨询医生意见。并不是所有医生都允许孕妇使用这类药物缓解肌肉疼痛，尤其是孕晚期的

时候。如果医生允许，可以使用这些药物，但是要注意观察是否会出现药物刺激的现象，也不要抹在肚子上。山金车类产品也不能在孕期使用。

● 洗个温水澡（注意不是热水）。或者淋浴的时候用喷头冲冲背部，享受背部的水流按摩。

● 接受正确的按摩。一定要选择专业的治疗性背部按摩师（了解你怀孕情况，并接受过专门的孕期按摩培训）。

● 学会放松。背部疼痛可能会因

为压力大而加重，如果你属于这种情况，当疼痛来袭时，可以尝试做一些放松练习。同样，也需要注意遵守第149页提到的一些应对生活压力的技巧。

● 通过一些简单的练习增强腹部肌肉，比如单峰骆驼式（参见第236页）、骨盆倾斜运动（参见第237页），或坐在一个健身球上前后滚动（或躺在上面以缓解背部和臀部不适）。参加孕期瑜伽班或水中健美操班，如果能找到合适的有医学经验的水疗专家，可以考虑水疗法。

● 如果疼痛很严重，可以考虑请医生为你推荐一些物理治疗师或者辅助医疗（例如针灸、生物反馈疗法）方面的专家，他们也许能提供一些帮助。

腹痛

"我很想知道近来出现的小腹疼痛是怎么回事？"

你感觉到的可能是孕期的生长痛，支撑子宫的肌肉和韧带随着子宫扩大而不断被拉伸，被称为环状韧带疼痛。大部分孕妇都会遇到这种疼痛，可能是痉挛性的，也可能是强烈的刺痛，尤其是咳嗽或从床上、椅子上起身时，疼痛感格外明显。这种疼痛可能短暂出现，也可能持续几个小时。

如果只是偶尔发生，不会持续，不伴有高烧、发冷、出血、昏厥或其他不正常的症状，就不用担心。

找个舒服的姿势休息一下，就可以缓解这种疼痛。你也可以在腹部下方使用弹力带或托腹带来缓解疼痛。另外，避免突然的动作可以有效预防腹痛——下次从床上或椅子上起来的时候可以更慢一些。但话说回来，无论你怎么小心，偶尔的腹痛不可避免，也完全正常。如果觉得运动时疼痛影响很大，最好降低运动强度，例如跑步的时候更慢一些，或干脆走路锻炼。当然，和其他症状一样，你应该在下次就诊时告诉医生。他一定会告诉你，这是正常现象。

脚长大

"我仿佛感觉到鞋子变紧了，穿着不舒服。脚也会变大吗？"

在孕期，肚子不是唯一会变大的部位。你可能会和很多人一样发现自己的脚也在长大。这对那些喜欢搜集漂亮鞋子的女性来说是个好消息，但对害怕买鞋的人，就不是什么好消息了。

脚变大的原因是什么？有些人是因为孕期正常的体液滞留，导致双脚肿胀；有些人是因为增重速度太快，脚上长出了新的脂肪。但还有其他原

你的新生皮肤

相信你已经发现了，怀孕对身体的各个部位都产生了影响——从头（讨厌的健忘症）到脚（变大的双脚），以及身体的所有部分（乳房、肚子）。所以，你的皮肤在孕期发生了变化也不奇怪。下面是一些可能会出现的皮肤变化：

黑线。腹部中央出现了一条暗线？孕期的激素分泌会引起乳晕色素沉着，也会引起身体上一条从腹部中央垂直到耻骨上方的白色线条颜色变暗。它在肤色较深的女性身上看起来明显一些，一般会在孕中期出现，在分娩后几个月消退（虽然不可能完全消失）。热衷于根据它的样子猜宝宝的性别？根据老奶奶们的说法，如果这条黑线只延续到肚子下方，你怀的可能是女宝宝，如果它延伸到了肋骨附近，怀的很可能是男宝宝。

妊娠斑。50%～75%的孕妇，尤其是那些肤色较黑的孕妇（她们的肤色中有更多的色素）或有遗传因素的孕妇（如果你的母亲曾经出现过，你也很可能出现），面部可能会出现变色现象，呈面具状或碎屑状。如果讨厌脸上的斑点，就尽量避免阳光照射吧。阳光会让黄褐斑更严重，出门前最好抹上防晒指数（SPF）30以上的防晒霜。同时补充叶酸，缺乏叶酸也

会导致色素沉着过度。脸上还是有斑点？一些准妈妈会自己在家用柠檬汁、苹果醋、甚至香蕉泥调制成面膜来对付妊娠斑。没有效果也不用担心——这种黄褐斑会在产后几个月内逐渐消退。如果没有消退，可以请皮肤科医生帮你开一种漂白霜或维A酸（哺乳期不能使用）或推荐其他疗法（比如激光或磨皮等）。但这些治疗现阶段是绝对禁止的，所以还是用遮瑕霜和粉底来解决问题吧。

其他色素沉着现象。很多孕妇发现，雀斑和痣在孕期会变得更暗、更明显，一些摩擦多的部位（比如两腿中间）的皮肤也会变暗。所有这些皮肤变色现象都会在产后逐渐淡化。阳光会加深这些颜色变化，如果长时间暴露在阳光下，最好在皮肤上涂防晒指数大于30的防晒霜，并尽量避免较长时间的暴晒。

掌心和脚底发红。激素又一次发挥作用了（增加血流供应），这一次，它引起了手掌（有时候是脚底）发红、发痒。这种现象在白种人身上的发生率为2/3，在其他人身上的发生率为1/3。这个症状没有什么好的治疗方法，但有些女性发现每天将发红发痒的部位（掌心、脚底）放在冷水里泡一泡，或者用冰袋敷几分钟会有所缓

解。远离任何可能引起你双手和双脚发热的东西（比如洗热水澡、洗盘子、戴手套等），因为它们会让情况变得更糟糕。这种掌心发红的症状分娩后会很快消失。

腿上发青，出现斑点。很多孕妇寒冷时腿上（有时是胳膊上）会出现这种暂时的、斑驳的变色现象。这是突然增加的雌激素造成的，没什么危害，产后会很快消失。

皮赘。皮赘是皮肤上生长出来的小块多余皮肤，是另一种孕妇常见的良性皮肤问题——虽然令人讨厌。它常常出现在更温暖、更潮湿，或更容易被其他皮肤或衣物摩擦的身体部位，比如：脖颈褶皱处、腋下、躯干部位、乳房下或阴部。好消息是：皮赘通常是良性的，而且大多数会在产后自动消失。如果持续存在，医生可以轻松帮你去除。

痱子。觉得宝宝才会长痱子？其实痱子在准妈妈身上也非常见。孕期女性体温变高、排汗过多容易导致皮肤潮湿，在这种情况下，皮肤与皮肤，以及皮肤与衣物之间的摩擦就很容易引起痱子。恼人的痱子在孕期很常见，它几乎无处不在，有些部位更容易长，如双乳中间和乳房下面的褶皱处、凸起的小腹和阴部上方以及大腿内侧。

花斑癣。癣是一种真菌感染，它会导致皮肤上出现一些小斑点。这些小斑点呈椭圆或圆形，扁平状，有瘙痒感并伴有皮屑。这种真菌引起的感染会破坏皮肤的正常色素沉着，导致皮肤变色并产生鳞屑。它通常会出现在身体油脂分泌较多的部位，如前胸和后背，有时也出现在其他部位。严格来说，癣不是一种由怀孕引起的皮肤问题，但它可能会在孕期里第一次出现或症状变得更加严重。治疗方法通常包括使用抗真菌洗发水，如海飞丝（没错，洗发水可用在身体上！）或抗真菌软膏，但还是应该咨询医生意见，请医生推荐一种解决方法。

过敏性皮疹。很多时候，孕妇敏感的皮肤在试用了某种产品之后会发生反应，出现一些过敏性皮疹。赶快换一种刺激性较小的产品可以减轻这种现象，但如果出现了一些持续性皮疹，要让医生知道。

等等看，可能还会出现更多皮肤变化。不管你信不信，孕期皮肤可能会有各种各样的情况。想了解关于妊娠纹的知识，参见第 191 页；痤疮，参见第 167 页；发痒的丘疹，参见第 307 页；干性皮肤或油性皮肤，参见第 168 页；蜘蛛静脉，参见第 165 页。

因：松弛素，一种孕期激素，它会引起韧带和关节松弛。孕期某些部位的韧带和关节松弛（比如骨盆）是有用的，有利于宝宝的居住；但松弛素也带来了不受欢迎的效果，比如脚部的关节和韧带松弛，导致骨架略有扩展，需要穿大半码的鞋。产后关节可能再次变紧，但你的脚可能就要从此穿大一点的鞋了。

如果水肿是主要问题，学习一下减轻水肿的方法（参见第 306 页），并选择一双能满足脚"长大"需求的鞋。买鞋时，首要考虑舒适度，再考虑款式与美观。挑选时，注意鞋跟不能超过 5 厘米，鞋底必须具有防滑功能，并有足够的空间让脚伸展（可以在脚最肿的时候去挑鞋）。鞋子的材质应该有弹性，且透气性良好。

你的脚和腿会不会很疼（尤其在一天结束的时候）？专门为孕期设计的皮鞋和矫正鞋可以调整重心，使你的脚更舒服，缓解腿疼和背痛。每天都应该周期性地让双脚休息一下，这样可以减轻肿胀和疼痛。一有机会就把脚抬高，或周期性地拉伸腿部。在家时换上柔软的拖鞋，可以有效缓解疲劳和疼痛，让脚舒服一些，减轻疲劳和疼痛。

快速生长的头发和指甲

"我的头发和指甲从来没长得这么快

过。"

怀孕期间激素似乎带来了很多烦恼，同样是这些激素，引起了身上其他部位的飞速生长：指甲的生长速度快得惊人，甚至来不及修剪就又长出来了；头发也在飞快生长，你都来不及和发型师约时间（如果够幸运，你的头发会变得更浓密，更有光泽）。孕期激素促使循环加快、代谢旺盛，滋养了头发和指甲，让它们比怀孕前更健康。

任何繁荣景象都会带来一些不太愉快的副作用：毛发可能会在一些你不希望见到的部位出现。脸部（比如嘴唇、下巴和脸颊）更容易受到怀孕引发的多毛症状困扰，手臂、腿、背部和腹部也会受到激素影响（想知道哪些脱毛措施在孕期是安全的吗？参见第 152 页）。另外，虽然指甲可能长得很快，但它们也很可能变得脆弱、易断。

要记住，这些头发和指甲的变化是暂时的。拥有一头秀发的日子会随着分娩而结束——作为后遗症，到时很可能脱发的程度比怀孕前还要严重。产后你的指甲很可能比怀孕前长得还慢（这不是一件坏事——在宝宝到来后的崭新日子里，你不能留长指甲，也没时间经常修剪）。

还要记住，你的头发在孕期会变得浓密，但不是所有的孕妇都会在孕

头皮发痒

觉得头皮屑很多？可能会，因为你处在孕期。孕期的激素波动会让你头皮发痒，头皮屑增多。头皮太干或太油都会产生头皮屑，酵母菌（Yeast；一种孕妇身上常见的真菌）也会让头皮屑增多。解决孕期头皮屑问题，要看头皮屑产生的原因。如果是干性头皮屑（会洒落在肩膀上的那种），在洗头发时可以先用椰子油或橄榄油按摩头皮，再涂抹洗发水，这样可以有效减少头皮屑。如果是油性头皮屑或酵母型头皮屑，可以用孕期使用安全的去屑洗发水。用其他去屑洗发水时应咨询医生，有些去屑效果太强的产品可能不适合孕期使用。另外，在使用一些含茶树精油的洗发水之前，也应该咨询医生意见，有些医生会认为这类产品不能在孕期使用。

减少糖分和精制谷物的摄入，选择健康的脂肪来源（如牛油果和坚果）也可以帮助你的头皮——和肩膀远离头皮屑。

期经历这些糟糕的毛发问题——长在不该长的地方。一些准妈妈发现她们大腿上和腋下的体毛，甚至眉毛会在孕期长得特别慢——她们可以得到短暂的休憩，不着急用剃刀或蜜蜡进行脱毛。如果属于这类情况，那你很幸运。

视力变化

"怀孕后视力好像下降了，现在隐形眼镜都不合适了，是我的错觉吗？"

这不是错觉——你现在的视力可能真的不如怀孕前了。眼睛看似与怀孕无关，但确实会受到孕期激素的影响。你会发现，不仅视力不如以前敏锐了，隐形眼镜也突然让你觉得不舒服。这是因为激素使泪液分泌减少，导致眼睛干燥，引起敏感和不适。多余的体液也会改变眼睛的屈光度，造成部分孕妇的眼睛近视或远视。生完宝宝后，你的视野就会渐渐清晰起来，恢复到正常状态，所以不用在孕期配新眼镜——除非你实在看不清，影响了日常生活。

现在也不是考虑做激光矫正手术的时候。虽然手术不会伤害到宝宝，但可能会过分矫正你的视力。而且，如果要动第二次手术的话，需要休息的时间更长，需要用的滴眼液对孕妇也不安全。眼科医生建议准妈妈在孕期、怀孕前6个月及产后6个月不要做激光矫正手术。

孕期视力下降并不是异常现象，但如果出现其他眼部症状，就意味着有问题。如果你发现视力模糊，经常看到斑点或漂浮物，或眼前出现重影长达 2 ~ 3 小时以上，立即给医生打电话。不过，久站或突然站起来时眼前暂时出现斑点很正常，不用担心，下一次去医院时告诉医生。

胎动

"上周我每天都能感觉到轻微的胎动，但今天一直都没感觉到，这是怎么回事？"

感觉到宝宝的扭动、蠕动、拳打脚踢和打嗝应该是孕期最令人激动的事情之一。没有比这更好的证据证明你的肚子里有一个崭新的、精力充沛的生命正在成长。但胎动也可能会引起准妈妈们的各种问题和疑虑：宝宝是不是动得太少？是不是动得太频繁？怎么现在一点都不动？上一分钟还切切实实地感受到宝宝在踢你，下一分钟又开始怀疑是肠道胀气；前一天还觉得宝宝一直在不停地扭动和翻身，第二天小运动员似乎就退出比赛了，基本上感觉不到他的运动。

不要担心。在这个阶段，没有必要担忧宝宝的胎动，因为现在明显胎动的频率和形式各不相同，而且差异很大。虽然宝宝大部分时间都在动，

但你可能不会连续感受到——必须等到他的力量显著增强之后。由于胎位（例如面向你还是背向你），有很多胎动可能感受不到；或者孕妇自身的运动——当你四处走动或做运动时，宝宝被摇摇晃晃地弄睡着了；或者你太忙没有注意到他的运动；也有可能当宝宝最活跃的时候你正好在睡觉（宝宝容易在妈妈躺下时开始运动）。

如果你整天都没有感觉到胎动，晚上可以喝一杯牛奶、一杯橙汁或吃其他零食后躺下 1 ~ 2 小时——保持不动加上食物的刺激，或许可以让宝宝活动起来。如果这也不奏效，不要担心，几小时后再试一次。很多准妈妈在这个阶段都会一两天，甚至三四天感觉不到胎动。如果还是担心，给医生打个电话确认一下。

第 28 周以后，胎动更加频繁、持续时间更长，妈妈最好养成每天检查宝宝活动的习惯（参见第 310 页）。

确定宝宝的性别

"我要去做怀孕 20 周的超声检查了，但是我们还没有决定要不要知道宝宝的性别。"

给宝宝挑选粉色的物品还是蓝色的？还是想等宝宝出生后再决定？是否要知道宝宝的性别完全取决于你，而且这样的决定没有对或不对。有些

准爸妈选择先知道宝宝的性别，这样方便他们购买新生儿服装、布置婴儿房和为宝宝取名字。有些准爸妈则是忍不住想早点结束猜测。但也有很大一部分准父母选择用传统的方式，到最后一刻才揭晓宝宝的性别——在他（她）来到世界上的那一刻。选择权完全在你手里。

如果你决定现在就知道宝宝的性别，也要记住通过超声检查来鉴定宝宝性别并不总是绝对准确，它不同于通过染色体分析的羊膜穿刺。个别情况下，超声检查会出现误差。有些家长通过超声检查得知到宝宝是个女

孕中期的常规超声检查

现在，孕中期的超声检查已经成为常规检查，不管一切进展多么正常都要接受超声检查。主要原因是医生们发现超声检查是观察宝宝发育情况的好办法，也是直接给孕妇们提供"一切正常"的最佳证据。另外，这也是一次准父母"窥视"宝宝的机会——可以把超声检查拍下来的照片带回家做纪念。这次检查还可以确定宝宝的性别。

第二阶段的超声检查更详细，可以为医生提供大量有用的资料，判断宝宝的发育情况和孕妇子宫内的情况。例如，它可以测量宝宝的大小，并检查各器官发育情况；可以测出羊水量，让医生判断是否正常；还可以估计胎盘位置。简单地说，第二阶段的超声检查除了看起来有趣之外，也能让你和医生对孕期情况和宝宝的整体健康状况有清晰的认识。想知道屏幕上看到的是什么吗？宝宝的心跳很容易看出来，但是如果想要分辨出宝宝的其他部位如脸、手、脚、甚至一些很小但很神奇的器官，比如胃和肾，则要请超声检查人员为你指出来。

常规的孕中期超声检查通常是二维 B 超——它只提供宝宝身体特征的平面影像，适合做成相框或传到网上。只有在排除唇裂或脊髓问题等胎儿畸形时或需要更清楚地检查某个特定部位时，医生才会建议做三维或四维彩超（实时动态显示宝宝情况，类似视频）。目前，只有在有医学需要时，医生才会推荐进行这些更精细、有趣的超声检查，因为一些评估超声技术安全的研究结果尚不明确，可能存在潜在的风险。

还想在宝宝出生前跟他（她）来个亲密接触吗？你可以去当地的产前肖像中心，支付一定的费用，就可以进一步地看到宝宝在子宫内的经历。事先咨询医生意见，参见第 315 页。

现在是……揭秘性别的时刻

想要通过盛大的方式来揭秘宝宝的性别吗？加入这些准爸妈们，一起隆重地公布这个消息吧。你可以通过性别揭秘派对或社交媒体来公布宝宝的性别。

揭秘性别可以通过很多方式进行，你可以充分发挥想象力。如果你打算和朋友、家人和社交媒体平台一起揭秘，就先不要去偷看超声报告结果。可以请超声检查人员写下宝宝的性别装在密封的信封里，然后你就可以发挥想象力了。下面这些方式供你参考：把消息透露给烘焙店，请他们根据宝宝的性别烤一个相应颜色的蛋糕，在蛋糕上面撒上糖霜盖住里面的蛋糕颜色——当你切开这道甜点时，你和参加晚会的客人就会看到里面的蛋糕颜色，蓝色代表男孩，粉色代表女孩；你也可以在彩罐里装上粉色或蓝色的彩纸屑或糖果，或在盒子里放进一个蓝色或粉色的氢气球，等大家都聚在一起时打开盒子，放飞气球——当然要有人把它拍下来。还想要更多灵感？在 Pinterest、Instagram 和 YouTube 网站上可以找到很多这方面的创意。

不喜欢这种新的方式？想要对宝宝的性别保密，呃，是暂时保密——而不是像其他人一样热衷于揭秘性别？不要强迫自己举行性别揭秘派对——这是你的宝宝，完全由你决定。

孩，到了分娩的那一天却惊呼："是个男孩！"（或情况相反，但这种情况更少见——毕竟，没看见宝宝阴茎比看错了宝宝的阴茎的可能性更大）。还有的时候，在超声检查中，宝宝不配合，保持双腿交叉保护私密部位。因此，当你选择通过超声检查来判断宝宝性别的时候，也要记住这种判断方法尽管是有依据的推测——但只是一种推测。

如果准父母中一个人想知道宝宝的性别而另一个人不想知道，该怎么办？这种情况不太好处理，尤其是如果知道宝宝性别的一方不容易保守秘密，会忍不住会暗示或告诉亲朋好友，但也可以做到。当决定知道宝宝的性别后你还有一个选择：要不要告诉大家这个消息，以及在什么时候如何告诉大家。有些准父母选择尽量保密，而有些人选择直播检查结果，即时告诉大家。还有些准父母则喜欢把这个重大时刻留在最精彩的时候，他们会举办宝宝性别揭秘派对，和亲朋好友一起庆祝。

胎盘位置

"医生说，超声检查显示胎盘位置很低，靠近子官颈。她说现在担心还太早，但我还是有点担心。"

你的子宫里不只有宝宝在动。和宝宝一样，胎盘在整个怀孕过程中也会向四周移动。随着子宫底的拉伸和生长，胎盘也会上移。约有10%的孕妇会在孕中期发现胎盘位于子宫下部（在怀孕第14周之前，这个比例更高），但临近分娩时，胎盘基本都会上移。如果没有上移，胎盘还位于子宫下部，医生就会诊断为"前置胎盘"。这种情况只发生在极少数足月分娩的准妈妈身上，比例大约为1/200。换句话说，你的医生是对的，现在担心为时过早。而且统计数据表明，你担心的事发生概率很低。即使最后是前置胎盘，也可以通过剖宫产生出宝宝。

"超声检查中，技师告诉我是'胎盘前壁'，这意味着什么？"

这意味着你的宝宝现在躲在了胎盘后面。通常，受精卵会位于子宫后部，即靠近脊柱的部分，这也是胎盘最终发育的部位。但有时候，受精卵处在了相反的位置，靠近你的肚脐。当胎盘形成时，它就长在了子宫的前方，而宝宝就躲在它后面，你就是这种情况。

好在宝宝并不关心自己躺在子宫前面还是后面，胎盘位置也没有太大影响。不利之处就是宝宝踢你时不太容易感觉到，因为胎盘充当了宝宝和肚皮之间的垫子。同理，医生或助产士会发现听胎心更难，施行羊膜穿刺术也会比较困难。除了这些小小的不便之外，不需要担心胎盘前壁。更重要的是，随着孕程发展，胎盘有可能慢慢向后移——这是胎盘前壁常见的结局。

睡眠姿势

"以前我总爱趴着睡觉，现在我害怕对宝宝不好。但以其他姿势睡觉，又总是感觉不舒服。"

不幸的是，两种最受欢迎的常见睡眠姿势——趴着和平躺——都不是最好的选择。趴着睡会不舒服的原因显而易见：随着肚子不断变大，你就像趴在一个大西瓜上。平躺睡虽然舒服些，但会把整个子宫的重量都压在你的后背、肠道及两条主动脉（负责从心脏向身体下部输送血液的血管）上，加重背部疼痛和痔疮，使你消化不良，导致呼吸和血液循环问题，还可能引起高血压或低血压,造成头晕。这种不太理想的血液循环也会使母体输送给胎儿的血流减少，导致宝宝氧气与营养吸收不足。偶尔采用平躺的姿势不会危害宝宝的安全，但是如果几个星期甚至几个月都长时间采用平躺姿势则会给孕期带来问题。

这不是说你要站着睡。准妈妈可以试着把身体蜷缩起来，或舒服地侧躺着（最好是左侧卧），一条腿交叉放在另一条腿上，双腿中间夹一个枕头，这对你和宝宝是最佳姿势。不仅可以保证血液和营养以最大流量进入胎盘，还可以提高肾功能——更好地排出体内的废物，使踝关节、手和脚不那么肿胀。

很少有人会整晚保持一个姿势睡觉。如果你醒来时发现自己平躺着或趴着，也不要担心，不会有什么危害，再恢复侧睡的姿势就可以了。可能刚

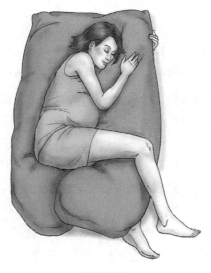

侧躺着睡觉

开始几个晚上会不太习惯，但身体很快就会适应这种新姿势。可以用一个至少 1.5 米长的孕妇枕，它能提供支撑，让你侧着睡更舒适，更容易保持这个姿势。也可以利用家里多余的枕头，把它们垫在不同的身体部位，直到找到最佳睡姿。你也可以睡在躺椅上，保持半直立的姿势。

胎教

"我听说有人天天给肚子里的宝宝读书或放音乐，好让他们先人一步。我是不是也应该刺激一下宝宝？"

在孕中期最后这段日子里，宝宝的听力确实发育得相当完备，也能从听到的东西中"学习"，但没必要给肚子里的宝宝上课。这么着急教育或培养宝宝也可能有害——特别是当传递的信号过早，过于强调成就时，对于脆弱的宝宝无疑是揠苗助长。宝宝会按自己最好的速度发育、学习，没有必要强求。另外，还有理论认为，当父母尝试把子宫变成教室，他们很可能会无意识地打乱宝宝天然的睡眠格局，影响宝宝的发育，而不是在培养宝宝（就好像是把一个熟睡的新生儿摇醒，让他陪你玩拼图）。

但这样做也没什么错——至少会有益处。当你为肚子里的宝宝提供丰富的语言、音乐环境时，就可以在第

感觉被冷落

面对现实吧，不管性别角色如何进化，人还是有生理局限性。这也意味着怀孕是——而且也将一直是——女性的工作，至少在身体上如此。只有妈妈才能孕育宝宝，只有妈妈才和宝宝有直接联系——有大肚子为证，只有妈妈才能承担宝宝出生前的养育工作，在孕育宝宝的过程中承受最多的也是妈妈。妈妈们获得了别人的关注——朋友、家人、医生、助产士、甚至是热心的陌生人。这会让你有时候觉得自己就像个旁观者。

不要担心。怀孕没发生在你的身体里，并不意味着你不能分享它。克服被忽视感的最佳办法是主动参与到其中：

● 和你的伴侣谈谈。她可能根本没有意识到你受到了冷落，或者她可能以为你乐于置身事外。和她谈谈，告诉她你不仅希望参与其中，而且一直在认真参与。

● 参加产前检查。如果可能，陪妻子参加每一次产前检查。她会非常感激你在精神上的鼓励，你也乐意听到医生的建议（这样可以帮助她做得更好——尤其当孕期健忘症严重时，你能帮她记住所有要点）。另外，你

也有机会问一些想问的问题。常规拜访医生可以让你更深入地了解妻子身上出现的神奇变化。最棒的是，你可以和她一起分享所有里程碑式的进步（听到宝宝的心跳，通过超声检查看到宝宝的小胳膊）。

● 像自己怀孕了一样生活。虽说不必穿上印着"欢迎宝宝"的 T 恤，但你应该扮演好孕期伴侣的角色：陪妻子一起运动，一起戒酒，尽量改善饮食；如果你是烟民，停止吸烟。

● 学习怀孕知识。即使是高学历的准爸爸，在涉及怀孕和分娩时也有很多东西要学习。尽量多阅读与此相关的书和文章；查看相关的文章和线上小组；和妻子一起参加分娩培训班（如果有专门为爸爸们开设的培训班，更要去参加）；与最近当上爸爸的朋友、同事聊一聊。

● 与宝宝交流。在与未出生的宝宝建立亲密关系方面，准妈妈占有先天的优势——因为宝宝舒适地躺在她的子宫里。但这不意味着你不能早点接触这个新的家庭成员。你可以经常跟肚子里的宝宝说话，给他读书、唱歌——宝宝从第 6 个月末就可以听到声音，现在经常听到你的声音可以帮

助他出生后认出你。每天晚上把手或脸颊放在妻子裸露的肚子上，与妻子一起感受宝宝的踢腿和扭动，这也是和妻子保持亲密的一个好办法。宝宝也能感受到你的腹部按摩，如果凑得足够近，还能听到他的心跳。

● 和妻子一起去购买各种婴儿用品、摇篮和婴儿车，一起装饰宝宝的房间。一起给宝宝起名字。陪妻子拜访宝宝未来的医生。总之，要积极参与迎接宝宝到来的各项准备工作。

● 考虑请假在家。着手研究公司的产假规定。这样，宝宝出生后的欢乐时光里，大家一定不会忽略你的存在。如果没有这方面的规定，可以跟公司其他爸爸或准爸爸讨论一下。

一次拥抱他之前就和他亲密接触。对宝宝说话、读书或唱歌（不用扩音器），不能保证他将来一定可以拿到知名大学的奖学金，却可以保证宝宝出生时能分辨你的声音——而且一出生就和你们非常亲密。

现在播放古典音乐可能会增加宝宝将来爱好音乐的概率，在他长大后情绪不好时通过这些音乐可以得到心灵的慰藉。不过有数据表明，音乐和文学对孩子最好的影响阶段是出生后，而不是产前——把那些好听的乐曲留到宝宝出生后吧。另外，不要忽视触觉的作用，因为这种感觉也是宝宝在子宫内发育起来的。现在开始天天摸肚子，有利于培养你和宝宝之间的感情。

只要你喜欢，而且有体力，不会被这些活动累倒，那就播放莫扎特和巴赫的曲子，再拿出沾满灰尘的莎士比亚十四行诗吧！只要确保你所做的一切都是为了与宝宝亲近——而不只是让宝宝将来可以上个好大学。

当然，如果鼓起来的肚子让你不方便进行上述活动，也不用担心宝宝不够了解你。在你和准爸爸日常对话时，宝宝已经开始习惯你们的声音了。享受现在和宝宝的沟通吧，没必要这么早就考虑宝宝的教育。你会慢慢发现，孩子的成长是那么快，根本没有必要去推动这个进程，尤其是出生前。

对成为父母的担心

"我一直怀疑，我是不是能开心地做父母。"

人生中需要完成很多重大变化（但没有什么变化会比即将到来的分娩更重大），所以你会担心这个变化是否会让自己更开心。

如果你想象着从医院抱回一个面带微笑的完美宝宝，那么，是时候认清现实了。实际上，你抱回家的新生儿除了哭之外无法与人交流，还总会在你刚坐下吃饭，与伴侣亲热，想去洗澡或累得不想动时开始哭。

如果你认为做了父母后的任务无非是早晨惬意地带着宝宝在公园里散步，在阳光明媚的日子里逛动物园，与小衣橱和干净的小宝宝衣物打交道，那现在必须重新审视一下现实。将来会有无数个清晨一转眼就变成了黑夜，你会把许多阳光灿烂的日子耗费在洗衣房里，家中的一切都将被宝宝的呕吐物、黏糊糊的香蕉泥和宝宝的维生素搞得一塌糊涂。

但你可以期待那些美妙神奇的人生经历：当你怀抱着熟睡的宝宝时（即使刚才他还是个讨厌的小恶魔），那份满足感是任何事都无法比拟的。每当宝宝咧开还没长牙的嘴对你微笑，温柔可爱地带着呼吸声和你甜甜地说话，当宝宝黏着你要你抱，一边流着口水一边亲吻你，一洗完澡就要往你怀里钻的时候，你会发现，所有那些不眠的夜晚、被耽搁了的晚餐、一堆堆的换洗衣服，以及与伴侣尴尬的亲热都是值得的。

系安全带

"坐车的时候可以系安全带吗？怀孕时气囊会是个安全隐患吗？"

对于孕妇和还没出生的宝宝来说，旅行时没有比系安全带更安全的做法了。在绝大多数地方，开车时系安全带这条要求已经被写入了法律。为了最大的安全系数和最小的不舒适程度，要把安全带系在肚子以下、大腿以上，横跨骨盆。将肩带搭在肩膀上（不要从胳膊下面绕过去），穿过双乳中间到肚子一侧。害怕汽车突然停下时安全带产生的压力会伤害到宝宝？别担心，羊水、子宫肌肉形成的保护垫把宝宝保护得好好的，这些是世界上最好的减震物质。

至于气囊，最安全的做法是与它保持距离。一旦发生车祸，有气囊要比没有安全得多。事实上，研究表明安全气囊不仅能保护孕妇及肚子里宝宝的安全，而且不会造成额外伤害——危险发生时打开的气囊不会增加胎儿窘迫、胎盘剥离或剖宫产的风

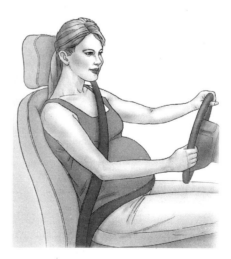

为两个人系安全带

险。为了确保安全气囊发挥作用，你应该与它保持距离。当你坐在副驾驶位置时，尽可能将座椅靠背向后调，这样你的腿也有更多的活动空间。当你开车时，把方向盘调整到胸前的位置，远离肚子，可能的话，最好与方向盘保持25厘米以上的距离。

旅行

"我和丈夫计划这个月外出旅行，这安全吗？"

以后再带宝宝出门就不会这么方便了。展望一下明年的旅行计划，不管去哪里，你们都得塞一车尿布、玩具，以及给宝宝装食物的瓶瓶罐罐。

所以，不要犹豫，执行你的计划吧！但事先要征得医生的同意。大部分情况，医生会给你开绿灯，除非你有妊娠期并发症或者离预产期很近了。

一旦决定要走，就要计划一下，保证假期的安全和舒适。

选择恰当的时间。当你计划孕期旅行时，选择恰当的时机最重要——孕中期通常最适宜旅行。因为前3个月的恶心和疲劳减轻了，而你的身体

孕期蜜月

一想到宝宝出生，家中增添了新成员，你们一定非常开心，但可能也会担心这种变化会对未来的生活带来什么影响，尤其是当你们意识到无忧无虑的二人世界很快就要结束的时候。

那就来一次孕期蜜月吧！把它当作最后的狂欢，在生下宝宝前一起享受快乐时光。

你可以选择到海边去度假一周、到乡村欢度周末、到当地旅馆小住一晚，或去美容中心享受一天。如今有越来越多的准父母预约孕期蜜月。当然，前提是时间、计划及经济条件都允许并且获得医生同意的情况下。什么时候安排孕期蜜月旅行最好呢？显然是当你感觉最好，精力最好的时候——对大多数准妈妈来说，是在相对舒适的孕中期。

时间上安排不了孕期蜜月或经济条件不允许？或者你们宁愿把孕期蜜月省下来的钱用在为宝宝添置东西上？又或者你是高危妊娠不能旅行？可以考虑居家型孕期蜜月。有些事情在宝宝出生后你们就不一定有时间做了，你可以挑选一个周末计划一次两人活动，比如：在床上吃早餐、晚饭后去看场电影，尽情发挥你的想象吧！

也没有笨重到比行李还难拖动。而太靠近预产期旅行也可能意味着有分娩时远离医生的风险。如果旅行目的地比较偏远,你还可能远离可靠的医院。考虑乘船出游?大多数的游轮都不会允许怀孕超过 24 周的孕妇登船。

选择合适的目的地。 炎热、潮湿的地方不适合,由于新陈代谢加快,你可能很难适应。如果你们已经选择了这样的地方,要保证住的宾馆、乘坐的交通工具都有空调,保证摄入充足的水分,同时避免阳光直射。要去海拔较高的地方旅行(参见第 268 页)最好先征得医生同意。同样,如果要去任何需要额外接种疫苗的地区,或容易滋生恶性传染病(包括通过水源和食物传播的疾病、蚊虫传播的疾病,如寨卡病毒)的地方也要征得医生同意。有些疫苗孕期接种不一定安全。

放松的旅行。 在孕期旅行,只有一个目的地要比在 6 天里逛遍 6 个城市更合适。自己安排的行程要比旅行社安排的更好。几小时的观光购物后,就应当休息一下。

给自己买保险。 要给自己买旅行保险,以防万一出现妊娠期并发症。最好待在离家近的地方,万一出现必须立即返回或需要医疗监护的情况,旅行医疗保险会相当有用。提前检查一下保单。

做好医疗支持计划。 如果你的旅行目的地较远,记得准备一份当地的

不要喝当地的水?

保证充足的水分对孕妇非常重要。但如果对目的地的水质令人不太放心,就选择饮用瓶装水,刷牙也用瓶装水,而且要确保瓶装水在打开前封口完整。也要避免食用当地的冰块,除非你能确定它是用纯净水做成的。

在这样的地方,除了水,你还要注意食物卫生。不要食用生的水果、蔬菜和沙拉,除非你确定它们经过纯净水清洗。如果想吃新鲜水果,用瓶装水清洗并削皮后再吃。不管去哪里,注意不要吃凉的或室温以下的食物——比如吃自助餐时,不要碰路边摊的食物——即使是热的也不可以。另外,不确定是否经过巴氏杀菌的果汁和乳制品也不要喝。

不仅吃喝的时候要注意,当你想要下水的时候也要注意安全。要先了解情况,看看游泳的水是否安全——一些水可能被污染或含有有害细菌。游泳池里的水也应经过加氯消毒或使用臭氧、盐水或电离子净化。下水前一定要问清楚。

高海拔怀孕

一直居住在高海拔地区的女性已经习惯了呼吸更稀薄的空气，会比那些刚从海平面附近搬到高原地区的女性患妊娠期并发症（高血压、水肿、宝宝出生体重轻等）的可能性低一些。因此，很多医生建议如果有旅行计划或要从低海拔地区搬到高海拔地区，尽量推迟到分娩后。

如果孕期从海拔低的地方到海拔较高的地方去旅行呢？显然，攀登雷尼尔山已经不合适了，选择落基山脉前也要三思并咨询医生意见。如果必须去高海拔地区，应该逐渐上升高度（如果开车去，可以一天上升 600 米，不要一下子上升 2500 米）。为了尽量减少急性高山症的发病风险，到达后的前几天应该减少自己的活动，大量喝水，少食多餐而不是一日三餐，避免油腻和难以消化的食物。可能的话，住宿尽量安排在海拔较低的地方。

产科医生联络表，以备不时之需。如果是出国旅行，可以通过 iamat.org 网站与国际旅游者医疗援助协会取得联系，他们会为你提供一份全球可用英语交流的医生通讯录，部分大型连锁酒店也可以提供这方面的信息。如果出现任何紧急情况，急需医生而酒店不能解决问题，你可以马上给中国大使馆或领事馆打电话，中国外交部金球援助热线 +86-10-12308 或 +86-10-59913991，请他们推荐医生，也可以直接去最近的急诊中心。旅行医疗保险也会提供求助电话。

带上"孕期救护队"。带上足够的维生素，以备整个旅程服用；带一些健康的点心；如果有晕动症的话，带上防晕止吐腕带，以及一些医生推荐的有利于旅行者肠胃的药物。医生不允许孕妇吃调时差的补充剂（比如褪黑素）。

保持健康的饮食习惯。度假时胃口一定很好吧，但也要注意饮食规律与健康，有需要的时候再吃零食——尤其是当你出现时差反应时，含有复合碳水化合物和蛋白质的食品可以帮助你重新焕发活力。旅途中也不要忘记补水，补充足够的液体不仅对孕期非常必要，对经常乘坐飞机旅行的乘客也非常重要。脱水会加重一些时差反应的症状，如疲劳感。

想大小便时马上去。旅途中不要耽误上厕所的时间，以免给尿路感染或便秘可乘之机。如果想大小便，尽快去卫生间。

护腿长袜。已经患有静脉曲张（或出现静脉曲张倾向）的准妈妈，应该

安检安全吗?

机场安检对你来说可能不轻松,但它没有风险。金属探测仪发出的电磁波频率很低,是安全的。你在家的时候也一直接触这些电磁波,比如家用电器发出的电磁波。同样,安检人员手中的探测仪也是安全的。那全身扫描仪呢? 美国运输安全局称它们发出的辐射相当于你在海拔高的地区飞行两分钟,对人体也是无害的,包括对孕妇及肚子里的宝宝。如果你担心全身扫描仪不安全,可以问问是否可以选择搜身检查。

在久坐(在汽车、飞机或火车上)及久站(在博物馆、机场排队等)时穿护腿长袜,可以将腿和踝关节的肿胀降至最低。

不要长时间保持一种状态。久坐会限制腿部血液循环,所以要在座位上经常变换姿势,伸展、弯曲、扭动、按摩你的腿,不要跷腿。可能的话脱下鞋,抬高双脚。乘飞机或火车时,至少要每一两个小时起身走动一下。自驾车旅行时每两小时停下车出去走走,或伸展一下身体。

怀孕会减少旅行的乐趣吗? 大概不会,但要确保不要提高旅行的难度。

● 如果你乘飞机出行,事先与航空公司确认,看是否有孕妇优惠政策。预定一个靠前的座位(最好靠走道,这样你可以站起来伸展身体,去卫生间也方便)。如果座位不能预订,可以要求提前登机。把安全带系在肚子以下,这样更舒服一些。

订机票时,询问一下是否有餐食服务。现在越来越多的航空公司不提供餐食了。即使你打算付费购买机上餐食,也要考虑下面一些情况:分量小;不适合孕妇吃;飞机可能延误而增加等候时间。所以你要提前计划。带不易变质的三明治,或者在机场买三明治、沙拉、酸奶和水果,趁着还新鲜赶紧吃掉。不要忘记喝足够的水,以防长途飞行造成脱水。多喝水也能让你多去几次卫生间,保证双腿周期性伸展。但不要喝机场的直饮水,里面很可能有细菌。

● 如果你乘汽车旅行,记着带上一大包有营养的点心以及一大瓶水。如果座位不够舒适,可以买或借一个专门的靠垫。再准备一个颈枕,让你的旅行更舒服。关于汽车旅行的安全常识,参见第 265 页。

● 如果你乘火车旅行,提前确认火车上是否有菜品齐全的餐车。如果没有,带上足够的食品。如果要在火车上过夜,尽可能预订卧铺车厢。这

"味道鲜美"的孕妇

有没有发现怀孕后蚊子比以前更喜欢你了？科学家们已经发现，孕妇对蚊子的吸引力是普通人的两倍。这可能是因为这个讨厌鬼喜欢二氧化碳，而孕妇呼吸频率快，排出的二氧化碳更多。另一个原因是蚊子喜欢追逐热的物体，而孕妇体温偏高。大多数时候，蚊子对你的额外关注只会带来恼人的瘙痒。但如果是传播疾病的蚊子，可能会传播危害你和宝宝的疾病（如寨卡病毒，参见第 525 页）。因此，如果你在一个多蚊地区居住或旅行，而这个地方的蚊子可能危害健康，要做好预防措施，在考虑去这些地方旅行前，多向医生了解情况，也要多注意最新的旅行警示：在蚊子大量出没的地方尽可能待在室内；窗户要安装紧密的纱窗防止蚊子进来；穿上喷有氯菊酯的防护服（注意不要沾到皮肤上）；在暴露的皮肤上涂上驱虫剂。含有避蚊胺和派卡瑞丁的驱蚊剂防蚊效果最好。这些经美国环保署认证的成分在孕期防蚊中非常有效并且安全无毒。通过一些植物，如香茅和雪松提纯的驱蚊剂可以有效防虫，但防蚊效果不如避蚊胺和派卡瑞丁，因此不适合在高风险地区使用。

涂上防晒霜之后要记得涂上驱虫剂，而涂了驱虫剂之后要经常补涂防晒霜，因为避蚊胺会降低防晒霜的防晒指数。但是，不推荐孕妇使用一些既含驱虫剂又有防晒效果的防蚊产品。

样才能保证你不会在旅行一开始就把自己累得筋疲力尽。

● 乘轮船出行。针对孕妇的限制有很多，需要事先咨询游轮公司。了解船上的医疗设施。同时征求医生同意，看看是否要带上一些药物（船上的医疗人员不一定会给孕妇配药）。还有一点要记住：孕期的晨吐再加上晕船可能会让你的旅途没那么愉快。游轮上经常爆发的肠胃疾病也会给孕妇带来危害。

准妈妈的性生活

任何一次怀孕都是以性为开端的，可为什么它曾经那么吸引你，现在却成了最大的问题？

不论你们的性生活多了还是少了，不论你更享受还是觉得没有以前舒服，有了宝宝之后，你们的做爱方式很可能必须改变。从开始分辨床上（或卧室地毯上、厨房台面上）哪些行为安全，哪些行为不安全，到研究为了适应你的大肚子，哪个姿势最好；从调整情绪时差（你情绪上来的时候，丈夫没感觉了；丈夫感觉最好的时候，你又没情绪了），到激素突然分泌旺盛（让乳房比任何时候都更诱人，也疼到不能触碰），孕期的性生活充满了挑战。但不要担心，一点创造力、一点幽默感、足够的耐心（和练习）和绵绵爱意，可以战胜孕期的种种困难。

孕期的性生活

在孕早期，很多女性发现自己的性欲有所下降，这不足为奇。毕竟，疲劳、恶心、呕吐和一碰就痛的乳房让她们无法成为理想的性伙伴。还是那句话，所有女性的怀孕情况不同，性本能也不尽相同。如果足够幸运，也许你会发现自己在孕早期欲火燃烧，甚至比之前还要兴致高昂。这也是激素带来的好处：生殖器官更加敏感，乳房更大、更柔软。

一般来说，到孕中期，夫妇两人从身体和心理上都比较适应怀孕的现实了，所以这段时间，他们有更多精力投入到做爱中。从来没有过多次性高潮（或从来没有过性高潮）？这段时间可能是你的幸运期——有可能会一次又一次获得高潮。原因在于阴唇、阴蒂、阴道部位增多的血液供应让你比以前更容易达到高潮。不过，孕期

没有定论，部分女性在孕中期丧失了做爱的感觉——或在孕期的 9 个月里再也没有感觉了，这也是正常的。

随着分娩临近，性欲通常会再次降低，甚至比孕早期更明显。原因也显而易见：首先，做爱时越来越难回避不断隆起的肚子；其次，随着孕程进展，各种疼痛和不适会浇灭火热的欲望；最后，在孕晚期末尾，除了盼望那个激动人心的分娩时刻，很难再把精力集中在其他事情上。

什么让你激情燃烧（或者欲望破灭？）

也许孕期你还能拥有正常性生活，也许不能。不管怎么样，你所经历的身体变化一定会给性生活带来一定影响。这种影响可能是积极的，可能是消极的，也可能两者兼有。以下是可以让你激情燃烧或欲望破灭的症状：

恶心呕吐。 晨吐自然会影响你好好享受性生活。毕竟，当晚餐一直在胸口上涌时，很难感受到快感。所以一定要灵活安排自己的日程，让好的时间段派上用场。如果晨吐的欲望和太阳一同升起，可以好好利用天黑后的时机。如果恶心感出现于傍晚，可以试试早上登上爱的列车。如果晨吐占据了日日夜夜，那爱人可能就要等到这些症状消失了（至少要等到孕早

给爸爸的小贴士

害怕做爱

担心做爱会伤害到妻子或宝宝？不要害怕，听听医生的意见。如果他允许你们在孕期做爱，这样做一定很安全。宝宝所处的地方你根本达不到，子宫内的很多组织将他保护得很好，不可能伤害他，而且他什么也看不见，不会意识到周围发生了什么。你的妻子可能会在高潮后感觉到轻微的宫缩，这也不用担心，在正常怀孕中这一般不是诱发早产的征兆。实际上，研究证实，孕期经常做爱的低危妊娠女性更不容易早产。而且，性生活还能为她带来身体和心理上的慰藉和亲近感，让她知道自己在任何时候都惹人怜爱。虽然整个过程中你都需要动作轻柔而小心（注意她的暗示，首先满足她的需要），但也可以享受一段愉快时光。

仍然有顾虑？让她了解你的想法。记住，无论什么问题（包括性），开诚布公的沟通是最有效的解决办法。

期的典型症状消失）。不管你是哪种情况，都不要在没有性致的时候强迫自己，这会让双方都很不舒服。

疲惫。当你连脱衣服的力气都没有时，显然很难开始床上运动。最糟糕的疲惫感会在孕期第 4 个月逐渐消失（但会在孕晚期再次袭来）。在这之前，可以在白天做爱，而不要逼迫自己熬得很晚。如果周末下午有时间，可以先做爱，再小睡一会儿，或者反过来，然后在床上吃一些不会掉渣的食物。

不断变化的身材。孕期圆润的身材可能会让你觉得自己前所未有的性感。或者你不太愿意接受自己的新体形。如果是这样，你可以选择穿上带有蕾丝的情趣内衣——也有为孕期设计的情趣内衣，它们会突出你的身体曲线。如果孕期性爱的体力挑战让你觉得兴趣全无，也有办法克服。请继续往下看。

生殖器充血。孕期的激素变化会导致流向骨盆区的血液增多，使某些女性的性反应增加。但如果高潮后这种充血的感觉仍然持续，也可能使性生活不那么令人满意（特别在孕晚期），让女性觉得好像刚才没有做爱。对男性来说，怀孕妻子的生殖器充血可能会增加他的满足感，但也可能会降低他的满足感（感觉太紧而难以勃起）。如果在性爱过程中出现充血并伴有疼痛，这可能是骨盆区静脉曲张的表现，可能发生在外阴、阴道及周围部位。可以咨询医生并参见第167页。

初乳渗出。在孕晚期，一些孕妇开始产生初乳，受到性刺激时，初乳会从乳房渗出，使前戏变得尴尬（甚至是混乱）。当然，不用担心，如果这令你和爱人不悦，可以取消胸部前戏，改成刺激身体的其他部位。

乳房刺痛。一些幸运的夫妇整个孕期都会陶醉于前所未有的胸部"玩具"（比任何时候都丰满、坚挺）。但很多孕妇发现，在孕早期的性爱中，应该跳过爱抚胸部这个阶段，因为它们敏感而刺痛。如果乳房给你带来的疼痛超过了愉悦，跟丈夫谈谈，让他每次都记得（并提醒他这种刺痛会在孕晚期结束后才逐渐消失，而乳房会持续胀大）。

阴道分泌物的变化。孕期阴道分泌物会增多，黏稠性、气味也会发生一些变化。这种分泌物的润滑对妻子阴道很窄，做爱时感觉干涩的夫妇来说，可以增加性生活的乐趣。但也会

孕期性生活的细节

想知道孕期的性生活中哪些行为安全，哪些不安全吗？这里为你列举了一些：

口交。在孕期都是安全的，而且会充满快感。但要注意让爱人小心不要把空气吹进阴道里。对于一些夫妻来说，这种做爱方式甚至是性生活被禁止时的良好替代。但如果爱人患有性传播疾病的话，最好避免口交。

肛交。肛交在孕期或许是安全的，但是要小心进行。首先，如果你有痔疮这种孕妇职业病，肛交会不舒服——而且很容易引起出血。其次，不管你有没有怀孕，都应该记住肛交的一些原则，尤其要注意严格遵守以下细节：肛交后一定要彻底清洁阴茎才能再进入阴道。如果不注意的话，很可能将一些有害细菌带入阴道，引起感染，危害到宝宝。

自慰。除非医生要求你不能达到高潮，否则不管在什么情况下，孕期自慰都是最安全的做爱方式，还可以让你减轻对于孕期性爱的顾虑。

性玩具。只要医生允许你做爱，性玩具（假阴茎和电动按摩器）在孕期都可以安全使用，它们只不过是真实器官的机械版本而已。但要确保你放入阴道的所有东西都是干净的，也要当心不要插入得太深。

性爱练习

没有比在性爱中练习凯格尔运动更能寓教于乐了。这项运动可以锻炼会阴部位的肌肉，参见第 226 页，了解这项人人都爱的练习。

使阴道过于湿滑，导致男性有时难以达到高潮。由于阴道分泌物的气味加重，口交变得不太愉快。

一些孕妇在性生活中会出现阴道干燥的情况，即使有这些阴道分泌物也不行，可以试试无味的水质润滑剂。

子宫颈敏感引起出血。 在子宫充血的日子里，子宫颈也会充血（很多额外的血管交错分布，满足增加的血流要求），并比怀孕前更柔软。这就意味着，做爱时如果插入较深偶尔会引起出血，特别是在孕晚期子宫颈成熟时。这种出血一般不必太担心，但为了安全起见需要告知医生。

还有一些是影响孕期性生活乐趣的心理因素。同样，也可以将这些影响降至最低：

担心伤害到宝宝或引起流产。 不要担心，好好享受你的性生活吧。在正常怀孕中，性生活不会有危害。如果孕期不能同房，医生会告诉你理由，只要医生没有相关要求，就大胆地享受吧。

害怕性高潮会导致流产和阵痛。 高潮之后子宫确实会收缩，有些女性甚至收缩感非常明显，做爱后要持续半小时。但这种收缩并不是分娩迹象，对孕期也没什么危害。如果孕期需要避免高潮，医生会告诉你，比如流产、早产风险高，或有胎盘问题的女性，其他人不必担心。如果你不清楚自己的情况，要问医生。

担心宝宝能看到或感觉到。 这是不可能的。宝宝喜欢性高潮时子宫收缩引起的轻微摇晃，但他不会看到你们正在做什么，也不知道怎么回事，更不会对此有记忆。宝宝只会对激素和子宫的变化做出反应（在你做爱时，他会缓慢地运动，随后是激烈的踢腿和扭动，而在你高潮后他的心跳会加快）。

害怕碰到宝宝的头。 虽然丈夫可能不愿意承认，但实际上，没有任何阴茎会大到伤害宝宝（或者足够接近他）。宝宝被很好地保护着，即使宝宝的头已经下降到骨盆里。

担心做爱会引起感染。 羊膜囊可以保护宝宝免受精液和感染性微生物的影响。除非出现胎膜破裂/羊水破裂，否则宝宝都是安全的。

对即将到来的生活感到焦虑。 准妈妈和准爸爸对即将到来的生活很容易产生一些（或很多）压力，可能会对宝宝的到来出现很复杂的感情。当你们担心即将到来的责任感和生活方

关于孕期性生活的说明

是的，你很擅长做爱，但你们有没有尝试过孕期做爱？虽然游戏的基本规则同样适用，但你会发现孕期的性爱需要一些调整、技巧，以及较高的灵活性。为了尽快步入正轨，可以参考以下建议：

● 等待她的绿灯。过去，面对你的挑逗她总是热情似火；如今，你百般努力她都无动于衷？孕期女性情绪波动很大，性欲也不稳定。你需要学会跟随她的节奏。

● 在你发动引擎之前，先帮她热身。这似乎不用说明，但你一定要注意满足她的期待。如果她需要，就尽可能放慢速度，确保前戏充足，这样她才能慢慢上路。

● 停下来重新寻找方向。过去（甚

至是上周）她觉得舒服的地方可能已经改变，不要拘泥于过去的经验，注意时刻问问她的感受。当乳房胀大时，你的动作要格外轻柔。虽然它们的肿胀可能会让你心花怒放，但是轻轻触碰也可能造成严重的疼痛。

● 让她主导一切。选择她舒适的体位。一般孕期女性最喜欢的体位是女上位，因为这种体位能让她自己控制进入的程度。另一种备受青睐的体位是侧躺。另外，当她的肚子逐渐变大，挡在你们中间时，可以巧妙地换个姿势：试试让她跪下，你从后方进入；或者你躺下，她坐在你的大腿上。

● 换一种方式。选择一些彼此都喜欢的亲密方式吧——互相爱抚、口交，或互相按摩。

式变化时，也就没什么情绪做爱，更不用提养育一个孩子需要投入的物质和精神了。放轻松，好好谈一谈，不要把情绪带到床上。

正在变化的关系。可能你在适应即将到来的家庭成员变化上会有些困难，觉得你和丈夫之间不再仅是爱人关系了，也将变成父母。好好谈谈，你会发现：改变有时候也是好事。你们关系的另一面也会带来更多的亲密感，甚至更多的性爱满足。

怨恨。丈夫可能会觉得你怀孕后更关注宝宝而冷落了他，并感到怨恨，或者你对丈夫产生了这种心理。你觉得只有自己辛苦，而宝宝是你们共同的责任。这种感觉一定要坦率地说出来，可以在睡觉前聊聊天。

认为在孕晚期做爱会引发阵痛。除非子宫颈已经成熟且做好准备，否则这些宫缩不会引起阵痛和分娩——一些过了预产期的夫妻想通过这个办法让阵痛到来，其实没什么用。研究

姿势很重要

在孕期做爱，姿势很重要。侧躺式（面对面或同一方向侧躺）通常最舒服，这样可以解放你的背部。女上位或后进式也很好。男上位的时候应该更迅速（丈夫要用手臂支撑自己的体重），但第4个月后，准妈妈平躺时间太长也不好。

表明，孕晚期热衷于性生活的夫妻反而容易分娩延迟。

当然，心理变化有时也能促进性生活。有些一直努力想怀孕的夫妇怀孕后非常高兴，因为此时他们可以为了性需要而做爱，不用继续做监测排卵的奴隶了。另一方面，很多夫妻发现宝宝让他们之间的关系更亲密，并不觉得隆起的肚子是累赘，而是一种亲密的标志。

即使次数少，也要好好享受

持久而美好的性关系不可能一天（或一个火辣的晚上）就得以建立，它需要练习、忍耐、理解和爱的培养。已经建立起来的美好性关系，在孕期也会受到身体和情感的影响。下面是几种保持最佳状态的方法：

● 享受性生活，而不要比较。不要把精力集中在你们是否应该频繁做爱上（质量永远比数量更重要，在孕期更是如此），也不要用现在的性生活质量和之前的比较。

● 强调积极的方面。做爱可以看作是为阵痛和分娩做准备，如果做爱时也能记住练习凯格尔运动就更好了。把性爱当作放松——不管从哪个方面说，放松都是好的。让每一次拥抱都是心灵的拥抱，而不仅是肉体上的亲近。

● 小小的冒险。以往的做爱姿势已经不再适合？现在是尝试新姿势的最佳时机，但要给自己时间适应这种新姿势。你可以考虑一次"彩排"——先穿着衣服练习，这样等到真正做爱的时候就可以更熟练了（也会更成功）。

● 期望要符合实际。孕期的性生活充满了挑战，放松一下自己的要求吧。一些女性会在孕期第一次做爱就达到高潮，但大部分女性在孕期比怀孕前更难获得高潮。你的目标并不是达到高潮，提醒自己，有时仅是身体上的亲近就能让你感到满足。

● 别忘了其他形式的交流。沟通是每一段关系的基础，现在你们的关系将面临一个很大的变化，夫妻更应该在一起好好讨论一下面对的所有问题，并在上床前把这些问题解决掉。如果出现了比较大的问题，觉得靠自己的力量解决不了，可以寻求专业人士的帮助。要解决两个人之间的问题，再也没有比现在更好的时机了，因为你们马上就要成为三口之家了。

不管是好是坏，还是和以前一样，记住，所有夫妻对于孕期性爱的感受都不一样——不管是肉体上还是情绪上。在孕期，你和丈夫最自然的状态就是最正常的。拥抱每一次做爱时的感受，拥抱彼此吧，但注意不要"运动"到出汗才停下来休息。

当性生活受到限制时

显然，孕期性爱会给双方带来很多好处。但如果在孕期的某个阶段甚至整个孕期，性生活受到限制或完全不被允许呢？如果医生告诉你要避免性生活，但是没有告诉具体情况，一定要问清楚是什么原因。是暂时的限制还是整个孕期都不允许？前戏可不可以？是可以口交，但禁止插入？是其他都允许但不能有性高潮？还是必须使用安全套？要清楚什么行为是安全的，什么时候是安全的，这是最基本的要求。最好列出哪些可以做，哪些不可以做。

如果出现以下情况，做爱一般会受到限制：

● 出现早产迹象或有早产史。

● 确诊为子宫颈机能不全或前置胎盘。

● 有出血现象或有流产史。

● 如果你的伴侣感染了或可能感染危险的病毒（如寨卡病毒）或性病，医生可能会建议性交时使用安全套或完全禁止性生活。

如果不允许阴茎插入，但允许有性高潮，可以考虑一下互相自慰。如果高潮对你是禁忌，也可以通过这种方式使丈夫感到愉悦。如果允许做爱，但不建议达到高潮，尽管这不会让你完全满足，却可以帮助丈夫达到高潮而获得想要的亲密感。如果怀孕期间禁止性生活，那就尽量避免出现想做爱的情绪。以其他方式获得亲密——一部浪漫的纯爱电影；牵手、拥抱、亲吻等。

第10章　第6个月

（23~27周）

从现在起，不用再担心肚子里的动静是胃肠运动的功劳了：真的是宝宝在动，而不是胀气。宝宝的胳膊和腿越来越有力气，你可以经常感觉到宝宝在做操，有时候他在一阵阵打嗝，同时也在欣赏你身边的各种事物。这个月是孕中期的最后一个月，也就是说，你已度过了孕期的2/3。前方还有较长的一段路，宝宝还有很多需要发育的地方——现在还算比较轻。趁着还能看到自己的脚（至少能摸到自己的脚趾），好好享受这段时光吧。

本月宝宝的情况

第23周。 如果你能看到子宫，就会发现宝宝的皮肤有点下垂，松松地搭在他的小身体上。因为皮肤发育得比脂肪快，所以目前的脂肪还不够填充皮肤。不要担心——脂肪的生长很快就能赶上大部队。从这周起，宝

宝（大约28厘米长，450克重）开始快速增重。到这个月底，宝宝的体重将会增加一倍。一旦脂肪储存完成，宝宝就不会像现在这么透明了。目前，透过宝宝的皮肤能看到他的器官和骨骼，但因为血管系统已经发育，整体色调看起来偏红。到第8个月时，宝宝就不再是透明的了。

第24周。 宝宝本周的体重已经有603克，头臀长29厘米。现在宝宝每周的体重都可能再增加170克——赶不上你增加的体重，但也慢慢接近了。这部分体重中绝大多数都是宝宝增加的脂肪，也有器官、骨骼、肌肉。目前为止，宝宝可爱的小脸已经长成——长长的睫毛，俊俏的眉毛，还有一头亮丽的秀发。宝宝的头发是什么颜色？现在他的头发是银白色，因为头发里还没有色素。

第25周。 宝宝飞快地成长着，这周头臀长达到了33厘米，体重超

过了 680 克。发育方面也非常激动人心：皮肤下的毛细血管在慢慢形成，并充满血液。这周结束后，由毛细血管参与构成的肺泡组织也将完成，这让宝宝为第一次呼吸新鲜空气做好了准备。但现在他的肺还不能胜任呼吸工作——还需要很长一段时间才能成熟。表面活性剂是一种帮助宝宝出生后肺部展开的物质。现在宝宝的肺组织上已经有了这种物质，但肺部还不能向体内输送氧气、排出体内二氧化碳。宝宝的鼻孔还是堵塞的，但从这周起将会慢慢打开，接下来他就会自己开始练习"呼吸"。宝宝的声带也发育好了，他会不时打一下嗝（你一定会感觉到）。

第 26 周。下次去逛菜市场的时候别忘了买一块大约 900 克的鸡胸肉——不是用来做晚餐，是让你感受一下宝宝本周的重量。他的头臀长超过了 35 厘米。本周另一个重大的变化：宝宝的眼睛要睁开了。过去几个月里，宝宝的眼睑是闭合的，这样才能让视网膜发育，视网膜的功能在于让物体在眼睛里成像。眼睛里有色的部分叫作虹膜，本阶段它还没有色素沉着，所以还看不出宝宝眼睛的颜色。不过，宝宝现在可以看见东西了——虽然子宫这个小房子里黑漆漆的，没什么好看的。不过随着宝宝的视觉和听觉越来越强，你能感到一旦有亮光或声音刺激，宝宝在体内的运动就会

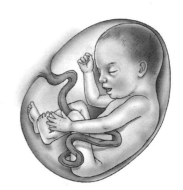

第 6 个月的宝宝

加强。如果带有震动的声音靠近你的肚子，宝宝会受到惊吓，会以惊慌的眨眼来做出反应。所以你得调小音量哦！

第 27 周。本周，宝宝全长大约有 38 厘米，体重也上了一个台阶，达到了 900 克。有一种有趣的说法：宝宝现在拥有的味蕾比他出生后还要多，他不仅能够通过吞咽羊水分辨出你每天吃的食物，还可以对食物做出反应。例如，一些宝宝会在妈妈吃了辣的食物之后打嗝；或者，当他们被辣到时，会舞动小腿踢妈妈。宝宝会带着辣椒酱味出生吗？拭目以待！

你可能会有的感觉

本月你可能会经历以下症状，也可能不会经历——每次孕育都不一样。有的是上个月症状的延续，有的可能是这个月新出现的，还有些你已经习惯了，很难察觉：

279

身体上

● 更多清楚无误的胎动。

● 持续出现阴道分泌物。

● 下腹部两侧疼痛（支撑子宫的韧带拉伸所致）。

● 便秘。

● 烧心、消化不良、胀气、身体浮肿。

● 偶尔头痛。

● 偶尔头晕，特别是起床快的时候或者血糖低的时候。

● 鼻塞，偶尔流鼻血；耳朵有闷塞感。

● 牙龈敏感，刷牙时容易出血。

● 食欲旺盛。

● 腿部痉挛。

● 脚及脚踝轻微肿胀，手和脸偶尔肿胀。

● 痔疮。

● 腿部或外阴出现静脉曲张。

● 腹部瘙痒。

● 肚脐突出。

● 背疼。

● 腹部或脸部皮肤颜色有变化。

● 出现妊娠纹。

● 乳房变大。

精神上

● 情绪波动较少。

● 持续性健忘。

● 开始对怀孕感到厌倦。

● 对未来有点兴奋。

● 对未来感到焦虑。

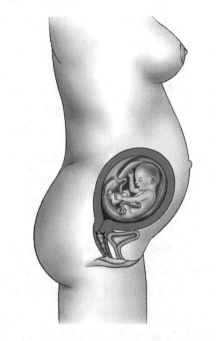

观察自己

这个月初，宫底大约位于肚脐上方 4 厘米处。到这个月末，宫底又会再升高 2.5 厘米左右，可以在脐上 6.5 厘米左右的地方触及。现在你的子宫已经有一个篮球那么大了。

本月可能需要做的检查

这个月的检查可能像例行公事。孕中期的最后一个月，医生可能会检查以下项目（具体项目取决于你的需要和医生的习惯）：

- 测量体重和血压。
- 尿常规，检查尿液中是否有糖和蛋白质。
- 听胎心。
- 测量宫高。
- 通过触诊估计宝宝大小和胎位。
- 检查手和脚的水肿情况，腿部是否有静脉曲张。
- 葡萄糖筛查实验（24 ~ 28 周之间）。
- 你的一些孕期症状，特别是少见的症状。
- 你要了解的问题。

你可能关心的问题

失眠

"我从没有失眠过，可现在怎么总是入睡困难？"

半夜不停跑卫生间，大脑高速运转，腿抽筋，烧心……这一切让你无法安睡，即使睡着了，旺盛的新陈代谢又会让你热醒。而且，当你的肚子里似乎有人在打篮球时，晚上睡不着就很正常了。等到宝宝出生，你们加入了新手父母的队伍，无法获得良好的夜间睡眠也将成为常态——把现在的失眠当成准备工作吧。但这并不

给爸爸的小贴士

当她睡不着时

她在孕育宝宝，很有可能会因为宝宝而睡不好。下一次当妻子失眠时，不要在她旁边呼呼大睡，陪伴她等待睡意降临。买个抱枕让她睡得更舒服，或者用多余的枕头给她搭建一个舒适的支撑；轻抚她的后背让她放松；帮她洗个热水澡；给她端上一杯热牛奶，拿上一块小松饼；躺在床上聊聊天；相互拥抱依偎，如果事情进展顺利——她有兴致来一场睡前性爱的话——你们都会睡得更好。

意味着你必须睁大眼睛一直清醒地躺着，尝试下面这些措施，看能不能把你的睡眠精灵召唤出来：

- 白天多运动。白天运动会让你晚上睡得很沉，但不要在睡觉前锻炼，运动引起的兴奋感反而会让你难以入睡。

- 整理思绪。如果失眠是由于睡觉时你反复考虑工作上的事或生活中的一些问题，那么向丈夫或朋友倾诉吧。如果周围没有人可以倾诉，就把你的疑虑写下来，这也是一种有效的办法，还能帮你想到解决的方案。到了上床时间，把焦虑的情绪放到一边，清空大脑，仅留一些开心的事就可以

了。冥想也会有帮助。

●早点吃晚饭。肚子满满会让你入睡困难又容易醒。试试早点吃晚饭。

●上床睡觉前吃点零食。饥饿会让你睡不着。为了半夜不被饿醒，上床之前吃点零食。促睡眠的标准食物——温牛奶，特别管用。在牛奶里加点全麦松饼补充碳水化合物以维持血糖水平，如果半夜烧心的话，可以喝杏仁乳。也可以吃一点点乳酪和饼干。

●减缓液体流动。如果上卫生间的次数太多影响睡眠，晚上6点以后就控制饮水，只需要保证白天摄入足够水分就可以了。渴了可以喝点水，但上床前喝水不要超过500毫升。

●不要让自己进入兴奋状态。下午和晚上要避免接触咖啡因，它会让你在接下来的6小时都处于兴奋状态。糖也一样，那些包含咖啡因的糖更应该禁止，比如巧克力。糖会为你迅速提供能量，导致夜间血糖水平不稳定。

●形成睡前仪式。这不仅对孩子有用，规律生活同样有利于成人晚间入睡。为了实施起来更容易，可以晚餐后尝试一些放松的活动，并以舒适的节奏进行。比如：读一本轻松的书或看电视（避免暴力或引起感伤的节目），听使人镇定的音乐，做拉伸运动或瑜伽，洗一个热水澡，按摩背部或做爱。

●下载应用软件。有很多关于睡眠的应用软件。找一些好评较多的下载后尝试一下，它们有的利用自我引导的冥想来帮助睡眠，有的利用大自然的声音或白噪声帮助睡眠。当你使用这些软件时，也可以通过冥想来缓解白天的压力，慢慢平静下来。

●戒除电子屏幕。睡前使用手机、平板、电子阅读器、笔记本电脑或其他电子设备会影响你的睡眠，使用睡眠应用软件或白噪音软件除外。电子设备屏幕上的光会影响人的睡意，也会抑制褪黑素的分泌——褪黑素可以调节人体内的生物钟，帮助形成睡眠周期。专家建议，至少在睡前一小时就关闭电子设备。

●舒适。孕期，多少枕头都不嫌多。任何时候都可以用它们来支撑你的身体。确保卧室不要太冷或太热。如果在床上躺着不舒服，试试在躺椅上半靠着小睡一会儿，这样可以采用靠背的姿势，不会像平躺时一样压迫背部。

●呼吸新鲜空气。闷热的时候很难产生睡意。天气好时，打开窗户。如果情况不允许，打开电扇帮助空气流通。

●不要蒙着头睡觉，这样会减少吸入的氧气，增加体内的二氧化碳含量，造成头痛。

●用药前咨询医生。的确有些助眠药物可以在孕期偶尔服用，但除了

脐疝

大多数准妈妈在肚子慢慢变大时肚脐也会凸出来，但一些女性突出的肚脐不仅表明怀孕了，也是脐疝的表现。

当腹壁出现一个小孔时，腹部组织（如小肠袢）可能穿过脐部薄弱区，这样就形成了脐疝。大多数脐疝是先天性的。事实上，脐疝在新生儿中很常见（你可以在《海蒂育儿大百科（0～1岁）》中了解更多），通常会很快自愈。即使有一个小洞不闭合，一般也不会有问题，你甚至根本注意不到。当然，随着子宫变大产生的压力越来越大，脐疝也会变大，就会引起肚脐周围突起部疼痛。多胎妊娠会大大增加脐疝的概率。

怎么知道有没有脐疝呢？感觉肚脐周围有一个柔软的肿块（躺下时会更加明显）及皮下有凸起；肚脐周围会有钝痛感，而且当活动、弯腰、打喷嚏、咳嗽或大笑时这种钝痛感会更明显。

你可以在肚子上绑一根托腹带防止疝气突起引发疼痛。有些女性会轻柔地按摩肿块直到凸起部分收缩以缓解症状。或者，如果它对你没有什么妨碍，可以完全不管它。

如果在你生完宝宝后，疝气还没有自动消退，或在进行一些医生推荐的特别运动后还没有消退，可能需要手术修复。通常不推荐孕期接受手术，但是当有小肠滑过小孔并卡住不能回纳（形成疝气），造成肠道缺乏血液供应时，医生会建议做一个小手术来修复疝气，通常在孕中期进行。

同样的情况也适用于不太常见的腹股沟疝——身体组织穿过腹股沟肌肉中脆弱的部位引发腹股沟处凸起，这可能是子宫增大带来的压力造成的。孕期使用托腹带可以防止变大的肚子对腹股沟疝造成压力。宝宝出生后如果疝气没有自动消退，也可以通过手术来修复。如果出现小肠卡住不能回纳，需要在孕中期进行手术。

医生开具的助眠药物，别碰其他任何药物（处方药、非处方药、中草药）。如果医生推荐你服用镁补充剂（或钙镁合剂）来对抗便秘或腿抽筋，可以在睡觉前服用，因为镁元素具有天然的放松作用。

● 闻着清香入眠。把一袋干薰衣草香囊塞到枕头里或放到床边，这种香味可以帮助你放松并更快入眠。

● 除了睡觉（和做爱），不要待在床上。不要在床上工作、付账单或者给宝宝买东西。

● 不要用闹钟，根据自己的感受来判断睡眠是否充足，而不是根据睡了几小时来判断。如果不是总觉得累，就说明你得到了足够的休息。如果看到闹钟的指针不停往前走让你很有压力，就把它放到视线之外。

● 如果几小时都睡不着，在床上翻来覆去，就不要再继续躺在床上了，起来找点放松的事情做。读书、看电视，直到你困了再睡。

● 不要因为失眠而失眠。因为睡不着造成的压力会让你入睡更困难。事实上，很多时候失眠就是由于不断担心"我什么时候才能睡着"。

肚脐凸出

"我曾经拥有完美的'内陷'肚脐，现在却一点点凸了出来，分娩后会不会也一直这样？"

你的肚脐开始摩擦衣服了？不要担心，孕期肚脐凸出不是什么新鲜事儿。随着膨胀的子宫向前扩展，即使最深陷的肚脐也会鼓出来（大多数孕妇的肚脐常在怀孕第6个月就凸出了）。不过，它会在分娩后几个月恢复到原有的位置。到那时，你就发现肚脐凸出的好处了：为你提供了一次清理肚脐里脏东西的好机会。如果你觉得凸起的地方和紧身的衣服不相配，或者凸起部位容易和衣物摩擦，

可以用专门的肚脐贴盖住并保护它。一些孕期支持产品（如腹部弹力套或腹部塑形服）也可以遮住凸起的肚脐。你也可以把它露出来，它可是又一个值得骄傲的孕期荣誉勋章。

想知道脐环会不会影响怀孕？参见第170页，了解关于脐环的详细信息。

宝宝的踢动

"有些日子宝宝一直在踢我，有些日子他又很安静，这正常吗？"

宝宝和我们一样，也有"情绪高涨"的日子——这时他会想踢踢腿（或是活动手肘和膝盖）；而在"情绪低落"的日子，他会想躺下来放松一下。通常，宝宝的活动和你的活动有关。宝宝喜欢被摇晃，如果你一整天都在活动，宝宝就会安静下来，这样你就不太容易察觉到很多踢动——因为宝宝活动的节奏慢了下来，也因为你太忙，忽略了这种感觉。当你停下来休息时，他一定会开始捣蛋。这就是为什么准妈妈常常在晚上睡觉或白天休息时感觉到胎动。在你吃过饭或零食后，宝宝的活动也会增加，这时他可能是对血糖的突然升高做出反应。在你兴奋或紧张的时候，胎动也会增加，这也许是因为体内肾上腺素的增加刺激了宝宝。宝宝也可能因为你早上喝

了一杯咖啡或听到了一首熟悉的曲子而很活跃。

宝宝在24～28周时最活跃,这时他还小,可以在子宫里自由地转动。但他的活动没有规律,通常持续时间也比较短,虽然超声检查可以看到他的活动,但忙碌的准妈妈不一定总能感觉到。在28～32周的时候,宝宝的活动会变得更有规律,休息和活动的时间也更稳定。当然,对于胎盘前壁或肚子上脂肪比较多的孕妇来说,感觉到胎动自然要晚一些,也不会这么明显(参见第258页)。

不要把宝宝的活动与其他宝宝作比较——每个宝宝都有不同的活动和生长方式:有的似乎一直很活跃,有的大多数时间都很安静;有的宝宝活动很规律,妈妈甚至可以据此来调整手表时间,有的根本没有明确的活动方式。只要宝宝的活动没有减速或停止,任何变化都是正常的。

另外,怀孕28周之前记录宝宝的踢动没什么必要(参见第310页)。在这个时间之前有一两天感受不到胎动也不用担心。

"有时宝宝踢得太狠了,我很疼!"

随着宝宝在子宫内慢慢长大,他变得越来越强壮,曾经像蝴蝶拍翅膀般的胎动,现在变得越来越有力,如果你被他用力地踢到肋骨,或者戳到

肚子或子宫颈,肯定觉得很疼。当你受到猛烈的"攻击"时,可以试着换个姿势,这也许会让小运动员因失去平衡而暂时停止。

衡量胎儿大小

"根据我的怀孕软件以及助产士的预计,我应该怀孕26周了。但这次检查时,她说我的子宫测量起来只有孕24周的大小。这是不是意味着宝宝出什么问题了?"

你的子宫是独一无二的。准妈妈在测量的时候会发现:有的子宫大一些,有的子宫小一些,就像子宫中的胎儿有大有小一样——我们衡量怀孕日期时依据的是子宫的平均大小。而且,测量子宫或宝宝时,是从外部测量的,这本身就不准确——这意味着医生测量的结果不一定与怀孕周期一致。

每次产检时,医生都会用卷尺测量你的宫底高度——从耻骨到子宫顶部的高度。厘米数大概相当于你的怀孕周数,相差两周都是正常的,因为宫高除了受胎儿大小影响以外,还会受很多因素的影响,包括:你的体形、胎儿的姿势、当天的补水量等。这个测量过程算不上高科技,即使是通过超声检查来测量,在孕早期过后测量到的数据也不会非常准确。

285

孕肚照片分享

如果分享也是一种关爱，那么对慢慢变大的肚子，我们可以表现出很多关爱。各种社交媒体上到处可见妈妈们的孕肚自拍、露出肚子的孕期写真和宝宝的超声照片。当你的肚子也开始变大的时候，可能会考虑是不是也应跳上这趟孕期自拍的时尚彩车——点击"分享"。

用照片记录下肚子不断变大的过程非常珍贵，它可以让你在宝宝出生后，抱着他追忆过去。因此，人们常说："拍张照吧！这样才能更好地留住美好回忆。"但是到底应不应该把这些非常特别的自拍和超声检查中最初宝宝的模样分享到社交媒体上，甚至只是和家人、朋友分享呢？

公开或不公开是个人选择。如果你选择在线分享孕肚和宝宝的照片，要记住上传的照片会一直留在网络中。你在宝宝出生前，他已经开始留下足迹了。因此，在做决定之前要问问自己是不是能接受这一点，也要问问你的配偶是不是也愿意分享。分享的时候要注意哪些人可以看见你发布的照片，并确保夫妻双方都没有意见时，再把照片公开。

如果你测量的数据显示相差 3 周或更多，你的医生会了解更多详细信息以便找出原因。大多数时候，医生会做出无关紧要的解释——可能胎儿的基因决定了他就是比普通胎儿要大或要小，可能预产期算错了一周。也可能有些问题需要做进一步检查，如子宫纤维瘤、羊水过多或过少、胎儿发育迟缓（胎儿宫内生长受限，参见第 544 页）或胎儿过大（有时候由妊娠期糖尿病引起）。

腹部发痒

"肚皮一直非常痒，我快疯了。"

孕期的肚皮确实会发痒，在接下来的几个月里可能会越来越痒。因为随着肚子变大，皮肤被快速撑开，导致皮肤失去水分，就出现了瘙痒不适。注意不要抓挠，这样只会更痒，且容易引起过敏。保湿霜可以暂时缓解这种瘙痒的感觉——选择一种刺激性较小的（乳木果膏或可可脂就很好，含有芦荟成分的也不错），并坚持使用。也可以试试含燕麦成分的浴液。使用之前，先咨询一下医生。

如果你全身发痒，似乎和敏感性皮肤或皮肤干燥没关系，或者腹部开始出疹子，咨询一下医生。

286

笨拙

"最近我总是拿什么掉什么，为什么突然变得这么笨？"

你的手指似乎没那么灵活了。像许多孕期的副作用一样，这种暂时性的笨拙也由关节松弛和体液滞留引起——两者都会使你抓取物品时不像以前那么有力、稳当。其他的因素可能包括：因为孕期健忘或满脑子想着宝宝导致注意力不集中（参见第225页）。手指肿胀和腕管综合征也可能造成灵敏度下降。

孕期的笨手笨脚几乎无法避免。接下来的几个月里，你只会越来越笨拙，特别是晚上，你的思想不容易集中，双手肿胀得厉害。最好的办法是：不要碰易碎品；把奶奶的水晶项链小心地收进衣橱里；在好朋友家吃晚饭，特别是当她家用昂贵的瓷器时不要主动收拾桌子；把餐具放进洗碗机或拿出来时请别人代劳。

怀孕是不是也让你容易被绊倒呢？参见第312页。

双手麻木

"我经常半夜里醒来，因为右手手指麻了，这与怀孕有关吗？"

手指和脚趾麻木、刺痛在孕期很正常，因为肿胀的身体组织压迫到了神经。如果麻木和疼痛感只限于大拇指、食指、中指及无名指，也许是因为你患了腕管综合征。这种病常见于需要不断重复活动手的人身上（例如弹钢琴或打字），孕妇也可能患这种病。通往手指的神经会通过腕管，孕妇的腕管在孕期会变得肿胀，由此带来的压力就导致了麻木、刺痛及灼烧感。这些症状也会扩展到手和手腕，甚至辐射到整只手臂。

虽然腕管综合征带来的疼痛可能发生在任何时候，但你更多会在夜里感觉到这种疼痛。因为下肢积聚了一天的体液，躺下时会重新分配到身体各个部位（包括手部）。睡觉时压着手会更严重，睡觉时可以把手单独放在一个枕头上。

一般说来，产后身体肿胀的现象消失，腕管综合征也会销声匿迹。但

发现不正常的情况

腹部抽筋般的疼痛，阴道分泌物突然发生变化，后背或骨盆疼痛（或者无法指出疼痛的具体部位），这些可能都没什么问题。但为了保证安全，翻到第144页，看看是否应该通知医生。如果在清单中没有找到你的症状，最好也通知医生。记住，你比任何人都熟悉自己的身体。

与此同时，针灸及手腕夹板（尽管你可能觉得夹板比腕管综合征还不舒服）也有助于缓解麻木的症状。非甾体抗炎药和一些治疗腕管综合征的类固醇处方药，都应咨询医生，它们可能不适合在孕期使用。如果你认为腕管综合征与工作习惯和怀孕有关，参见第 203 页。

腿部痉挛

"我的腿晚上总痉挛，实在睡不着。"

杂乱的思绪和隆起的肚子已经让你难以入眠，现在还要加上腿部痉挛的折磨。不幸的是，这些痉挛通常会发生在晚上，而且在怀孕中后期很常见。

没有人能确定腿部痉挛的原因。大量理论将其怪罪于孕期需要支撑庞大体重导致的劳累，压迫到腿部血管，或者是饮食（高磷、低钙、低镁）。你也可以再一次怪到激素头上，因为它们引起了太多疼痛。不管原因是什么，下面有一些好办法帮你预防或减轻这种痛苦：

● 腿部痉挛时，伸直你的腿，缓慢地把脚尖向鼻子方向弯（不要绷脚尖），这样能缓解疼痛。每晚睡觉前两条腿交替多做几次这个运动，可以预防夜里腿部痉挛。

● 拉伸运动也可以预防痉挛。睡觉前，面向墙壁站立，距离墙面 60 厘米，手掌贴在墙面上。前倾，保持脚后跟着地。坚持 10 秒，恢复之前的姿势并放松 5 秒。重复做 3 次（参见下图）。

● 为了减轻双腿的负担，经常把双脚抬高，休息时交替放松，穿有弹力的连裤袜。周期性地活动双脚也有帮助。

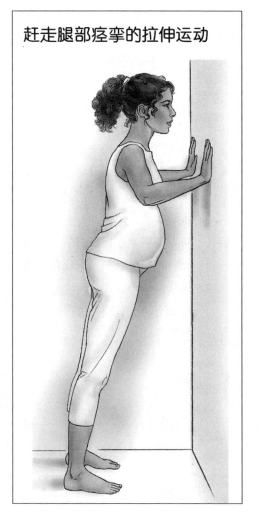

赶走腿部痉挛的拉伸运动

怀孕中后期的出血

孕期内裤上出现粉红色或红色的血迹永远都会让你坐立不安。但怀孕中后期有轻微出血不用太担心。一般是由于内检或做爱碰伤脆弱的子宫颈，或是一些未知却无害的原因引起的。

所有越来越严重的出血现象都应该告知医生，这可能是早产、胎盘早剖或其他严重问题的先兆。如果出血严重，伴有疼痛不适，要立即去医院，超声检查可以判断有没有问题以及如何处理。

● 有时候光脚站在冰凉的地面上，也能让双腿停止痉挛。冰袋或冷敷也有用。

● 疼痛缓解后，可以用按摩或局部热敷等方法让自己舒服些，如果还在疼就不要这样做。

● 确保每天喝足够的水。

● 摄入营养均衡的饮食，包括足够的钙和镁。问问医生你是否需要睡前服用镁补充剂。

严重的痉挛会引起持续几天的肌肉酸痛，不用担心。但如果疼得厉害且持续时间过长，就要与医生联系，可能静脉里出现了血栓，这种情况需要立即进行恰当的治疗（参见第554页）。

痔疮

"我很担心痔疮问题，听说这在孕期很常见，有什么预防措施吗？"

这真是非常麻烦的一个问题，但是超过半数的孕妇的确出现了痔疮。就像腿部会出现静脉曲张一样，直肠也会出现静脉曲张。子宫日益变大，产生的压力连同骨盆区增加的血液供应，会使直肠壁上的静脉肿胀、隆起、发痒。想预防痔疮？最好的办法是避免体重增加过快，因为体重增加意味着直肠静脉的压力也会增大。

这会加重便秘，甚至引起痔疮，所以你应该采取预防措施（参见第185页）。凯格尔运动（参见第226页）可以促进这些区域的血液循环，降低痔疮发生率。另外，应该采用侧卧的睡姿，不要平躺，以减轻该区域的压力。避免久站或久坐。不要在厕所里待太久（把厕所里的书和报纸搬出去，不要带手机进厕所）。坐在马桶上时踩着脚凳也有利于大便顺利排出。

预防没效果，还是得了痔疮怎么办？为了缓解痔疮的痛苦，可以试试金缕梅、冷敷或冰袋，洗个温水澡或选择臀部坐浴，也能缓解不适，用湿巾轻轻擦拭可以减少刺激。如果坐下时感觉很疼，可以选一个圆圈形的痔疮坐垫，它有缓解压力的效果。使用任何口服药或局部外用药之前，都必

确诊先兆子痫

你很可能听说过一些患有先兆子痫的例子。其实这种疾病并不常见，发病率只有 3% ~ 7%。而且幸运的是，对于那些一直规律产检的女性来说，先兆子痫很早就可以被诊断出来，并得到有效治疗，防止很多不必要的并发症。规律的产检在一次健康的怀孕中显得有点浪费时间，但一般先兆子痫的早期征象都能在产检中发现。

先兆子痫的早期症状包括：体重突然增加，和过量饮食无关；手和脸严重水肿；无法解释的头痛；胃和食管疼痛；全身发痒或出现视力问题。如果你有上述情况，一定要告诉医生。如果你规律地接受了每一次产检，就不用太担心先兆子痫问题。参见第218 页和第 540 页，了解更多关于孕期高血压和先兆子痫的知识及应对方法。

须咨询医生。

肛裂（便秘的压力引起肛门皮肤疼痛性开裂）容易引起直肠出血，痔疮有时候也会，特别是当你使劲儿憋气想排出大便时。所有直肠出血都应该由医生来鉴定，以排除其他不那么常见的原因。

痔疮除了给你带来不适之外并没有什么危害。它们通常会在分娩后消失——但在某些情况下也会加重，甚至由于分娩中的用力而在产后出现，造成产后痔疮。

乳房肿块

"我很担心乳房一侧的小肿块，这到底是什么东西？"

虽然离母乳喂养还有几个月，但你的乳房已经开始增大，结果就是：乳腺导管堵塞。这些摸起来软软的红色乳房肿块很常见，在生过宝宝的孕妇中更常见。热敷（或用温水轻轻冲洗乳房）及轻柔地按摩可能会使乳腺肿块在几天内消失，哺乳期内也可以这样做。有的专家认为避免穿带钢圈的胸罩也有帮助，但一定要保证你选择的胸罩能提供足够的支撑。

怀孕后也要坚持每个月检查乳房。虽然乳房发生了变化，很难检查是否有乳房肿块，也要试一试。如果不能确定是不是肿块，下一次产检时让医生帮你看看。

妊娠期糖尿病筛查

"医生说我需要做一次妊娠期糖尿病筛查。这是为什么？它是什么样的检查？"

几乎所有的医生都会要求怀孕

24 ～ 28 周的孕妇做妊娠期糖尿病(GD)筛查。GD 风险高的准妈妈(包括高龄、肥胖及有糖尿病家族史的准妈妈)甚至在孕期更早的时候就要进行筛查。

检查非常简单，只需要喝下一杯很甜的葡萄糖水，通常像没有气泡的橙汁汽水，一小时后再抽血检查。做这项检查不需要空腹。这种葡萄糖水当然不好喝，但是大多数人还是能一饮而尽，也不会出现什么反应。但也有一些女性，特别是不喜欢喝太甜的饮料的女性，会在喝完后有一点恶心的感觉。

如果抽血检查结果表明血糖指数过高，这说明身体可能没有产生足够的胰岛素来消耗多余的葡萄糖，这时候要进行下一步的检查——葡萄糖耐量测试。葡萄糖耐量测试需要 3 小时，先空腹，然后喝下一杯用来检测妊娠期糖尿病的高浓度葡萄糖水。

妊娠期糖尿病是一种最常见的孕斯并发症，有 7% ～ 9% 的孕妇患有妊娠期糖尿病。幸好，它也是最容易控制的怀孕并发症之一。只要通过严格控制饮食和运动，必要时服药治疗，多数患妊娠期糖尿病的女性都能安然度过孕期，并生下健康的宝宝。参见第 539 页，了解更多内容。

脐带血储存[①]

"脐带血储存的广告很多，我是不是也应该储存脐带血呢？"

宝宝出生前，你没有太多需要考虑的事。但这件事你需要认真考虑：是否为宝宝储存脐带血——如果需要的话，该怎么做？

脐带血采集是在宝宝出生后，夹住和剪断脐带时进行的一项无痛操作，只需要不到 5 分钟，对宝宝和妈妈都是安全的。为什么要采集并储存脐带血，而不是将它抛弃呢？因为新生儿的脐带血中含有多种干细胞，包括一些可以重建人体造血和免疫系统的造血干细胞，在某些情况下可以用来治疗一些免疫系统疾病或血液病。脐带血干细胞已经是很多疾病的标准疗法，包括：白血病(造血系统癌症)、骨髓癌、淋巴癌、神经母细胞瘤；一些遗传性血红细胞异常，如镰状细胞贫血病、戈谢病、赫尔勒氏综合征及遗传免疫系统及免疫细胞疾病。另外，目前也有研究致力于发现这些干细胞是否能用来治疗其他疾病，例如糖尿病、脑瘫、自闭症及某些先天性心脏病。

储存脐带血的办法有两个：花钱存在私人脐血库或免费捐献到公共脐

---

①本节内容与国内情况不同，仅供参考。

血库。私人脐血库收费不菲——需要花费 2000 美元或更多来采集脐带血，再加上每年的维护费、支付给医生和医院的采集费。一些私人脐血库在有家族医疗需求（如有家族成员需要进行移植手术）或申请人有资格参与家庭病史试验（如自闭症）时免费或提供折扣。军人家庭和第一批响应脐带血储存的家庭通常也有折扣价。可以了解一下你的健康保险公司是否会为私人储存脐血进行部分补偿。

脐带血干细胞能治疗一些免疫系统疾病，但如果你的家族没有此类疾病史，储存脐带血是否有好处还不清楚。还有一点不清楚的是冷冻的脐带血能维持多长时间的活力。如果你能承受私人脐血库的费用这些就都不是问题。一般情况下，你的宝宝或其他家庭成员不太可能出现需要用存储的干细胞治疗的情况。

官方对脐带血的储存有什么建议呢？美国妇产科医师学会没有表明官方立场，但他们建议医生向产妇及家人说明脐带血储存的利弊。美国儿科学会（AAP）也不推荐将脐带血存入私人脐血库，除非家族成员中有需要干细胞移植的情况。相反，儿科学会非常支持家长把脐带血捐献到公共脐血库中，造福大众。

目前来看，研究表明儿童最终需要使用储存的脐带血的可能性非常低（据估计每 2700～20000 人中才有 1 人可能需要）。事实上，专家还指出宝宝自身的脐带血经常不适用于治疗长大后出现的一些疾病（如白血病），这是因为导致疾病的基因变异在出生时就已经存在，并且也存在于储存的干细胞中。那么脐带血可不可以用于治疗家庭中其他患病的成人呢？这种可能性也比较低，因为大多数储存的脐带血含有的干细胞数量只能治疗体重不超过 40 千克的患者。但储存的脐带血可以用来治疗患有某些疾病的年幼的兄弟姐妹。

公共脐血库对所有的家庭开放。它可以免费储存脐带血并最终挽救某些生命——包括你的孩子的生命，越多人捐献脐带血，你的孩子需要时就越可能找到合适的配型。事实上，在他人捐献的无血缘关系的脐带血中找到合适配型的概率现在已经很高了。随着公共脐血库越来越多，这种概率会越来越大。你也可以考虑捐献宝宝的脐带血，它的缺点在于：一旦捐献了宝宝的脐带血，你就无法获得宝宝的脐带血干细胞。

无论如何，有一点可以肯定：丢弃宝宝的脐带血没有益处。为了确保脐带血不被浪费，可以咨询医生有哪些选择。也许你觉得私人脐血库更合适，特别是当有家族病史或储存费用对你们来说完全不是问题的时候。也许你会觉得公共脐血库更合适。不论选择哪种方式，要记住在宫缩来临前做出决定，也要确保你的分娩小组支持你的计划，并随时做好实施这一计划的准备。

"我在考虑把脐带血存入私人脐血库——但我不知道该怎么做。"

首先要告知医生你的计划，并做好合作的准备。这样你不仅能了解医生对脐带血储存的看法，也能确定他（她）是否愿意为你采集脐带血。几乎没有医生和助产士不能或不愿意进行这一简单快速的采集，只是你需要支付一定的费用。

然后，你需要好好查找书籍或网络，寻找合适的脐血库。不管选择哪家脐血库，一定要确保它通过了美国血库协会（AABB）的鉴定。缩小了选择范围后，你可以挨个给他们打电话了解他们的服务，并请脐血库的工作人员为你解释一些关键事项如：血库如何采集并储存脐带血（有不同的采集和储存方式，同时要确保血库符合联邦标准）；血库的脐带血样本活性如何（尽量挑选经过证实脐血样本活性高的血库）；脐血库的经营状况是否稳定（你不希望脐血库经营不善而倒闭，在不太有名的小型血库和经营时间长的大型知名血库之间，要仔细权衡双方的利弊）；储存的具体是什么（有些血库只储存脐带血，有些储存脐带中血管周围含有多种干细胞的血液和脐带组织）。

一旦做出决定，就可以向你选择的脐血库提出申请。尽量选择在孕中期结束的时候提出申请——至少在怀孕 34 周之前。申请后，脐血库会给你寄一个采集工具包，把它收好，为分娩当天采集做准备。工具包中会有一张医疗表格需要你填写，还有一套密封的医疗器械供医生采集脐带血使用。填好表格，签上你的名字，把它放回工具包中，但不要动密封的医疗器械。把采集工具包放进待产包，这样你就不会在宫缩来临时手忙脚乱地去找它了。

阵痛开始时，把脐带采集工具包交给医生或医护人员。这样既可以提醒他（她）你要进行脐带血储存，又可以提示医护人员让他们在分娩前采集你的血液样本。分娩后，医生会用产钳夹住脐带，再用工具包中的器械采集脐带血。你的伴侣还是可以为宝宝剪下脐带，这并不影响整个脐带血采集过程。采集结束后，你、伴侣或医生应该打电话给脐带血库。接到电话，脐带血库会安排人员过来拿上脐带血采集工具包，送到实验室冷藏。工具包应在分娩后 36 小时内送到冷藏室。脐血库在收到脐血后会跟你联系，确认脐血安全到达，并告知他们对于脐血的采集和处理量。当然，他们也会寄给你储存脐带血需要支付的年度账单。

要记住，有些情况下你可能不一定能够采集并为宝宝储存足够的脐带血。一种情况是宝宝早产，另一种情况是当你怀的是双胞胎，而且他们共用一个胎盘时。另外，当你身在海外而考虑在美国储存或捐献脐带血，可能会发现不太容易实现。

"我想把宝宝的脐带血捐献给公共脐血库。我应该怎么做呢？"

首先，你要知道你做的这个决定将来可能挽救一个生命。包含造血干细胞的脐带血可以治疗很多疾病，大多数主要医疗组织都鼓励大家捐献脐带血。这些脐带血可以用于移植手术中或医学研究，比起把宝贵的脐带血随意丢弃来说，这样的选择要好得多。

然后，把你的决定告诉医生。你们可以一起确定你是否符合脐带血捐献的要求（大多数情况都是符合的，除非你是 HIV 阳性或患有性病、肝炎或癌症），并开始进行脐带血捐献的必要准备。另外，接受脐带血捐献的脐血库是免费接受捐献的，但采集脐带血的时候医生可能要收取一定费用，事前可以询问医生是否要收费。如果你分娩的医院参加了国家骨髓捐献计划下的脐带血捐献项目，你的捐献就非常简单。如果你计划分娩的医院没有参加这个项目，就应查明附近有没有接受捐献的公共脐血库或可以

家中分娩与脐带血储存

如果你决定储存脐带血但是计划在家分娩，你要提前考虑好脐带血的运送方式。首先要咨询帮助你的助产士，看他（她）是否赞同储存脐带血。其次，在宫缩来临前拿到脐带血采集工具包并随时做好准备。最后，要充分了解脐带血采集对你的分娩有什么影响。例如，如果你打算水中分娩，那么当分娩胎盘时你需要离开水中以减少脐带血的不必要损失。

同时要记住，要告知你储存脐带血的公司你打算在家分娩，以防他们有一些特别的脐带血储存及运送要求。

接受邮寄捐献的脐血库，可以登录 parentguidecordblood.org 网站查询。确保在怀孕 34 周之前到选定的公共脐血库并登记，不要等到最后一刻再安排，那时可能就无暇顾及了。

你对宝宝脐带血的计划应该告知医生。脐血库会询问你的医疗史，要一份你的血液样本和签名的捐献同意书。同时会寄一个采集工具包，让你分娩时带到医院，或直接和你的医生或医院联系进行脐带血采集。

如果要捐献给不隶属于你分娩的医院或分娩中心的脐血库，那么阵痛开始时，你的伴侣要打电话给脐血库

请他们安排人员来取脐带血。一般情况下，你可以了解到捐献的脐带血是否被接受并储存等相关信息，具体情况要根据你选择的脐血库而定。

害怕分娩时疼痛

"我想做妈妈，但不想经历分娩过程，我怕疼。"

几乎每个准妈妈都盼望宝宝出生，但没有几个人会盼望分娩那一刻，许多人会担心分娩的疼痛。对未知疼痛的恐惧很正种。

谨记如下要点：分娩是人生正常的过程，它的确非常疼，但这种疼痛有积极的意义（当你正在疼的时候，不必也不会觉得它有积极意义）：让你的子宫颈变薄打开，让宝宝顺利娩出，进入你的怀抱。而且这种疼痛有时间限度，分娩不会持续太久。不仅如此，分娩疼痛并不是一种你必须要忍耐的痛苦，分娩时可以使用镇痛药物。硬膜外麻醉等镇痛方式触手可及，如果你需要，只要提前签署使用镇痛药物的文件，在你想用的时候就可以用。

所以，没必要怕疼，你需要知道一些准备措施——现实而理智地为分娩做好准备，在这个过程中清醒地看着每一步操作和每一个变化。现在就开始做准备（包括身体和精神上的准备，这两方面都会影响到你对疼痛的感受），可以减轻焦虑，以及宫缩开始时的各种不适。

获得足够的知识。分娩培训班会一步步地为你传授知识，引导你做好分娩准备。如果不能参加培训班，就尽可能多地找有关阵痛和分娩的资料，不了解实情会对你造成更大伤害。即使你已经计划好硬膜外麻醉或剖宫产，参加分娩培训班也很有必要——只是要确认培训班里的知识很全面。

活动起来。没有专门的训练，你肯定不会去跑马拉松。同样，没有经过专门训练，你肯定也不想分娩（其挑战性不小于马拉松比赛）。在医生或分娩教练的指导下，进行呼吸、肌肉拉伸及力量训练，再加上凯格尔运动。

成立分娩小组。你是否和丈夫商量好了，分娩时他会在一旁陪伴你？是否有一位导乐（参见第 323 页）帮你按摩背部？是否有朋友帮你擦去前额的汗水？如果你非常喜欢团队合作，他们的帮助可以为你减轻恐惧。即使已经紧张得不想说话，知道自己不是一个人在战斗，也会安心很多。当然，也要保证你的队伍获得了培训，让他们和你一起参加分娩培训班，或阅读本书第 408 页关于分娩的相关章节，这样他们才能知道自己要面对什么，怎样做才能为你提供最大的帮助。

准备后备计划。可能你已经决定

分娩时采用硬膜外麻醉；可能你希望宫缩时自己可以调整呼吸，或用催眠等辅助医疗手段控制疼痛；或者你希望自己先试试看，再决定采用什么方式缓解疼痛。无论哪种情况，提前考虑清楚，保持思路开阔（分娩不会总按照计划进行）。参见第322页，了解更多分娩中缓解疼痛的方法。

对分娩的顾虑

"我很害怕自己分娩时出现令人尴尬的情况。"

这种担心实无必要。现在想想分娩时的尖叫、高声咒骂或无意识的大小便，真的让人很尴尬，但在分娩时，你最不应该想的就是保持体面。分娩时你的所作所为不会使医生震惊或奇怪，因为他们已经看过、听过很多次了，所以完全不会觉得奇怪。所以，不要压抑自己，放松地做任何觉得舒服的事。如果你是感情外露的人，就不要试图抑制呻吟和尖叫；如果你说话温柔，坚忍克己，也不要觉得需要比隔壁产妇喊得更大声。

去医院看看

"我总是把医院和疾病联系在一起，很害怕医院，怎样才能放松一些？"

实际上，产科是医院里最幸福的地方。但如果你不知道这里是什么样子，住进去时就会充满恐惧。登记住院前可以先参观一下环境，或者在网上查看图片或相关视频。有的医院和分娩中心的网站提供了虚拟参观的体验项目。你很可能会在参观时感到惊喜。各个医院和分娩中心的产科设施不尽相同，随着行业竞争越来越激烈，他们会提供越来越多的服务设施。

分娩培训

分娩倒计时开始——离宝宝到来只有三个月了。当然，随之而来的还有阵痛和分娩。

你当然非常期待宝宝的到来，但对于阵痛和分娩是否也有同样的期待？你的盼望中是否也会夹杂着不安？甚至感到很紧张？

放轻松。对分娩过程感到紧张是正常的，特别是第一次怀孕的女性。每一对准父母都会紧张。幸运的是，掌握相关知识能让你缓解不安，不再焦虑，充满信心地从第一次宫缩开始从容面对。

知识和充足的准备可以让你在进入产房时不那么害怕。阅读下面关于分娩的内容，你大致了解将会发生什么（这样就可以顺利进入第410页描述的分娩过程），不过参加分娩培训班可以弥补更多的空白。所以，准父

对阵痛和分娩的担心

宝宝快出生了，非常激动，又担心自己做不好？几乎没有哪个父亲可以毫不担心地走进产房。即使最有经验、帮助无数人生下宝宝的产科医生，在自己的宝宝即将出生时，也会突然失去信心。

但是，当妻子分娩时，父亲们通常不会害怕到崩溃、晕倒或恶心的程度。事实上，大多数爸爸们最终都能轻松、冷静而沉着地面对宝宝的出生。就像对待任何不熟悉的新事物一样，只要你清楚地了解了，就不会再担心害怕了，尽力在这方面成为专家。阅读本书第 408 页的"分娩"，尽量在网上多查些资料。参加分娩培训班，认真观看相关视频。事先去医院熟悉产房中使用的技术手段。和刚当爸爸的朋友交流一下，你会发现他们也曾有同样的焦虑，但都安然度过了分娩阶段。

要记住，妻子分娩时才是你的期末考试，不要有任何压力。护士和医生不会去评价你的一举一动，或把你和隔壁产房的那位丈夫作比较，妻子也不会这样做。站在她身边，握着她的手，鼓励她，给她最熟悉的微笑和抚摸，夸奖她，这对她最重要。还是焦虑？在分娩现场找一位导乐，她可以帮助你们减轻分娩过程的压力，也会让你感觉更舒适（参见第 323 页）。

母们，再次找回校园时代的学习精神吧。

参加分娩培训班的益处

准妈妈能从分娩培训班和分娩教练那里，获得什么？这取决于你参加的课程、授课的老师及你的态度（就像上学时一样，投入越多，获得越多）。不管怎样，对所有即将分娩的人来说，都会有一些益处，包括：

● 有机会和其他准父母相处，交流孕期经验，比较各自的孕程进展，互相诉说苦恼、忧虑和疼痛的症状，交换自己在购买婴儿车、挑选儿科医生方面的经验。换句话说，很多孕妇在这里建立起了坚固的友谊，并有一种惺惺相惜的感情。当然，你们也有机会和其他夫妻成为朋友，这对于那些身边还没有朋友经历过这一过程的人更重要。产后继续和这些认识的朋友保持联系，你们会成为一个集体，将来孩子们还可以结伴玩耍。有的班级在宝宝出生后还会举行聚会。

● 一个让准爸爸加入的好机会。准妈妈在孕期要面对各种需要解决的问题，很多时候准爸爸干着急却不知如何是好。分娩培训班的目标是让夫妻双方都有收获，并对准爸爸进行必要的教育，让他们觉得自己是分娩团队里重要的一员。培训班也能让准爸爸更快地熟悉阵痛和分娩过程，在妻子宫缩时成为更有效的产程指导员。最好的是，他们有机会和其他准爸爸接触——看看其他人如何应对妻子孕期的情绪波动和唠叨。为了不增加妻子的负担，准爸爸一般不愿意把自己的焦虑告诉她们，但在这里可以表达、可以发泄。

● 有机会询问一些两次产检之间出现的问题，或不愿意问医生的问题（或者每次因为产检医生忙碌而无法交流的问题）。

● 有机会学习阵痛和分娩方面的知识。通过课本、讨论、场景模拟和录像，可以深入了解分娩的过程——从产前症状到最终剪断脐带。了解得越多，这一切发生时就越放心。

● 学会所有缓解疼痛方式的好机会，从催眠到硬膜外麻醉。

● 学习呼吸技巧、放松技巧和其他减轻疼痛方法。学习时还可以得到专家的直接反馈。这有助于你在分娩过程中保持放松，降低疼痛感。如果你打算在硬膜外麻醉同意书上签字，现在也可以得到一些指导。

● 熟悉一些阵痛和分娩过程中可能用到的介入性检查和仪器，包括胎心监护仪、静脉输液系统、真空吸引器及剖宫产用具等。你可能不会用到这些仪器，或只会用到其中一两个——提前认识它们会让你不再恐惧。

参加分娩培训班，你将获得一个相对更愉快，压力更小的产程。为分娩做好充足准备的夫妻，对整个分娩过程的满意度较高。

选择合适的分娩培训班

你已经决定参加分娩培训班了，去哪里找适合自己的培训班？该如何选择？

在某些地方，分娩培训班的选择有限。但有些地方，各种培训班广告铺天盖地，让人难以抉择。这些培训班可能是医院开设或私人办的。有些产前培训班从孕早期或孕中期就开始了，内容覆盖营养、运动、宝宝发育情况及性生活；也有一些最后关头的"冲刺班"，提供分娩前6～10周的准备知识，一般会在孕期第7～8个月开课，主要内容集中在阵痛、分娩及产后对妈妈和宝宝的护理方面。没时间去现场上课，可以试试线上课程。

任何培训班都比没有好。如果你

的选择很多，做决定前可以考虑以下几点：

谁是这个培训班的发起者。最好的选择就是由医生开办、赞助或推荐的培训班。分娩所在医院提供的培训班也不错。如果培训班老师的分娩理念与分娩时的助产人员或团队大不相同，到时肯定会有摩擦，一旦有了不同想法和意见，一定要在预产期前向医生提出来。

培训班的规模如何。5～6对夫妻的小班最理想，超过10对就太多了。在亲密的小团体里，老师能给予每对夫妻更多的时间和关注，小团体

重返校园

除了学习分娩技巧，你还应该参加一个宝宝心肺复苏和急救培训班。虽然还没有宝宝，但现在是学习这些知识的最佳时机。首先，你不可能在需要照顾宝宝的时候带着他参加这些培训。其次，也是更重要的一点，你必须先学会这些重要的技能，才能在紧急情况到来时知道该怎么做，从你把宝宝带回家那一刻就要时刻准备着了。也可以参加私人课程，这类课程培训费更高，如果你能承担，这是个不错的选择，尤其是当你打算请爷爷奶奶、其他亲属、保姆等来照顾宝宝时，你会希望他们也具备相关技能。

里的友情也会更加牢固。

课程怎么样。不管选择什么样的课程，你都能了解到阵痛和分娩的几个阶段、可能出现的并发症及如何处理这些并发症。如果是综合课程，还会包括产后护理、新生儿护理基础及哺乳。大多数课程会对分娩的各方面都做出介绍及指导，如：分娩计划，导乐，比较医院、分娩中心或家中分娩的不同，以及必要条件下可能的医疗干预，如剖宫产、催产等。同时，也要了解清楚课程中是否会介绍缓解或应对疼痛的方法，包括一些自然方式，如按摩、指压按摩、芳香疗法或使用分娩球。

如何授课？是不是可以动手实践？会不会播放真实的分娩视频？有没有最近分娩的准妈妈和准爸爸来传授经验？课程中会不会给准父母们足够的机会提问？

分娩培训的类别

分娩培训班可能由护士、助产士或其他获得职业资格认证的专业人士来授课。上课方式可能多种多样，最常见的一些培训内容包括：

拉玛泽法。拉玛泽法是目前美国应用范围最广的方法。它最著名的是产妇及配偶的呼吸和放松技巧，但拉玛泽法远不止于此。拉玛泽分娩培训的核心是拉玛泽六大生育技巧，即：

让分娩自然开始、避免不必要的药物干预、避免躺着分娩、跟随身体的节奏用力、产后和宝宝待在一起。拉玛泽提倡最健康、安全自然的分娩方式，但也会介绍其他使用药物减轻疼痛的分娩方式，并且不会评价别人的选择。在课上，你会在教练的支持下，学习放松和有节奏的呼吸，达到"积极专注"的状态。你也会学到如何通过将注意力集中到一点，达到专注状态。传统的拉玛泽培训通常是 6 堂课，每堂 2 ~ 2.5 小时，可以小组授课，也可以一对一教学。

布拉德利法。布拉德利法强调深层的腹式呼吸以及通过一些放松技巧使女性的注意力集中在自己身上，而不是像拉玛泽法一样将注意力集中在某一焦点上。课程的目的是帮助准妈妈接受疼痛并把它当作分娩过程中的一种自然现象。最终，大多数学习了布拉德利课程的学员会选择阴道分娩并在分娩过程中不使用止痛药物。在布拉德利培训课程中，孕妇需要模拟夜间睡眠的姿势和呼吸，并用一些放松技巧让分娩更舒适。

催眠法。催眠分娩不是让你像僵尸一样精神恍惚，它通过一些技巧帮助女性在分娩时达到更深层次的放松，最终达到缓解分娩不适、疼痛和焦虑的目的。对于一些女性来说，催眠分娩有显著的效果。想了解更多关于催眠分娩的知识，参见第 328 页。

第二次怀孕时的分娩培训班

怀上了第二个宝宝？即使你拥有丰富的经验，也应该再从分娩培训班里吸收点养分。首先，每一次分娩过程都不同，上一次的经历不一定会在这一次原样复制。第二，这次分娩你可能想换一种方式：也许上次是在医院，而这次你想试试分娩中心；或上次尝试了催眠分娩但觉得不太适合你，所以这次分娩想试试拉玛泽法。最后，分娩护理技术变化很快，现在的情况可能与几年前完全不同，你需要及时更新信息。现在比以前有更多的分娩辅助手段，一些以前最常规的做法现在已经不常见了；以前不常用的手段，现在反而成了常态。如果时间紧张不能从头开始学习，可以选择性地参加一些课程。

亚历山大技术[①]。演员常用这种技术保持身体和思想同步。在阵痛和分娩中，这种方法被用来对抗身体的紧张。指导者强调通过有意识地控制姿势和运动，来应对疼痛。学员们会学到采用舒适的坐姿或蹲姿来减轻骨盆疼痛，并借助重力让产道里的孩子下降。

---

① 亚历山大技术，一种增进大脑与身体间协调性的身体训练方法。

300

心灵分娩术。这是一种为分娩做准备的整体精神方法。准父母们不仅要学习如何应对分娩的强度，更要专注于如何将分娩的过程当作一种独一无二的体验。课程以介绍正常的阵痛及自然分娩的过程为主，并且会教准父母们处理一些突发状况，并在无创情况下使用现代药物的方法。准父母们每周需要有 2.5 小时在身心上专注于为人父母的转变，以及自我发现的多感官方式。

分娩本能学。这种整体方式提倡将分娩看作一种与生俱来的本能。这类技巧的目的在于使准妈妈感受到更多力量，帮助她们树立自信，相信自己有能力完成分娩。

在家自学。如果你不能或不想参加集体学习，可以通过网络学习拉玛泽课程。还可以通过很多其他的在线课程及分娩教育课程学习，搜索一下这类课程就能参加。

私人课程。不想和其他人一起学习？或者你的工作时间经常变动导致无法参加定期课程？可以查找一些可根据自己的时间计划及喜好安排、可以随时提问的私人分娩教育课程。当然，这类课程时间上更灵活，更能满足个人需求，价格也更高。

第11章 第7个月

（28～31周）

欢迎你来到孕期第三个阶段——孕晚期，你离终点不远了。再过3个月，你就可以拿到胜利的奖杯，拥抱、亲吻胜利的果实了。在这最后一段路途中，你会发现兴奋和期望开始蔓延，与此同时身体上的疼痛也在成倍增加。离终点越近也意味着即将面临阵痛和分娩，应该为此计划和准备，并接受相关培训了。如果你还没有参加这类培训班，现在可以考虑报名。

本月宝宝的情况

第28周。这周，宝宝不可思议地长到了1200克，40.5厘米长。他学会了新的技能：眨眼。其他动作也开始增多：咳嗽、吮吸、打嗝、练习呼吸。梦到了宝宝? 宝宝可能也会梦到你——他现在已经拥有快速眼动睡眠了，那就是做梦的时候。宝宝的肺快要发育成熟了，但这个小人儿还没

做好出生的准备，还需要更多成长。

第29周。宝宝现在有39～41厘米长，1200～1360克重——相当于一大瓶水，但他还会继续长大。在接下来的11周里，宝宝的体重几乎是两三倍地增长，其中大部分是皮下的脂肪储备。随着宝宝变大，子宫内的空间也越来越小，你可能不容易感受到宝宝的踢打，更多地感觉到他手肘和膝盖的挪动。

第30周。什么东西41厘米长，体重超过了1360克，却还能这么可爱? 就是你肚子里的宝宝——他每天都在长大。同时长大的还有大脑，它在为即将到来的外部世界的生活做准备。从这一周开始，宝宝的大脑初具规模，有了典型的沟回，这些褶皱有助于宝宝出生后脑组织继续增长，使他逐渐从新生儿成长为有反应的宝宝，有语言能力的幼儿，充满好奇心的学龄儿童。越来越大的大脑将开始

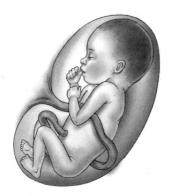

第 7 个月的宝宝

担负起控制身体的责任，比如调节体温，宝宝已经可以自己产生热量了。那些毛茸茸的柔软胎毛曾经为宝宝保暖，现在开始慢慢脱落——所以，你的宝宝出生时才不会毛茸茸的。

第 31 周。分娩前，宝宝还要再增长到 1360 ～ 2300 克，与上周相比，他又重了。身长 41 厘米左右，正飞快地接近出生时的大小。这段日子里显著增强的还有大脑内部精细的连接通路（现在已经数以亿计），宝宝现在可以很好地利用大脑这个复杂的网络处理各种信息，跟踪光线，通过五大感觉系统感知各种信号。有大脑活动的宝宝仍然嗜睡，在每次打盹儿的间歇都会伸伸懒腰，所以你可能会觉得宝宝醒着的时间（踢你的时间）似乎比睡着（安静）的时间还要多一些。

你可能会有的感觉

记住，还是那句老话：每位女性

的每次怀孕都不同。如下症状你可能全部经历过，也可能只经历过其中一两种。有的是上个月症状的延续，有的是这个月新出现的。随着孕晚期的到来，症状会越来越令人难受。

身体上

● 越来越强烈、越来越频繁的胎动。

● 阴道分泌物增多。

● 下腹部两侧疼痛。

● 便秘。

● 烧心、消化不良、胀气、身体浮肿。

● 偶尔头痛。

● 有时觉得虚弱、眩晕，尤其是起床太快或血糖低的时候。

● 鼻塞、偶尔流鼻血；耳朵里有闷塞感。

● 牙龈敏感，刷牙时容易出血。

● 腿部痉挛。

宝宝大脑需要的食物

你想过为宝宝的大脑提供食物吗？孕晚期的 3 个月，宝宝的大脑进入快速发育期，所以这个阶段为其提供大量的 omega-3 脂肪酸比任何时候都更重要。参见第 99 页，看看有益的脂肪都有哪些。

303

- 背痛。
- 脚及脚踝轻微肿胀，手和脸偶尔肿胀。
- 痔疮。
- 腿部或外阴静脉曲张。
- 腹部瘙痒。
- 肚脐凸出。

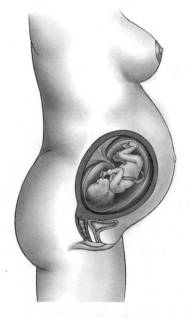

观察自己

这个月初，宫底大概位于耻骨上方28厘米处。到这个月底，宝宝的小房子会再增大约2.5厘米，可以在脐上约11厘米的地方触及。你的子宫可能没办法再长了（好像已经填满了整个肚子），不过未来的8～10周里，它还会继续扩大！

- 妊娠纹。
- 呼吸短促。
- 入睡困难。
- 出现间歇性宫缩（布雷希氏宫缩）。
- 盆骨区域偶尔有刺痛或麻木感。
- 行动笨拙。
- 乳房增大。
- 溢乳，从乳头渗出或挤出初乳（一般出现在产后）。

精神上

- 兴奋感增加。
- 焦虑感增加。
- 持续健忘。
- 奇怪而生动的梦境。
- 妊娠倦怠（开始对怀孕感到厌倦）或者有满足感。

本月可能需要做的检查

除了以往的检查内容之外，本月的检查表上会出现很多新项目。随着你进入孕晚期，医生可能会做以下几项检查：

- 测量体重和血压。
- 尿常规，检查尿液中是否有糖和蛋白质。
- 听胎心。
- 测量宫高。
- 通过触诊估计宝宝大小和胎位。

● 检查手和脚的水肿情况，腿部是否出现静脉曲张。

● 糖耐量测试（参见第 291 页）。

● 检查是否贫血。

● 你的一些孕期症状，特别是少见的症状。

● 你想了解的问题。

你可能关心的问题

疲惫再次袭来

"前几个月我觉得自己精力充沛，现在又开始觉得乏力，这就是我天天盼望的孕晚期吗？"

孕期充满了起伏和变化——不只是情绪（和性欲），精力也是。孕早期标志性的疲惫之后，孕中期往往精力旺盛，你在这几个月的舒服日子里可以做一切喜欢的活动（运动、做爱、旅行）。但这 3 个月过后，很多准妈妈再次发现自己开始乏力——每天只想躺在沙发上。

这不奇怪。一些女性在快到终点线冲刺时仍然很轻松，但你疲惫也很正常。最主要的原因在你的肚子。毕竟现在那里的负担越来越重了，携带这些多出来的重量很费体力。另一个原因是增加的这部分体积让你晚上无法获得足够的睡眠，所以早上会感觉非常疲惫。大脑超负荷运转（满脑子

都是购物清单、待办事项、宝宝名字候选清单、咨询医生的问题清单）也会影响睡眠，消耗精力。还有一点，工作、照顾大孩子等生活责任会让你的疲倦指数飞速增长。

和往常一样，疲惫只是身体发出的信号。如果生活节奏比较快，就放慢脚步，去掉一切不必要的事项，在每天的行程安排里加上休息和恢复体力的时间。适量运动，但要选择适合的项目（30 分钟的散步会让你精力充沛，一小时的跑步会让你倒在沙发上），并安排在合适的时间进行（不要太接近睡觉时间，才能更好地入眠）。另外，空腹奔波会让你更加疲惫，不要忘了给自己增加一些燃料，间歇性地吃一些健康的零食提高血糖水平（乳酪、饼干、什锦干果、酸奶），这比咖啡因和糖带来的精力更持久。最重要的是要记住，孕晚期的疲惫是大自然告诉你需要储备精力了。你仍然需要争取每一次积蓄力量的机会，这样才能在阵痛、分娩及接下来养育宝宝时发挥得更好。想知道怎样高效储备体力吗？参见第 132 页。

如果你已经为了满足身体的需要休息了很久，但还是感觉撑不住，就和医生谈一谈。有时，孕晚期贫血引起的乏力不容易缓解（参见第 249 页），这也是为什么从第 7 个月开始，医生会反复验血检查铁含量的原因。

给爸爸的小贴士

不要偷懒

当你觉得一天结束的时候非常辛苦，想想这个：宝宝的妈妈躺在沙发上孕育宝宝所耗费的能量比你在健身房消耗的能量还要多。所以，她会比以前最累的时候还要累——超过你的想象。所以不要偷懒。收拾好你到处乱丢的裤子和走廊上的袜子、球鞋。抢在她之前打扫卫生、洗衣服、清洗厕所——清洁产品散发出的味道也会让她不舒服。让她斜躺在沙发上看你打扫——尽管那可能是你最喜欢的姿势。

水肿

"我的踝关节和双脚浮肿得很厉害，特别是一天结束时，这有什么不好的影响吗？"

这段日子里，肚子并不是唯一鼓起来的地方。肿胀也常会出现在肢体末端。这些肿胀的部位看上去一点也不漂亮（鞋子、手表都开始紧得让你感觉很不舒服，戒指也越来越难从手指上取下来），但踝关节、双脚和手部的轻微水肿完全正常，而且和孕期的体液增加有关。事实上，有75%

的女性在孕期出现过这种水肿现象。正如你发现的那样，这种水肿现象在一天结束后、温暖的天气里，以及久站或久坐之后比较明显。躺几小时或经过一夜的休息，这种水肿现象就会自然消失。

总的来说，水肿没什么危害，只会带来一点不适，以及舍弃一点时尚——你现在不能再把肿起来的脚踝放进那双时髦的皮靴里了。下面是一些缓解水肿的方法：

● 避免长时间站立。如果长时间站着或坐着是你工作的一部分，就周期性地休息一下。如果一直站着，就不时地坐一会儿；如果一直坐着，就不时地站一会儿。为了取得最好的休息效果，可以散步5分钟以启动你的循环系统（帮助你把多余的液体排出体外）。

● 抬高双腿。坐下时把腿抬高。如果谁有资格把脚跷在桌子上，那就是孕妇了。

● 侧躺着休息。如果你还没有养成侧躺休息的习惯，现在是时候试一下了。侧躺可以让肾脏达到最高的工作效率，加快体内废物排出，减轻水肿。

● 选择合适的鞋。现在一切都要从舒适出发，不是追求时尚的时候。心仪的鞋子应该适合你的脚，紧身漆皮靴已经不合适了。

● 运动。根据医生的建议保持日

306

常的运动习惯可以帮你抵抗水肿。散步有利于肿胀的双脚，可以加快血液循环，不让血流停滞不动。游泳或水中体操更好，因为水的压力会挤压身体组织，让体液回到静脉中，再从静脉流入肾脏，你就可以把它们排出去了。

● 用盐调味。过去一直认为限制盐的摄入量可以减轻水肿，现在的观点是限制盐的摄入量反而会加重水肿。所以用盐来调味吧，适量即可。

● 提供支撑。有支撑力的长筒袜可能看起来不太性感，但在减轻水肿方面表现出众。很多产品都适合孕期穿着，包括连裤袜及膝和到大腿根的类型，挑选时要注意袜口不要太紧。最好选透气性好的棉袜，趁着水肿还没开始，早上一起来就穿上长筒袜，阻止液体流入下肢。

水肿是正常的暂时性现象。你可

取下来

你的戒指是不是越来越紧？在它还没有紧到让你不舒服之前，将它取下来，放在安全的地方保管。现在就很难取下来了？早上试试看，或把手放在冰水里泡一会儿之后再摘（手指越热越肿）。用一点洗手液可以让戒指变滑，比较容易取下来。取的时候最好把下水道盖上。

以期待自己分娩后踝关节消肿，手指瘦下去（部分女性的水肿现象分娩后需要几周时间才会完全消失，也可能更久）。不过，你的肚子很快会变得很大，那时就看不到自己肿胀的双脚了，眼不见心不烦。

如果水肿情况有些严重，告诉医生。过分水肿可能是先兆子痫的征兆之一，但也不一定，每个孕妇个体差异很大。除非出现严重水肿并伴有蛋白尿及血压升高或其他先兆子痫的症状（包括严重头痛、视力模糊及呼吸急促），否则水肿很可能只是怀孕带来的正常现象。当然，如果不能确定情况，最好去找医生做检查。

奇怪的皮疹

"长妊娠纹很糟糕，但现在妊娠纹上又长出了一些瘙痒的疹子。"

振作起来。还有不到3个月就分娩了，到时你就可以对这些讨厌的孕期反应说再见了！这些疹子也是其中之一。你会发现，它们除了不舒服和不美观之外，对你和宝宝没什么危害。从医学角度说，这叫妊娠瘙痒性荨麻疹性丘疹及斑块病。它在分娩后会完全消失，再次怀孕时也不会卷土重来。这种丘疹一般出现在腹部妊娠纹的位置，偶尔也会出现在大腿、臀部或手臂上。指给医生看一下，他可能会给你开一些局部外敷药物、抗组胺药，或打一针，从而缓解不适。

孕期还可能发生各种皮疹，让你看到自己的皮肤就不开心。虽然每一次出现疹子都应该让医生看一下，但一般不必担心（参见第254页）。

背部和腿部疼痛（坐骨神经痛）

"我背部的右下方非常疼，一直蔓延到右侧屁股和大腿，这是怎么回事？"

看上去应该是宝宝压住了你的神经——坐骨神经。在孕期接近尾声的日子里，宝宝开始慢慢进入到要出生的正确位置。他的头和你日益增大的子宫，会慢慢压迫脊柱下部的坐骨神经，让臀部、背部下方及腿部突然产生尖锐的疼痛感。子宫增大带来的压力引起的椎间盘突出有时也会导致所谓的坐骨神经痛。不论哪种原因引起的，坐骨神经痛都会给你带来突然产生的尖锐疼痛感，有时是从臀部或背部下方开始出现剧烈的疼痛、刺痛或麻木感，然后逐渐向下蔓延到双腿后部。宝宝的位置会变，但你的症状不一定会减轻，也许要等到分娩后才会消失，甚至产后也会持续一段时间。

怎样才能让宝宝离开你的神经，减轻这种坐骨神经痛？

● 坐一会儿。解放双脚可以减轻与坐骨神经相关的腿部和下背部疼痛，但不要坐在地上。选择身体不痛的一侧躺下也能缓解压力。

● 获得支持。托腹带或其他支撑服也可以缓解子宫增大对下背部和臀部的压力。

● 热敷。将一块温热的毛巾敷在疼痛的地方，可以稍微缓解一下，也可用莲蓬头冲一下背部和大腿。

● 运动。

下面这些运动能缓解坐骨神经痛，还可以请你的医生推荐一些：

● 臀桥运动（参见第508页）。

● 婴儿式。跪在地板，坐在脚踝上，大脚趾相扣。舒展大腿，向前倾斜，放松肚子，伸直手臂，然后前额触地。保持这个姿势2分钟，每天重复几次。

● 球操。坐在或者躺在一个练习球上，前后摇动放松。

● 水中运动。通过游泳或水中有氧操舒展和锻炼背部肌肉，减轻烧灼感。这类运动能减轻背部负重。

● 选择辅助疗法。理疗、按摩、针灸、脊柱推拿等辅助疗法都可以缓解坐骨神经痛，但要注意选择有资质的医生。

● 当出现坐骨神经痛的症状时，最好找医生检查一下，做出准确的诊断，选择合适的疗法，必要时可使用药物。有时，一些相似的症状（如骨盆痛，也叫作PGP）会被误诊为坐骨神经痛。了解更多信息，可参见第

550 页。

如果疼痛感十分严重，可以问问医生，能否给你开一些镇痛药。

胯部闪电般疼痛

"我总是时不时感觉胯部深处突然有尖锐的疼痛感——就像有人用刀在那刺了一下。它持续的时间不长，但疼得让我无法呼吸。这是怎么回事？"

这其实是一种很普遍但很少被提及的孕晚期症状，但它真的很疼。你可以从骨盆或阴道深处感觉到这种疼痛：它有时像电击，有时像尖锐的刺痛，有时像针刺和灼热的混合。它通常毫无预兆地突然出现，但这种剧烈的疼痛让你站都站不住，并且想当众大叫起来。

目前还没有明确的医学证据能够解释为什么会出现这种胯部闪电般的疼痛——甚至没有一个医学术语称呼它，但目前有很多理论试图解释是什么导致了这种疼痛感。一些专家认为，当宝宝压住或踢到连接子宫颈的一根神经时，就会出现这种现象。另一些专家则认为，宝宝可能把你敏感的宫颈和子宫下部当作攻击目标了；或者移动中的宝宝在用力向下挤变换姿势；或者这只是当肚子变大时，那些包围并支撑子宫的韧带的正常拉伸导致的。但有一点我们能确定：这种电击般的疼痛感不是宫颈扩张引起的，也就是说，当你感觉到警报般的刺痛时，完全不必担心是阵痛发作。它不会带来危险，也不是出了问题。

没有什么好办法可以缓解这种疼痛，但你可以尝试变换姿势来让宝宝远离神经，或者通过腹部支撑服减轻对骨盆的压力。当然，在下一次产检的时候最好把这些疼痛告知医生。骨盆痛有时也与外阴部静脉曲张、阴道感染、坐骨神经痛及镁元素缺乏有关，最好咨询医生了解你的疼痛属于哪种情况。

下肢不宁综合征

"尽管夜里非常疲倦，但我还是静不下来——腿总是不安分。我已经试过所有解决腿部痉挛的方法，都没有效果，还有什么好办法吗？"

孕晚期有太多因素导致你夜间无法获得充足的休息，双腿也是其中之一。大约有 15% 的孕妇会出现这种下肢不宁综合征。这个名字描述出了它的全部特征——脚或腿躁动、出现虫爬感、刺痛感，导致身体其他部位无法安定下来。它常发生于夜间，也可能在下午或躺下时发生。

专家们至今没有找到下肢不宁综合征的确切病因（看似和遗传有一定关系），在治疗上也束手无策。适用于腿部痉挛的所有办法，包括按摩和伸展运动，似乎都不能缓解症状。药物似乎也不是一个好选择，因为目前治疗下肢不宁综合征的药物在孕期使用不安全。有些药物（如孕妇经常用来缓解晨吐的止吐药或抗组胺药）甚至会加重一些下肢不宁症状。

怎样防止下肢不宁扰乱你的休息呢？目前还没有有效的应对措施，但可以尝试下面这些方法：

● 注意诱因。饮食和一些生活习惯可能是下肢不宁综合征的诱因，你可以记录下每天吃了什么、做了什么、感觉如何，这样当症状出现时，可以了解是哪些习惯容易引发下肢不宁综合征。例如，有的人晚上吃了糖会出现下肢不宁症状，而有些人喝咖啡之后会引起下肢不宁综合征。还要注意服用的药物是否也会引起下肢不宁综合征。

● 进行辅助和替代疗法。针灸、瑜伽、冥想或一些放松技巧可能会缓解下肢不宁综合征。分散注意力也有助于缓解这种下肢不宁的感觉。

● 抽血检查。在孕晚期非常普通的缺铁性贫血也会引起下肢不宁综合征，可以请医生帮你做个抽血检查。如果血液中含铁量较低，可服用合适的补铁剂来缓解。其他可能引发下肢不宁综合征的诱因也可以通过抽血检查来确定，如镁元素缺乏或维生素D缺乏。两种情况都可以通过服用补充剂来改善。同时，也可以咨询医生看有没有什么合适的治疗方法。

● 多运动。一些准妈妈白天多运动双脚可以预防晚上出现下肢不宁，尝试一些孕期安全的适量有氧运动和增强下半身力量的锻炼，但要记住不要在睡前进行——这样会加重下肢不宁综合征，也会让你不容易入睡。也可以尝试简单的拉伸运动，小腿拉伸或站立腿拉伸（参见第288页）。

数胎动

从第28周起，每天数两次胎动非常明智—— 一次在早上，胎动一般少一点；另一次在晚上胎动较多的时候。医生会推荐一个计数方法，你也可以自己看着表来数。数一下所有形式的胎动（包括踢动、颤动、抽动、滚动等），数到10下时看看花了多少时间。一般来说，10次胎动会在10分钟左右——有时会稍长一些。

如果一小时后还没有数够10次，喝点果汁，吃点零食，走一会儿，甚至可以晃一晃肚子，然后放松地躺下继续数。如果两小时后胎动还没有达到10次，给医生打电话。虽然宝宝这种暂时的安静并不意味着有危险，但偶尔也是需要尽快进行胎儿状况评估的警告。

越接近预产期，数胎动就越重要。

听见咔嚓、噼啪和砰砰的声音了吗？

你很期待看见宝宝在肚子里运动，那么想不想听到他的声音呢？显然，这也是可以的。一些准妈妈会听到肚子里传来的神秘的咔嗒、咔嚓、噼啪或指节断裂的声音，没有人能确定这些是什么声音，但有多种不同的解释：它也许是宝宝打嗝的声音；也许是宝宝在肚子里运动或翻跟头时带动的羊水流动的声音；也许是宝宝扭动、猛推或踢动时关节发出的声音；或者声音根本就不是宝宝发出的，而是你松弛的关节摩擦或拉伸时发出的咔嚓声。

你可能永远也不会知道这些咔嗒、咔嚓、噼啪的声音到底是哪里来的，当然也可以请医生帮你猜测一下。但有一点可以确定：不需要担心这些声音，它们只是你孕期中可以享受（或忍受）的其中一件事。

● 在家尝试以下方法。热敷或冷敷双腿，睡前洗个凉水澡或把双腿浸泡在凉水中，以预防下肢不宁。还可以试试在白天穿上压缩袜或弹力袜。

你还可以试试本书第 281 页介绍的一些睡眠技巧。事实上，疲劳也会加重下肢不宁综合征，所以要尽量满足身体的睡眠需求。

希望上述方法有助于缓解你的下肢不宁综合征。

不幸的是，一些女性一直都无法找到好的缓解办法，并觉得这种症状对睡眠影响很大。如果在孕期出现了这种情况，可能就需要等到产后（或者等到宝宝断奶后）才能采用药物治疗。

宝宝打嗝

"有时我会感到腹部轻微痉挛，这是宝宝在踢我，在抽搐，还是其他情况？"

这可能是宝宝在打嗝，这种现象在孕晚期经常发生。一些宝宝每天都会打嗝，一天打很多次，还有些宝宝从来不打嗝。这种情况会一直持续到宝宝出生。

不用为此担心，宝宝打嗝不会引起像成年人打嗝那样的不适，即使持续 20 分钟或更长时间也没关系。放松并享受肚子里的这点小乐趣吧。但要小心别把它当作胎动数哦！

性高潮和胎动

"每次性高潮后，肚子里的宝宝总有半个多小时不再踢我，性生活对他有害吗？"

不管这段时间里你做了什么，宝宝都在自己的小世界里待着。你们做爱时，宝宝会自己乖乖睡觉。性生活中有节奏的宫缩，以及接下来出现的高潮，都会让宝宝觉得像躺在舒服的摇篮里。而一部分宝宝在父母做爱时会更活跃。任何一种反应都是正常的，都不表明宝宝意识到了正在发生的事（宝宝的世界是一片漆黑）。

除非医生禁止，否则在分娩前你都可以继续享受性爱和性高潮。珍惜这段时光吧——你们很难有机会在与宝宝同屋的时候做爱了。

意外摔倒

"今天我散步时没有看到台阶，结果肚子先着地摔倒了，这会伤害宝宝吗？"

孕期容易绊倒？这并不奇怪——毕竟，一旦进入孕晚期，有太多因素会导致你摔跟头。一方面，你的平衡感下降了，因为随着肚子鼓起来，重心开始前移。另一方面，松弛、不太结实的关节也让你容易摔倒，腹部还

会先着地。造成行动笨拙的原因还有：容易疲劳、走神，很难看清脚下等。

跌一跤会出现多处擦伤和淤青，但很少会伤害到宝宝，他现在正受到世界上最复杂的减震系统的保护——由羊水、坚韧的羊膜、有弹性而肌肉发达的子宫，以及肌肉和骨骼包围的坚固腹腔组成。那些可能造成羊膜破损并伤及宝宝的摔伤，应该非常严重——可能需要立刻入院。

如果你还心存疑虑，给医生打个电话。询问你是否可以过去请他检查一下胎心，好让自己放心。

当然，最好避免摔倒。当你越来越容易绊倒或滑倒时，要格外小心。不要穿着很滑的袜子走路，也不要穿着没有稳定摩擦力的鞋走在光滑的地面上，无论去哪里都不要穿着那些很容易滑倒的鞋子，比如人字拖或开放式拖鞋。远离梯子和其他危险的地方，镶边的楼梯也要特别小心。

梦境和幻想

"我白天黑夜都会做很多关于宝宝的梦，而且梦境生动逼真，不禁开始怀疑自己是否失去了理智。"

感觉最近睡觉时总是梦见一些奇怪的情节？孕期梦境及白日梦和幻觉通常堪比大片。它们有着特殊甚至是恐怖的音效；它们非常生动和真实，

爸爸们的梦境

最近这段日子，梦里的生活比真实生活更有趣？对准父母来说，孕期极度紧张，一会儿欣喜若狂，一会儿惊恐万分，一会儿又焦虑不安，情绪跌宕起伏像坐过山车。所以，有些情感会转移到梦中，这不足为奇。在梦中，潜意识会发泄这些情感，安全地解决问题。例如，关于性爱的梦说明你可能担心怀孕和生宝宝会影响到性生活。这些担心是正常的，也是有益的，提前让你知道有了宝宝之后夫妻关系会发生变化，这是确保你们亲密依旧的第一步。还有一个可能是最近性生活减少的缘故。

限制级的性梦在孕早期最常见，随后会逐渐消失，接下来会是一些与家庭有关的梦境。你可能会梦到你的父母或（外）祖父母，这是潜意识在将上一代人与下一代人联系起来。你可能会梦到自己变成了小孩，这表明你为将要承担的责任担忧，渴望以前无拘无束的时光。你甚至会梦到自己怀孕，这表明你同情妻子的付出，或嫉妒她得到的关注，想与未出生的宝宝交流。梦到把宝宝掉到地上或把他遗忘在汽车上，表明你对自己即将成为爸爸这件事还不够有信心。典型的男子汉气概梦境——在跳伞比赛中获得高分或在赛车中遥遥领先，有可能意味着潜意识里害怕宝宝到来会削弱你的男性气质。潜意识的另一面可能同时出现，比如梦到照顾宝宝，这可以帮你做好准备当负责任的爸爸。梦到孤身一人非常常见，这表明你和其他准爸爸们一样，有一种被遗弃的感觉。

不是所有梦境都代表焦虑。有一半的梦境（有时是同一个晚上的梦境的一半）反映出你潜意识的另一面：梦见照顾宝宝有助于你承担新的角色，做一个宠爱宝宝的爸爸。有些培育宝宝的梦境——包括从其他人手里接过宝宝、找到宝宝、参加婴儿洗礼或全家在公园里散步——都表明你对于宝宝的到来非常期待。

有一点可以肯定：做梦的不是你一个人。准妈妈比准爸爸更容易做一些稀奇古怪、栩栩如生的梦。不必过分严肃地对待这些梦境，早晨醒来交流一下梦境，可以增加亲近感，给对方一些启发，还可以解压。毕竟，它们只是梦。

让你在醒过来之后会有一种要捏捏自己看是否在做梦的感觉。而且，梦境各式各样，有噩梦（比如把宝宝落在了公交车上）、美梦（依偎着胖乎乎的小脸，在阳光灿烂的日子里推着婴儿车去公园），甚至比科幻片还要奇怪的梦（生出一个有尾巴的外星人宝宝或一窝小狗）。虽然这可能会让你觉得自己精神失常，但它们非常正常、健康，也有助于稳定你的情绪。在孕期，当焦虑、恐惧、期望和不安统统涌入你的生活，这些梦境就成了潜意识发泄的通道——成百上千种纠结的情感（矛盾、害怕、开心、激动）无法找到更好的表达方式，不约而同找到了这样一个出口。把它们当作帮助你获得安稳睡眠的解药吧。

激素也会引发梦境，使梦境变得更生动。浅层睡眠能让你清晰地回想梦境。不论是想上卫生间、踢被子或仅是翻身，你都会比平时更容易醒来。一般来说，在快速眼动睡眠阶段醒来的概率更大。醒来时，梦清晰地留在意识里，你还记得许多细节。

下面是最常出现的孕期梦境和幻想，有些内容可能非常眼熟：

● 感到抱歉的梦境：梦到丢了东西或把东西放错地方（从车钥匙到宝宝）；忘记给宝宝喂奶；把宝宝一个人留在家里或汽车里；宝宝要出生，但你还没有做好准备。这些梦境都表明你害怕自己无法成为一个称职的妈妈。

● 痛苦的梦境：遇到强盗、小偷、动物的攻击或伤害；被人推倒或滑倒，从楼梯上摔下来。这表明你很脆弱。

● 求救的梦境：梦见被困在地道、汽车、房子里出不去；在池塘、充满泥泞的湖中和洗车时被淹没。这表明你担心新来的家族成员会控制你的自由。

● 惊愕的梦境：梦见自己没有遵照饮食计划，结果增加的体重太多，或一夜之间变成胖子；吃得过多；吃错或喝错了东西。这些梦境在那些正尽力控制饮食的准妈妈中很常见。

● 讨厌的梦境：梦见自己失去魅力，对丈夫不再有吸引力；讨厌丈夫；丈夫变心出轨。这表明孕妇担心怀孕会破坏自己的形象而吓跑丈夫。

● 性梦：梦见做爱（不管是主动还是被动的，让你有快感还是有负罪感）。这是你的激素在发射信号，可能带来性唤醒甚至高潮。

● 关于记忆的梦境：梦见死亡和复活（已去世的父母或其他亲人复活）。这可能反映出你在潜意识中把上一代和下一代联系了起来。

● 与宝宝一起生活的梦境：梦见准备生宝宝，和宝宝一起玩。这表明你正在练习做父母，试图在宝宝出生前与他建立联系。

● 关于宝宝的梦境：梦见宝宝的样子意味着你担心很多问题。梦见

宝宝的 3D 影像

这时你可能已经做完了第二阶段的超声检查，可能几周前就已经把宝宝可爱的侧面像设置为手机壁纸了。但离你真正能把宝宝抱在怀里还有两三个月的时间，你或许还迫切地想看清楚宝宝纽扣般大小的鼻子、让人忍不住想亲吻的小嘴和可爱的小下巴，更不用说那些天天捶打你的小手小脚了。你也许在犹豫是否应该到当地的产前肖像中心去预定一个三维或四维超声检查。

这当然非常诱人，尤其是当你看见网上那绝妙的宝宝照片和生动的影像时——这些影像非常完整，可以看见宝宝吸吮大拇指、打哈欠、眨眼及牵拉脐带！但在你迫不及待地想要跳上检查台前，最好咨询医生意见。专家建议只有在有医学需求的情况下，才由有资质的技术人员或医生使用经过良好维护的设备，进行三维和四维超声检查，特别是时间较长、较复杂的检查。因为仅供娱乐的超声检查使用的经常是高功率的机器，而且它的操作及维护人员不一定拥有熟练的技术。有些检查持续的时间比医学检查时间要长得多——长达 45 分钟，这就意味着更多不必要的超声辐射。很多宝宝肖像中心还提供更复杂的检查，这些检查可以建立宝宝的图像和影像剪贴簿。

如果选择这类更复杂的检查，宝宝接触到的超声辐射会成倍增长。专家们担心的另一点是：如果不是由专业的医疗人员来进行超声检查或解释结果，准父母们可能会随便误以为他们的宝宝出了问题。更糟糕的是，没有经过培训的超声检查人员根本发现不了专业人员可以发现的问题。另外，长时间反复的超声检查也会打扰胎儿在子宫中的生长、发育，影响他们的睡眠——而这些本来应不受打扰。最后，尽管目前没有证据表明额外的超声检查有危险，但也没有确切的证据表明没有风险——而不接受非必要的超声检查，就可以避免这些的风险。

记住，宝宝出生后，你会有很多机会给他（她）拍照、录像并留下回忆。你应该遵照医生的安排来进行超声检查。目前，美国妇产科医师学会推荐低风险无并发症的孕妇只需要进行 1～2 次的超声检查。

得到了医生的同意，并预约好了检查之后，也要考虑把超声检查的次数限制在 1～2 次，每次检查不超过 15 分钟。记得带上钱包，宝宝的影像可能是无价的，超声检查工作室对拍摄、录制影像的收费非常昂贵。

宝宝畸形、生病、太大或太小，表明你担心孩子的健康；梦见宝宝有不寻常的技能（比如一出生就会说话或走路），暗示你担心宝宝的智力，并对他的前途充满期待；梦见自己生了个男孩或女孩，可能说明你心里倾向于生什么性别的宝宝；梦见宝宝的头发或眼睛的颜色，或长相更像爸爸还是妈妈，也说明你的心理倾向；梦见宝宝一出生就是个大人，表明你害怕面对一个小宝宝。

● 有关分娩的梦境：梦见分娩时阵痛，或无法把宝宝生下来。这可能反映出你害怕阵痛和分娩。

重要的是不要因梦境和幻想而影响睡眠。孕妇的各种梦境，和烧心、妊娠纹等身体症状一样正常，准爸爸们也有很多奇怪的梦和幻想，因为他们对即将到来的父亲身份产生了有意识或无意识的焦虑。早上起床交流梦境是一件很有意思的事，也是一种

处理好宠物

想想你的宠物，它们已经适应了你的床、你的大腿，宝宝出生后，会不会和他争宠？想在宝宝出生前的日子里采取措施处理好你的小猫小狗？参见《海蒂育儿大百科（0～1岁）》（*What to Expect the First Year*）中的小诀窍吧！

很好的治疗方法，让你们在现实生活中可以更容易完成父母身份的转变，也能让你们更亲密。把梦记录下来可以帮你更好地厘清思路，供日后回想、发笑，也是很好的做法。所以，继续做梦吧。

责任问题

"我开始担心自己是否能胜任，能否处理好家务、婚姻及宝宝方面的问题。"

首先必须记住：你不可能完成所有事情，至少不可能把所有事情都做好。每一个妈妈都是"超人"，但即便最优秀的妈妈也只是普通人。很多新手妈妈想尽力做好所有事——处理好工作，把家里安排得井井有条，保证冰箱里食物充足，餐桌上营养均衡，又是性感十足的伴侣和模范妈妈，还能处理好各种突发事件。但最后都会意识有舍才有得。

你能否掌控新生活取决于什么时候意识到这一点。没有比现在更合适的时机了——在生活中最大的变化到来之前。

首先，你必须好好整理一下思路，看看有哪些必须要做的事，并把它们按轻重缓急排序。如果宝宝、丈夫和工作是重点，打扫房间就应该暂时退居二线。做饭的事可以交给外卖。把洗衣服交给别人。如果全职妈妈对你

很有吸引力，也有经济能力在家里待上一段时间，或许可以暂时把工作放一放，也可以考虑兼职。可能的话，考虑和另一位准妈妈一起分担一份工作，或找一份在家办公的工作。

一旦重新确定了你工作的先后次序，就要把一些不切实际的期望去掉。和一些有经验的妈妈交流一下，可以更快进入正轨。就像很多妈妈终究会发现的那样：没有人是完美的。你越想把所有事做好，越不可能做到——而且在怀孕这段日子里，你可能会把所有事都搞砸：付出了全部努力，却发现床还没铺好，洗干净的衣服没有叠起来，来不及做饭只能叫外卖，化完妆还要花时间卸妆……把目标定得太高，只会让自己失望。

一旦你下定决心要重新安排自己的生活，并且有人支持，就会容易一些。大多数成功妈妈的背后都有一个好爸爸，他们不仅能和妻子一起平等分担家务，还是育儿中积极的参与者和同伴。他们会参与育儿的方方面面，从换尿布、给宝宝洗澡，到哄宝宝睡觉。如果伴侣做到的没有你期望中这么多，就要考虑其他帮助：宝宝的祖父母或其他亲友、儿童保育员或保姆、照看儿童的互助组织或日托班等。

分娩计划

"助产士建议我制订一个分娩计划，我需要这样做吗？"

如今，关于分娩的讨论越来越多。对于分娩，孕妇和她们的丈夫比从前拥有更多决定权。但怎样让医生坚持你们做出的决定呢？制订分娩计划吧。

在分娩计划中，准妈妈和准爸爸可以设想分娩中最期待的情景：他们期待怎样的分娩方式。除了列出这些喜好之外，典型的分娩计划还应该考虑到实际情况，什么做法可行，什么是医院（或分娩中心）能接受的。它不是一份合同，而是一份孕妇、医生及医院之间的备忘录。一份好的分娩计划不仅有利于获得更好的分娩过程，也可以提前打消不切实际的期待，将失望值降到最低，消除孕妇和医生之间的主要分歧和误解。制订分娩计划也是了解医生对你分娩选择的看法的好机会。

提交分娩计划

当你把分娩计划交给医生以后，它们就成了你档案的一部分，会在分娩过程中发挥作用。可以打印几份带去医院，免得一时找不到、产生误会。你的导乐也可以在每次有新状况发生的时候照顾到你的偏好——当然，最好是什么特殊状况都没有。

早产征兆

虽然宝宝提前出生的概率非常低，但每位准妈妈都应该了解并熟悉早产征兆，尽早发现并采取措施。读一遍下面的情况，如果在 37 周前出现了以下任何一种症状，立即给医生打电话：

● 类似月经的持续性腹部抽搐，伴有腹泻、恶心或消化不良。

● 规律性阵痛，平均每 10 分钟（或更短）一次，并且不随体位变化而缓解（不要与布雷希氏宫缩混淆，后者并不意味着早产，参见第 333 页）。

● 背部下方持续疼痛或有压迫感，或背痛性质改变。

● 阴道分泌物增多或颜色变淡，甚至出现粉红或深红色血迹。

● 骨盆、大腿或腹股沟疼痛或有压迫感。

● 阴道渗漏液体（液体持续流下或喷薄而出）。

记住，如果你有上述某些症状，且未到预产期（很多孕妇会在某个时期出现骨盆压力或下背部疼痛），一定要警觉。事实上，绝大多数出现早产症状的女性并没有提前分娩，但一切要由医生确定。

了解早产的危险因素和预防措施，参见第 35 页。想知道如何处理早产情况，参见第 549 页。

一些分娩计划只涵盖基本条款，另一些会详细规划出所有细节，甚至细到产房里的音乐和灯光。每位孕妇都不同——不仅因为她们怀孕时感觉不同，也因为她们有着不同的医疗背景：药物史、产科病史。所以，分娩计划会依据个体化原则制订。关于是否该将某个问题列入计划，可以参考下面的通用清单，并根据你的需要加以完善。

● 阵痛开始后你能在家坚持多久，希望什么时候去医院或分娩中心。

● 阵痛活跃期的饮食（参见第 396 页）。

● 阵痛时可以下床活动：四处走动或坐着休息。

● 在水中分娩（参见第 320 页）。

● 个体化的环境氛围：用的音乐、灯光，甚至用家里的小饰品打造让自己放松的环境。

● 除了配偶以外，还希望谁在分娩现场，比如产妇护导员、其他孩子、朋友、亲人等。

● 使用无声的照相机或录像机。

● 使用镜子，以便你可以看到自己的分娩过程。

●使用静脉输液设备（参见第397页）。

●使用尿管。

●采取何种镇痛措施（参见第324、327页）。

●采取人工破膜或保留胎膜完整。

●胎心监护措施（持续或间断的，参见第397页）。

●用催产素诱发宫缩（参见第394页）。

●分娩姿势（参见第400页）。

●热敷和按摩会阴（参见第374页）。

●是否采取会阴切开术（参见第396页）。

●使用真空吸引器或产钳（参见第399、400页）。

●是否采取剖宫产（参见第427页）。

●对给宝宝吸痰有无特殊要求，比如要爸爸吸。

●产后立即抱宝宝，让他慢慢从肚皮挪动至胸部（参见第424页）。

●产后立即进行母乳喂养，现场有哺乳顾问帮忙。

●晚一点剪断脐带（参见第406页）。

●让丈夫给宝宝剪脐带。

●储存脐带血（参见第291页）。

●先和宝宝见面，再给宝宝称体重和滴眼药水

●是否对胎盘有特殊要求（要看一看或自己保留等，参见第353页）。

你可能还想在分娩计划中加入一些产后事宜，比如：

●给宝宝称体重、做新生儿检查，以及第一次洗澡时在场。

●医院里如何安排宝宝的喂养（参见第467页）。

●包皮环切术。

●宝宝与妈妈同室（只要母婴状况良好，大部分医生都建议母婴同室；参见第464页）。

●大孩子来探望你和宝宝。

●产后需要你和宝宝服用的药物以及其他治疗措施。

●安排新生儿筛查（参见第351页）。

●除并发症外，住院时间长短是否可以自己控制（参见第460页）。

一份好的分娩计划最大的特点就是灵活。大自然有着强大的力量，分娩也是不可预知的。你有了计划，但并不是方方面面都能像计划得那样完美。人们永远无法精确预测阵痛及分

不要憋尿

不想总往厕所跑？憋尿的坏习惯会让你肿胀的膀胱刺激子宫，有引发宫缩的危险，还可能导致尿路感染——另一个引起早产的因素。所以，想小便时马上去。

水中分娩

宝宝在妈妈肚子里有 9 个月的幸福时光可以在温暖的羊水中舞蹈，可是当出生时，迎接他（她）的是一个冰冷干燥的世界。水中分娩的提倡者认为水中分娩可以模拟子宫温暖湿润的环境来迎接宝宝，可以帮助宝宝平和地过渡，缓解宝宝的心理压力。

如果你选择水中分娩，会在温水浴盆或浴池中经历阵痛、分娩，宝宝会被轻柔地牵拉出来进入舒适的水中，然后被慢慢地抱到你的怀中。伴侣也可以待在水中，在你阵痛时给你支持，或者在分娩时帮忙递宝宝。阵痛过程中，你可以通过凉水擦洗、喷雾瓶喷水或多喝水来尽可能恢复精力，助产士或其他医护人员会通过水下多普勒仪监测宝宝情况。

水中分娩仅适用于低危妊娠产妇，提供水中分娩的机构越来越多。大多数分娩中心和一些医院都提供水中分娩，而且大多数都在产房都配有大型浴盆、按摩浴缸或便携式的分娩浴盆——底下装有轮子可以推进产房。即使你最终没有选择水中分娩或最后情况不允许你进行水中分娩，也可以利用这些浴盆泡在水里缓解分娩压力或进行水疗。医院的浴盆通常不够大，无法容纳水中分娩，如果你打算进行水中分娩，但是分娩的医院不提供水中分娩或没有水中分娩的浴盆，要问清楚是否可以自带分娩浴盆。

你也可以选择在家进行水中分娩——只要经过助产士同意并准备好合适的设备。大多数家用水中分娩浴盆看起来就像较深的儿童泳池：可充气，大到你可以在里面移动，水深完全可以没过肚子，而且四边都是柔软的，你可以舒适地斜靠或趴在浴盆四周。可以选择网上购买或找助产士租借分娩浴盆。如果你打算购买，浴盆加上配套的设备（衬里、加热器、过滤器及防水布等）需要几百美元。如果预算比较紧张，也可以用家中的浴缸，只要它够深，能够没过你的肚子，并留有足够的空间让助产士帮助你。当然，在分娩来临前，要确保家中的浴缸清洗干净并且消毒。还要确保家中有浮动的温度计来监测水温，使水温大致与体温保持一致（35℃ ～ 37.7℃，不应超过 38.3℃。你的体温一升高，宝宝的心率就会加快）。分娩浴盆带有加热器，如果你最后选择使用分娩浴盆，就无须担心水温。

宝宝在离开水并接触到空气之前是没有呼吸的，在子宫内不呼吸，因此水中分娩的宝宝不会有溺水的风险。但宝宝出生后在水中停留的时间不应太久（在美国，正常的停留时间为 10 秒）。首先，这是因为脐带可能撕裂，这会突然中断宝宝的氧气供给。其次，一旦胎盘与子宫分离，它就不能给宝宝提供充足的氧气。最后，水并不是无菌的。分娩很混乱，大多数产妇在用力的时候会排便（助产士需要把排泄物舀出浴缸），分娩的水中还有血水及尿液。如果在阵痛时发生

胎儿窘迫，宝宝会吸入这些液体，他（她）就有可能严重感染。

考虑让宝宝在水中来到这个世界？尽管这是个人决定，你最好还是咨询一下医生的意见，以确保这个选择对你和宝宝都是安全的。要了解更多关于水中分娩的信息，请登录 waterbirth.org 网站。

娩的进展，也无法预测一旦宫缩来临你会感觉如何。提前制订的分娩计划很可能在实施时才发现不符合实际情况，因此可能需要在最后一分钟进行调整。在任何分娩中，妈妈和宝宝的健康与安全最重要。最后一分钟都可能改变主意，你本来强烈反对使用硬膜外麻醉，但宫口开了 5 厘米以后，你就呼天抢地地要上麻醉。

越来越多的准父母已经从分娩计划中获益良多。想了解更多，或想知道是否适合你，下一次去医院时好好询问医生吧。

百白破疫苗

"我的医生告诉我这个月我需要接种百白破疫苗。但我小时候就已经接种过这个疫苗了。"

美国疾病预防控制中心建议所有

孕妇在怀孕 27 ~ 36 周时都接种百白破疫苗（预防百日咳、白喉、破伤风），不论以前是否接种过百白破疫苗或减毒白喉混合疫苗。因为百日咳（和破伤风、白喉）的免疫性在接种几年之后就会减弱。如果从来没有接种过，你需要在孕早期接种两剂减毒白喉混合疫苗，在孕晚期再接种常规计划的百白破疫苗。

疾病预防控制中心为什么会提出这样的建议？为了保护宝宝。幼儿很容易患百日咳，这是一种具有传染性的呼吸系统疾病，可引起肺炎甚至导致死亡。因此，在宝宝接种完所有的五联疫苗（五联疫苗是儿童型的百白破疫苗，第一剂从宝宝两个月大时开始接种）之前，如果你接种了百白破疫苗，体内产生的抗体就会传递给宝宝，有效预防他（她）感染这类疾病。这一理论已得到研究证实。研究发现，如果孕妇在孕期接种了百白破加强

为了宝宝，接种疫苗吧

你的疫苗是最新接种的吗？如果不是，那么为了保护你即将到来的宝宝，应该去接种百白破疫苗加强针、流感疫苗及其他你需要的疫苗。患百日咳的宝宝有 70% 是被核心家庭成员传染的，包括宝宝的爸爸。和准妈妈不同，准爸爸不需要在每个孕期都接种百白破加强针，只要接种一次就可以。

针，她们的宝宝感染百日咳的概率是没有接种疫苗的孕妇产下的宝宝的一半。而且不只是你需要接种疫苗，任何和新生宝宝会有亲密接触的人——宝宝的爸爸、爷爷奶奶、保姆——都需要接种加强针。这样，他们就不会感染此类疾病并传染给宝宝，宝宝也就可以远离百日咳。

如果你是个忙碌的准妈妈，进入孕晚期、计划接种百白破疫苗的时候正好是流感高发期，你不需要预约两次。研究表明，同时接种流感疫苗和白百破疫苗是安全的。

说到疫苗，现在也是时候了解一下宝宝在出生后头几年要接种哪些疫苗了。要让宝宝远离可预防的、甚至会威胁生命的疾病，最好而且最安全

的办法就是按照疫苗接种建议时间，确定他（她）得到全面、及时的免疫接种。《海蒂育儿大百科（0～1岁）》中有更多关于各种疫苗、接种的好处及疫苗安全性方面的信息。

分娩镇痛

让我们面对现实。分娩是一件辛苦的事，你需要忍受长时间的剧痛。如果你想知道分娩中究竟会发生什么，回答毫无疑问是疼痛。分娩期间，宫缩会一次次发生，在本已非常狭窄的空间里（你的子宫颈），进一步挤压已经很大的宝宝，并将他推向更狭窄的地方——你的阴道。这种疼痛有着可爱的原因和结果——但仍是疼痛。

没有不伴随疼痛的分娩，但也有很多应对办法。可选择的镇痛方式非常多，你可以在整个分娩过程或其中某些阶段（例如宫口最初打开几厘米时）不选择医疗介入，用分娩培训中学到的放松和呼吸技巧（拉玛泽法或布拉德利法），选择替代医疗和非药物镇痛方法（例如针灸、催眠、水疗等），也可以接受麻醉，例如最常用的硬膜外麻醉（让你在分娩时几乎感觉不到疼痛，并能在整个分娩过程中保持清醒）。

要做出选择，最好先仔细研究。阅读有关分娩镇痛的资料，并与医生好好商量一下。咨询一些最近分娩的

导乐——分娩的最佳选择

越来越多的夫妻选择让导乐参与分娩过程。导乐是指接受过专门训练的女性分娩助手。研究证实，导乐参与的分娩过程，一般更少采用剖宫产、使用催产素及镇痛药物，通常产程更短，并发症概率更小。

导乐（Doula）一词起源于古希腊，最早用来形容家庭分娩中的女性助手——在当时的医疗条件下，绝大多数分娩都由她们帮助完成。在分娩过程中，导乐究竟能做什么？这取决于你选择的导乐，以及你的个人爱好。一些在第一次宫缩之前就加入到分娩团队中的导乐常常表现得很好，她们一般会参与分娩计划制订，并帮助产妇减轻分娩前的不安。一旦到了医院或分娩中心，导乐就开始担负多种责任。最典型的情况是，她将扮演一个让你一直保持舒适的角色，并在分娩过程中给予你精神和身体上的支持。她会用柔和的语气在一旁传授各种分娩经验（这对于第一次分娩的女性来说非常重要），提示你放松和练习呼吸技巧，采取适合的分娩姿势，并会帮你按摩、握住你的手、随时调节枕头和床的位置。导乐也可以扮演中介和引导情绪的角色，当医生需要你配合时，她可以及时告诉你；当医生说了一些专业名词时，她可以立刻用你

能理解的语言解释，并描述产程进展。她们会事先熟悉医院的一切特点和条件，也不会喧宾夺主取代医生或值班护士。相反，她们清楚地了解医生和护士需要的帮助和服务（如果一个护士同时要为你和多名产妇服务，或你的分娩过程漫长，护士需要换班，导乐就更重要了）。除了医生之外，她将会是你分娩过程中最熟悉、最亲切的人，会一直陪在身边给你支持。另外，很多导乐的工作不会在分娩后结束，她们能在产后及哺育宝宝等各方面提供帮助和建议。

很多准爸爸可能会担心雇佣一名导乐会让自己退居二线，其实不必担心。优秀的导乐可以给予准爸爸良好的帮助，让他放松下来。她会一直在准爸爸的身边帮忙，当他有些问题不好意思向医生或护士启齿时，导乐可以帮他完成。当产妇的腿或后背需要按摩时，需要往嘴里塞小冰块时，宫缩来临需要调整呼吸时，导乐都可以出一份力。在分娩过程中，她将会是有责任感、配合良好的搭档——很好地参与进来，并不会把准爸爸挤走。如果准爸爸不在，导乐会全程陪在孕妇身边。

你该如何寻找导乐？导乐不需要认证，很多分娩中心、医院甚至医生

都有导乐的名单。你也可以问一些最近用过导乐的朋友，请他们推荐，或上网查找一些本地的导乐。一旦你确定好候选人，在雇用前应该和她们分别谈一谈，确保双方都满意。问问她以前的经验和获得的培训，她将做什么，不做什么，以及她的分娩的理念（例如，如果你已经计划采用硬膜外麻醉，问问她是否提供孕期及产后护理，她的收费标准如何——这也是很多夫妻要考虑的，因为保险不支付导乐的费用。对于一些负担不起导乐费用的家庭或军人家庭（尤其是当产妇的伴侣随军调动，在分娩时不能陪伴妻子的），有些导乐会提供折扣价甚至免费服务。

如果不需要导乐，可以寻找一些经历过分娩的女性朋友或亲人代替导乐，这个人必须是你非常喜欢的——这会让你受益良多。另外还有一点：她们的服务完全免费。缺点是她们也许没有专业导乐的渊博知识。还有一种方法是找一位准导乐——接受4小时导乐培训的女性朋友。研究发现，一位准导乐几乎可以提供一样的帮助。

朋友，认真考虑。记住，最适合你的方法可能不是单一的，而是多种方法的结合（硬膜外麻醉和放松技巧，或者多种放松技巧加上针灸）。也要记住，灵活应对非常重要——分娩姿势不一定局限于你在分娩培训班学到的那几种。你必须及时调整（本来计划进行硬膜外麻醉，却发现自己可以忍受这种疼痛——或是相反）。重要的是，除了某些情况需要医生决定分娩方式，选择何种方式完全是你的自由。

用药物减轻疼痛

下面是一些常用于阵痛和分娩阶段的镇痛手段：

硬膜外麻醉。住院分娩的女性中有2/3选择了硬膜外麻醉。为什么很多产妇都要进行硬膜外麻醉？一方面，这是一种非常安全的缓解疼痛方式：只需要很少的药物就能达到理想效果，而且药物只进入体循环，不会影响宝宝。另一方面，操作相对简单：它直接注射到硬膜外腔——位于椎管骨膜和硬脊膜之间的腔隙，而且比较人性化（10～15分钟内就见效）。它是针对下半身的局部镇痛，因此你还是可以积极参与分娩，而且当宝宝被抱过来时你完全清醒。更好的一点是：硬膜外麻醉可以在你需要时随时注射，而不需要等宫口开到某一程度。研究表明，即使较早进行硬膜外麻醉，也没有增加中途转剖宫产的概率。

如果选择了硬膜外麻醉，过程可

能是这样的：

● 在实施硬膜外麻醉前，需要先进行静脉输液（硬膜外麻醉可能引起低血压，补液可以预防）。

● 一些医院会在硬膜外麻醉开始前或刚开始时给孕妇插导尿管（因为硬膜外麻醉药可能会抑制主动排尿），而有些医院则到了孕妇膀胱充盈需要导尿时再进行相关操作。

● 麻醉时需要你坐着或侧躺，也可以靠着桌子或由丈夫、医生、护士将你扶起来靠着床。然后，麻醉师会在你背部的中下部选取进针点，并将周围区域消毒，进针处需要采用局部麻醉。麻醉师会用一根较粗的针从麻醉区域进入你的硬膜外腔。一些女性可能只会在进针时感到压力，还有些人会在针头进入正确位置时感到轻微刺痛。如果你运气好，可能会在整个进针过程中没有任何感觉。与宫缩的疼痛相比，这点疼痛实在算不了什么。

● 针管拔出后，留下一根纤细、柔软的橡胶管。橡胶管固定在孕妇背上，这样可以随意翻身。初始剂量3～5分钟后，子宫的神经就会麻木，一般10分钟后完全起效。这种麻醉手段可以完全麻醉下半身的神经，让你完全感觉不到宫缩。

● 医生会频繁给你测血压，确保不会降得太低。静脉输液和侧躺可以对抗血压下降。

● 由于硬膜外麻醉可能引起宝宝心率下降，一般需要进行持续的胎心监护。虽然这种监护仪某种程度上限制了你的活动，但医生通过它可以了解宝宝的心跳情况，并让你"看到"宫缩的强度和频率。

对有些女性而言，硬膜外麻醉只让她们的一侧身体感到麻木（理想情况下应该是两侧麻木），但这没有什么副作用。另外，如果出现了臀位难产，硬膜外麻醉提供的镇痛作用就不太够了。采用硬膜外麻醉也不能水中分娩。

腰硬联合麻醉。腰硬联合麻醉的效果和一般的硬膜外麻醉相同，需要的药物量更少。并不是所有医院和麻醉师都能进行这种麻醉（问问医生这种方法是否适合你）。麻醉师一开始

无痛分娩

分娩必须要承受痛苦吗？当然不。事实上，很多女性发现硬膜外麻醉的帮助非常有效——在医生和护士的帮助下，可以很快掌握宫缩的发生时间，更有效地把宝宝往外推。如果无痛分娩不适合你（或宝宝）——缺少知觉会影响你的配合——这时就不应该采用硬膜外麻醉，而要让自己感受宫缩。分娩完成后，药物可能让你的感觉变得麻木，有利于阴道撕裂处的愈合。

会向你的脊液里注入一些镇痛药物以帮助减轻部分疼痛，但由于这些药物只分布于脊液里，你仍然能感受到自己的双腿，并能运动这部分肌肉。当你需要更多镇痛药物时，麻醉师会向硬膜外腔内注入。

腰麻（为剖宫产做准备）或鞍麻（为仪器协助的阴道分娩做准备）。 跟硬膜外麻醉一样，腰麻通常在分娩前注射。与硬膜外麻醉相比，它起效更快，麻醉效果更强，但麻醉时间更短。主要应用于剖宫产，但当产妇即将分娩并急需缓解疼痛时，也可用于阴道分娩。与硬膜外麻醉一样，这些局部阻滞在操作时需要你坐起来或侧躺。腰麻和鞍麻的副作用和硬膜外麻醉相同（可能引起低血压）。

阴部神经阻滞麻醉。 这种麻醉方法偶尔用于第二产程，只适用于阴道分娩了。一般使用注射器将麻醉药注入阴道，药物会减轻该区域的疼痛，但不能缓解子宫的不适。在使用产钳或真空吸引器的情况下，这种麻醉方式非常实用，其药效甚至可以持续到整个会阴切开术结束，以及阴道撕裂的恢复期。

全身麻醉。 如今全麻已经很少用于分娩，只在来不及实施局部麻醉的手术分娩中使用。手术室／产房里的麻醉师会通过静脉给药让你睡着，直到分娩结束——你不会知道分娩用了多长时间。

全身麻醉的主要副作用是宝宝有可能会和妈妈一起睡着。医疗团队需要通过减少药量来控制这种宝宝的镇静反应，尽可能贴近自然分娩状态。这样可以让宝宝在麻醉药对他造成影响之前出生。当你醒来后，可能会觉得头晕、迷惘、焦虑不安，也可能咳嗽和咽喉痛（气管插管导致），感到恶心或出现呕吐。

杜冷丁（哌替啶）。 这种减轻疼痛、让人放松的静脉注射药物现在已经不常用了。但在产妇需要一些暂时性帮助应对宫缩的时候，杜冷丁还能起到一定作用。根据需要，可能会每 2 ~ 4 小时注射一次。如果你想在分娩过程中保持清醒，这种方式不适合你。并不是所有女性都喜欢杜冷丁导致的那种昏昏欲睡的感觉，部分女性甚至觉得杜冷丁的影响让她们更难应对分娩疼痛。杜冷丁也有一些副作用，包括恶心、呕吐及低血压。如果给药时接近分娩，宝宝会打瞌睡，出生后不能吮吸；少数情况下，宝宝的呼吸可能会受到抑制，需要额外输氧。对于新生儿的所有影响都是短期的，如果必要，可以采取适当治疗。

一氧化二氮。 这是一种牙医经常使用的产品，通常被称为笑气。它不能消除疼痛，也不会让你突然咯咯地笑起来，但可以帮助你缓解宫缩的紧张。对于不打算采用硬膜外麻醉的产妇来说，它是个不错的选择。当阵痛发生时，你可以自己操作：觉得需要缓解疼痛时吸入几口，觉得不需要时把它放在一边。但并不是所有的医生和医院都会提供笑气，所以在考虑使用它的时候最好先问清楚情况。

镇静剂。这类药物（例如非那根和安他乐）可以使极度焦虑不安的孕妇很快获得平静和放松，让她们能够积极投入分娩。镇静剂还可以增强止痛剂（比如杜冷丁）的疗效。和止痛剂一样，镇静剂也要在真正临产时才能使用。但如果产妇的焦虑已经减缓了分娩进程，也可以偶尔在产程早期使用。产妇对于镇静剂的反应差别很大。一些女性喜欢这种昏昏欲睡的感觉，另一些人发现它干扰了她们的意志力和记忆力。剂量不同会造成很大区别，小剂量使用可以减少孕妇的焦虑，大剂量使用则会引起口齿不清和两次宫缩之间瞌睡，不利于准妈妈运用分娩培训班中学到的分娩技巧。镇静剂对宝宝的影响非常小，但大部分医生都建议除非万不得已，否则不要使用。如果你觉得自己在分娩时太焦虑，现在可以学习一些非药物放松技巧（比如冥想、按摩、催眠等），这样就可以避免使用这类药物了。

使用替代疗法应对疼痛

并不是每位女性都想使用传统的镇痛药物，但大部分都希望自己分娩

的过程尽可能舒适。所以辅助疗法和替代疗法（CAM）应运而生。如今，越来越多的医生都希望在治疗中加入CAM这个强大武器。CAM可以作为一种替代性的镇痛药物或放松技巧。即使已经确定采用硬膜外麻醉，你也可以探索一下CAM的世界。不过最好在预产期前就了解，因为大部分技巧需要通过练习或上课完善。记住，选择有资格认证的CAM医生，不要考虑那些自称在怀孕、阵痛和分娩方面有大量经验的所谓专业人士。

针灸或指压按摩。针灸和指压按摩都是有效的疼痛缓解方式。研究人员发现，通过将针插入特定的穴位，能引起一些大脑化学物质的释放，包括内啡肽等，可以阻滞疼痛信号，减轻分娩疼痛（甚至可以加快分娩进程）。指压按摩的原理和针灸一样，只不过它不用针刺激穴位，而是用手指按压并刺激它们。指压脚心可以帮助改善臀位难产。

反射疗法。反射疗法的医生认为人体内脏器官与脚部的一些穴位有着

呼吸

不希望采取医疗措施，但又做不到？心理助产法（或其他天然的分娩方法）可以帮你有效应对宫缩疼痛（参考第 299 页了解更多信息）。

内在联系，分娩时通过按摩相应穴位可以放松子宫，刺激脑垂体，明显减轻分娩疼痛，甚至加快产程。一些穴位的作用非常强大，除非到了分娩时，否则要避免刺激它们。

物理疗法。从按摩、热敷到冰袋冷敷，以及在疼痛点施压，分娩时的理疗可以减轻疼痛。细心的医生、助产士或技巧娴熟的专业保健人员还可以通过按摩让你放松。

水疗。分娩疼痛出现时，找一个带淋浴的浴盆进行一次水疗，可以有效减轻疼痛，并让你放松下来。很多医院和分娩中心现在都提供这种浴盆，你甚至可以在水中分娩。没有浴盆的时候冲个温水澡也能帮你放松。关于水中分娩，参见第 320 页。

催眠。催眠不能掩盖疼痛、麻醉神经或抑制宫缩，但它可以让你达到深层次的放松，以至于完全意识不到任何不适。催眠并不适用于所有女性，它要求你具有较高的受暗示性。如果你：注意力持续时间较长或有丰富的想象力；可以不受周围活动或噪音影响；喜欢独处——那就表明你容易被催眠。现在越来越多的女性开始向一些获得了资格认证的催眠师求助，他们可以培训孕妇，以便在阵痛时进行自我催眠。催眠需要在孕期多多练习——当催眠师在你身边时，按照他的指导练习以达到最大程度的放松。即使你处于催眠状态，整个人也还是清醒的，一直到宝宝生下来都有意识，对于你和宝宝的身体没有任何副作用。

分散注意力。即使你不适合催眠术，也可以尝试用分散注意力的方法和技巧，减轻阵痛。做点别的事（看电视、听音乐、冥想），分散对疼痛的注意力能让你感知不到它的存在。把注意力集中在别的事物上（宝宝的超声照片、美丽的风景、最喜欢的风景照），或者做一些想象练习（例如，想象宝宝正在被宫缩轻轻地往外推并平静地穿过产道），也可以减轻阵痛。

经皮神经电刺激疗法。这种方法是用电极对到达子宫和宫颈的神经通路给予低电压的脉冲刺激。它是否能有效减轻阵痛，研究尚不充分，但目前来看，的确可以加快第一产程的速度，并减少镇痛药物的使用。

做出决定

现在你已经了解阵痛和分娩的各种镇痛方法，该做决定了。在你做出最有利于自已和宝宝的决定之前，还应该做到以下几点：

● 临产前尽早和医生仔细讨论镇痛和麻醉手段。当你做决定时，询问医生选择药物可能出现哪些副作用，在哪种情况下必须使用药物，哪些时候你可以自己做出选择。

● 打开思路。虽然提前计划非常明智，但有些事无法预测：你将面临的阵痛和分娩类型，身体对于宫缩的反应，是否需要医疗援助。即使你确信一定会采用硬膜外麻醉，也很可能在走进产房大门的那一刻想尝试

辅助疗法。毕竟，你的阵痛和分娩很有可能比想象中更容易应对（或时间更短）。即使你已经决定不依靠医疗手段，也不要将医疗援助拒之于门外——一旦情况变得复杂，这些帮助会很有用。

最重要的是，即使你已经精心将这些镇痛方法排好了序，也要记住最重要的一点：不管你最终是如何搞定了分娩疼痛，即使用的不是本来计划的方式，你依旧成功地诞下了一个可爱的宝宝。

分娩的不同意见

你还没有当上妈妈或爸爸，但这不一定就意味着你还没有计划好在宝宝出生后当好父母：是母乳喂养还是奶瓶喂养？是当全职妈妈还是继续工作？是用背带等方式抱着宝宝还是用婴儿车？是让宝宝单独睡？还是和你们一起睡？而且你可能也注意到很多媒体非常关注这些话题，并经常讨论哪种方式好、哪种方式不好，对于有争议的方式更是特别关注。你可能也发现这些所谓的妈咪战争已经扩大到分娩决定上来了：在家分娩还是去医院分娩；不经药物自然分娩还是选择硬外膜麻醉分娩；剖宫产后阴道分娩

还是再次剖宫产。觉得有罪恶感吗？会有很多这样的情况（"你都不先试试自然分娩吗？"），也会有人对你指手画脚（"什么？你让医生为你催产？"），企图让你觉得惭愧。

但事实是：只要是安全的分娩方式都可以选择，而且这些选择不应该受到质疑。每对准父母、每次分娩、每次情况都是不同的——适用于这次分娩的不一定适合下一次。影响每个决定的底线，应该是确保妈妈和宝宝的健康与安全——无论做出任何决定，只要最后能保证安全分娩就是个好决定。这一点毋庸置疑。

第 12 章　第 8 个月

（32~35 周）

这个月要开始倒计时了，你可能还在享受怀孕的每一刻，也可能越来越厌倦挺着大肚子到处走。不管是哪种情况，宝宝的出生让你激动，也占据了你的身心。当然，这也伴随着你和伴侣的不安和恐惧。向身边的朋友和家人，向已经做父母的人请教，你会发现，他们第一次当父母时也同样紧张。

本月宝宝的情况

第 32 周。 本周宝宝会有 1600 ~ 1800 克重，38 ~ 43 厘米长。长大已经不是这段时间唯一的日程安排了。你天天都在为宝宝的到来做准备，宝宝也在为自己的华丽登场做准备。在最后这几周，宝宝会每天练习、练习、再练习。当他练就了这些技能，面对外面的世界，就能像在子宫里一样生存——吞咽、呼吸、踢腿、吮吸。谈

到吮吸，现在宝宝已经可以吸着大拇指好一会儿了。本周的另一个变化是：宝宝的皮肤不再透明，皮下脂肪也越来越多。

第 33 周。 宝宝增重非常快，几乎和妈妈这段日子的增重差不多了（平均每周约 230 克），现在他的重量已经超过了 2000 克。他可能已经达到了出生时的身长，而截止到出生，他的体重几乎还会翻番。现在有这么大一个宝宝在你肚子里，羊水量也到了上限（再也没有空间供羊水增加了），这也是为什么宝宝踢你会让你不舒服的原因：缓冲踢打的"垫子"减少了。宝宝形成自己的免疫系统时，你身体里的抗体会进入宝宝体内。当宝宝来到外面的世界，这些抗体可以保护他免受大量细菌的侵袭。

第 34 周。 宝宝现在有 43 ~ 46 厘米长，体重 2300 克。肚子里是个男宝宝？这周他的睾丸将会从腹腔进

入它们最终的目的地——阴囊（有3% ~ 4%的男宝宝出生时睾丸未降，不用担心；一般会在一周岁之前完成这个重要的过程）。另外，还有一些与宝宝相关的新闻：宝宝的手指甲长到了指尖，所以别忘了买婴儿指甲刀！

第35周。如果宝宝能站起来的话，已经挺高了——大约46厘米，并会继续保持每周230克的增重，本周体重为2400克。虽然身长增加速度渐渐放缓（宝宝出生时身长平均为50厘米），体重还会一直增加。持续增加的还有脑细胞，大脑依然以难以置信的速度飞快发育，让宝宝看上去有点头重脚轻。绝大多数宝宝在妈妈骨盆里的体位会在本周（或很快）固定下来，头朝下，臀部朝上。这是件好事，更有利于分娩，因为宝宝的头部最大。另外，宝宝的头部还很软（至少颅骨很柔软），这样宝宝在通过产道时可以稍微承受一点挤压，更容易通过。

你可能会有的感觉

每位女性的每次怀孕过程都不同。以下症状你可能全部经历过，也可能只经历过其中的一两种。有的是上个月症状的延续，有的可能是这个月新出现的。随着宝宝体重增加，你的症状可能会越来越重，孕期不适感

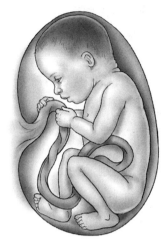

第8个月的宝宝

也会加倍：

身体上

● 胎动有力而规律。
● 阴道分泌物增多。
● 便秘加重。
● 烧心、消化不良、胀气、身体浮肿。
● 偶尔头痛。
● 偶尔眩晕，尤其是起床太快或低血糖的时候。
● 鼻塞，偶尔流鼻血；耳朵里有闷塞感。
● 牙龈敏感，刷牙时可能流血。
● 腿部痉挛。
● 背痛。
● 骨盆有突然的、闪电般的疼痛。
● 脚及脚踝轻微肿胀，手和脸偶尔肿胀。

331

- 腿部静脉曲张。
- 痔疮。
- 腹部发痒。
- 肚脐凸出。
- 妊娠纹明显。
- 随着子宫压迫肺部，呼吸会越来越短促。
- 入睡困难。
- 宫缩（布雷希氏宫缩）增多。
- 身体越来越笨拙。

- 乳房增大。
- 溢乳，从乳头渗出或挤出初乳（一般出现在分娩后）。

精神上

- 越来越盼望孕期快点结束。
- 担心阵痛和分娩。
- 越来越健忘。
- 因为快做妈妈而感到不安。
- 兴奋和激动——意识到离终点不远了。

本月可能需要做的检查

怀孕32周之后，医生会要求你隔一周产检一次，这样可以更密切地监控你和宝宝的情况。根据医生的临床经验和你的具体需求，你可能会接受以下检查：
- 测量体重和血压。
- 尿常规，检查尿液中是否有糖和蛋白质。
- 听胎心。
- 测量宫高。
- 通过触诊估计宝宝大小（可能得到一个粗略的体重值）和胎位。
- 检查手和脚的水肿情况，腿部是否出现静脉曲张。
- 检查B型链球菌。
- 你的一些孕期症状，特别是少见的症状。

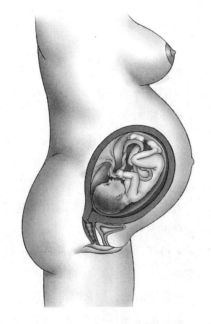

观察自己

一个有趣的孕期小知识：可以根据你的孕周估算从耻骨顶部到宫底的距离（厘米）。比如，怀孕34周时，宫底距耻骨约为34厘米。

332

● 你想了解的问题。

你可能关心的问题

布雷希氏宫缩

"我的子宫每过一阵就好像缩成一团而且变硬了，这是怎么回事？"

这是一种演习。随着分娩即将到来，身体会通过活动子宫肌肉为这个大日子热身。你感觉到的这种子宫的柔软体操叫作布雷希氏宫缩，一般发生在怀孕 20 周左右。这种演习性宫缩（生过宝宝的人会更早且更强烈地感觉到）带来的紧缩感，从子宫顶部开始逐渐向下扩散，持续 15 ～ 30 秒不等，也可能持续 2 分钟以上。如果在布雷希氏宫缩发生时观察自己的肚子，你可能会看到平时圆圆的肚子凸起或缩成一团。看上去很奇怪，但是非常正常。

布雷希氏宫缩并不是真正的宫缩，但很难和后者区别开——尤其当分娩临近，宫缩越来越强烈的时候。当你膀胱胀满、缺水、刚刚做完爱、自己／宝宝很活跃或者别人碰你肚子的时候，布雷希氏宫缩可能更明显。它们不足以使宝宝娩出，却可能导致子宫颈提前扩张，在真正的分娩开始之前帮你一把。

为了减轻这种宫缩带来的不适，

试着改变体位——如果你一直站着，就躺下来放松一下；如果坐着，就站起来四处走走。洗温水澡也会减轻不适。另外，一定要确保摄入足够的水分。脱水（哪怕是轻度脱水）有时也会引起宫缩，包括这种演习性宫缩。你可以把这样的阵痛当作演习，练习呼吸技巧及其他你学过的分娩技巧，当真正的宫缩开始时，就可以更从容地应对。

如果这种宫缩没有随着身体活动而得到缓解，开始变得越来越强烈，越来越规律（尤其是当腰背部有压迫感时），就可能是真正的临产了，要赶紧给医生打电话。一个值得赞许的好方法：如果在一小时内出现布雷希氏宫缩 4 次以上，就要给医生打电话，让他了解你的情况。如果你很难分辨布雷希氏宫缩和真正的临产宫缩，给医生打电话，描述你的情况。

肋骨疼痛

"我总是觉得身体一侧有钝痛感，就在胸腔附近——就像是肋骨受伤了一样。这是不是因为宝宝在踢我？"

这是你这段时间以来经历的各种孕期疼痛中的一种，但肋骨疼痛可不是因为宝宝在踢你。不，这些异常疼痛的肋骨是由孕激素造成的关节松弛引起的。这种关节松弛会导致一些孕妇肋骨向内退缩（半脱位肋骨），为增大的肺部和一直变大的子宫提供更多空间。随着肋骨逐渐松弛，当连接肋骨的关节软骨出现炎症时，你可能也会感觉疼痛。少数情况下，同样原因导致的肋骨错位也会引起疼痛。

这种情况很快就会得到缓解：你会感觉肋骨的拉伸情况在减轻，也没那么痛了，因为在孕期的最后几周，宝宝会下降到骨盆，分娩后当然也会缓解。但在那之前，最好穿着宽松的衣服以避免给疼痛的肋骨造成更大的压力，尤其是在睡觉的时候。孕期托腹带也可以帮助肚子的重量均匀分散，缓解因腹部肌肉紧张、肋骨拉伸引起的疼痛。变换姿势、洗个温水澡或在衣服外面进行热敷有时可以缓解不适。如果什么方法都没有效果，对乙酰氨基酚有助于减轻这种疼痛。还应该尽量避免提举重物，那会使疼痛加重。

"我似乎觉得宝宝的双脚挤进了胸腔，真的好痛！"

在最后的几个月，子宫变得狭窄，宝宝没有了伸展空间。这些足智多谋的小东西通常会去妈妈的肋骨间为双脚找到舒适的位置，这就是你感到的这种肋间"挠痒"。换个姿势也许会说服宝宝乖乖改变姿势，或者试试用这种方法使他换换位置：一只手臂高举过头，深吸气，然后放下手臂同时呼气。换另一只手臂，重复做几次。如果上述方法不奏效，就等一等吧，等肋间的这个小东西有别的事忙起来，或等他下降到骨盆（如果是首次怀孕，一般发生于分娩前 2～3 周，其他人需要等到阵痛开始后），他就不能把脚放得那么高了。

呼吸短促

"有时我感觉呼吸困难，即使没有耗费任何精力也这样，这是怎么了？是不是意味着宝宝没有得到足够的氧气？"

这段日子，你感到缺氧一点也不奇怪。日益增大的子宫已经占领了内脏所需的大量空间，这样才能为宝宝提供更宽敞的住所。这些内脏会感觉受压迫，肺也是其中之一。子宫的压迫使肺在呼吸时不能充分张开。另外，黄体酮的分泌已经导致你呼吸困难长达几个月，这两个因素叠加起来，进一步解释了为什么这些天上几层楼梯就气喘得像跑完马拉松。幸运的是，虽然呼吸困难让你非常不适，却对宝宝没什么影响，他已经通过胎盘得到了足够的氧气储备。

要缓解气喘现象，通常要等到孕程尾声，那时宝宝会下降到骨盆里，为出生做准备（第一次怀孕的女性可能在分娩前 2~3 周，分娩过的女性可能临产才出现）。在这之前，要记住不要紧张，放慢速度，以减轻肺的工作量。你可能觉得上半身坐直比靠着坐呼吸更顺畅，睡觉时用两三个枕头支撑着身体半坐着也会让你更容易呼吸。当你感觉喘不上来气的时候，将手臂举高至超过头顶可以减轻胸腔压力，帮助你呼吸到更多空气。还可以尝试一些呼吸练习：慢慢深吸一口气，确保胸腔——而不是你的腹部——增大（可以把手放在胸腔两侧，确保在深吸一口气的时候感觉肋骨在往外推挤你的双手）。然后缓慢地深呼一口气，感觉到胸腔在收缩。无论什么时候感觉气喘，都可以采用这种深呼吸的方式。

有时候，呼吸困难有可能是铁储备不足的征兆，一定要问问医生。如果严重的呼吸困难并伴有呼吸急促、嘴唇和指尖发紫、胸痛或脉搏急促，需要立即与医生联系，或去急诊。

晨吐又来了

"我最近又有恶心的感觉了，但这不是孕早期才会出现的症状吗？"

这就好比重看一部不想看的电影，孕早期的晨吐更受人关注，但一些准妈妈孕晚期的晨吐同样让她们很难受，甚至更难受。特别是当你以为这次怀孕不会再出现恶心和呕吐时，孕晚期的晨吐更令人气馁。

还记得我们说孕早期的晨吐是孕激素引起的吗？孕晚期晨吐的罪魁祸首还是孕激素，以及你不断变大的子宫，它不断推挤你的消化道，使胃酸涌入食道，造成反胃和恶心。胃酸回流也让胃中容纳不了多余的食物并引起消化不良，这些都导致食物容易通过食道往上涌。布雷希氏宫缩也会引起胃部不适，有时甚至引起胃痉挛和呕吐。

可以试试孕早期处理晨吐（参见第 134 页）和烧心（参见第 161 页）的方法来缓解孕晚期的恶心症状。同时，要确保补充足够的水分——尤其是有呕吐症状的时候。怀孕时脱水很危险，孕晚期脱水尤其危险，因为脱水会引起早产宫缩。

把你的恶心症状告诉医生。情况严重时，他（她）也许会给你开一些抗酸药或止吐药。同时，医生也可以帮你排除一些其他可能引起这类晚发性恶心和呕吐的原因——包括概率极小的先兆子痫和早产。

小便失禁

"昨天晚上看了部很有趣的电影，每次大笑时我都忍不住尿意，这是怎么回事？"

这也叫作压力性尿失禁——这个名字很合适，因为它确实会给准妈妈带来很大压力。这种突然、带来不便、让人尴尬的尿失禁导致你在咳嗽、打喷嚏、提起重物，甚至笑的时候出现少量尿液渗漏，是扩大的子宫不断对膀胱施加压力造成的。

● 每次小便时身体前倾，尽可能完全排空膀胱。

● 认真练习凯格尔运动。它有助于强化盆底肌，克服孕期及产后可能出现的尿失禁。想了解这项运动，参见第 226 页。

● 感觉要咳嗽、打喷嚏、笑或马上要尿的时候，做凯格尔运动或交叉双腿。

● 如果需要，或者怕发生意外，可以垫护垫。如果尿失禁特别厉害，尽量穿长一点的衣服。

● 避免便秘。大便积聚太多也会对膀胱产生压力，排便时太用力也会影响盆底肌。想学习预防便秘的办法，参见第 185 页。

● 如果尿急现象几乎要把你逼疯了，试着锻炼膀胱。频繁排尿，每 30 ~ 60 分钟去一次卫生间，这样就不会有要失禁的感觉了。一周后，努力延长上卫生间的间隔时间，每次增加 15 分钟。

● 即使患了压力性尿失禁或常受尿急尿频的折磨，也应该坚持每天摄入 8 杯液体。限制液体摄入不会抑制尿液渗漏，却很可能引起泌尿系统感染或脱水，还会引起早产等各种问题。泌尿系统感染也会加重压力性尿失禁。（参见第 516 页的小技巧，可以让你的泌尿系统保持健康。）

你可以试着闻一下，确保喷薄而出的液体的确是尿液而不是羊水。如果闻起来不像尿液（羊水闻起来有点甜），立即告诉医生。

怀孕的样子

"大家都说，对于怀孕 8 个月的孕妇来说，我的肚子又小又低，是不是宝宝发育不正常？"

不能用孕妇肚子的形状来判断宝

啊，我的盆骨好痛

你有没有过这种感觉，好像骨盆要从接缝处裂开一样？这种阴部（或会阴或大腿根部）绞痛让你走路和上下车的时候极度痛苦。如果有，那你可能患有骨盆痛或耻骨联合功能障碍，这是一种常见的孕期疼痛症状。大约有 25% 的准妈妈会在孕晚期出现这种症状，是连接骨盆的韧带为了分娩准备而过度松弛引起的。想了解如何能够缓解这种折磨人的疼痛，参见第 550 页。

宝的状态。你怀孕的样子不仅和宝宝的体积有关,还和以下因素息息相关:

● 你的体型、身材,以及骨架大小。孕妇的肚子有多种形状。娇小的女性可能看起来比高大的女性更结实,肚子小一点、低一点、并位于正前方;也可能因为体型小,肚子就显得大。太胖或骨架大的女性可能肚子一点也不明显,因为宝宝有足够的生长空间。

● 肌肉的结实程度。肌肉结实的女性没有肌肉松弛的女性肚子明显。已经生过宝宝的女性更容易显怀。

● 胎位。宝宝位于子宫内的位置也会影响到肚子的大小。

● 增重情况。孕期增重过多并不意味着宝宝更大,只是让你的体型比别人大而已。如果你的增重保持在推荐的范围内,那么你肚子比别人小是因为身体里的脂肪更少,而不是因为你的宝宝更小。

● 评估胎儿大小的唯一医学根据是产检时医生说的话,而不是亲戚、同事、社交网络上评论你孕肚自拍的朋友或超市排队付款时那些自以为是、爱管闲事的人的说法。

● 换句话说,表象背后才是真相——显然,你小小的肚子里面可能长着一个大宝宝。

男孩还是女孩?

肚子很大,气色很好? 那你可能怀的是男孩。屁股和鼻子变大,脸上长痘? 那可能怀的是女孩。如果你选择先不去了解宝宝性别,就可以从很多方面对宝宝性别做出猜测:怀孕的体形、孕期的感觉和你的气色等。只是要记住,这些猜测——一些过来人或其他人的猜测——大约有50%的准确率。(事实上,如果猜测的是男孩,准确率要高于50%,因为男孩和女孩的出生比是 105∶100。)

换句话说,尽管猜吧。

身材与分娩

"我只有1.52米高,身材非常娇小,担心分娩会很困难。"

分娩能力确实和身材有关,但起决定作用的是身体内部结构,而不是身材。身体内部结构的数据——骨盆的大小和形状与宝宝头部是否相称——决定着你分娩的难易程度,与身高和身材无关。一个娇小纤弱的女性的骨盆可能比一个高大健壮的女性骨盆还要宽,或者宝宝的头围更小。

怎样才能知道自己的骨盆大小? 医生会对你做出专业评估——通常根据第一次产检时获得的数据做出粗略

估计。孩子出生时大概会是估算的大小。如果阵痛时担心宝宝头太大无法通过骨盆，可以利用超声检查来精确测量。

一般来说，骨盆和其他骨性结构一样，身材娇小的人也会有较小的身体结构。幸运的是，大自然一般不会让"小号"妈妈怀一个"大号"宝宝来为难她。新生儿一般都和妈妈的规格很匹配，出生时也很适合妈妈的骨盆。所以，宝宝很可能非常适合你的骨盆尺寸。

增重情况和宝宝大小

"我体重增长太快，很担心宝宝太大，导致分娩困难。"

你的体重增长太快并不意味着宝宝也是这样。决定宝宝大小的因素非常多，包括基因、你的出生体重（如果你出生时个头很大，宝宝很可能也会这样）、孕期体重（肥胖的孕妇往往会生下胖宝宝），以及你增重时吃的食物。根据这些因素的差异，增重 16 ~ 18 千克可能让宝宝长到 2.7 ~ 3.2 千克，而增重 11 千克宝宝也可能达到 3.6 千克。一般来说，增重越多，宝宝的确会大一点。

通过腹部触诊和测量宫高，医生可以估算出宝宝的大小——这种结果可能会和实际相差约 0.5 千克。超声

检查可以给你更精确的估值，但也可能出错。

即使宝宝很大，也不一定意味着难产。一个 6 斤的宝宝确实比 9 斤的宝宝娩出速度快，但大多数产妇也都能通过阴道产下"特大号"宝宝，而且不会出现并发症。对顺产与否起决定作用的是宝宝的头（最大的部分）能否通过妈妈的骨盆（参考上一个问题）。

胎位

"怎么才能知道胎位是否适合分娩？"

晚上玩"猜猜是什么"的游戏（猜猜哪里是宝宝的肩膀、手肘、臀部）可能比看电视更好，但这不能准确判断胎位。医生用训练有素的手来触摸你的肚子，才能够辨认出宝宝身体的各部分，他的推测比你准确。宝宝的心跳是另一个线索，可以帮助你确定胎位：如果是头位，通常会在肚子下半部分听到心跳；宝宝背对着你时心跳声最大。如果对胎位有任何疑虑，可以做超声检查来确认。

依然忍不住想玩有趣的"猜猜是什么"游戏？那就继续玩吧——为了让你们的游戏更有意思（也让你发现一些关于胎位的线索），可以注意以下标志：

● 宝宝的背部一般都是光滑的，

凸出的，而身体正面是一串不规则的小东西——手、脚、手肘。

● 第 8 个月时，宝宝的头通常位于骨盆里，圆圆的，硬硬的。如果按压下去，在身体其他部位不动的情况下，它会自己弹回来。

● 宝宝的臀部比头部软，形状不规则。

希望是臀部朝上！

臀位

"上次产检时，医生说宝宝的头接近肋骨，这是不是意味着宝宝是臀位？"

即使宝宝活动的空间越来越狭窄，他也可以在孕期最后几个月里好好练习体操动作。事实上，大部分宝宝在第 32 ~ 38 周时成功地转到了头位（足月分娩的臀位发生率低于 5%），但也有部分宝宝不到分娩前最后几天就是不乖乖进入骨盆。现在宝宝臀部朝下并不意味着分娩时一定是臀位。

如果宝宝分娩前依然顽固地保持臀部朝下，可以和医生讨论一下怎样回转胎位，采取什么分娩方法最好（参见下文）。

"如果宝宝是臀位，能帮他转向吗？"

有很多好办法可以哄宝宝乖乖把头转下来，甚至不需要高科技帮

助——医生可能会推荐你做一些简单的运动，例如第 341 页的那些。也有辅助与替代疗法可供选择：一种是艾灸（参见第 81 页），通过使用针灸与燃烧艾草相结合帮助回转胎位（尽管研究表明它的成功率不高）；另一种是韦伯斯特技术及其他脊柱推拿方法（参见第 81 页）。当然，在挑选 CAM 治疗师时要挑选经验丰富并多次用这些疗法成功回转胎位的治疗师。同时，你采用的治疗方法，也要经过产科医生的同意。

如果宝宝似乎下定决心不想动弹，医生可能会向你推荐高技术含量的办法——外倒转术，这可以帮助宝宝乖乖回到最利于分娩的头位。施行外倒转术的最佳时机是孕 36 ~ 38 周，或刚开始阵痛时，这时子宫还相对松弛。外倒转术通常在医院进行，以防出现紧急情况时要实施剖宫产——这种情况很少发生。要实施安全的外倒转术需要足够的羊水量，因此在实施前医生会利用超声检查羊水情况。在实施外倒转术时，医生也需要超声的引导，同时，胎心监测仪会密切监护宝宝的心率，确保宝宝在外倒转术实施前后的安全。有时在实施外倒转术前要先使用药物来预防宫缩并使子宫保持放松，有时也会先实施硬膜外麻醉，这样不仅可以预防疼痛，还有助于放松子宫，可以大大增加外倒转术成功的概率。实施外倒转术的时候，

面部朝向

谈到胎位时，不是头部朝上或朝下这么简单——还有"前"和"后"的区别。如果宝宝面朝你的背部，下巴靠向胸口，你就是幸运儿。这种"枕前位"是最理想的分娩胎位，因为宝宝的头可以很顺利地通过骨盆。如果宝宝背朝你（即枕后位），分娩时就可能引起严重的背痛（参见第391页）——因为宝宝的背部压住了妈妈的脊柱，这也意味着宝宝娩出的时间更长。

到了分娩的日子，医生会告诉你宝宝的位置，如果你现在非常想知道，可以从下面一些线索中判断。当宝宝是枕前位时，你会觉得肚子坚硬且轮廓光滑（那就是宝宝的背）。如果你

的小东西是枕后位，肚子看起来会平一点、软一点，因为宝宝的胳膊和腿朝外，不像背部那样光滑、坚硬。

即使宝宝是枕后位，也不要担心分娩时出现严重的背痛。大部分宝宝都会在分娩过程中顺利转到枕前位。一些助产士建议，在阵痛开始前，可以四肢着地慢慢晃动一下骨盆，这样可以推宝宝一把。也有人建议在孕妇背部放上温热的毛巾，而肚子上则放些凉的毛巾，这样宝宝自然就会远离肚子冰凉的地方。这些方法也可在分娩时尝试。虽然目前还不清楚这些方法能不能帮助宝宝转位，但它们都没有害处。谁知道呢——至少它们可以帮你减轻目前背痛的情况。

医生会把双手放在你肚子上，一只放在宝宝头附近，一只放在宝宝臀部附近，尝试轻轻地把小家伙转过来。如果你没有实施硬膜外麻醉，可能会觉得有些不舒服。

外倒转术的成功率相当高，大约为2/3。实施了硬膜外麻醉和生过宝宝的妈妈成功率更高，因为她们的子宫和腹部肌肉较松弛。但对于肥胖女性来说，由于腹部脂肪层较厚，要移动倒转宝宝就不那么容易了。另外，越有经验的医生实施倒转术的成

功率越高（有些医生的成功率达到了90%）。而且出现并发症的概率也非常低（只有不到1%的女性会出现严重的并发症，需要实施剖宫产）。有些宝宝坚决拒绝回转，也有小部分宝宝会在成功回转后又转回臀位。在这种情况下，医生可能会建议再次尝试外倒转术。

怀上了多胞胎？那你可能不太适合外倒转术。曾经剖宫产的孕妇也样不适合进行外倒转术。

帮助宝宝转位

一些医生建议孕妇进行一些简单的小练习，帮助臀位宝宝转到头位，有利于分娩。虽然尚无证据证明它们真的有效，但值得一试。问问医生，你是否需要自己在家做这些练习：

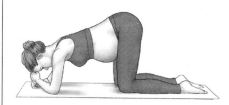

前后摇晃

● 用双手和双膝支撑身体，抬起臀部，使其高过头部，前后来回晃动肚子。

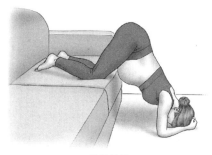

前倾倒转

● 前倾倒转。这种姿势需要有人帮助才能练习：用膝盖跪在沙发上，俯身向下直到双手撑地，身体再慢慢往下用前臂撑住地面，头靠在手臂上或自然下垂。保持这个姿势呼吸3次，

然后回到跪立姿势。每天练习 3 ~ 4 次。

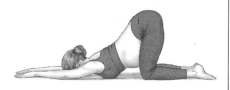

膝—胸着地

● 膝盖及胸部触地姿势。如果你是独自一人，身边没有人照顾你的安全，你可以练习修改版的前倾倒转：双膝跪地，双脚稍微打开，身体下弯至臀部朝上，肚子基本贴近地面。保持这个姿势20分钟，情况允许的话每天做 3 次效果最佳。

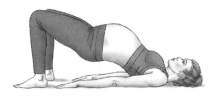

臀位骨盆倾斜

● 臀位骨盆倾斜。平躺在垫子或毯子上，臀部向上抬起、离开地面，脚后跟用力抬起下半身，保持手、手臂和肩膀不离开地面。练习这个姿势的关键是要使臀部高于头部。没感觉到骨盆倾斜？还有一个更简单的版本：只需要平躺着用几个枕头把臀部

撑起来。

● 热敷与冷敷。对宝宝头部所在的腹部顶端进行冷敷，对下腹进行热敷。有人认为这样会促使宝宝头部远离冰凉刺激而转向温暖的地方。

● 给宝宝播放音乐。在靠近妈妈骨盆的地方播放舒缓的音乐或唱歌，可以诱使宝宝为了更好地欣赏音乐而变换体位。目前还没有证据表明这种方法有效，但至少它没有坏处，试试也无妨。

"如果宝宝一直保持臀位，会影响阵痛和分娩吗？我能不能尝试阴道分娩？"

你能不能采用阴道分娩，取决于很多因素，包括医生的对策及你的情况。很多医院的产科对于臀位怀孕的孕妇都直接采取剖宫产，原因在于大量实验证实剖宫产更安全。也有些医生和助产士觉得在某些情况下可以尝试阴道分娩，尤其是如果医生对阴道分娩臀位宝宝很有经验的话。当出现下面这种情形时，完全可以考虑阴道分娩：当宝宝是单臀位（屁股朝下、双脚向上，并且脚背贴脸，而且孕妇的骨盆有足够的空间供宝宝通过。

如果宝宝仍然保持臀位，要记住：灵活对待分娩计划。即使医生允许你尝试阴道分娩，如果宫颈打开得太慢，宝宝没有进入产道或出现其他问题，就要临时改为剖宫产。现在就和医生谈一下各种备用方案，以备分娩出现问题时及时应对。

其他异常胎位

"医生告诉我宝宝处于斜位——这是什么意思？对分娩有什么意义？"

宝宝可能会在移动时形成一些异常胎位，斜位就是其中之一。斜位指的是宝宝的头指向了你的臀部，而没有正对宫颈，导致宝宝很难从阴道分娩，医生一般会施行外倒转术或其他办法把宝宝的头正过来。如果都不奏效的话，可能会帮你剖宫产。

还有一种异常胎位是横位。这时，宝宝没有乖乖待在垂直的正常胎位上，而是侧躺着，横在子宫里。你也可以试试通过外倒转术回转胎位。如果依然无效，可能需要剖宫产。

剖宫产

"我很想顺产，医生却告诉我可能需要剖宫产，这真是让人失望。"

剖宫产被视为一种重大的外科手

宝宝的姿势

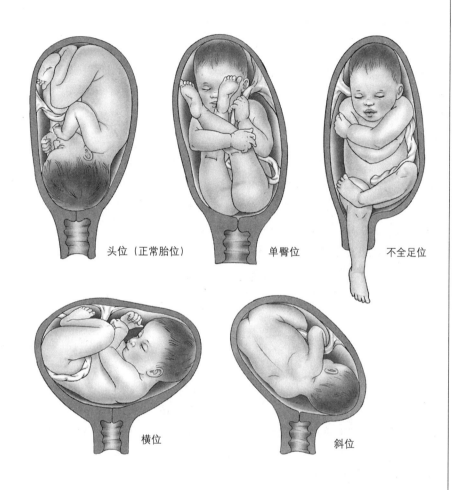

头位（正常胎位）　　　单臀位　　　不全足位

横位　　　斜位

　　胎位非常重要。大部分宝宝都是头位，即正常胎位。臀位可能有很多形式：单臀位是指宝宝臀部先露，两条腿向上伸到面前。不全足位是指宝宝的一条腿（或双腿）先露。横位情况下，宝宝是侧躺在你的子宫里。斜位是指宝宝的头指向妈妈的臀部，而没有指向子宫颈。

术，却也是一种非常安全的分娩方法，在某些情况下，甚至可以说是最安全的。目前，剖宫产已经越来越普遍，30%的女性通过剖宫产生下宝宝，也就是说，就算你没有已知的危险因素，也有30%的可能会借助剖宫产

剖宫产的指征

有些孕妇直到进入阵痛阶段才能确定是否要实施剖宫产，而有些则早就做好了准备加入剖宫产大军。下面一些指征并不意味着你一定要实施剖宫产，但它们是一些最常见计划剖宫产的指征：

● 曾做过剖宫产，而且不适合剖宫产后阴道分娩（参见第 349 页）。

● 宝宝的头过大，预计不能顺利通过妈妈的骨盆。但宝宝大小有时会预估不准，因此尽量先尝试自然分娩。

● 臀位或其他异常胎位。研究表明当臀位宝宝不能顺利倒转胎位时，剖宫产通常是最安全的选择。但某些情况下（参见第 339 页），一些助产士和医生也会尝试阴道分娩臀位宝宝。

● 妈妈和宝宝出现一些可能给阵痛和阴道分娩带来风险的情况。

● 妈妈体形肥胖。肥胖会增加剖宫产的概率，这是因为：首先，肥胖型妈妈通常在早期阵痛阶段会出现宫缩无力，这就意味着产程进展缓慢。其次，肥胖型妈妈的腹部脂肪层过厚，在阴道分娩时不便于随时监测宝宝情况。还有一点，与普通孕妇相比，肥胖型孕妇实施外倒转术和剖宫产后阴道分娩的成功率较低。最后，肥胖型孕妇的宝宝通常也较大，这也使得在很多情况下剖宫产成了更安全的选择。

● 活动性疱疹感染（尤其是初期）或感染了艾滋病病毒且没有得到有效控制，经阴道分娩时有传染给宝宝的风险。

● 前置胎盘（部分或全部胎盘遮住子宫颈）或胎盘早剥（胎盘过早脱离子宫壁）。

如果医生说你需要实施剖宫产，要详细问问原因，还要问问是否有其他可行的办法尝试自然分娩。

取出宝宝。

已经下定决心要采取阴道分娩，却突然得知必须改为剖宫产，你的失望可以理解，但其实并不必要。也许从这一刻起，你开始对这一外科手术感到担心，害怕需要在医院里多住几天，担心产后恢复变得更困难，也担心伤口会不会成为以后的问题。

首先，要和医生好好谈谈为什么你的情况需要进行剖宫产。问问医生能不能试试其他办法，比如进行外倒转术或先试试自然分娩再看看情况如何。如果最后医生认为只有剖宫产才能最好地保证宝宝安全，你应该这样理解医生的想法：绝大多数医院现在都已经尽量让剖宫产更加人性化，分娩的妈妈可以保持清醒，爸爸可以待在手术室里陪伴。如果没有特殊医疗原因需要隔离宝宝，爸爸妈妈可以看到宝宝出生，然后立刻把他（她）抱在怀里，甚至分娩后可以立即尝试哺乳。实际上，已经有越来越多的医院提供"以家庭为中心的剖宫产"。实施以家庭为中心的剖宫产术时，手术环境会保持尽可能的安静，手术时会拉上透明的帷帘，妈妈可以看见宝宝出生的情形。而且心电图电极放置在妈妈背部，因此宝宝可以依偎在妈妈胸前。同时会确保妈妈有一只手臂没有戴上护腕、连接监护仪器或进行静脉注射，这样她可以用手抱着刚出生的宝宝甚至尝试哺乳。和阴道分娩下的理想情况一样（参见第 406 页），脐带结扎会延迟进行。如果请了导乐，你也许还可以邀请她一起进入手术室。

换句话说，这种借助外科手术的分娩过程也许比你想象的要舒服得多。虽然康复时间会变长，肚子上的疤痕也不可避免，但分娩后你的会阴未受破坏，阴道肌肉没有拉伸。还有一个好消息：研究表明剖宫产并不会影响你的生育能力或怀孕能力（参见第 349 页）。还有一个外观上的暂时好处：剖宫产生下的宝宝由于头部没有受到产道挤压，所以他（她）比经

阵痛时决定剖宫产？

通常，只有阵痛开始后才能决定是否实施剖宫产——这是为了保证妈妈和宝宝的安全。在某些情况下，当阵痛没有继续发展（子宫颈没有扩张；使用催产素增强子宫收缩尝试无效；用力时间太长；使用真空提取器或产钳帮助分娩无效或不合适）、出现胎儿宫内窘迫（胎儿心率降低到危险水平）、出现子宫破裂或脐带脱垂（脐带早于胎儿滑出产道，带来胎儿压迫或缺氧的风险）等情况时，也需要实施剖宫产。毕竟，首要考虑的应该是妈妈和宝宝的安全。

阴道分娩的宝宝更漂亮——你可以想象一下，他们的头是圆的，而不是尖的。

不论采取什么方式，只要能让医生把一个健康宝宝交到你的怀里，这样的分娩过程就是完美的。

"为什么如今剖宫产的比例这么高？感觉身边每个人都是剖宫产。"

近来美国正在积极降低剖宫产率。专家也建议尽量尝试剖宫产后阴道分娩（VBAC；参见第 349 页）、真空吸引器和产钳分娩以减少不必要的外科手术分娩。同时，专家还建议

给爸爸的小贴士

为剖宫产做准备

是不是觉得如果妻子选择了剖宫产你就不能指导和陪伴分娩了？不，根本不是这样。虽然在剖宫产中，你不能像在阴道分娩中一样扮演重要角色，但参与的意义也远比你想象中重要。丈夫在手术中的反应对妻子的恐惧和担忧程度有着巨大的影响——压力较小的丈夫通常能让妻子的压力也变小。没有比了解手术过程更有效的减压方式了，参加含有剖宫产课程的分娩培训班，阅读关于手术分娩和产后康复的相关章节（参见第 427 页和第 462 页），尽可能充分准备。做好准备帮助她使用呼吸和放松技巧，从而在剖宫产中保持冷静，同时要记住，

一直待在她身边支持她，一起迎接宝宝的诞生。

记住，任何形式的手术看起来都很恐怖，但剖宫产对于妈妈和宝宝来说格外安全。大多数医院现在已经尽可能将环境改善得更人性化，你可以观看整个过程，坐在她身边，拉住她的手。宝宝一出生，你就能抱着他——和顺产没什么区别。如果你们所在的医院不提供"以家庭为中心的剖宫产"（参见第 345 页），不妨问问医生或医护人员以家庭为中心的剖宫产术的方法或某些方法是否适用于你们的分娩。

在选择剖宫产前，应该给产妇充足的时间阵痛及用力并使用催产素帮助自然分娩。最后，更多人认为剖宫产虽然安全，它毕竟是大手术，有带来更大风险的可能，包括下一次分娩时可能也需要剖宫产。换句话说，专家们一致认为：只要有其他分娩选择，就不应该先考虑剖宫产。

剖宫产率在过去的一些年里下降了 2%，在低风险孕妇中剖宫产率下降得更多，但整体剖宫产率还是很高

（包括大多数医生看来）。为什么呢？原因很多，包括下面这些：

宝宝较大。近几年，随着越来越多的孕妇增重超过了建议的 11～16 千克，妊娠期糖尿病的发病率日益升高，出现了越来越多的巨大儿。这时，如果妈妈打算阴道分娩，就会遇到各种困难。但有一点：由于宝宝的体重是根据超声测量的数据估算的，这种预估不一定准确，有大约 20% 的可能性预估过高。有时，医生发现预估

过大而不能进行阴道分娩的宝宝在出生后并没有预估的那么大。有时，这些过高的预估会导致不必要的剖宫产计划。

妈妈较胖。 随着妈妈肥胖度的增加，剖宫产的比例也升高了。超重（或孕期增重过多）会增加剖宫产概率，一方面是由于肥胖常伴有其他并发症（例如妊娠期糖尿病），另一方面肥胖的女性产程更长，阵痛时间过长，往往需要在手术台上解决很多问题。

高龄妈妈。 越来越多的女性在30岁以后（甚至接近40岁时）怀上宝宝，她们更可能需要剖宫产。患有慢性病的女性也是如此。

多胞胎。 现在多胞胎越来越多了，而多胞胎需要剖宫产的概率更高（也可能通过阴道分娩生下双胞胎，参见第443页）。

多次剖宫产。 虽然在一些情况下，可以考虑剖宫产后阴道分娩，但很少有医院或医生建议女性做出这种尝试，一般他们会为孕妇再次安排剖宫产手术。

仪器辅助分娩的减少。 现在通过真空吸引器等仪器辅助分娩的宝宝越来越少，连产钳也很少用了。医生接受这方面训练越来越少，更习惯直接动手术，而不像以前先试着用仪器辅助分娩。这种训练的减少也反映了大家对仪器辅助分娩态度的变化。

妈妈的态度。 剖宫产不仅很安全，

择期剖宫产

在你考虑剖宫产时应该格外慎重，最需要谨记的是：宝宝准备好要出来的时机是最佳时机，如果选择了剖宫产，就可能让宝宝提前生出来（特别是在预产期计算得不太精确，实际足月的日子晚于预产期的情况下）。如果你选择让阵痛自然发展，或不计划再次实施剖宫产而尝试VBAC，对宝宝也有好处：有证据表明经历过至少一段时间阵痛的宝宝比没有经历过阵痛的宝宝健康问题更少——即便在经历阵痛后，还是要实施剖宫产。

而且可以避免分娩疼痛，使产妇免受阴道分娩可能造成的伤害。尤其是那些经历过阴道分娩的孕妇，她们可能更愿意选择剖宫产而不愿意顺产。所以，实际上很多时候是她们要求医生这样做的。然而，剖宫产的数量在减少，现在有更多医生建议除非有医学必要，否则不要实施剖宫产。因为不必要的剖宫产会带来不必要的风险，对孕妇来说，阴道分娩总是更安全的。

阵痛的时间限定。 有些医生会对阵痛应该持续多长时间做出限定——例如，宫口"应该"在多长时间内打开，或孕妇"应该"用力的时间为多长。一旦人为地限定阵痛时间，孕妇和宝宝就没有充分的时间等待产程进展，

医生就可能做出剖宫产的建议。令人高兴的是，目前有很多人意识到要改变这种时间限定，在考虑剖宫产前要给孕妇更多时间阵痛和用力——这对于降低剖宫产率也是一大"推动"。可能推动剖宫产率下降的另一项措施是：阵痛来临时在家待久一点再去医院。阵痛早期就出现在医院的妈妈们最后实施剖宫产的可能性也更大。

对于请助产士进行分娩的产妇来说，她们的剖宫产率更低。这是因为助产士处理的都是低风险分娩，而且她们会给产妇充分的时间阵痛和分娩。即使剖宫产率已经非常高，手术分娩仍然只占少数。毕竟，2/3 的宝宝都是从阴道里出来的。

多次剖宫产

"我已经进行了两次剖宫产，还想进行第三次。在剖宫产次数方面有没有限制？"

想要很多宝宝，又不确定自己能不能频繁出入医院里的那间手术室？可能有很多人这么想。关于剖宫产次数的要求已经不太严格了，现在通常认为多次剖宫产的安全性比过去提高了很多。具体的安全系数取决于上一次手术中选择的切口位置和形状，以及上一次手术完成后伤口愈合的情况。所以，一定要仔细和医生讨论一

剖宫产计划和分娩培训班

计划了剖宫产就不用再参加分娩培训班了吗？没这么简单。的确，你可以不用再练习呼吸或推出宝宝，但分娩培训班仍然会让你获益良多（包括了解在硬膜外麻醉下剖宫产都会经历什么）。大部分分娩培训班还会提供宝贵的育儿经验，不管你以何种方式生下宝宝，这些经验都很实用，例如宝宝的喂养方式、妈妈产后的身材恢复等。另外，在老师教导别的学员进行呼吸练习时，也不要漠不关心，你将发现这些技巧在处理产后和术后疼痛时会非常实用。放松技巧对所有新妈妈（爸爸）都很有用。

下你的具体情况。

根据接受剖宫产的次数不同、部位不同、伤口愈合情况不同，复杂的剖宫产手术可能会让你有较高风险患上某些妊娠期并发症，包括子宫破裂、前置胎盘，胎盘粘连（胎盘异常附着在子宫壁上）。所以孕期出现鲜红色出血及分娩迹象（宫缩、见红、破水）时，一定要格外警惕。出现上述症状中任何一条，都应该及时通知医生。

剖宫产后阴道分娩（VBAC）

"上一个宝宝是通过剖宫产生下来的，

现在我又怀孕了，这一次能否尝试阴道分娩？"

这个问题的答案因你谈话对象的不同而有所差异。事实上，根据美国妇产科医师学会的指导原则，对大多数经历过剖宫产的女性来说，尝试剖宫产后阴道分娩都是安全合理的选择。研究表明只有在不到 1% 的偶然情况下，剖宫产后阴道分娩中子宫破裂的风险会更大。而且，剖宫产后阴道分娩有 2/3 的成功率，这意味着尝试剖宫产后阴道分娩的孕妇和没有进行过剖宫产的孕妇一样可以成功进行阴道分娩。

虽然大量证据和所有专家都支持剖宫产后阴道分娩，但很多医生和医院根本不考虑为实施过剖宫产后的孕妇进行阴道分娩。超过 90% 可以尝试剖宫产后阴道分娩的孕妇最后都再次实施了剖宫产。

为什么剖宫产后阴道分娩率这么低呢？不是因为剖宫产后阴道分娩不安全，而是因为医院的政策影响和高医疗事故保险费率。一些医院出于安全与责任考虑，又缺乏处理紧急情况的人手和资源，因此根本就不提供剖宫产后阴道分娩。

即便如此，还是有很多医院、医生、一些分娩中心和助产士愿意提供并积极鼓励剖宫产后阴道分娩。因此，如果你决定尝试剖宫产后阴道分娩，首先要找到愿意帮助你的医生。然后，要仔细考虑确保剖宫产后阴道分娩顺利的多种因素，和医生一起决定适合你的最佳分娩方式。需要考虑的因素有：

只有当自发出现阵痛时才推荐 VBAC。如果你需要催产（特别是使用前列腺素类药物），那么 VBAC 不适合你。这是因为催产及其引发的强烈宫缩会增加子宫破裂的风险。

只有当子宫疤痕为下段横切时才推荐 VBAC。90% 以上的剖宫产是下段横切，子宫直切的情况很少（容易造成子宫破裂，通常不适合 VBAC）。

当上次剖宫产的原因不复存在时，VBAC 更容易获得成功。例如，上次剖宫产是由当时怀孕的特殊情况造成的，而本次未受影响——也许上次宝宝是臀位而这次是头朝下，那么采用 VBAC 更容易获得成功。另一方面，如果你第一次分娩时是因为骨盆的大小或形状引起阵痛缓慢或停滞而需要进行剖宫产，那么第二次尝试阴道分娩时也可能会遇到同样的问题，VBAC 的成功率会较低。

从孕期开始就保持健康体重并且孕期增重也保持在合理的范围时，VBAC 更容易获得成功。研究表明，孕期增重超过 18 千克的女性与未超过 18 千克的女性相比，VBAC 的成功率要低 40%。总体来说，超重及肥胖女性尝试 VBAC 时，顺利分娩的可能性也更小。

宝宝体重在合理范围内时，VBAC 更容易获得成功。 研究表明，与宝宝体重不超过 3.5 千克的情况下进行 VBAC 相比，宝宝体重超过约 4 千克时进行 VBAC 失败的可能性要高一半。过大宝宝还可能增加子宫破裂及会阴撕裂的风险，这也是为什么医生对于超过预产期一周的孕妇不提供 VBAC 的原因之一（怀孕时间越长，宝宝可能越大）。一般情况下，第二胎或再后面怀上的宝宝会比第一胎的宝宝大。当然，以前怀上过大宝宝并不意味着这次宝宝也一定会过大。

如果以前有过阴道分娩经历，那么 VBAC 是很好的选择。 研究表明如果你在实施一次或多次剖宫产前曾经有过阴道分娩的经历，那么你安全顺利地实施 VBAC 的可能性超过 90%。

如果已经尽了最大努力，却还是再次以剖宫产告终，也不要失望。提醒自己，即使是没有经历过剖宫产的女性也有 1/3 的可能转为剖宫产。如果直接计划再次剖宫产，而没有尝试 VBAC，也不要感到遗憾。因为，对宝宝和你来说安全才是最重要的。

"我的产科医生劝我试一下 VBAC，但我觉得既然最后还是可能实施剖宫产，何必要尝试阵痛分娩，这太麻烦了。"

要不要尝试 VBAC 的最终决定权在你手里，但产科医生的话也很有道理。VBAC 的风险非常低，而剖宫产毕竟也是一场大手术。阴道分娩意味着住院时间更短，感染的可能性更小，恢复更快——所有有利因素都指向 VBAC。而且，如果你在阵痛阶段希望进行硬膜外麻醉，也没有问题。如果你尝试阵痛分娩，对宝宝来说也有好处（参见第 347 页）。

最好的办法是：权衡 VBAC 的利弊，充分考虑自己的感受，然后做出决定。无论是尝试阵痛分娩还是选择走进剖宫产的手术室，都不必有任何内疚。

B 型链球菌

"医生要给我检查是否有 B 型链球菌感染，这是什么意思？"

这是医生为了确保安全而做的安排，你最好检查一下。

B 型链球菌是存在于健康女性阴道中的细菌，和 A 型链球菌一点关系也没有，后者常常引起喉部感染。它对携带者（10% ～ 35% 的健康女性携带了该病菌）没有坏处，也没有任何症状，但新生儿可能在通过阴道的过程中接触到这种细菌，引起严重感染（虽然每 200 个 B 型链球菌检查阳性的妈妈中，只有一个宝宝会感

挽救新生儿生命的筛查

绝大多数宝宝都能健康出生，并苗壮成长。但有一部分宝宝生下来的时候很健康，却突然病了。尽管这些情况大多数都很罕见，但如果未经发现和治疗，有时也会危及生命。这些疾病和其他代谢障碍疾病的检查费用并不高，而且一旦检查出阳性结果，儿科医生可以立即核实结果并开始治疗——这对预后会产生很大作用。

幸运的是，有很多方法可以检查出这种代谢性疾病。在婴儿的脚踝上取几滴血，就可检验 21 种严重的基因、代谢、激素类疾病或功能紊乱，比如 B 苯丙酮尿症、甲状腺功能减退、先天性肾上腺皮质增生症、生物素酰胺酶缺乏症、枫糖尿症、半乳糖血症、高胱氨酸尿症、中链酰基辅酶 A 脱氢酶缺乏症以及镰状细胞贫血症。

美国的 50 个州及哥伦比亚区都要求对新生儿进行至少 21 种代谢性疾病筛查，而一半以上的州会根据美国医学遗传学与基因组学学会（ACMG）的推荐，对新生儿进行全部的 29 种代谢性疾病筛查。咨询医生或当地卫生局看看你所在的州对新生儿进行哪些筛查。你还可以登录国家新生儿疾病筛查和基因资源中心（NNSGRC）网站：genes-r-us.uthscsa.edu 了解你所在的州的要求。如果你所在的医院不自动提供全部的 29 种代谢性疾病筛查，你可以自己安排筛查。要了解更多有关新生儿疾病筛查信息，可登录美国出生缺陷基金会网站 marchofdimes.com。

疾病预防控制中心和一些州也推荐和要求对新生儿进行先天性心脏病（CHD）筛查。这类疾病在新生儿中发病率为 1%，如果未经早期发现并治疗，它可以导致新生儿残疾甚至死亡。幸运的是，只要早发现，早治疗，新生儿先天性心脏病的风险可以大大降低——在很多情况下，可以完全消除。CHD 的筛查非常简单并且无痛：在宝宝的皮肤上放置一个传感器，测量宝宝的脉搏和血液中的氧含量。如果检查结果出现可疑，医生可以进行进一步的检查（例如，超声心动图——对心脏进行超声检查）来确定是否有问题。如果你所在的州不要求进行这项检查，可以咨询医生看你的宝宝是否可以做这个检查。

染）。

这就是现在很多医生为怀孕 35 ~

37 周的孕妇做常规 B 型链球菌检查的原因（35 周之前做的检查不能准

确预测分娩时会不会携带这种病菌）。有的医院可以在阵痛过程中做检查，马上出结果。咨询医生你所在的医院是否有此项服务。

这种检查如何进行？和子宫颈抹片检查的方式一样，该项检查也是用药签取下阴道和直肠的黏液标本。如果检查结果呈阳性，医生会在阵痛时给你静脉注射抗生素——这种治疗可以完全消灭对宝宝的潜在危害。如果在尿液中检查出 B 型链球菌，在孕期最后几周，医生可能会给你开口服抗生素。

如果医生并没有在孕期最后几个月检查 B 型链球菌，你可以主动提出要求。即使你没有检查，而在阵痛时出现了感染的征兆，医生也会立即为你静脉注射抗生素，以防止感染宝宝。如果你曾经生下过感染 B 型链球菌的宝宝，医生很可能不再检查，而直接在阵痛开始时采取治疗。

提前检查，并且在需要时及时治疗，就可以让宝宝远离 B 型链球菌感染。

洗澡

"现在洗澡安不安全？"

洗澡不仅没问题，热水澡还能帮助你在孕晚期缓解漫长一天后的各种疼痛。所以，享受浴缸里的完美时光吧！

担心洗澡水可能会进入阴道？大可不必担心。除非受到压迫（例如灌洗阴道或跃入泳池），否则水不会进入阴道。即使有一点水进入，阴道内的黏液也可以有效保护羊膜囊、羊水及宝宝不受浴盆里的感染性微生物侵害。

即使阵痛开始，黏液栓塞脱落，你也可以洗澡。事实上，水疗是一种非常有效的镇痛方式，你甚至可以选择水中分娩（参见第 320 页）。

带着宝宝在浴盆里洗澡有一点值得注意，尤其是在孕晚期：一定要确保浴盆表面是防滑材质，或者加了防滑垫。还要避免泡泡浴及过热的洗澡水。

开车

"现在我几乎没法挤进驾驶座，还可以开车吗？"

只要能坐上驾驶座，你就可以开车。将驾驶座后移，抬高方向盘，这样会舒服些。只要驾驶座有足够的空间（你没有眩晕或其他可能影响安全驾驶的症状），除了分娩那天，你可以在其他时间里短距离驾驶汽车。

然而，不管开车的是不是你，孕晚期坐车超过一小时都太累了。如果必须进行长时间的旅行并得到了医生

吃胎盘

动物会吃胎盘，原始部落的女性也会吃胎盘。几百年以来，中医也在提倡吃胎盘。到目前为止，有一半的好莱坞女星都会吃胎盘，以及很多美国妈妈。分娩后吃掉自己的胎盘（称为产后摄食）可能听起来让人没什么胃口，但是如今有越来越多的女性把它列入了分娩计划。也许你会考虑是不是也应该这样做。

胎盘是个不可思议的器官，宝宝待在子宫里的 9 个月中，正是胎盘滋养和养育了宝宝。但在分娩后，胎盘通常都被人们丢弃。产后摄食的支持者们称丢弃胎盘是一种浪费，吃掉胎盘可以增加你的能量、预防贫血、刺激泌乳、平衡激素，并减少产后抑郁的可能。

觉得不可能像吃奶昔一样吃掉胎盘？不用担心，几乎没有妈妈们是这样吃掉的。食用胎盘最常见、最简单的方式是制成药丸。将胎盘烘干后，磨成粉末并封在和维生素胶囊大小差不多的胶囊中制成胎盘胶囊，有专门的公司制作，但价格不菲。有些妈妈们选择自己制作，不用花钱。制作指导可以在网上找到。胎盘还可以做成以酒精为基础的溶液，你在吃奶昔或喝饮料时可以滴上一些。

胎盘制剂的功效目前还没有经过临床试验和科学研究，而且大多数医学专家对食用胎盘的诸多好处持怀疑态度。他们认为，这些好处可能只是一种安慰剂效应（如果你希望吃了胎盘后感觉良好，吃了之后很可能就会觉得不错），同时也指出：一些女性在服用胎盘胶囊或吃下胎盘后会出现身体不适。专家还认为，食用胎盘另一个潜在的风险是：当你处理这样一个未经消毒、充满了血并很容易被细菌污染的器官时，也非常有可能会感染。

如果你考虑在分娩后食用胎盘，一定要问清楚你选择的医院或分娩中心是否允许你把它打包并带回家或送去加工处理。并不是所有的医院和分娩中心都允许你这样做。如果你在家分娩，就不需要考虑这些问题了。

的许可，就要经常在座位上动一动，每隔一两个小时站起来走走。放松颈部和做伸展活动也会让你舒服些。

不过，千万不要在阵痛开始时自己开车去医院（强烈的宫缩会在开车时造成危险）。而且，不管是作为司机还是乘客，永远也不要忘了遵守交通规则，在去医院或分娩中心的路上

应对灾难事件

分娩计划？做好了！分娩教育课程？正在学习中！灾难应对呢？呃……什么？在你为宝宝出生做的所有准备中，可能根本不会想到要做好应对灾难的准备，但专家认为每个准妈妈都应该为此做准备。幸运的是，灾难，无论是自然灾难还是人为灾难，都不常见——但它们总是突然降临。如果能提前计划，你和即将出生的宝宝在任何灾难来临时，都可以经受住风雨。以下是你可以考虑的事：

● 做好通讯计划。灾难来临时，座机可能用不了，无线网络可能负荷过大、造成拥堵，你可能无法通过电话联系上你的伴侣及家人。你可以提前计划好，当灾难来临时及灾难过后，通过短信、社交网络或与家人共用的消息应用程序保持联系。

● 做好医疗应急与分娩计划（参见第 390 页，了解如何应对紧急分娩）。现在就和医生讨论应对紧急情况的做法，比如出现阵痛、流血或其他并发症状时电话打不通、产科医生办公室没有开门或你无法到达医院。另外，要确保手中留有一份电子医疗记录的复印件，以备紧急情况下护理人员可以了解你的情况。

● 准备好应急工具包。专家建议准备好一个应急工具包，在里面放上 3 天的食物（可考虑坚果、冻干水果、全麦饼干、花生酱、谷麦棒、带拉环的罐装食品、水——每人 / 宠物 3 天需要的饮水量为至少 3.8 升）、孕期维生素、处方药、外置手机电池、供电的收音机、一块毯子、一个急救箱、手电筒、备用电池、消毒洗手液及其他你可能需要的东西；车里也应该准备一个应急工具包。可以登录 ready.gov 网站了解更多信息。

同时要记住，灾难来临时一定要照顾好自己和肚子里的宝宝。在面对如此巨大压力的情况下，也要坚持规律饮食、保持充足水分、保证充分休息。而且尽量不要被压力打垮——在极端压力下，孕妇很容易出现早产。利用孕期的一些放松技巧来保持冷静。记下一些紧急求助电话，当灾难真的来临时会派上用场。你还可以联系当地的红十字会或公共卫生部了解更多信息或寻求帮助。

记得系好安全带！想知道在孕期该如何系安全带以及使用安全气囊，参见第 265 页。

旅行

"这个月我安排了很多重要的出差。

在孕期这么晚的时候远行会不会不安全？我是否应该将它们取消？"

在计划出行之前，应该去医院，或给医生打一个电话。不同的医生对于孕晚期3个月的出行有不同见解。这时，医生究竟会鼓励你上路还是持相反意见，主要取决于他个人的观点和其他原因。其中最重要的一点：你的怀孕属于哪一类。没有并发症的怀孕一般都能获得医生许可。另外，旅行距离长短（大部分医生建议孕36周后不宜飞行），以及你是否存在早产风险等，也要综合考虑。另一点非常重要的是，你是否感觉疲惫。随着孕程发展而加重的孕期症状往往会随着旅行里程而增加；出行会导致背痛和疲惫症状更明显，加重静脉曲张和痔疮，同时给身体和心理添加更多负担。其他需要考虑的因素有：出差时间长短，你的身体和心理对这次出差的渴望度，以及这次出差的重要性（可以择期进行或暂缓的出差最好安排在产后）。如果要乘坐飞机出行，根据选择的航线、航空公司不同，可能会有不同的限制。有的航空公司要求怀孕9个月以上的孕妇有医生许可，证明其不会在航班上突然出现临产情况，否则不能登机。有些航空公司会提供更大的空间（更大的座椅或腿部空间）。而有些航空公司来如果你不问，他们就不会说。毕竟，在办理登机手续的时候，只靠打量几下看不出来你怀孕几个月。

如果医生给了你通行证，除了出行计划之外，你还应该做好各个方面的安排。翻到第266页阅读相关章节，可以帮你获得开心、健康、舒适的旅行。注意保证足够的休息，这非常重要。不过最重要的是，一定要保证自己有目的地那边的医生（以及他所在的医院或分娩中心）名单、电话、地址。如果需要去很远的地方，考虑一下有没有可能和丈夫一起去，防止突然出现阵痛需要去医院分娩，想必你不愿意在没有他陪伴的情况下生下宝宝。

性生活

"关于孕晚期性生活的安全性，我听说了大量完全相反的意见，这到底会不会诱发阵痛呢？"

在犹豫要不要做？那就做吧！研究表明，性行为并不会诱发分娩——除非分娩条件成熟，即宫颈已经做好准备。理论上说，精液中的前列腺素和性高潮时分泌的催产素也许会诱发阵痛。但即便是在这个时候，在合适的情况和最成熟的情况下，你也不能寄希望于通过性爱来诱发分娩——这一点已经被很多过了预产期却还没有分娩的孕妇证实了。一项研究发现，孕期最后几周还有性生活的低危妊娠孕妇，整个孕期会比那些没有享受性生活的人更长。是不是又困惑了？

大部分医生和助产士认为，正常怀孕的女性一直到分娩前都可以有性生活。问问医生你这样做是否安全。如果医生亮绿灯，就在你想要且有精力的时候好好抓住时机吧。如果医生亮红灯（有早产迹象、前置胎盘或难以解释的阴道出血情况），就尽量采取别的方式亲热：一次浪漫的烛光晚餐，漫步在星空下，看电视时和丈夫拥抱一下，洗澡时帮对方抹上沐浴露，或是互相按摩。如果医生不允许有性高潮，就不要让丈夫试图满足你一时的开心。请谨记，今后的路还长，你们还有很多机会获得美妙的性爱——虽然在宝宝夜里睡着之前，机会还相对较少。

和伴侣的关系

"宝宝还没出生，我和丈夫的关系好像已经发生了变化。我们都太关注即将到来的分娩和宝宝，而不再像过去那样关注彼此了。"

小小的宝宝给家庭带来了大大的变化，包括它还在肚子里的时候。毋庸置疑，你们的关系就是变化之一。在你们变成三口之家之后，生活的重心会发生转移。研究显示，如果夫妇二人在孕期就开始了角色转变的过程，宝宝出生后带来的冲击相对会小一些。所以，你最好现在就开始体验这一变化，而不是等到宝宝出生后。有的夫妇将温馨的三口之家生活想得太浪漫了，一点也没有预料到浪漫的美梦会破碎。三个人的生活自然没有两个人的日子滋润，至少很多方面会改变——有一个嗷嗷待哺的宝宝，生活将会更难以应付。

所以，提前考虑并预先计划，做好准备应对改变。但是，当你调整好自己进入哺育状态时，也别只想着宝宝，他并不是唯一需要你照顾的人。在尽可能保证自己孕期正常、健康，按照希望的方式分娩的同时，保留一些情绪和精力经营好夫妻关系，让生活愉快非常重要。现在正是在关爱宝宝和关爱婚姻之间取得平衡的时候。在你努力编织温馨小巢的同时，尽量规律地做一些浪漫的事情。每天早上给彼此一个拥抱，其余时间也可以多抱抱对方；手牵手在分娩前的最后阶段一起浏览婴儿服；没事抓一下他的屁股、亲他一下或依偎在一起；互相拥抱着躺在床上，一起回忆你们的第一次约会或幻想第二次蜜月。不时把按摩精油带到床上，以正确的方式为对方按摩；即使没有心情做爱，任何形式的抚摸也可以让你们彼此靠得更近，并提醒你，生活中除了"心理催产法"、"婴儿服"等琐事之外，还有很多美好的事情。

现在记住这些要点，能让你们之间的爱火持续，哪怕到宝宝出生后你们需要半夜两点哄他睡觉。毕竟，你们在一起努力为宝宝准备一个温馨的小窝，这是多么温馨的景象。

哺乳

在过去的8个多月中，你的乳房一直在变大。如果你仔细思考过这个现象，就会明白：乳房已经做好了哺乳的准备。那么你呢？或者，你还在权衡各种喂养方式？也许你想了解一下这神奇的过程，它让乳房分泌出世界上最完美的婴儿食品。在本章你可以找到一些非常有用的信息。

为什么母乳最好

就像羊奶是小羊羔最好的食品，牛奶是小牛犊最好的食品一样，妈妈的乳汁也是人类宝宝最好的营养食品。因为：

为宝宝独家定制。母乳中含有至少100种宝宝需要的营养成分，这些营养物质是牛奶中没有的，配方奶也不能精确复制。与配方奶不同，母乳中的成分会依据宝宝不同的需求而发生变化：上午的母乳和傍晚的不同；每次哺乳开始时和结束时也不同；第1个月和第7个月不同；早产儿和足月宝宝的母乳也不同。甚至在你吃下不同的食物后，它的味道也会发生变化。母乳就是为你独一无二的宝宝准备的独一无二的食品。

更易吸收。母乳是为宝宝崭新的消化系统准备的。与配方奶相比，母乳中的蛋白质、脂肪和微量元素都更容易被宝宝吸收。

润滑肠胃。母乳易于吸收，所以母乳喂养的宝宝很少便秘。他们也很少腹泻，因为母乳似乎可以消灭一些引发腹泻的微生物，促进消化道有益菌群的生长，进一步阻止腹泻。你一定听过很多配方奶吹嘘它们添加了益生元和益生菌吧？这些成分都是母乳中自带的。

大便没有臭味。至少在食用固体食物之前，母乳喂养的宝宝大便气味更加新鲜。

保护宝宝免受感染。每次哺乳，宝宝都能获得适量抗生素，这些抗生素可以激发他们对各种细菌产生免疫，这也是为什么有人认为母乳是宝宝的第一次免疫接种的原因。总的来说，与食用配方奶的宝宝相比，母乳喂养的宝宝患上各种疾病的可能性较低，包括感冒、耳部感染、呼吸道感染、尿路感染等。而且就算他们生病了，也能更快恢复，出现并发症的可能性也要低得多。母乳还能增强大多数疾病疫苗的免疫因子（如破伤风、白喉、小儿麻痹）。另外，母乳还有助于预防婴儿猝死综合征（SIDS）。

357

母乳喂养的准备事项

大自然已经计划好了所有细节，当你怀孕时，不必为母乳喂养操心。一些育儿专家建议在孕期最后几个月，最好不要用肥皂等产品清洗乳头和乳晕——用清水就可以了。肥皂可能会导致乳头过于干燥，引起开裂和哺乳疼痛。如果你的乳房又干又痒，可以用一些柔和的乳霜润滑。

以上这些原则也适用于那些乳头小或平坦的女性。乳头平坦的准妈妈并不需要在孕期借助乳头保护罩、提拉练习或手动吸奶器等为哺乳做准备。因为这些准备不见得有效，还可能弊大于利。戴上乳头保护罩会非常显眼，看上去让人很尴尬，还可能引起出汗和湿疹。提拉乳头或使用吸奶器有可能引发宫缩，甚至造成乳房感染。

预防肥胖。母乳喂养的宝宝不容易出现肥胖。一方面是因为母乳喂养时，宝宝的胃口决定了哺乳量。宝宝吃饱后就不需要哺乳了，而对奶粉喂养的宝宝来说，可能要把一瓶奶喝完才算喂奶结束。而且，母乳实际上巧妙地控制了宝宝摄入的热量。初乳（每次哺乳最初分泌的乳汁）所含的热量较低，可以止渴。后乳（每次哺乳最后分泌的乳汁）所含的热量更高，可以填饱肚子，也预示着哺乳可以结束了。研究表明，即使在哺乳期结束后，母乳预防肥胖的功效还会持续发生作用，直到高中。研究还表明，母乳喂养时间短的宝宝在十几岁时更容易长胖；而母乳喂养时间越长，长大后发胖的可能性越低。母乳喂养的宝宝还有一个长远的健康好处：成年后体内胆固醇含量较低，血压也较低。

可以控制过敏现象。事实上，没有哪个宝宝会对母乳过敏。配方奶呢？超过 10% 的宝宝对配方奶过敏（配方豆奶粉和水解配方奶粉可以充当替代品，但效果并不理想，它们的成分更加偏离了母乳的黄金标准配方。）母乳在控制过敏上也有更大优势——研究表明，母乳喂养的宝宝更不易患上哮喘和湿疹。

有利于大脑发育。根据研究，母乳能使孩子的智商稍微提高，这一效果至少能延续到 15 岁。这可能得益于母乳中富含有利于大脑发育的脂肪酸（DHA），也可能与哺乳时母子之间的亲密交流有关，这种交流可以很自然地促进智力发育。

安全。直接从乳房中流出来的母乳最安全，没有污染，没有变质，也不会过期。

满足宝宝吸吮的需求。吸光乳房中的母乳比喝完一瓶奶需要的时间更久，更能满足新生儿对吸吮的需求。另外，母乳喂养的宝宝在乳房几乎被吸空的情况下，还可以继续舒适地吸吮——这是被吸光了的奶瓶做不到的。

坚固口腔。妈妈的乳头和宝宝的小嘴是天生的一对，也是完美的搭配。即使是经过最科学设计的奶嘴也比不上妈妈的乳头对宝宝下巴、牙龈、牙齿及上腭的锻炼。这种锻炼可以确保宝宝得到最佳口腔发育，也有利于宝宝的牙齿生长。母乳喂养对口腔的另一个好处是：吃母乳的宝宝童年期患龋齿的可能性更小。

刺激味蕾。想培养一个能吃的宝宝？从母乳喂养开始吧。不管你吃了什么，食物的口味都可以体现到乳汁中，这可以让宝宝一到这个世界就接受各种美食的刺激。研究者发现，与配方奶喂养的宝宝相比，母乳喂养的宝宝断奶后一般不太挑食，会乖乖张大嘴巴吃下一勺红薯（或咖喱鸡）。

母乳喂养对妈妈们也好处多多：

方便。母乳喂养不需要事先计划，不需要调配，不需要任何工具，随时可以哺乳，而且温度永远正好。它也属于速食食品：不需要调配、不需要购买、不需要任何工具、不需要洗奶瓶、不需要混合奶粉、不需要加热。无论你在哪里——床上、路上、商场、海边——宝宝都可以按需取用，不会弄得脏兮兮的，也不会手忙脚乱。如果你没有和宝宝待在一起——在上班、在学校、在吃晚餐，甚至出去度周末了——可以先把奶挤出来放在奶瓶里并放入冰箱保存，需要时直接取用就可以了。

经济。母乳是免费的，它的生产过程也是免费的。另一方面，如果把配方奶粉、奶瓶、奶嘴和清洁用品都计算在内，奶粉喂养可能是昂贵的选择。母乳喂养也不会造成浪费——宝宝这次没有喝完的母乳下次喝还是新鲜的。而且母乳喂养的宝宝一般更健康——你还可以节省一些医疗护理费用，以及避免损失薪水——因为一旦宝宝生病了，你很可能就不能上班了。

产后恢复迅速。哺乳对新生儿妈妈来说是很自然的事情——毕竟，这

乳环？

你已经做好了母乳喂养的一切准备，但有一点——有一个首饰，让你心存疑虑。如果你已经穿了乳环，有一个好消息：没有任何证据证明乳环会影响女性的哺乳能力。但专家们认为，你应该在哺乳之前去掉乳环。这样可以避免不必要的感染，而且宝宝的牙龈、舌头和上颚非常娇嫩，很容易在吃奶时被首饰弄伤或引起窒息。

当父亲面对哺乳

你一直都把妻子的乳房当作性器官，这很正常；但乳房的存在还有另一个作用，它天生就担负着哺育后代的重要任务。对新生儿来说，没有比母乳更好的食物，也没有比乳房更完美的食物供应系统。哺乳为宝宝和妈妈带来了不计其数的好处。

毫无疑问，选择母乳喂养而不是奶瓶喂养，会给宝宝的生活带来变化，也会给你的生活带来变化。你对她母乳喂养的支持会让哺乳取得更大成功。如果你还没有做到，请支持她，给她信心，这将带来难以想象的益处。即使你不了解母乳喂养的全部细节，但只要你的妻子知道每一步都有你在后面支持，尤其是当事情的开头不顺利时，你的支持对她能否坚持母乳喂养有巨大的影响。坚持的时间越长，

她和宝宝将获益越多。研究发现，如果爸爸支持母乳喂养，96% 的妈妈会尝试一下；如果爸爸不支持，只有26% 的妈妈会尝试。

所以，请认真对待自己的影响力。仔细阅读关于哺乳的资料，一起参加哺乳课程，和其他母乳喂养宝宝的爸爸们谈一谈，问问医院或分娩中心有没有哺乳咨询师，请他指导你们的第一次母乳喂养。如果妻子觉得寻求帮助有些尴尬，或只是在分娩后有些疲惫，尽量鼓励她，告诉她母乳喂养的好处，让她有足够的信心。

帮助你的妻子开始母乳喂养，并鼓励她，然后你就可以坐下来欣赏神奇的乳房开始重要而极为特别的一项任务：哺育后代。母乳喂养虽然只是两个人的事，但往往需要三个人参与。

是从怀孕到分娩这个自然周期的最后一步。它可以更加迅速地帮助子宫回缩到产前大小，并减少恶露（分娩后的阴道排泄物）的排泄量，减少血液流失。同时，哺乳相当于每天额外燃烧 500 多卡路里热量，它能帮助你更快燃烧掉孕期积累的脂肪。其中一些积累的脂肪是专门为泌乳准备的，现

在正是消耗它们的时候。

避孕。这并非万无一失，但为宝宝哺乳可以在几个月内抑制排卵及延缓经期。那是不是可以借此避孕，不再需要其他避孕方式呢？也许不行，除非你想很快再次怀孕（参见第 31 页）。

有利于健康。母乳喂养可以减少

新妈妈患子宫癌、卵巢癌和乳腺癌的风险。与没有母乳喂养的女性相比，母乳喂养的女性患 II 型糖尿病、类风湿性关节炎和骨质疏松症的可能性更低。研究表明，母乳喂养还可以帮助女性降低产后抑郁的可能（尽管由于体内激素的波动，哺乳期女性也会遭遇产后抑郁，而且断奶后也可能出现产后抑郁）。

夜间哺乳（相对）轻松。宝宝半夜两点就饿了？有这样的时候。这时，如果你是母乳喂养，就会庆幸自己的选择。因为你可以迅速给宝宝喂奶，不用在黑暗中跌跌撞撞地冲进厨房准备配方奶，而只需要把乳头塞进那温暖的小嘴里就万事大吉了。

最终，方便你处理其他事务。刚开始母乳喂养时，哺乳需要双手进行，而且要集中精力。一旦你和宝宝磨合好了，你就可以在哺乳的同时做任何想做的事，比如吃晚餐、陪学步的孩子一起玩耍。

和宝宝建立亲密关系。母乳喂养最让你满足的就是在哺育宝宝时建立起来的亲密关系。每次哺乳，妈妈和宝宝都会肌肤相亲并用眼神交流，还可以互相偎偎温柔地说话。当然，奶瓶喂养的妈妈（和爸爸）也可以和宝宝一样亲密，但它需要刻意保持和营造——当你很忙的时候，会忍不住想给宝宝塞个奶瓶，在你很累的时候会想让别人来喂奶。

乳房手术后的哺乳

做过乳房手术会对哺乳有什么样的影响？这主要取决于你做的是哪种手术。以下是一些概况：

如果你进行过乳房缩小术或乳房肿瘤切除术，也许可以哺乳，但你分泌的乳汁可能不够，因此不能纯母乳喂养。问问你的外科医生，手术中有没有格外注意不伤及乳腺导管及神经——如果是，那你仍然可以分泌一些乳汁。

如果你做过隆胸手术，有很大可能可以成功哺乳。与乳房缩小术相比，

隆胸对哺乳的影响更小。当然，这还是取决于手术方式、切口以及做手术的原因。很多乳房里有植入材料的女性采用纯母乳喂养方式，只有很少一部分表示奶水不足。

无论你进行过哪种乳房手术，都可以通过阅读相关资料、参加课程并在哺乳初期接受哺乳咨询师的指导，提高哺乳成功的可能性。要了解更多详细信息，请查看《海蒂育儿大百科（0～1岁）》。

361

选择哺乳

如今，越来越多的女性可以果断地做出选择。有的女性还没怀孕时就已经决定将来要用母乳喂养宝宝；有的女性孕前从来没有考虑过这个问题。但一旦知道哺乳的许多优点之后，就会选择母乳喂养。有些女性在整个孕期甚至分娩时都处于犹豫不决的状态。极少数女性深信自己不适合母乳喂养，又摆脱不掉自责心理，所以决定无论如何都要试一试。

还没有决定？先试一试吧，你可能会喜欢上母乳喂养的感觉。如果不喜欢可以放弃，这样做至少可以让你不那么自责。另外有一个好处：即使只尝试很短的时间，你和宝宝也能获得一些最重要的益处。

即使对最热心的哺乳支持者来说，最初几星期也很难，就算得到哺乳支持也是如此。母乳喂养是妈妈和宝宝一起学习的过程，通常需要一个月，甚至 4 ~ 6 周的"试用期"才能成功地建立起母子间的情感纽带，才能最终让妈妈决定哺乳是否是最好的选择。

要记住，合适的喂养方式并非只有纯母乳喂养或纯奶瓶喂养。对有些妈妈来说，把两者结合起来才是最好的选择。要了解更多混合喂养的知识，可以参考《海蒂育儿大百科（0 ~ 1岁）》一书。

第13章 第9个月

（36~40周）

终于，你一直期待的，一直努力为之奋斗的，还带有些担忧的这一刻就要到来了。出现各种情况都是正常的：也许你已经做好了迎接变化的准备（能抱着宝宝，能再次看到自己的脚趾，能趴着睡觉）；当然，也可能一点心理准备都没有。除了大量不可避免的活动（去医院的次数增多，要经常去婴儿用品店，要赶紧把手头的工作完成，给宝宝的房间装修配色，等等），你可能觉得第9个月过得最漫长。当然，如果到了预产期还没分娩则是例外——那样的话，最漫长的一个月就是第10个月了。

本月宝宝的情况

第36周。 重约2700克，身长46~48厘米，宝宝刚好适合被你抱在怀里。现在，宝宝的大部分身体系统（从循环系统到肌肉骨骼）都将齐备，准备面对外界的生活。消化系统已经发育完全，但还没有获得足够的锻炼。目前为止，宝宝的营养都通过脐带获得——还没有启动消化系统的必要。宝宝一吸到乳房（或奶嘴），消化系统就正式启动——也该开始用尿布了。

第37周。 告诉你一个激动人心的消息：如果宝宝今天就生下来，他也已经是足月宝宝了。但这并不意味着他停止生长了，也不说明他完全做好了在外界生活的准备。其实他还在保持每周约230克的增长速度，体重在这周应该有3000克。宝宝身上的脂肪还在继续积累，形成了美丽得让人想亲一下的小肘窝、膝盖、双肩，以及讨人喜欢的腰部和颈部肉肉的小褶皱。为了华丽登场，宝宝要做到完美：吸入和吐出羊水（让肺为第一次呼吸准备好），吮吸自己的大拇指（为第一次吮吸做准备），眨眼，以自身

363

为轴左右转动（这就能解释为什么你昨天还觉得小屁股在左边，今天就觉得在右边了）。

第38周。小宝贝已经不小了：3200克重，51厘米长。他已经大到可以面世了——真是激动人心。还剩下2周（最多4周）在子宫内生活的时间，他的所有系统就要投入运行了。为了完成首次亮相前的最后准备工作，宝宝还有一些细节需要注意，比如褪去保护皮肤的皮脂和胎毛，生产更多的表面活性剂——宝宝开始呼吸时用来保护肺泡彼此不粘连的物质。

第39周。本周没有什么需要汇报的新消息，至少体重和身长没有变化。这对妈妈被撑开的皮肤、疼痛的背部有一定好处——宝宝的增长速度放缓了，分娩前出现了暂时的停顿。宝宝这一周的体重约为3200～3600克，身长48～53厘米。但其他方面宝宝仍然有进步，特别是他的大脑，正以一种不可思议的速度生长（这种极快的发育速度会一直持续到宝宝出生后的前3年）。更重要的是，宝宝粉红色的皮肤已经变白（不管是什么人种，宝宝的皮肤现在都是白色，他会在出生后很短时间内发生色素沉着，定下自己的肤色）。如果这是你第一次怀孕，可能会注意到一些变化：宝宝的头可能下降到你的骨盆里。这种位置的变化可能是为了让他呼吸更容易（也缓解你的烧心），但也可能

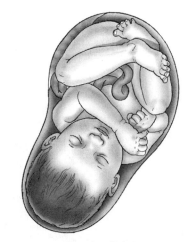

第9个月的宝宝

导致你走路困难。

第40周。恭喜！你终于到了孕程的终点。宝宝本周重量为2700～4000克，身长为48～56厘米。很多健康宝宝的测量值可能会与上述数值略有出入。你可能会发现，即使到了预产期，宝宝仍然会乖乖地蜷缩在他的小房子里——可能是宝宝已经养成了习惯，舍不得这个小房子。如果你准时见到了这个新生命，一定要好好打个招呼。虽然这是你们第一次碰面，但宝宝可以分辨出妈妈和爸爸的声音。如果那一刻没有准时到来，你会很着急，但有很多情况类似的盟友。大约有30%的女性在怀孕40周时没有准时分娩，不过谢天谢地，医生不会让你等到超过42周。

第41～42周。看来宝宝选择等到最后。只有不到5%的宝宝在预产期那一天出生——约10%的宝宝

364

选择在妈妈温暖的肚子里多住一段日子，甚至想待到第 10 个月。很多时候，"过期"的宝宝只是预产期推后了。少数情况下，真正意义上过期分娩的宝宝第一次登场可能会呈现出干燥、开裂、脱皮、松弛及褶皱的皮肤，但这些都是暂时的。因为在过去几周内，宝宝皮肤表面的保护性皮脂已经脱落，他却没有在预产期出来。这些稍微"年长"的宝宝会有更长的指甲，更长的头发，几乎没有留下胎毛。他们更警觉，眼睛已经睁开。为了安全起见，医生可能会通过无应激试验、检查羊水和进行胎儿生理评估，对"过期"宝宝实行更严密的观察。

你可能会有的感觉

在怀孕最后一个月的孕期症状中，有些症状是上个月的延续，有些症状是新出现的。还有一些由于你已经习惯了而很难察觉，或者被一些预示分娩即将来临的新症状掩盖了的：

身体上

● 胎动发生变化（蠕动次数增多，踢腿动作减少，这是因为宝宝越来越大，周围的活动空间减少了）。

● 阴道分泌物更多。做爱、骨盆检查或子宫颈开始收缩后有红色、棕色、粉红色血迹出现。

● 便秘。

● 烧心、消化不良、胀气、身体浮肿。

● 偶尔头痛。

● 偶尔有虚弱、眩晕等症状，尤其是起床太快或血糖低的时候。

● 鼻塞，偶尔流鼻血；耳朵里有闷塞感。

● 牙龈敏感。

● 夜间腿部痉挛。

● 背痛加重，出现沉重感。

● 臀部和骨盆疼痛不适。

● 脚及脚踝肿胀加重，手和脸偶尔肿胀。

● 腹部瘙痒。

● 肚脐凸出。

● 妊娠纹出现。

● 腿部或外阴静脉曲张。

● 出现痔疮。

● 宝宝下降后，呼吸困难有所缓解。

● 宝宝下降后再次给膀胱造成压力，小便更频繁。

● 入睡困难更严重。

● 间歇性宫缩（布雷希氏宫缩）更频繁，更剧烈（有可能带来疼痛）。

● 行动越发笨拙，走动困难。

● 溢乳，从乳头渗出或能挤出初乳（一般出现在分娩后）。

● 疲劳或格外有精力（"筑巢"综合征），或两种情况周期性交替出现。

观察自己

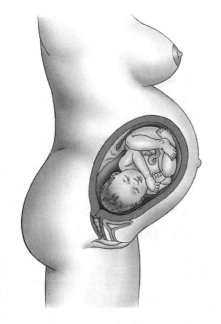

现在你的子宫底刚好位于肋骨下方，三围不再像以前那样飞快变化了。子宫约位于耻骨上方38～40厘米处。随着预产期临近，增重速度减慢或停止，腹部皮肤不断扩展，走路会更加摇摇晃晃——这可能是因为宝宝下降到骨盆造成的。

● 食欲旺盛或丧失。

精神上

● 更兴奋，更焦躁不安，更焦虑，更心不在焉。

● 稍微放松一些。

● 烦躁易怒，过分敏感（尤其是当人们不停地问"你怎么还没生"的时候）。

● 没耐心且无精打采。

● 梦到、想象宝宝的样子。

本月可能需要做的检查

这个月你待在医生办公室的时间会更多，通常一周检查一次，所以应该多备几本书在候诊时阅读。这几次就诊会比以前有趣，医生会估计宝宝的大小，甚至会大胆预测一下你的分娩日期。离预产期越近，你也会越兴奋。一般来说，医生会给你做以下检查：

● 测量体重（增重速度减慢或停止）。

● 测量血压（可能会比孕中期略高）。

● 尿常规，检查尿液中是否有蛋白质。

● 检查手和脚的水肿情况，腿部是否出现静脉曲张。

● 通过内检看子宫颈是否开始消退（变薄）或扩张。

● 测量宫高。

● 听胎心。

● 通过触诊确定宝宝大小（也可能得到粗略的体重估计值）和胎位（头位还是臀位，面朝前还是朝后），以及入盆情况。

● 你想和医生讨论的问题，特别是有关阵痛和分娩的问题——事先准备好清单。

你也可能收到一份医生为你制订的阵痛和分娩方案（发现临产时，什么情况给医生打电话，什么时候去医院或分娩中心）。

你可能关心的问题

再次尿频

"在孕期最后几天，我每天都不断地上厕所，小便如此频繁正常吗？"

看上去，孕早期的老朋友——尿频又来拜访你了。因为子宫又回到了最初的地方：骨盆底部，而且正好压住了膀胱。这一次，子宫的重量有些增加，对膀胱的压力更大了，所以造成了你随时想小便的感觉。想去就去吧，次数无所谓。只要这种尿频不伴随任何感染征兆（参见第516页）就完全正常。不要以为限制喝水就能减少去厕所的次数，身体现在需要的液体比任何时候都多。还是那句老话，一旦有尿意就马上去，不要憋尿。

溢乳

"一个朋友在怀孕第9个月时出现了溢乳，我却没有，这是不是意味着我的乳汁不足？"

乳汁在宝宝需要之前不会产生——通常分娩后3～4天开始有乳汁。你朋友说的溢乳其实是初乳，一种稀薄、黄色的液体，是成熟乳的前身。初乳富含各种抗体，可以保护新生儿；与之后的成熟乳相比，初乳中含有更多蛋白质、更少的脂肪和乳糖，更容易消化。

少数女性会在孕晚期出现明显的溢乳现象，但那些没有溢乳的女性同样会产生初乳。没有溢乳？挤压乳晕部位可能会帮助你挤出几滴乳汁。还是挤不出来？不要担心，宝宝可以从你身上获得一切他需要的东西，不出现溢乳并不意味着乳汁供应不足。

如果出现溢乳，可能也只是几滴。但如果溢乳量太多，可能需要在胸罩里垫上防溢乳垫来保护衣服，防止尴尬。另外，你可能要多穿一件T恤打底，如果溢乳了，很容易被看出来——特别是胸罩外面只穿了一件衬衫的时候。

不要担心溢乳"浪费"了初乳。初乳会持续产生直至成熟乳出现。

轻微出血

"今天早上做爱后，我发现自己内裤上出现了一点血迹，这是不是意味着要生了？"

乳头溢血

孕晚期你可能会出现溢乳，但如果溢血呢？你可能会在胸罩内侧发现几滴血状分泌物或在你挤压乳头时渗出淡红色液体，乳头出现血状分泌物的现象在孕期并不少见，通常是孕晚期，而且常见于初次怀孕的女性，一般不用担心。为什么会出现这样的现象？因为你的乳房在过去的差不多 9 个月里都在为哺育宝宝做准备，它们经历了很多变化，包括不断膨胀、血流不断增加。也许乳头溢出的血只不过是乳房中血液流量增加的正常反应；或者它只是你的乳房膨胀到更大罩杯时的毛细血管破裂造成的；或许它只是孕激素引起的乳管肿胀；或许它只是受到刺激的乳管内的乳头瘤造成的；或许只是因为你的乳头真的很疼。

把溢血的现象告诉医生。为了安全起见，也为了让你安心，他（她）会建议你先做一个乳腺超声检查，分娩后再做乳房 X 光检查——特别是当溢血现象超过一周并 / 或伴有肿块。如果一切正常，只要避免挤压乳头就不会造成刺激，也就不会引起血状分泌物。

大多数时候，所谓的乳头溢血会随着分娩而消失。但如果没有消失，也不需要担心——即使乳头溢血，你也可以进行母乳喂养。宝宝和着母乳一起吞下这么一点血是完全无害的。

不要这么早就下结论。做爱或阴道检查后出现的粉红或鲜红色的血迹或黏液，或 48 小时后出现的棕色黏液或轻微出血，通常只是敏感的宫颈擦伤，并不是临产开始的征兆。但是，如果同时伴有宫缩或其他临产征兆，就可能即将分娩（参见第 384 页）。

如果发现了鲜红色出血或做爱后持续出血（任何时候、任何原因），应该告诉医生。

在公共场合羊膜破裂

"我很担心在公共场合破水。"

大部分孕晚期的孕妇都会担心羊水流出，特别是在公共场合，但这样的情况很少发生。羊膜一般不会在阵痛开始之前破裂。事实上，85% 的女性在走进产房后羊膜还保持完整。换句话说，你在剩下的孕期极有可能"保持干燥。"

就算你属于那 15%，只要站着就

宝宝的状态如何?

随着孕期步入尾声，医生将会严密监控你和宝宝的健康状况——特别是超过 40 周时。因为 40 周是宝宝在子宫内发育的最佳时间；那些待得更久的宝宝可能会面临一些挑战：长得太大而不方便被推出阴道，胎盘功能减退或羊水量下降等。幸运的是，医生有多种检查方式保证宝宝情况良好，并最终健康地来到这个世界：

数胎动。 虽然无法做到万无一失，但你记录的胎动（参见第 310 页）还是可以从某个角度显示宝宝的状态。通常 1 ～ 2 小时 10 次是比较放心的结果。如果胎动次数不够，就需要做其他检查。

无应激试验（NST）。 把胎心监护仪连接到孕妇身上，就像临产时一样，这可以观测出胎动时的胎心反应。这种监护仪会持续监护胎儿 20 ～ 40 分钟，一旦胎儿出现窘迫，能够及时发现。

胎儿声音刺激（FAS）或震动声音刺激（VAS）。 你的宝宝需要一点刺激吗？如果宝宝在无应激试验中不够活跃，医生会在你的腹部安装一个能够产生声音和震动的设备。通过这样的刺激，更准确地测量宝宝的胎心和对声音或震动做出的反应。

宫缩应激试验（CST）或催产素应激试验（OCT）。 如果无应激试验的结果不明确，医生可能会为你做应激试验。这种测试的目的是检测宝宝对宫缩的反应，判断他是否可以应对宫缩阵痛。这个检测较为复杂，耗时较长（大约需要 3 小时），孕妇要连接一台胎心监护仪。如果没有自动出现宫缩，可以通过静脉注射催产素或刺激乳头（用热毛巾热敷，必要的话可以用手刺激）的方法来推动宫缩。宝宝对宫缩产生的反应表明他及胎盘目前的状态。这种阵痛模拟试验可以预知宝宝在子宫内是否安全，以及他是否能经受住阵痛的强烈刺激。

胎儿生物物理指标监测（胎儿生理评估 BPP）。 宝宝，现在是拍照时间。胎儿生物物理指标监测是通过超声及胎儿心律显示器来衡量子宫中生命的 5 个方面：无应激试验结果、胎息、胎动、胎儿张力（胎儿伸缩手臂及腿部的能力）及羊水量。

胎儿生物物理指标联合监测。 这种"改良"的胎儿生物物理指标监测是把无应激试验和羊水量的检测结合在一起。羊水量低可能表明宝宝状态不正常。如果宝宝对无应激试验做出恰当的反应且羊水量适当，就一切正常。

多普勒脐动脉血流测定。 这种检

查是用超声检测脐动脉的血流量。如果心脏循环的后半部分（即心脏充满血液的时候，而非挤出血液的时候）血流微弱、没有或倒流，说明宝宝没有获得足够的营养，生长发育不良。

其他检测宝宝健康状况的方法。 包括普通的超声检查（用来记录宝宝的生长情况）和胎儿头皮刺激试验（检查胎儿对头皮压力及挤捏头皮做出的反应）。

大多数时候，宝宝都能顺利通过这些测试，这说明他们将继续待在子宫里，等待出生。极少数情况下，检查结果可能不太好，但实际情况没那么糟糕，因为这些检查假阳性率很高，得到"不太好"的结果也不意味着胎儿窘迫——只意味着医生需要对宝宝做进一步检查。如果真的发生了胎儿窘迫，医生会为你催产（参见第 556 页）或实施剖宫产。

体重下降？

你可能惊奇地发现了这个现象，并一直在和朋友探讨——这个月的增重是怎么回事？很多孕妇都发现孕晚期的增重情况出现了异常。在孕期最后几周，体重秤上的数字不仅没有飙升，反而基本不变，甚至下降了。但身体没有变苗条，脚踝依然水肿，更别提肿胀的臀部了。事实上，这种情况完全正常。增重停滞（甚至下降）的现象是因为身体正准备进入临产状态，羊水开始减少，肠道松弛，出汗增多，这些都能让体重减轻。如果你觉得这种体重减轻的感觉非常刺激，就期待分娩那一天吧，那一天的减重将带来前所未有的刺激感！

比躺着流得少。因为当你走路或坐着时，宝宝的头会顶住子宫颈，就像酒瓶上的塞子一样。

羊膜破裂意味着临产会紧随其后，一般不会超过 24 小时。如果届时分娩还没有自动开始，医生就会帮你。

在孕期最后几周，用一片护垫可以让你更放心，同时保持阴部干爽，因为这时阴道分泌物会增多。夜里睡觉时可以在床单下铺上医用垫布或厚毛巾，以免半夜羊水溢出。

入盆

"如果过了第 38 周宝宝还没有'下降'，就意味着预产期推迟吗？"

宝宝现在还没有往出口走，并不意味着他会晚出生。"宝宝下降"又叫"入盆"，是指宝宝下降到妈妈的骨盆里，是先露部位（通常是头部）移动到骨盆上方的征兆。如果是首次怀孕，入盆通常发生在分娩前2～4周。而已经生育的女性要到阵痛之后。和孕期的任何情况一样，这个规律也包含了个体差异——你可能在预产期前4周就已经入盆，却推迟两周才分娩；也可能不入盆就直接分娩；宝宝甚至还可能入盆后再回去——宝宝的头部已经进入到骨盆，过段时间又回到宫内了。

通常，入盆的感觉非常明显，你会发现肚子隆起部位向下、向前移动。随着子宫对膈肌的压力消除，准妈妈会觉得呼吸比以前容易。同时，腹部不会那么拥挤，吃饱时也不会太难受了。不过宝宝下降也给腹部和会阴带来了压力，产生不适——小便次数增加（频繁跑向卫生间）、影响骨盆关节（行走困难）、会阴的压迫感增强，有时还伴有疼痛。如果宝宝的头抵在骨盆底部，孕妇会感到有点震动和疼痛，有些孕妇甚至能感觉到宝宝在骨盆里转动。由于身体重心发生变化，宝宝下降后孕妇有时会感觉失去平衡。

入盆也可能在你毫无察觉的情况下悄然发生。例如，你原本胎位就很低，入盆后体形轮廓就不会发生显著变化。如果你从前没有出现过呼吸困难，吃饱后也没有明显不适，小便一直很频繁，可能就不会注意到入盆前后有什么显著不同。

医生会用两个基本方法来判断宝宝是否入盆：第一，为你做内检，看看先露部位是否在骨盆里；第二，从体外触诊，这时将会感觉到宝宝的头位于骨盆中，不再四处游动。

先露部位在骨盆里的进展情况是用"站位"来表示的。每个站位1厘米。一个"完全衔接"的胎儿是0站位，也就是胎头达到坐骨棘水平。一个准备下坠的宝宝大概在－4～－5站位。一旦分娩开始，胎头穿过骨盆，经过0、＋1、＋2站位直到外阴出口处＋5站位。

入盆通常说明宝宝能顺利穿过骨

宝宝已经开始哭了？

对所有新父母们来说，最愉悦的声音莫过于宝宝出生后第一声啼哭。不过你知道吗，宝宝在你体内已经开始哭了？研究者发现，孕晚期的宝宝在妈妈肚子里已经出现了各种哭泣的行为——微颤的下巴、张开的小嘴、深深的抽泣和大口吐气。尤其当妈妈肚子附近出现剧烈的声响或震动时，宝宝还会有被吓坏的反应。即使是早产宝宝也有哭泣反射，所以就算现在紧急分娩，宝宝出生后会哭也不足为奇。

怎样才算足月产？

不清楚什么时候宝宝才算足月产？幸好美国妇产科医师学会为"足月产"这一术语做出了一系列解释：

● 早产。在怀孕 20 ～ 37 周出生的宝宝被认为是早产。

● 早期足月产。如果你的宝宝在怀孕 37 周整到怀孕 38 周零 6 天出生，属于早期足月产。

● 足月产。怀孕 39 周整到怀孕40 周零 6 天出生的宝宝属于足月产。如果是双胞胎宝宝，怀孕 38 周时出生就算足月产。

● 晚期足月产。宝宝是晚期足月产？那就意味着宝宝是怀孕 41 周整到怀孕 41 周零 6 天出生的。

● 过期产。谁一直逗留不肯露面？怀孕超过 42 周整才出生的宝宝属于过期产。

盆——但可能性不是百分之百；同样，宝宝在游动的状态中临产，也不意味着分娩一定有困难。事实上，大部分宝宝在临产时还没有入盆，最终也顺利地通过了骨盆。那些已经生育过的女性更容易出现这样的情况。

胎动发生变化

"过去宝宝踢得非常厉害，现在他好像不那么活跃了。"

回想第 5 个月时你第一次感觉到胎动，那时子宫里有足够的空间可以让他玩杂耍、拳打脚踢。现在有了变化——子宫变得有些拥挤，他的体操动作减少了。在子宫这个小房子里，宝宝除了转身、扭动和摇摆之外，很少有多余的空间做其他活动。而且一旦入盆，他的活动就更少了。这时你感觉到的胎动并不重要，甚至只在一侧感觉到胎动也没问题，只要能感觉到宝宝每天都在活动就行。但如果你感觉不到胎动（参考下一个问题），或突然感觉到宝宝的活动非常剧烈、慌张、混乱，应该立即让医生检查。

"今天一下午都没有感觉到宝宝踢我，这意味着什么？"

可能宝宝只是睡着了（和新生儿一样，子宫里的宝宝也有一个周期性熟睡期），也可能是因为你太忙了，没有注意到任何胎动。为了进一步确认，应该用更正规的方法检查一下（参见第 310 页）。孕期最后的 3 个月中，应该每天在固定时间数胎动。每次都数到 1 ～ 2 小时内有 10 次以上胎动，

给爸爸的小贴士

给宝宝的妈妈送上分娩礼物？

打算在妻子生下宝宝后送上一份礼物，给她一个大大的惊喜？近年来分娩礼物很流行。毫无疑问，她生下的宝宝是你们能想到的最棒的礼物，但在经历了辛苦的分娩后，一份实实在在的礼物可能也会让人开心。

不知道送什么样的礼物好？送上一份她应得的产后呵护，比如一张美容、按摩或美甲的礼券；一个月的专业家政服务（实际上，这对你也是很棒的礼物）；和宝宝有关的首饰，比如一条刻有宝宝名字或名字首字母缩写的漂亮项链、一条用宝宝诞生石做成的手链，或一枚象征着宝宝出生后你们更甜蜜的爱的戒指。

担心分娩礼物会让你预算紧张？或者你更愿意省下这笔钱将来作为宝宝的大学费用的一部分？记住，有些礼物很有纪念意义而且也不需要昂贵

的费用。可以送她一束气球、一束花，或在草坪上立一块标牌宣告你当上爸爸，给她一个惊喜。还有，别忘了卡片——在上面写上一些真诚的话（如果你特别有灵感，可以写首诗或歌词），讲述你们的爱在过去的9个月里如何变得更浓、你是多么期待以后共同的生活等。

不想追随流行送分娩礼物？如果这不是你们的风格，也不必强迫自己送她一份礼物。毕竟，流行有时也会变得不流行——和妻子一起努力当好宝宝的父母才是你可以送给她的真正的礼物。而且，陪伴是最好的礼物——不仅是在宝宝出生的时候，更是在接下来一起抚育宝宝及你们生活中的每一天、每一月和每一年。这才是你送给她的无价之宝。

说明宝宝正常，如果少于这个数，就要去医院做检查，诊断宝宝活动减少的原因。如果发生了不好的情况，立即和医生联系。宝宝不够活跃也可能完全健康，但在这个阶段，胎动不活跃可能表示胎儿窘迫，早诊断就可以尽早采取措施，预防严重后果。

"书上说胎动在分娩临近时应该减少，但我的宝宝似乎比以前更活跃了。"

每个宝宝都不一样——出生前也是如此。其中差异最大的莫过于宝宝的活动了，在接近分娩的阶段尤为突出。一些宝宝在快要出生的日子里变

按摩吧，妈妈们！

在宝宝还没有到来的日子里，闲得没事做？好好利用自己（或爱人）的双手吧，为自己按摩。按摩可以帮助第一次怀孕的准妈妈轻轻舒展会阴，缓解胎头出来时的"紧绷"感。另一个让你振奋的好处是：专家们认为，这种按摩可以减少侧切和阴道撕裂的可能。

如何正确地按摩会阴？参考下面的办法：洗干净手，剪短指甲。如果喜欢的话，可以在手指上抹一点润滑剂，然后插入阴道向下按压（朝向直肠），并用手指按摩会阴底部。在怀孕最后几周每天按摩，每次5分钟。没有兴趣按摩会阴？虽然已有很多例子证实这种按摩有效，临床研究者也打算深入研究，但如果你觉得这样做很奇怪，就不要强迫自己做不喜欢的事。即使不按摩，到了宝宝该出来的时候，你的身体也会自然伸展。另外，如果生育过，就没必要再按摩。会阴不需要也不应该获得过多的伸展。

要注意：一定要轻柔地按摩。分娩之前你最不愿意看到的就是自己最敏感的部位被抓伤、发炎了。

得安静了，另一些继续保持着旺盛的精力，直到见到爸爸妈妈为止。在孕期最后的日子里，胎动一般都会减少，可能是由于越来越狭小的活动空间、羊水量减少、宝宝活动更协调等诸多原因。不过，除非宝宝的每一次活动你都能注意到，否则不太可能意识到显著不同。

筑巢本能

"我听说过筑巢本能的说法，是真的吗？"

人类的筑巢本能其实和动物们一样真实又强烈。如果你以前见过小狗或小猫分娩，可能会注意到分娩前它们会变得焦躁不安，紧张地跑来跑去，在角落里疯狂撕扯纸屑，最终等到一切安排妥当后才乖乖回到准备分娩的地方。很多孕妇在分娩前也确实会有这种无法控制的欲望，想要把"巢"安排好。有些孕妇的症状比较微妙：突然清理冰箱，或确保家里储备的卫生纸足够用6个月，并认为这些事至关重要。另外一些孕妇突然爆发的狂热行为非常夸张，甚至有些荒唐，让人感到滑稽可笑——比如用牙刷擦洗婴儿房里的每一个缝隙，按顺序重新摆放厨房储物柜里的各种物品，清洗所有不平整或没穿过的衣物，不停地把宝宝的衣服叠了又叠。

虽然不能把筑巢本能当作阵痛开始的准确信号，但它的出现通常强调了这个伟大时刻即将到来的事实，这可能是母体循环系统中肾上腺素增多的表现之一。但要记住，不是所有的孕妇都会出现筑巢本能，没有出现这一本能丝毫不影响分娩和育儿。孕期的最后几周，很多孕妇只想懒洋洋地躺在电视机前，这种感觉和想收拾衣橱的冲动一样常见。

如果真的出现了筑巢本能，就要用常识小心谨慎地缓解这个问题。压抑住想动手粉刷宝宝房间的冲动，让别人拿着油漆桶和刷子去爬梯子吧，你远远地监工就可以了。不要因为过分狂热地清扫屋子而把自己累得筋疲力尽，你的精力应该留到应对阵痛、分娩和照顾新生儿上。最重要的是：记住人的能力有限——你不可能在小生命到来之前把所有东西准备好。

什么时候分娩

"刚做了检查，医生说我很快就要分娩了，他能确切地告诉我还需要多长时间吗？"

医生可以预测你何时分娩，但只是基于科学的猜测而已，就像预产期一样。在第9个月，医生会通过腹部触诊和内检来观察孕妇是否快要分娩了。另外，还有几项指标：入盆了吗？先露部分下降了吗？到什么程度了？子宫颈是否开始消退或扩张，是否变

提前确定临产计划

阵痛到什么程度时应该给医生打电话？是不是应该等到破水了再打电话？如果在非办公时间开始宫缩，怎样和医生取得联系？是不是应该先去医院或分娩中心？

不要到阵痛开始再寻找这些重要问题的答案。在下一次产检时，提前把这些问题和另外一些重要问题提出来和医生探讨，并把回答记下来。否则，当宫缩开始时，你一定会手忙脚乱忘了这些细节。

另外，你一定要提前了解去分娩地点的路线，以及一天中不同时段的交通时间，可以采用的交通工具（千万别计划自己开车去）。如果家里还有其他孩子、老人或宠物，提前计划好如何照顾他们。

列出这些信息后，复印几份，分别保存在最常用的包里、待产包里、冰箱门及床头柜上。

自己催产？

如果你已经到了预产期，但看起来一点临产征兆都没有，该怎么办？是否应该继续等待自然分娩——不管还要等多长时间？或者应该自己动手，采取一些催产技巧？采取什么技巧有效呢？

虽然有大量自然的方法可以帮你催产，但其实并没有得到足够的理论支持证明其有效。的确有人成功了，但无法确定究竟是这些办法的功劳，还是刚好到了自然临产的时候。

如果你已经到了"瓜熟蒂落"的时候（40 周足够了），可以尝试以下做法：

走动。有人说四处走动可以帮助宝宝入盆——主要得益于重力和臀部晃动的作用。一旦宝宝压住了子宫颈，阵痛就开始了。即使散步最终不能诱发分娩，你也没有任何损失。不管孕期什么时候开始散步，都有利于塑造最佳的体格，为分娩做好准备。

性生活。你现在的体型就像一头小河马，但还是可以把自己搬到床上和丈夫享受性爱，以娱乐的方式做点正事。有研究发现，在条件成熟的情况下，精液可以刺激宫缩，而有些研究也表明，性高潮时分泌的催产素可以推动分娩的进程。但这些令人高兴的理论目前还没有得到科学证实，而且有另一些研究发现，孕期有性生活的女性，可能比没有性生活的女性怀孕的时间更长。如果你就是想做爱或打算尝试一切方法，那就试试吧！毕竟，这是分娩前最后几次享受性生活的机会了。如果引起了分娩，那真是太棒了！如果没有，也很棒不是吗。

其他自然的方法可能存在潜在的缺点，在你尝试前，一定要先问问医生的意见：

刺激乳头。喜欢捏乳头的游戏？每天刺激乳头几小时可以使身体释放天然的催产素，诱发宫缩。需要注意的是：刺激乳头几小时可能引起疼痛、强烈而漫长的宫缩。所以，除非医生建议你用这种方式模拟临产进程，否则你和伴侣在采取行动前一定要三思。

蓖麻油。想喝点蓖麻油来帮助疏通产道？这种传统做法代代相传，靠的是蓖麻油的促排泄作用，刺激肠道，引发宫缩。需要注意的是，蓖麻油会导致腹泻、严重抽搐，甚至呕吐。在你大口喝下它之前，仔细考虑一下是否真的要用这种方式引发分娩。

花草茶和药物。你的祖母可能告诉过你，在超过预产期还没有发动的时候可以试试覆盆子叶、黑升麻和月见草。一些研究表明，这些药用植物有助于诱发或加快宫缩。你可以咨询医生看是否可以用这些药草及如何使用，并且只能在足月后使用。

当你考虑这些自我催产的方法时，提醒自己，其实很快就能分娩了——不管是自然开始，还是在医生给予帮助的情况下——最终一定会分娩！

软并转移到阴道上方（这是临产的另一个征兆）？或是还很坚硬，位置靠近背部？

但是，"很快"也可能意味着1小时～3周或更长时间。医生告诉有的孕妇"你今晚就要生了"，结果几周后仍没有一点宫缩的迹象；而一些听到医生说"还要等几周"的孕妇，接下来的几小时就分娩了。其实，入盆、子宫颈消退或扩张是逐渐发生的，可能是几周或一个月，甚至更长时间，也可能是一夜之间的事。也就是说，所有这些线索都不是临产的绝对可靠信号。

放轻松，收拾好住院的行李，但别现在就紧张得把汽车发动起来待命。像所有比你更早进入产房的孕妇一样，你要做的是继续等待，直到属于你的那一天或那一晚到来。

超过预产期的宝宝

"已经超过预产期1周了，我不能自然分娩了吗？"

你肯定早已在日历上用红圈标出了预产期这一天。经过漫长的等待，伟大的终点终于来了！但有一半的女性会遇到这样的情况：预产期到了，但宝宝没有出来，期待成了失望。婴儿车和婴儿床又要再空几天。接下来，大约有10%的女性，特别是那些第一次怀孕的女性会再等两周。你不禁怀疑，这漫长的孕期还有没有终点？

那些孕期到了第42周的孕妇甚至在催产前都很难相信这一点，但研究确实发现，大约70%的延期怀孕其实不是真的"过期"，而是怀孕日期计算错误（通常是因为排卵不规律或记错末次月经的日期）。实际上，自从超声检查开始用于预测预产期，延期怀孕误判已经由过去的10%下降到了大约2%。

即使你的确属于这2%，医生也不会让你超过42周这个时间点。大部分医生不会让孕期持续这么长时间，一般在41周就会选择恰当的方式帮你催产。这个时候催产不会增加剖宫产的风险，而且可以大大降低妈妈的失血量，减少宝宝发生胎便染色（参见第388页）的概率，这还意味着你可以更快见到宝宝。当然，如果

377

在孕期中某个阶段，医生发现胎盘功能已经弱化，羊水量过少，或其他任何现象表明宝宝存活有困难，他就会立即采取行动催产或实施剖宫产。也就是说，到了那个时候就算你不能自然分娩，也不能再等了。

邀请他人到产房

"要生孩子了，我真的非常激动，很想让妈妈、姐妹、好朋友和我一起分享这个时刻。如果让她们一起待在产房里会不会很奇怪？"

每个人都有生日聚会，宝宝也不例外，所以你们要邀请的客人名单可能会越来越长。想让一些亲近的人参加分娩过程，绝对不是奇怪的事，事实上，这种做法越来越流行。

为什么如今很多女性更能在分娩日感受到快乐？很多选择在家或在分娩中心分娩的女性，分娩当然有家人在场——包括宝宝的哥哥姐姐们。而选择在医院分娩并计划实施硬膜外麻醉的女性，她们的分娩没有什么痛苦或几乎无痛，不需要大量喘气，她们有更多机会与更多人分享分娩。选择不用药物自然分娩的女性也希望在分娩时得到更多亲朋好友的鼓励与支持。另一方面，医院和分娩中心允许这种分娩时的聚会，并把产房建得更大、更舒服。有一群朋友、几个亲戚

在场，可能会带来双赢的结果。很多医生认为，分娩时能分散一下注意力，得到足够情感支持，可以让产妇在分娩时更加快乐和放松。

显而易见，大量理由证明了同一件事：邀请家人、朋友和你一起走进产房是一件很好的事。但在决定邀请客人前，也有一些需要格外注意的地方，毕竟不是所有医生都赞成产房里挤满了人，部分医院会严格限制人数。你也需要提前确认丈夫的意见。也要考虑一下，在如此私密的瞬间，有这么多双眼睛看着，你是否真的放松和

吃点东西？

阵痛到肚子都饿了？想不想吃一些可以诱发分娩的食物？虽然这些食物的效果没有得到科研人员的证明，但妈妈们会告诉你，哪些食物可以在这时候诱发分娩。如果你的胃能够承受，就来点辣味食品吧，或者来一些可以增加肠胃运动的食物（希望肠道运动可以刺激宫缩），比如一块麦麸松饼、一瓶西梅汁等。没有心情吃这些东西？有些女性喜欢茄子、西红柿和意大利香醋，有些女性发现菠萝可以引发分娩。不管你选择哪种食物，记住，除非你的身体和宝宝都做好了临产准备，否则不管晚餐吃多少东西都不太可能真的临产。

住院应该带什么

提前列出你想带到医院或分娩中心的物品并打包好,是明智的选择。但也不要准备太多东西,收拾好那些你认为需要的就可以。下面是一些你可以考虑带去的东西,但不用带上全部:

为分娩准备的物品

● 这本书,以及《海蒂育儿大百科(0~1岁)》,你可以记录阵痛、分娩过程中你和宝宝的状况。还要带上你的手机,以便使用应用软件 What To Expect。

● 几份分娩计划的复印件,以便医护人员知道你的打算(参见第 317 页)。

● 如果你打算储存宝宝的脐带血,要带上脐带血采集试剂盒。

● 一块有秒针的手表或钟表,方便为宫缩计时(或者使用手机里的电子计时器)。

● 如果音乐能让你放松,带上音乐播放器,以及你喜欢的音乐。别忘了充电器。

● 如果觉得手机的相机功能不够用,还可以带上相机 DV。

● 娱乐设备:笔记本电脑或平板电脑。

● 润肤乳、精油或你在按摩时喜欢用的其他东西。

● 一个网球或按摩器,如果背部下方痉挛严重,可以按摩一下。

● 你的枕头,分娩时和产后可以让你躺得舒服一些。

● 无糖的棒棒糖或糖果,用来保持口腔湿润。

● 牙刷、牙膏、漱口水、面霜和身体乳。

● 如果你不想穿着病号服走来走去,记得带上睡袍。

● 厚袜子,万一觉得脚冷时用。

● 舒适的防滑拖鞋。

● 如果你是长发,带上发带、发圈等,这可以让你不那么蓬头垢面。需要的话,也带上梳子。

● 为陪伴你的人带些点心,这样他肚子饿时就不用离开你身边了。如果医生允许你在阵痛阶段吃点东西,也为自己准备一些。

为产后准备的东西

● 如果你不想穿医院提供的衣服,准备好浴衣、舒适的睡衣或睡袍。如果你要哺乳,选择便于哺乳的前面系扣的睡衣。

● 如果需要有人陪护,为他准备

好换洗衣服、牙刷及其他可能需要的东西。

● 化妆品，包括洗发水、护发素、沐浴露、香体喷雾以及任何你离不开的东西。

● 你最喜欢用的那种夜用卫生巾（虽然医院也提供卫生巾），不要用卫生棉条。

● 几套换洗的内衣和一个哺乳胸罩。

● 大量零食。

● 宝宝回家时穿的衣服。如果天气冷的话，加一条婴儿包巾、睡袋或毯子；医院可能提供尿布，但还是带一些，以防万一。

● 婴儿汽车安全座椅。在美国，如果没有为宝宝准备合适的座椅，大多数医院都不会让你们离开。这是法律规定，也是带新生儿上路唯一安全的方式。为了避免到时的混乱场面，在预产期之前就把座椅装好。

舒服（整个分娩过程，你会呻吟、大叫、小便，甚至还会大便——而且需要一直保持半裸）。另一些需要斟酌的因素有：你邀请的人（比如你的兄弟、公公）是否愿意参与？如果他们感到不自在，你还能放松吗？当你需要安静（休息）时，能忍受身边有人叽叽喳喳聊天吗？当你应该集中注意力用力娩出孩子时，是否会感觉自己有义务招待一下客人？

如果你决定了要找几个同伴，在制订名单时要灵活。记住（也要提醒你的客人）：计划好的阴道分娩很有可能最终变成剖宫产，这样就只有丈夫可以进入手术室。或者你决定让客人参加后半段的分娩过程，让他们在分娩开始2小时后再进入产房。如果邀请的客人太多了，不要害怕伤害到谁的感情，立刻缩减围观者的名单。

作为一名产妇，你的需求永远是最重要的。

不喜欢邀请一队人参观？那就不要赶潮流，也不要向亲人的压力屈服或感到内疚。符合你和丈夫情感的决定就是正确的。

育儿技巧

"离宝宝出生的日子越来越近，我开始担心怎么照顾宝宝，我从来没有抱过新生儿。"

为人母要知道的第一件事就是：宝宝天生就需要人照顾，但当好妈妈需要学习。尽管总有人吹嘘女性有母性本能，但事实是：仅靠雌激素当不了好妈妈，需要时间和练习，而且这种练习只能通过实践获得。在做父

神经紧张的菜鸟

想到自己就要当爸爸了，你一定非常开心——但又有点不知所措？当你看到其他爸爸们好像自然而然就会照顾宝宝时，会担心自己当不了一个好爸爸？

在学习宝宝护理知识的同时，要记住，有些技巧你可能永远都用不上，却非常重要：婴儿安全与心肺复苏术。在宝宝出生前参加这类课程，好好学习。

没有任何一个男人生下来就会做爸爸，就像没有任何女人天生会做妈妈一样。父母之爱可以自然产生，但做父母的技巧必须要学习。和每一位新手父母一样，你会随着每一次挑战而成长：每一次洗澡，每一次整夜不睡哄他睡觉，每一种抱宝宝的方法。只要坚持、努力，并带着爱意——只要你注视着他可爱的小脸蛋，渐渐地就会发现自己进入角色了。随着宝宝一天天长大，你将适应这一角色，接受一些正式的培训也很有帮助。

你迟早都会从实践和错误中学习，但接受一些基本训练会让你轻松很多。幸运的是，现在为准爸爸和新爸爸开设的教授宝宝护理知识的培训班（从如何换尿布到洗澡，从如何喂宝宝到怎么跟他玩）越来越多。很多医院和社区中心都有"新爸爸训练营"和其他类似的培训班。下次陪妻子做产检时咨询一下，如果医院或分娩中心有相关培训班就报名参加，或在网上查询一下。另外，把心肺复苏术列为必修课，也可以阅读《海蒂育儿大百科（0～1岁）》。如果你有朋友最近刚生了宝宝，让他们给予指导，问问能不能抱一下他们的宝宝，或试试帮他换尿布，和他玩耍。

学习的时候，别忘了某些很重要但最好永远用不到的技巧，比如婴儿急救和心肺复苏。宝宝到来之前，先接受这方面的培训。

记住，就像你已经知道的——妈妈有不同的照顾宝宝的技巧，其实爸爸也有。所以放轻松，相信自己的本能，寻找适合你和宝宝的育儿方法。不知不觉，你就发现自己可以熟练地照顾宝宝了。

母的最初一两周，新手妈妈常常会感到手足无措，尤其是当宝宝哭的时间比睡着的时间长、尿布湿了、"无泪"配方的洗发水把宝宝弄哭了的时候。

新妈妈会变得越来越熟练，最初的惊慌不安逐渐变成镇定自若。她们一开始根本不敢抱宝宝，现在却能很自然地用右臂抱着宝宝摇晃，左手还能付账单或使用吸尘器。给宝宝吃维生素、洗澡、把那个小身体放进睡袋里，也再不是什么难事了，其他的育儿工作也一样。随着慢慢走上母亲的正轨，找到自己的育儿节奏，妈妈们会觉得自己有当妈妈的样子了。现在可能无法想象，但总有一天你会拥有这样的心态。

虽然没有办法让抚养第一个宝宝的最初那段时间变得轻松一点（怎么抱宝宝，如何照顾宝宝的不同需求），但分娩前学习育儿技巧，可以让你在具体操作过程中不至于丢脸，以下技巧可以帮你轻松进入妈妈角色：抱一抱朋友（或其他亲戚）的宝宝，给他换尿布，安抚一下他；阅读《海蒂育儿大百科（0～1岁）》新生儿的部分；观看视频或参加育儿培训班。

最好和一些刚刚成为父母的朋友聊聊天。当你知道每一个新妈妈（新爸爸）在照顾宝宝方面，大家面临着相同的任务，也许会放松很多。

临产前，假临产，真临产

电视剧和电影里的情节都太简单了。凌晨3点，孕妇坐起来一只手按着肚子，用平静到近乎安详的语气把睡在身边的丈夫叫醒："亲爱的，我要生了。"

你一定很纳闷，她怎么知道要生了？她又没有生过，为什么这么自

把厨房塞满

这些日子你天天都在逛街买婴儿车、纸尿裤、小衣服，但也别忘了花点时间去逛逛超市。即使水肿的脚踝和超大的肚子让你很疲惫，但9个月的孕妇去超市显然会比将来很长一段时间容易得多，所以抓紧时间，采购食物储存起来吧。将橱柜、冷藏室、冰柜里装满容易保存的食物——乳酪条、独立包装的酸奶、冻水果、麦片、燕麦棒、罐头汤、水果和坚果。同时，不要忘了纸制品（卫生纸、一次性纸杯和餐具，这样你就不必每天清洗餐具了）。如果有多余的空闲时间，准备一些容易保存的食物（烤肉卷、烙饼、松饼），把它们放入干净的独立容器中，并放入冰箱保存，饿了拿出来用微波炉加热后食用。

觉得去超市购物像一场折磨？可以试试网购，很方便。

信地表示自己要生了？她不需要去医院，让医生检查一下？她为什么不会在去医院检查后发现离分娩还有很长一段时间，然后被送回家继续等待？当然，这都是剧本的安排。

真实生活没有任何剧本，我们有可能在凌晨 3 点突然醒过来，但没法确定是真的阵痛还是布雷希氏宫缩。要打开灯数宫缩吗？要打电话把医生喊醒，问他什么是临产症状吗？如果我打了电话，却发现没有临产，会不会被看成是那种经常喊“我要生了”的孕妇，最终临产时却没人把我当回事？我会是分娩培训班上唯一不会识别阵痛的孕妇吗？会不会去医院的时间太晚，结果在出租车后座上分娩？这堆问题冒出来的速度比宫缩还要快。

大多数孕妇都会为此担心，但她们不大可能错误地判断自己的阵痛。也许因为本能或运气，也许因为宫缩时的疼痛，大多数孕妇都会适时地出现在医院里，不早也不晚。你对自己的判断不太可能无中生有。提前熟悉一下临产前的征兆，可以帮助你在宫缩开始时消除困惑，减少担忧。

临产前的征兆

临产之前总会有些征兆。在临产前的一个多月到一个小时，你的身体已经有了许多变化。子宫颈消退和张开是临产的征兆，医生会为你检查确认。当然，还有大部分征兆需要自己注意。

入盆。一般在临产前 2 ~ 4 周，首次怀孕的孕妇会发现宝宝开始下降到骨盆里。如果不是初产，通常没有这个里程碑式的明显标志。

骨盆和直肠的压迫感增强。痉挛（类似于月经时痉挛）和腹股沟疼痛很常见，在经产妇中更是如此。另外，背部下方还会出现持续的疼痛。

体重减轻或增重停止。在孕期第 9 个月，你会发现体重增长速度放慢了；随着分娩临近，一些孕妇的体重甚至会减少 1 ~ 1.4 千克。

精力发生变化。一些进入第 9 个月的孕妇会觉得越来越疲惫，有些精力过剩，出现无法控制的擦地和收拾衣柜的冲动，也就是常说的“筑巢本能”（参见第 374 页）。

阴道分泌物改变。如果你一直做记录，这时很可能发现自己的阴道分泌物增多、变稠了。

黏液栓塞消失。随着子宫颈变薄打开，原本封住宫颈口的“黏液栓塞”开始移位（参见第 386 页）。在真正开始宫缩前的一两周，或分娩开始前，黏液栓塞会从阴道流出。不是每个人都会看到自己的黏液栓塞，除非仔细查看马桶或厕纸，否则都会忽略它。

见红。随着子宫颈消退和张开，毛细血管破裂，把分泌的黏液染成粉为了确保宝宝来的时候你已经做好了准备，请现在就开始阅读第 14 章。

色或红色。这种"见红"通常说明分娩会在 24 小时内开始，但也有可能几天之后才开始。

布雷希氏宫缩加剧。这种宫缩（参见第 333 页）会变得更加频繁、强烈，甚至疼痛。

腹泻。分娩前，有些孕妇还会出现腹泻现象。

假临产的征兆

真正的分娩可能不会这样开始：

● 宫缩没有规律，频率或强度没有变化。真正的宫缩或许不会像教科书里描述的那么标准，但至少随着时间推移，频率和强度会逐渐增强。

● 四处走动或改变一下姿势，宫缩就会消失。

● 见红时出现棕色分泌物——这种分泌物通常由过去 48 小时内的内检或做爱引起。

● 随着宫缩，胎动会稍微增加。

● 宫缩开始后又消失了……又开始了，然后又消失了。这种令人沮丧的假临产也叫先兆临产，这种时而

出现时而消失的现象有可能持续好几天。

记住，以上这些征兆不是真正的分娩状态，但也不是在浪费时间。它是你的身体为了即将到来的"大事件"做的充分准备。

真正的临产征兆

没人知道是什么诱发了临产前的阵痛，但目前普遍认为是多因素作用的结果。这个复杂的过程可能由宝宝大脑里的某种信号开始（类似于"妈妈，让我出去！"之类的话），它激发了母体内一连串的激素反应，这些激素变化又引起了前列腺素、催产素等物质分泌，继而在一切准备就绪时激发宫缩。

如果你出现了如下症状，就可以确定分娩即将到来：

● 宫缩逐渐增强，并不会随体位变化而缓解。

● 宫缩变得频繁，并伴有疼痛，通常更有规律。并非每次宫缩都会比以前更疼或持续时间更长（通常持续 30 ~ 70 秒不等），但如果分娩真正开始，宫缩强度必然会增加。宫缩频率也并不一定是有规律地增加，可能间歇性增加。

● 宫缩可能像肠胃不适或严重的生理期痉挛，也可能感觉像下腹部受压。疼痛只发生在下腹部、背部下方，

并会辐射到腿部（特别是大腿上部）。宫缩的位置不是可靠的判断依据，非临产宫缩在这些部位也能感觉到。

在 15% 的临产征兆中会出现羊膜破裂，羊水渗出或流出的情况。但很多情况下羊膜并非自主破裂，而是医生为助产而人工破膜。

什么时候去医院

医生可能会告诉你，觉得自己的分娩到什么程度时去医院，例如，宫缩间隔 5 分钟、7 分钟等。不要死守这个数字等待，它们可能永远不出现。如果你不能确定自己是否即将分娩，但宫缩的确非常规律，就去医院吧。

通过你描述宫缩时的呻吟，医生就能判断出来分娩是不是要开始了。如果根据上文的信息依然无法判断自己的状态，去医院，不要担心最后证实是虚惊一场，或者半夜把医生叫起来。不必觉得尴尬，你绝对不是第一个也不会是最后一个判断失误的产妇，医生已经习惯了，也从不奢求当医生可以朝九晚五。不要想当然地认为不确定分娩是否开始就不用去医院，这样往往容易犯错误。

如果预产期还有几周，宫缩却开始增强；如果阵痛还没开始羊膜就破了；如果羊水有绿色斑点；或者发现了鲜红色的血；发现脐带从宫颈或阴道里脱落出来——立即去医院。

第14章 阵痛和分娩

你是不是一直在扳着手指倒计时？迫不及待想见到宝宝的小脚丫？等不及要趴着睡了？不要担心，怀孕即将接近尾声。你可能一直在想象最温馨的那一刻：宝宝不用再待在肚子里，而是真真切切地被你抱入怀里。你也一定在反复思考那一刻到来前的整个过程：阵痛和分娩。阵痛什么时候开始，分娩什么时候开始？到底是羊膜破了还是小便？我受得了那种疼痛吗？是否需要接受硬膜外麻醉？需要实施胎心监护、外阴切开术？我能不能用蹲姿完成分娩？能不能不用药物？如果我半天生不出来怎么办？如果整个分娩过程太快，没来得及到医院或分娩中心怎么办？

了解了这些之后，在丈夫、医生、助产士、护士等的帮助下，才能做好一切准备，应对分娩可能带来的所有问题。记住，阵痛和分娩将会带来美好的结局：美丽可爱的小宝贝。

你可能关心的问题

黏液栓塞

"我觉得黏液栓塞消失了，是否应该通知医生？"

这也许是怀孕过程中的一个仪式（有人会觉得它有点讨厌），但黏液栓塞消失并不意味着宫缩即将来临，有很多准妈妈并不会出现这种现象。黏液栓塞是孕期"塞住"子宫颈的柔软的胶状物质，会因子宫颈的扩张和消退而移开。有些孕妇会注意到黏液栓塞消失，有些则完全注意不到。黏液栓塞消失是身体开始准备分娩的一个信号，但不能准确预示大日子马上到来。分娩可能在几天或几周后发生，而在此期间，子宫颈会持续地缓慢张开。没必要这么早就通知医生或慌慌张张地收拾东西。即使黏液栓塞消失也没有必要担心宝宝的安全。实际上，你的宫颈会不停地分泌黏液来保护宫颈口并预防感染，这意味着你的宝宝仍然处于舒适的环境中，也意味着你依旧可以做爱、洗澡、忙自己的事。

很多女性不会提前出现黏液栓塞消失的现象，没关系，这并不能预示产程的进展。

见红

"我的阴道分泌物是粉红色，这是否意味着要分娩了？"

你似乎是见红了，这只是一种特别的预示分娩的信号，而不是恐怖电影的镜头。见红时，会出现粉红色或棕色带血的黏液分泌物，这通常意味着，随着子宫颈扩张并消退，最终完全打开，接下来就会分娩了。一旦见红，宝宝很可能会在接下来的一两天出生。但这个过程没有规律，你仍然需要等到第一次真正的宫缩来临。要记住，见红与黏液栓塞消失不同，两者都有黏液，见红是一种分泌物（并且微带血性），而黏液栓塞是一次性的凝胶状胶团。见红意味着宝宝快要出生了，黏液栓塞意味着也许宝宝出生没那么快。

如果阴道排出物突然变成了鲜红色，立即与医生联系。

羊膜破裂

"我半夜醒来，床单湿了，是膀胱失控，还是破水了？"

闻一闻床单，如果有一种甜味（尿液闻起来有一股强烈的氨水味），就可能是羊水。这表示你的羊膜可能已经破裂。羊膜破裂的另一个迹象是：不停地流出稻草色的暗淡液体。还有一种检查方法：挤压盆底肌（凯格尔运动）来控制液体流出。如果液体停止流出，就是尿液；如果不会停止，则是羊水。

躺着时羊水更容易流出来，站或坐起来时通常会停止——至少会慢下来。这是因为宝宝的头暂时阻止了羊水流出，就像一个塞子一样堵住了宫颈口。如果羊膜裂口在接近子宫颈的地方，羊水泄漏的情况会比羊膜上方裂口时更严重——不管站着还是坐着都是如此。

医生可能已经指导过你羊膜破裂时该怎么做。听从医生的指示，遵循相关的预防措施。记住，如果你不知道该做什么，就选择稳妥的办法——去医院，不管在白天还是黑夜。

"刚才羊水流了出来，但还没有开始宫缩，分娩会在什么时候开始？在此期间我应该做什么？"

似乎宝宝快出来了。大多数分娩前羊膜破裂的孕妇会在接下来的 12 小时内出现第一次宫缩，其他孕妇一般会在 24 小时内出现宫缩。

还有 10% 的人会等很长时间才开始分娩。这时，因为羊膜囊已经破裂，宝宝或妈妈感染的危险会随着时间推移而增加，如果确定孕妇已经处于或接近预产期，医生一般会选择在羊膜破裂后的 24 小时内实施引产。有的医生会在破膜 6 小时后就实施催产。毕竟，大多数孕妇在破膜后都希望尽早催产，而不是流着羊水一直等下去。

如果你发现阴道滴下或流出羊水，除了赶快抓起毛巾和一袋大号卫生巾之外，最先应该做的事就是去医院。还要尽可能保持阴部清洁，避免感染。使用卫生巾吸收羊水，不要试图自己检查阴道，大小便要用卫生纸从前往后擦。

极少数情况下，羊膜破裂时宝宝还没有入盆（很可能胎位不正或早产），这时就可能出现脐带脱垂——脐带被涌出的羊水冲进了子宫的出口（子宫颈），甚至会进入阴道。如果你看见阴道口出现一圈脐带，或感到阴道里有东西，立刻拨打 120。想了解更多脐带脱垂的处理办法，参见第 557 页。

羊水颜色暗淡

"我的羊膜破了，但羊水不清澈，而是棕绿色，这是怎么回事？"

这可能是因为羊水染上了胎便的颜色。胎便是一种来自宝宝消化道的棕绿色物质，一般在分娩后会作为新生儿的第一次粪便排出。但有时候（尤其是宝宝在子宫内受到挤压时，常常在预产期之后），胎便会在产前排入羊水中。

羊水着色不一定说明宝宝出现窘迫，但有潜在的问题，所以要立即通知医生。医生很可能会帮你启动分娩过程（如果宫缩还没有开始），并严密监测宝宝的情况。

羊水不足

"医生说我的羊水很少，要补充羊水，我该为此担心吗？"

通常，大自然会让妈妈的子宫储存足够的羊水。幸运的是，即使发现羊水不足，也可以用医学手段来解决这一问题。医生会用导管插入你的子宫，直接向羊膜囊中注入盐水。这叫作羊膜腔灌注术，可以明显降低手术分娩的可能性，在发生胎儿窘迫时非常必要。

不规则的宫缩

"分娩培训班里说要等到宫缩变得规律且5分钟一次时再去医院。现在我不到5分钟就有一次宫缩，但是一点规律也没有，怎么办？"

书上、分娩培训班和医生说的分娩过程经常是典型的例子，许多人会有相近的经历，但并不是每位孕妇的分娩过程都像书上说的那样：宫缩间隔有规律，而且逐步进展。

如果你发生了强烈、持续时间长（20～60秒）、频繁（至少相隔5～7分钟）的宫缩，不要等到它们变得像你听说或书里描写的那样"规律"了才赶往医院。你的宫缩可能完全正常，而且正在稳步进入阵痛活跃期。要保证安全，不需要跟教科书保持一致。

阵痛时给医生打电话

"我刚开始宫缩，每三四分钟就有一次。医生告诉我阵痛的前几个小时应该在家里度过。"

做错总比错过好。大多数第一次做妈妈的孕妇阵痛常常开始得很慢，宫缩逐渐加强，可以在家里安全地度过阵痛前期的几个小时。但如果你的宫缩一开始就非常强烈，每次持续至少45秒，而且频率超过5分钟一次，

那么阵痛前期的几小时可能就是最后分娩的几小时。在这种情况下，可能第一产程的大部分已经在你没有发现时就毫无痛苦地过去了，子宫颈已经很大程度上打开了。这时如果不去医院，而是等到最后一分钟再冲向医院或分娩中心，万一未能及时赶到，就会后悔莫及。

所以，一定要清楚自己宫缩的频率、持续时间、宫缩强度。医生习惯根据孕妇的声音来判断产程，所以说话时不要忍着宫缩，也不要对自己的不适轻描淡写或装出一副勇敢的样子，更不必在诉说症状时努力保持镇静。把宫缩的情况表现出来，不要出于礼节而压抑自己。自然地对待宫缩，是什么样就表现出什么样。出于相同的理由，不要让伴侣代替你打电话给医生——即使你疼得根本无法打电话。

如果你觉得已经准备好了，而医生认为还没有，可以去医院、分娩中心或医生办公室检查一下。带上待产包一起过去，但也要做好可能会回家的心理准备，宫口可能还没有完全打开，甚至没有扩张。

未能及时赶到医院

"我担心不能及时赶到医院。"

大部分突然分娩都发生在电影或

389

独自应对紧急分娩情况

显然，你永远也不想用到这些技巧，甚至看都不想看，但以防万一，还是把它们记在随身带的笔记本上吧。

1. 尽量保持镇定，相信自己能处理一切。

2. 给120打电话寻求急诊医疗帮助，并请他们联系医生。

3. 如果可能，找邻居或其他人帮忙。

4. 大口喘气，以免开始用力推宝宝。

5. 可能的话，清洗双手和阴部。

6. 在床、沙发或地板上铺上干净的毛巾、报纸或床单，躺下来等待援助。

7. 尽管你已经大口喘气，宝宝还是在援助到来之前开始降生，就在每次想用力推时轻轻用力，将宝宝向外推。

8. 胎头露出后，大口喘气，轻轻在会阴部施加压力，阻止宝宝突然冒出。让胎头慢慢出来，千万不要拉扯。如果发现宝宝的脖子上缠着一圈脐带，就用手指从下面把脐带轻轻挪到他的头上去。

9. 接下来，用双手轻轻捧起胎头并稍向下压（千万不要拉），同时用力推以娩出肩膀。前肩娩出后，小心地抬起宝宝的头，让后肩娩出。肩膀出来之后，其他部分就容易出来了。

10. 将宝宝放在肚子上。如果脐带很长，就放到胸前。迅速用干净的毯子、毛巾或其他任何手边拿得到的东西把宝宝包起来。

11. 用干净的布清洁宝宝的嘴和鼻子。如果帮手还没有来，而宝宝一直没有哭闹或呼吸，就揉搓他的背部，保持其头部低于双脚。如果呼吸依然没有开始，用干净的手指更深入地清洁口腔，并快速、轻柔地向他的鼻子和嘴巴里吹两口气。

12. 不要想着拉出胎盘。如果胎盘在急救帮助到来之前自动娩出，就用毛巾或报纸包起来。可能的话，把它放在比宝宝高一些的地方，没必要剪断脐带。如果援助很久之后才能来，用绳子或鞋带把脐带扎紧2～3分钟。

13. 注意给自己和宝宝保暖，等待援助。

电视剧中。现实生活中，尤其是第一次当妈妈的产妇，临产前都会有非常明确的预兆。但在极少数情况下，孕妇没有任何疼痛感，或只是感到无规律的疼痛，当突然难以抗拒地想产出宝宝时，孕妇会以为只是想去卫生间。

这种情况发生在你身上的可能性非常小，但你和丈夫最好还是熟悉一下紧急分娩的基本知识（参见第392页）。看完放松一下，因为这种紧急分娩的情况十分罕见。

分娩时间短

"我常听到有些妈妈分娩时间很短，这种现象常见吗？"

你认为"持续时间短"的分娩，实际上准妈妈的宫缩已经没有疼痛地进行了几小时、几天甚至几周，子宫颈已经慢慢打开了。最终感觉到宫缩时，身体已经过渡到了分娩阶段。

有时子宫颈扩张得很快，几分钟内就达到了大多数孕妇（尤其是第一次当妈妈的人）几小时才能达到的水平。幸运的是，这种急产（从开始到结束只用了不到3小时）不会危害到宝宝。

如果你正经历一次猛烈的分娩（宫缩力量很大且汹涌），就要赶紧去医院或分娩中心，这样你和宝宝才能得到最好的监护。一些药物可以稍稍降低宫缩的速度，缓解身体压力，舒缓你的精神状态（有时候，宫缩过快会引起烦躁，降低宫缩的速度可以帮她平静下来）。

背痛性分娩

"我阵痛开始后背痛得厉害，不知道怎样才能熬到生完。"

你经历的可能是产科学中的"背痛性分娩"。对这个名词的学术解释是，宝宝位置偏后，头后部压在了妈妈的骶骨上，或骨盆的后部。当然，其他胎位也可能导致背痛性分娩。当宝宝从头朝后的位置转到头朝前时，背痛性分娩依然可能继续（因为这个部位已经成了压力点）。

如果你正在经历这种疼痛（宫缩间隔中也会觉得疼，甚至变得更痛），也不会有危害。怎样缓解疼痛才是最重要的。如果你打算采用硬膜外麻醉，就大胆地开始吧（没必要等，特别是疼痛严重时），很可能你会需要比别人更高的剂量才能达到相同的镇痛效果，一定要把背痛的情况告诉麻醉师。另一些选择（例如麻醉剂）也能减轻疼痛。如果你实在不想使用任何药物，还有其他办法减轻背痛，都值得一试：

减轻背部压力。试试能不能换个姿势，可以四处走动（宫缩来势凶猛时，这可能有些困难）、蹲下或跨坐，四肢着地跪着——怎样最舒服、疼痛感最轻，就怎么做。如果想躺下来，就面朝左侧躺下，弓起背，就像宝宝在子宫里的姿势一样。

冷敷或热敷。让助产士或护士将

给爸爸的小贴士

丈夫应该知道的紧急分娩技巧

在家或在办公室

1. 保持镇定，安抚妻子。记住，即使你对生孩子一窍不通，妻子和宝宝也可以完成这个过程。

2. 拨打120寻求急诊医疗帮助，并请他们帮忙联系医生。

3. 让产妇大口喘气，防止推出宝宝。

4. 用肥皂和清水（或用湿巾或消毒洗手液）清洗双手和产妇的阴部。

5. 如果可以，将产妇抱到床上或沙发上（条件不允许时至少要抱到桌子上），这样可以把她的臀部抬高一些，让她把手放在大腿下面，将大腿垫高，找个搁脚凳支撑她的脚。用毛巾或床单保持分娩区干净。如果宝宝的头已经露出，找几个枕头或靠垫垫在产妇的头和肩膀下，帮她保持半坐姿势，这样有利于分娩。如果宝宝还没有露头，让产妇平躺或侧躺来减缓分娩进程，等待救援。

6. 随着宝宝的头开始露出，告诉妻子喘气或吸气（不要拉出宝宝），在会阴部轻轻施加压力以防胎头突然冒出。让胎头慢慢出来，千万不要拉它。如果发现宝宝的脖子上缠着一圈脐带，就用手指从下面把脐带轻轻挪到头上去。

7. 接下来，用双手轻轻捧起胎头并稍向下压（千万不能拉），同时让妻子用力，娩出宝宝的前肩。前肩娩出时，小心地抬起宝宝的头，让后肩娩出。肩膀出来之后，其他部分就容易出来了。

8. 将宝宝轻轻放在妻子的肚子上，如果脐带很长（千万不要用力拉出），就放在妻子胸前。迅速用干净的毯子、毛巾将宝宝包起来。

9. 用干净的布清洁宝宝的嘴巴和鼻子。如果帮手还没来，而宝宝一直没有哭闹或呼吸，揉搓他的背部，保持其头部低于双脚。如果呼吸依然没有开始，用干净的手指更深入地清洁其口腔，并快速、轻柔地向他的鼻子和嘴巴里吹两口气。

10. 不要拉出胎盘。如果在急救帮助到来之前，胎盘已经自动娩出，就用毛巾或报纸把它包起来，放在比宝宝高一些的地方，没有必要剪断脐带。如果帮手还没来，用绳子或鞋带把它扎起来2～3分钟。

11. 注意给妻子和宝宝保暖，等待援助。

去医院或分娩中心的途中

如果分娩来临时你们在车上，就在路边找一个安全的地方把车停好，打开危险信号灯，打120急救电话。如果有人停下来帮忙，请他拨打120或当地医疗急救电话。如果你们是乘出租车去医院，就请司机用广播或手机寻求帮助。

可能的话，把产妇移到车后座上。在她身下铺上外套、夹克或毯子。如果来不及等待急救，就按照在家中分娩那样处理。宝宝娩出后，除非急救人员马上赶到，否则要立即赶往最近的医院。

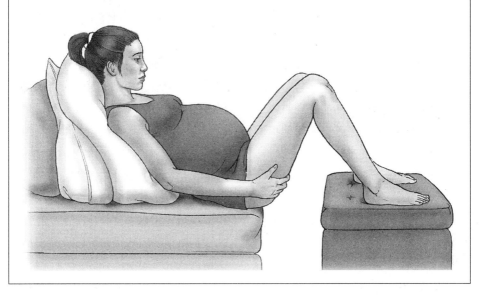

热敷垫、冰袋或任何可以减轻疼痛的物品放在你疼痛的部位上，冷热敷交替进行。

按压和按摩。让丈夫用各种办法按压最痛的地方，或者自己用觉得有效的方法按摩背部。试试用指关节、网球、手掌根部加上另一只手的压力来直接揉压或用力画圈来按摩疼痛的部位。可以用乳霜、油或爽身乳减小刺激。

反射疗法。在背痛性分娩中，反射疗法需要用手指用力按压脚心。

减轻疼痛的其他替代方法。水疗可以在一定程度上减轻疼痛。或者，如果你曾经用冥想、催眠等方法来缓解疼痛，现在也可以试试，不会有伤害，并且通常会奏效。

393

催产

"医生想催产，但我还没有到预产期，我觉得催产只适用于那些过了预产期的人。"

有时候，母亲的本能让准妈妈不再理智。大约有 20% 的孕妇需要剖宫产。一般催产确实广泛应用于过熟儿，但医生也有很多理由要求你接受催产：

● 羊膜已经破裂，但宫缩还没有在 24 小时内自动开始。

● 检查显示胎盘功能不理想，或羊水量过低等状况，子宫不再能提供让宝宝健康生长的环境。

● 检查显示宝宝发育停滞，已经成熟到可以分娩了。

● 妈妈出现并发症，比如前置胎盘、妊娠期糖尿病或其他急慢性疾病，这些都会让分娩风险增加。

● 由于居住地遥远或有过急产的经历，担心分娩开始后孕妇不能及时赶到医院或分娩中心。

如果医生建议催产的理由仍然不能让你信服，请他说得更具体一点。

"催产如何进行？"

和自然开始的分娩一样，催产也有完整的过程，有时也会持续很长时间，但宝宝娩出的过程需要人工帮助。

催产通常包含下面几步（不一定要全部经历）：

● 首先，需要催熟你的子宫颈，这样才能开始接下来的分娩过程。如果你到达医院时宫颈已经成熟，可以直接进入下一步了。如果宫颈还没有开始扩张或消退，甚至还没有变软，医生可能就要用阴道凝胶（或阴道栓剂）形式的前列腺素 E 等激素。这个过程是无痛的，只需用注射器将凝胶置入阴道中接近子宫颈的地方。几小时之后，医生会检查子宫颈是否变软并开始消退。如果没有，会再次使用凝胶。一般情况下，凝胶的剂量足以推动宫缩和分娩开始。如果子宫颈已经足够成熟，但还没有出现宫缩，医生会借助一些设备来催熟子宫颈，例如带充气囊的导管、带刻度的子宫颈扩张器、水囊等。

● 如果羊膜囊仍然保持完整，医生可能会用手指将羊膜和子宫分离。这个过程可以刺激身体释放前列腺素，通常是无痛的，虽然目的不是要弄破羊膜，但有时会失手。医生也可能选择直接人工破膜（参见第 399 页）诱发分娩。

● 如果还没有正常宫缩，医生可能会采用静脉注射催产素——一种人工合成的催产素。天然的催产素由孕妇的身体自然释放，在分娩中起到很大作用——促进宫缩正式开始。另外，还可以阴道给予米索前列醇，这

羊膜剥离

羊膜剥离是医生推动分娩的一种方式。有时医院会以这种方式来催产；有时当产妇临近或到了预产期，医生也会在产妇常规产前检查中实施羊膜剥离。它与羊膜破裂不同，虽然有时不小心也会弄破羊膜。关于羊膜剥离，你需要了解以下情况：

羊膜剥离是如何进行的？ 医生会用他（她）的手指轻轻地将羊膜囊（也叫羊膜）与靠近宫颈口的子宫分离。一旦羊膜被分离，你的身体就会释放前列腺素。引起羊膜剥离可能仅需一次，但如果第一次尝试没有引起阵痛，医生会隔几天叫你去再次进行羊膜剥离。即使医生选择只进行一次羊膜剥离，你也需要在几天后再到医生那儿检查一下进展。

羊膜剥离有什么感觉？ 对很多人来说，羊膜剥离完全没有感觉，但也有人会有不适感。在羊膜剥离后（也许会，也许不会如愿引发宫缩）的24小时内，你可能会有疼痛感，也可能会在接下来的几天内出现略带红色、粉红色或棕色的分泌物。不用担心，这些情况都是正常的。但如果出现剧痛或鲜红血迹，请立即打电话给医生。

但是……羊膜剥离有用吗？ 有证据表明羊膜剥离可能有助于诱发分娩，只是没有那么快（在促发宫缩来临前它可能需要3～5天或更长时间）。但由于它并不能确保诱发阵痛，同时为了产妇安全考虑，很多专家不建议把羊膜剥离当作常规的催产方式。

也是一种促进宫颈成熟的催产手段。

● 宝宝的情况将会获得持续监控，医生需要随时了解宝宝的反应。当然，医生也会对你进行持续监护，观察药物是否过量，诱发的宫缩会不会太强或持续时间太长。如果发生了不好的情况，会调慢输液或停止催产。一旦宫缩完全开始，催产素的量就要逐渐减少，分娩过程就会像自然分娩一样继续进行。此时你可以要求使用硬膜外麻醉。

● 如果在使用了催产素8～12小时后分娩还没有进展，医生可能会停止催产，让你休息一下，过段时间再尝试一次。有些情况下，可能会放弃催产计划，转而实施剖宫产。

分娩过程中的饮食

"分娩过程中到底能不能进食？我听过了太多矛盾的版本。"

会阴切开术：不再常用

会阴切开术是通过切开会阴使阴道在胎头出现时打开得更大，目前这种手术已经不是常规手段。事实上，如非必要，很多助产士和大部分医生都不会采用这个方法，只有 10% 的产妇最终接受了会阴切开术。

过去认为，会阴切开术可以防止会阴撕裂及产后大小便失禁，并减轻新生儿产伤风险。但目前已知的情况是，即使妈妈不做会阴切开术，宝宝也安然无恙，甚至情况更好。总的来说，未施行会阴切开术的分娩过程并不会持续更长时间，产妇失血较少，感染风险也较小，产后会阴部疼痛较轻（虽然还是存在出血、感染、撕裂等可能）。更重要的是，研究者发现，会阴切开术后更容易发生 3 ～ 4 度的撕裂（即到达直肠附近的撕裂，有时会引起大便失禁）。

虽然会阴切开术不再是常规手段，但在某些特定的情况下，仍然是首选的解决方法。宝宝较大需要用产钳或真空吸引器时，或发生肩难产（分娩时宝宝的肩膀卡在产道里）时，可能还是要实施会阴切开术。

如果的确需要会阴切开术，并且时间允许，就要在手术前实施局部麻醉。如果你已经接受了硬膜外麻醉，或者会阴因为胎头的压力已经麻木，医生可能会拿起手术剪，正中切开（朝直肠处剪开）或侧切（偏离直肠剪开）。在娩出宝宝和胎盘之后，医生会为你缝合切口（如果硬膜外麻醉已经失效或之前没有局部麻醉，现在还需要实施局部麻醉）。

如果你还没有做上述准备，和医生讨论一下会阴切开术的相关事宜。他很可能认为，没有足够的理由不要轻易手术。在你的分娩计划里，写下对会阴切开术的看法。但也要记住，在一些情况下，会阴切开术必不可少，要在产房里才能做出最终的决定。

分娩过程中是否可以吃东西，这取决于医生。一些医生坚持认为分娩过程中需要严格禁食，以防万一需要全身麻醉时消化道内的食物会被吸进肺部。他们往往只允许产妇通过静脉输液补充营养，吃点冰。

大部分医生允许低危产妇喝水并吃少量固体食品，因为产妇需要水和热量来保持体力，这样才能全力投入分娩。另外，上面提到的那种危险只存在于全麻的情况（低危产妇很少出现需要全麻的紧急情况），且发生率极低：1000 万人里只有 7 个人发生危险。有研究显示，分娩时进食的产妇产程会平均缩短90分钟，需要催产素和镇痛药也更少，宝宝的阿普加评分也高于不吃东西的产妇的宝宝。问问医生，看你是否可以吃些东西。

即使医生同意吃东西，阵痛也可能会让你没胃口，但不时吃少量零食（水果冰棒、果冻、苹果酱、煮熟的水果、香蕉、意大利面、涂了果酱的烤面包或清汤都是理想的选择）可以在最需要保持精力的时候给你极大的帮助，因为阵痛活跃期开始之后，你可能不想吃任何东西。在医生的帮助下决定吃什么，什么时候吃，并记住，分娩有时会让你出现严重的恶心感，有些女性即使没有吃东西，分娩过程中还是会呕吐。

无论分娩过程中你是否能吃下东西，丈夫也应该吃一些。提醒他在送你去医院前好好吃顿饭，打包一些零食。这样，在他饿的时候就不用离开你去吃东西了。

常规静脉输液

"据说，即使我不用硬膜外麻醉，分娩时一到医院也必须输液，是吗？"

这很大程度上取决于你所在医院的政策。一些医院里，给产妇进行静脉输液是常规做法。采用静脉输液的目的是预防脱水，满足出现紧急状况时的给药需求。也有些医院和医生会等到确实需要时才输液。提前和医生聊一聊，了解他的医疗策略。如果你强烈反对提前输液，一定要告诉他，但也要做好心理准备，有可能会延误输液时间。

如果打算采用硬膜外麻醉，就一定要静脉输液。在注射硬膜外麻醉药之前，需要输液来预防镇痛药的常见副作用——血压过低。另外，输液也方便使用催产素。

静脉输液唯一的不适是针头扎入静脉的时候，但拔出针头后基本看不出针眼。将输液瓶挂在移动架上，你就可以自由地进出卫生间或下楼到花园里散步。如果你很不喜欢输液，但医院又要求必须输液，问问医生你能不能采用肝素帽。如果使用肝素帽，输液导管会插入你的静脉滴入肝素，防止形成血栓，然后将导管固定并关闭。这种方法为医院提供了可随时开放的静脉通路，一旦出现紧急情况，可以随时打开肝素帽，将液体输进去，是一种不错的折中办法。

胎心监护

"分娩过程中必须采用胎心监护吗？有什么要点？"

宝宝在温暖舒适的羊水中度过了生命的最初9个月。现在他要通过妈妈狭窄的骨盆，这可不像开车兜风那么好玩——他可能会被挤压，他的姿势会受到每一次宫缩的影响。虽然大部分宝宝可以毫发无损地通过产道，但有一部分宝宝会不太配合：心率下降，胎动加快或减慢，或出现其他胎儿窘迫的征兆。胎心监护可以通过测量宝宝在宫缩时的心率变化，评估宝宝应对压力时的反应。

这种评估一定要持续进行吗？不一定。一些研究表明，在低风险的分娩中，这些高科技手段在发现问题方面并不比传统的多普勒超声仪好。如果你属于这类孕妇，可能就不需要在整个分娩过程中使用监护仪。然而，如果你需要催产或采用硬膜外麻醉，以及有其他危险因素（例如羊水粪染），就可能要在分娩过程中始终戴着胎心监护仪。

持续性胎心监护有 3 种方式：

体外监护。这是最常用的监护方式。把两个仪器一起绑在腹部：一个是超声波传感器，测量胎儿心跳；一个是压力计，测量宫缩的强度和持续时间。两者都会连接监视器来显示或打印出结果。采取体外监护时，你可以在床边或椅子边活动，如果采取遥感监护措施，你就可以自由活动了。

在第二产程（推出宝宝的阶段），宫缩可能会非常快且强烈，产妇很难弄清什么时候该用力，什么时候不该用力。但从监护仪上可以准确看到每次宫缩开始和结束的时间。为了不影响产妇集中精力，医生可能不会再用监护仪，而会用多普勒超声仪定时测量胎心。

体内监护。当需要更精确的监护时（例如怀疑发生胎儿窘迫），就可以采取体内监护措施。将一个用来传输胎心数据的电极穿过阴道贴在胎儿的头皮上，绑在妈妈肚子上的压力计可以测量宫缩强度。虽然体内监护能得到宝宝心率和宫缩情况更精确的结果，但只有在非常必要的时候才会采用，因为有引起感染的风险。宝宝头上连接电极的地方会有轻微的淤青和擦伤，但几天之后就会自动痊愈。如果用了体内监护系统，产妇的行动会更加受限，但翻身还是可以的。

遥感监护。只有少数医院拥有这种设备。使用这种监护系统时，医生会在你的大腿上安装一个信号捕捉器来捕捉宝宝心跳的信号（通过无线信号）并传递到护士站——这样即使你在走廊上跑步，监护仪也能实时探查到你的信号。

注意，不管是体内监护还是体外监护，假警报都很常见。一般来说，监护仪已经由医护人员预先设定好了，当宝宝心率的变化超过一定范围、宝宝翻身，以及监护仪本身没有正常工作时，都会发出很大的嘟嘟声。医生在下结论之前，会充分考虑这种种因素。如果监视器继续得出异常读数，在诊断胎儿窘迫之前，还需要充分考虑多种因素。如果确诊为胎儿窘迫，需要实施剖宫产。

人工破膜

"我担心羊膜不能自然破裂，只好人为弄破它——这会伤害宝宝吗？"

人工破膜时，大多数孕妇一点感觉都没有，尤其是已经进入阵痛期的时候。人工破膜是通过羊膜钩（一根长的薄塑料器械，尾部有钩子，用来刺破羊膜）进行的，所以它和你做过的产检内检一样，会让人有点不舒服。你可能会看到羊水涌出，随后很快发现宫缩越来越有力，越来越快，宝宝开始向外移动。

人工破膜并不意味着不需要催产素，但它确实可以缩短阵痛过程——至少是催产的阵痛。很多医生都会通过人工破膜来推动缓慢的阵痛进程。如果产程进展顺利，没有出现紧急情况需要弄破羊膜，你和医生就可以再等等。在少数情况下，会因为要实行其他医疗措施（比如体内监护）人工破膜。

有些情况下，羊膜一直顽固地保持完整，宝宝生下来时会被一层完整的水囊包着。也就是说，一旦将宝宝生下来，立即人工破膜，这也是好办法。

真空吸引器

"为什么医生要使用真空吸引器？把宝宝的头吸出来，这听起来好疼。"

真空吸引器可以帮宝宝通过产道中较窄的部分。它是将一个塑料"杯子"放在宝宝的头上，然后轻柔地将宝宝吸出产道。这种抽吸力可以防止胎头随宫缩再次退回产道，并在宫缩期间帮助娩出宝宝。5%的分娩会采用真空吸引器，在合适的条件下，它是产钳和剖宫产的良好替代品。

什么时候应该使用真空吸引器？当宫颈完全张开，羊膜破裂，同时产妇由于过度疲劳而无法有效与持续用力，或产妇有心脏问题或高血压，用力过大有风险时，可以考虑使用真空吸引器。另外，当胎儿出现窘迫需要立即娩出且胎儿的姿势有利时——例如头快要娩出时，也可以考虑使用真空吸引器。

通过真空吸引器分娩的宝宝头皮可能有些水肿，但这不是什么严重的问题，也不需要治疗，几天后就会自愈。和使用产钳一样，如果不成功，就需要实施剖宫产。

分娩过程中，如果医生建议使用真空吸引器加速进程，你可以先问问他能否让你休息几分钟后再用力；短暂的休息可以让你恢复正常的呼吸，更高效地娩出宝宝。你也可以尝试变换体位，比如四肢着地，或者跨坐，重力的作用可以帮助胎头下降。

分娩前，问问医生你想了解的关于真空吸引器与产钳的问题，比如使用真空吸引器前是否需要会阴切开术。你了解得越多，准备得就越充分。

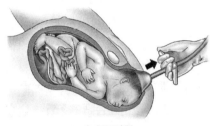

真空吸引器

产钳

"分娩中使用产钳的可能性有多大？"

产钳是一种长而弯的钳子样工具，用来帮助宝宝在产道里下降。这种工具现在只在一小部分分娩中采用。这不是因为它不如真空吸引器或剖宫产安全，在正确使用时，它甚至比真空吸引器和剖宫产更安全，而是现在接受过使用产钳的系统培训的医生越来越少，或者平时很少使用产钳。使用产钳的情况和使用真空吸引器的情况相同。

使用产钳之前，产妇的子宫颈必须完全打开，膀胱排空，羊膜已经破裂。接下来，产妇就会接受局部麻醉（如果没有提前接受硬膜外麻醉的

话）。还可能需要接受会阴切开术，这样才能帮助阴道打开得更大，以便放入产钳。接下来，就可以将产钳伸入阴道，用钳头环住胎头的太阳穴，轻轻将宝宝拉出。产钳有可能对宝宝的头皮造成压伤，导致肿胀，但一般出生几天后就可以痊愈。

如果医生尝试用产钳帮你分娩，但失败了，很可能就需要剖宫产。

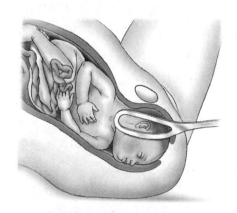

产钳

分娩姿势

"我知道分娩时平躺着不太好，那什么姿势最好呢？

分娩时没必要躺下来。其实，平躺是最不利于分娩的姿势：首先，没有获得重力的额外帮助；其次，这个姿势还可能挤压大血管，甚至影响宝宝的血液供应。医生会鼓励产妇采取其他更舒适的姿势分娩。如果愿意且行动自如，尽量多变换姿势。不仅可

以减轻不适，更能加速分娩进程。

你可以从以下分娩姿势中选择适合自己的：

站立或走动。站立不仅可以缓解宫缩疼痛，还可以有效利用重力，有助于骨盆打开，让宝宝进入产道。宫缩开始之后不可能很快进入向外推的阶段，这个时期你可以尝试靠在墙边站着。

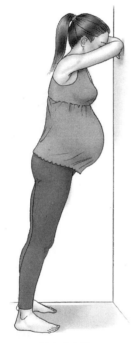

站立或走动

晃动身体。宝宝很喜欢摇晃的感觉——尤其是当宫缩开始的时候。另外，晃动身体也能让受到宫缩影响的准妈妈舒服一些。坐到椅子上，或继续站着，慢慢地前后晃动身体。这种摇晃的动作可以让骨盆动起来，并帮

助宝宝下降。还是一样的道理，保持身体直立可以充分利用重力。

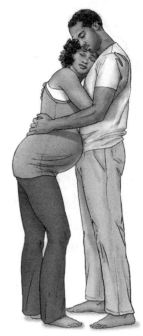

晃动身体

前倾。很多产妇觉得宫缩时身体前倾有助于放松。如果你属于背痛性

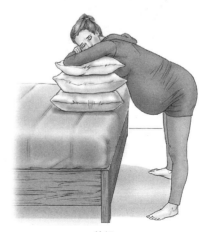

前倾

401

分娩，这个姿势特别有效。在床上或桌子上堆一些枕头，然后身体前倾靠在枕头上，头和手臂趴在枕头上，身体放松。当你想要摇摆或晃动身体却没有力气支撑时，这个姿势很有帮助。

坐着。不管是坐在床上（产床的床头部分可以升降，将床头升起来你就可以坐着了）、丈夫的怀里还是分娩球上，都可以帮助减轻宫缩疼痛，并在重力的帮助下让宝宝顺利进入产道。另外，可以考虑使用分娩椅。它是专门为分娩时坐着及蹲着设计的，理论上可以帮助你加速分娩进程。用这种椅子，产妇们能更清楚地看到整个分娩过程。

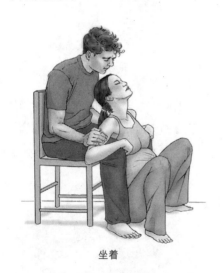

坐着

分娩球。坐或靠在这种大运动球上，可以帮助骨盆打开，比长时间跨坐更轻松。阵痛时分娩球的曲线能给会阴轻微的反压力。如果你更愿意采用双膝跪地，双手抱球前倾的姿势

（参见图示），可以利用分娩球的曲线前后晃动（或左右摆动甚至小幅度转圈）。分娩球支撑身体有助于背痛性分娩，减轻手腕压力，同时可以让你在阵痛时有一个最舒适的姿势。

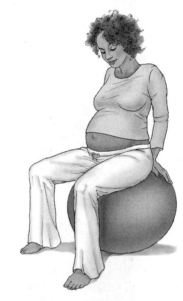

分娩球

双膝跪地。扶着椅子或丈夫的肩膀双膝跪地是一种很好的分娩方式，特别是当宝宝的头压住脊柱导致背痛时。这种姿势会让宝宝尽量前移，减轻背部的负担。即使不属于背痛性分

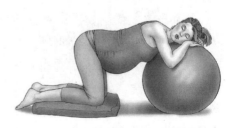

双膝跪地

402

娩，双膝跪地也可以让你在推出宝宝时将部分压力转移到脊柱下段。这个姿势比坐着更能减轻疼痛。

四肢跪地。四肢跪地也能有效缓解背痛，并让宝宝更快娩出。这种姿势让骨盆倾斜，有利于丈夫或助产士帮你按摩背部。你甚至可以考虑用这种姿势分娩，因为它打开了骨盆，利用重力，可以加速宝宝出生。你还可以在这种姿势中使用分娩球。

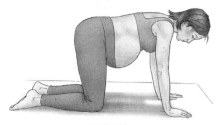

四肢跪地

蹲姿。分娩时你可能无法站着了，一旦到接近分娩的推动阶段，可以蹲着。几个世纪以来，分娩时蹲着的好处都被人们广为传颂：蹲姿对加快分娩很有效，让骨盆打开得更大，留出

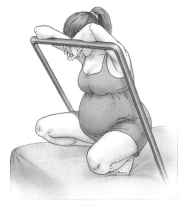

蹲姿

更多空间让宝宝下降。可以让伴侣帮助你蹲着，或使用床栏，很多产床上都有这种装置（双腿抵着床栏，就不那么辛苦了）。

侧躺。坐着或跨坐都太累了，只想躺下来？侧躺比平躺好得多，它不会压住身体的大静脉，也是一种很好的分娩方式。如果分娩速度太快，侧躺的姿势可以将速度稍微放缓，缓解部分宫缩疼痛。

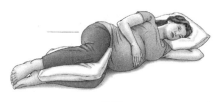

侧躺

使用浴缸。即使你不打算选择水中分娩或者不适合水中分娩，阵痛时泡在浴缸中也有助于缓解宫缩疼痛及放松，甚至可以加速分娩进展。产房没有浴缸？用温水淋浴也可以缓解宫缩疼痛。

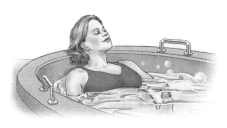

浴缸

记住，最好的分娩姿势是让你最舒服的姿势。一些分娩早期非常舒适的姿势，可能会随着分娩进展而变得

道会永远这样吗？"

大自然考虑到了妈妈们对阴道的要求。阴道是一个非常有弹性的器官，手风琴一般的褶皱会因为分娩而打开，让 3.2 ～ 3.6 千克重的宝宝顺利通过。然后，经过一段时间的恢复，它又可以回到原来的大小。阴道完全可以完成你想要它完成的任务。

会阴部位也很有弹性。产前几个月开始按摩（不是必须做，参见第 374 页）有助于增强会阴弹性并减少拉伸。同样，产前锻炼盆底肌（例如做凯格尔运动）也能增强会阴肌肉弹性，并促使它们在产后尽快恢复到原来的状态。

大多数女性几乎不会察觉到产后阴道松弛，性生活也不会受到影响。孕前阴道很紧的女性，产后阴道的空间会有所增大，使做爱变得更愉悦。极少数情况下，以前阴道"大小合适"的女性，分娩后会阴道松弛，降低了做爱的快感。但大多数情况下，随着时间推移，阴道会再次变紧，坚持经常做凯格尔运动可以加快这个进程。如果分娩 6 个月后你发现阴道还没有恢复原来的样子，和医生谈一谈，看看有没有治疗的方法。

分娩时看到血

大部分准爸爸和准妈妈都会担心分娩时看到血。但到了那个时候很少有人会注意到血，更别说受影响了，原因有两个：首先，分娩过程通常不会出很多血；其次，父母都会专注于宝宝的出生（以及分娩时的努力），满脑子都是宝宝出生的兴奋，也就注意不到血了。

如果第一次看到血确实让你不安，就在帮助妻子最后用力推几次的时候看着她的脸。但你很可能还是会见证宝宝出生这历史性的一刻。在这样的时刻，你最不可能注意到的就是血了。

让人难受，可以随着自己的感觉经常变化体位。如果正在接受持续的胎心监护，姿势可能有些受限，也许没机会四处走动，但你一定可以继续采用跨坐、晃动身体、坐着、四肢跪地或侧躺等姿势。即使已经接受了硬膜外麻醉，也可以尝试坐起来、侧躺及晃动身体等姿势。

阴道因为分娩而伸展

"我很担心分娩时造成阴道松弛，阴

晕血

"我看见一点血都会觉得头晕，分娩

分娩中的损伤

当胎儿头部过大，又要从比自身狭窄数倍的通道挤出来时，这个通道不仅要拉伸来让胎儿通过，还很有可能会撕裂。事实上，这样的情况很常见。宝宝的头从阴道穿过时带来的压力会让会阴(阴道和肛门之间的区域)发生撕裂，有时宫颈也会撕裂。在选择阴道分娩的女性中，有一半的女性在分娩时会出现轻微撕裂(但是在第二次分娩或以后的分娩中出现撕裂的可能性更小)。最常见的撕裂为Ⅰ度撕裂(仅皮肤裂伤)和Ⅱ度撕裂(皮肤和阴道组织裂伤)。

大多数情况下，如果长度大于2厘米的撕裂需要缝合。裂伤修复后，伤口需要经过7～10天时间愈合，之后就会柔软如初。好消息是，与会阴切开术(在无并发症分娩中已经很少使用了，参见第396页)相比，自然发生的轻微撕裂愈合起来要容易得多。

为了减少撕裂的可能性，一些专家建议初产妇在预产期前几周按摩会阴。如果以前经历过阴道分娩，阴道已经获得了足够的伸展，提前按摩阴部就不是那么必要了。分娩时，以下方法也有助于缓解损伤：热敷以减轻会阴不适；用按摩油或润滑剂按摩会阴；站立或蹲下，用力推出宝宝时呼气以协助会阴伸展。在推动的过程中，医生也可能会进行会阴支持(对会阴部轻轻施加压力，这样胎头就不会突然冒出，造成不必要的撕裂)和会阴按摩。

时看见出血晕过去怎么办？"

首先，分娩过程中不会出太多血，不会多于月经时的出血量。其次，你并不是观众，而是积极的参与者，所有的注意力都会集中在把宝宝推出来这件事上。因为完全沉浸在兴奋和期待(当然还有疼痛和疲惫)中，很可能注意不到流血，更不会因为流血而不安。如果去问问刚刚当了妈妈的朋友，很少有人能告诉你她在分娩中流了多少血。

如果你仍然不愿意看到任何血迹，在医生实施外阴切开术和娩出宝宝时，把眼睛移开就可以了。宝宝出生时，再低下头看看你可爱的小宝贝，这样就几乎看不到任何血迹了。但在决定不亲眼看见自己的分娩过程之前，先在家看一些分娩的视频吧，你很可能惊讶于这个伟大的过程，而忘记了害怕。

脐带结扎延迟

"我听说宝宝出生后，不会立刻进行脐带结扎，这是怎么回事呢？"

这是分娩程序的一部分，通常不会有人注意到，特别是准父母，他们都忙着享受与宝宝初次见面的喜悦：盯着那刚睁开的小眼睛，感受着和宝宝的第一次拥抱，数着小手指和小脚趾，感激上天的恩赐。根本不会注意到（也不会去关心）医生其实在宝宝出生后很快就进行了脐带结扎。

在分娩中心分娩和在家分娩的时候，助产士不会立刻进行脐带结扎，但在医院，脐带结扎通常会在宝宝出生后立即进行。因为人们普遍认为这样可以降低产后大出血（产妇分娩后失血过多）的风险。

但最新研究表明，脐带结扎似乎并不是越快越好——延迟脐带结扎不仅不会增加产妇产后大出血的风险，还有利于宝宝的健康。在分娩后延迟脐带结扎的情况下，胎盘可以给新生儿提供更多血液，这些血液可达到宝宝血液总量的 30% ~ 40%。额外增加的血液能够大大提高宝宝血液中的铁元素和血红蛋白含量，预防宝宝出生后 6 个月内发生贫血。还有一个潜在的好处可能出乎你的意料：延迟脐带结扎还有助于提升成年后的社交和运动技能。

脐带结扎应延迟多长时间再进行呢？不同的人有不同的答案。通常很多助产士都会等到脐带停止搏动，也就是几分钟或更长一点时间再进行脐带结扎。世界卫生组织（WHO）推荐在宝宝出生 1 ~ 3 分钟再进行脐带

莲花分娩法

延迟脐带结扎对胎儿有好处，那么不剪断脐带呢？莲花分娩法就是在宝宝出生后不去人为地剪断脐带，让脐带和胎盘连在宝宝身上，直到脐带变干自动脱落——这通常要 3 ~ 10 天，甚至更久。莲花分娩法饱受争议，它的倡议者认为这样宝宝可以充分获得脐带和胎盘中最完全的胎盘输血。

问题是，莲花分娩法的安全性还没有得到科学研究证实，专家们也不认为它足够安全。他们认为，没有有效的血液循环，脐带和胎盘组织实际上已经坏死，也会腐烂并发出异味。胎盘会滋生细菌并可能感染新生儿。这就意味着莲花分娩法并不是值得追捧的新潮流，甚至可能是非常危险的。

还是觉得很好奇？在你做出决定之前，一定要和医生好好讨论一下。

产程

分娩有 3 个产程：阵痛、娩出宝宝和娩出胎盘。第一产程为阵痛（除非计划剖宫产，否则无法避免这一过程），而阵痛分为 3 个阶段：阵痛早期、阵痛活跃期及过渡期。一些产妇可能根本注意不到第一阶段，但阴道分娩都会经历这 3 个阵痛阶段，在阵痛的某个阶段，需要实施剖宫产的产妇可能会跳过一个或几个阵痛阶段。从宫缩的持续时间和强度，能确定你所处的阶段。此外，定时内检也可以确认产程进展。要记住，不同的医生对阵痛的不同阶段有不同的定义，所以下面列出的几个阶段中宫颈扩张值是用范围值来区分的。

第一产程：阵痛

● **第 1 阶段**：**阵痛早期**—子宫颈消退并打开 4 ～ 6 厘米；一次宫缩 30 ～ 45 秒，两次宫缩间隔 20 分钟左右（在阵痛早期的末尾会缩短至 5 分钟左右）。

● **第 2 阶段**：**阵痛活跃期**—子宫颈打开 4 ～ 6 厘米；每次宫缩持续 40 ～ 60 秒，每 3 ～ 4 分钟一次宫缩。

● **第 3 阶段**：**过渡期**—子宫颈扩张 7 ～ 10 厘米（完全打开）；每次宫缩持续 60 ～ 90 秒，每 2 ～ 3 分钟一次。

第二产程：娩出宝宝。
第三产程：娩出胎盘。

结扎。ACOG 和 AAP 也认为宝宝出生 1 分钟后再进行脐带结扎更好，但他们认为等待的时间不应超过 1 分钟。他们同时指出，对于延迟 1 分钟以上再进行脐带结扎的新生儿来说，患黄疸的概率略高一些(大约为 2%)，这跟宝宝从脐带中额外获得的血液有关，而且美国的新生儿很少有缺铁的情况（新生儿不太需要从脐带中获得额外血液）。但除了早产儿，额外获得的脐带中的血液可以让早产儿大大受益并降低贫血的风险。ACOG 和 AAP 建议：早产儿脐带结扎应延迟至少 1 分钟以上。

当然，产房的时间表及脐带结扎的时间计划一直在变化。尽管没有来自 ACOG 和 AAP 的官方推荐，很多医生和大多数助产士还是赞同甚至鼓励在宝宝出生后延迟 1 分钟以上再进行脐带结扎。想要了解你的医生进行脐带结扎的常规做法？是时候问问了，而且要告诉医生你的分娩计划中优先考虑的事情。在孕妇身体健康、孕期一切正常的情况下，医生可能会在宝宝出生 2 ～ 3 分钟后再进行脐带结扎。这样也不会影响脐带血的采集。

阵痛早期，你能做什么

如果阵痛早期你在场，可以尝试下面几种方法：

● 记录宫缩时间。宫缩的间隔是从一次宫缩开始到下一次宫缩来临的时间。定时记录宫缩间隔（早期宫缩记录太频繁容易让人心累）并写在本子上。如果少于 10 分钟，就增加记录的次数。

● 帮助产妇保持镇静。在这个阶段，首要任务就是让产妇放松。要达到这个目的，最好的方法是让自己由内到外彻底放松。你的紧张会通过话语、接触或表情（因此，请不要皱眉）无意中传染给她。和她一起做放松练习，为她轻柔地按摩，这些都会有帮助。不过，现在做呼吸练习为时过早。等需要的时候再做呼吸练习，这样不至于过早消耗精力。现在，尽情呼吸吧。

● 给她安慰、信心和支持。现在，她需要这些。

● 保持幽默感，也帮助她保持乐观——毕竟，开心时间过得很快。与宫缩迅速且强有力的时候相比（那时，她可能觉得什么都不好笑），现在你们还能笑得很开心。

● 试着转移注意力。做一些能够转移两人注意力的活动：玩电子游戏，看一部有趣的情景喜剧或选秀节目，烤些产后可以吃的食物保存起来，短距离散步。

● 保持自己的体力，这样才能支持伴侣。按时吃饭，保持理智（当她想吃布丁时不要去吃巨无霸）。准备一份三明治带到医院或分娩中心，注意避免那些味道很重的食材，分娩时她可能不想闻到你嘴里的腊肠或洋葱味。

分娩

在怀孕 9 个月之后（经历了恶心、腹胀、烧心、头痛），你已经知道怀孕是怎样的过程了。但有没有预想过阵痛和分娩是什么样的？

这通常很难预测。就像怀孕过程各不相同，每位产妇的阵痛和分娩过程也有所差别。就像对待怀孕过程一样，提前了解可能会经历的细节，就能做更好的准备。除了可爱的宝宝已经在预料之中，其他事可能和你期望的有所不同。

去医院或分娩中心

有时，阵痛第一阶段结束，第二阶段开始的某个时刻（宫缩间隔时间可能为5分钟或更短，如果你住得离医院很远，或者不是第一次当妈妈，要早点出发），就要拿起行李去医院了。如果能联系到丈夫，而他可以很快赶到，去医院或分娩中心就相对容易些（不能自己开车去医院或分娩中心；如果丈夫无法赶到，可以坐出租车或请朋友送你去）；要预先计划好路线，并了解停车规定，弄清楚哪个入口可以最快到达产科所在的楼层。在去医院或分娩中心途中，尽量在后座放松身体，松松地系上安全带。如果觉得冷，可以盖一个毯子。

一旦到达医院或分娩中心，你可能会经历以下流程：

● 登记。如果已经预先登记，入院会很简单；如果你处于阵痛活跃期，不想回答任何问题，可以让丈夫安排好一切。如果没有预先登记，可能要完成较为繁琐的入院程序，所以做好准备回答问题和填表吧。

● 护士会带你进入病房。有时，你可能会先被带到分诊室（在某些医院这是标准流程）。

● 护士会问你一些问题，并做简短的记录，宫缩什么时候开始，每隔多久一次，羊膜是否破裂。也可能问你上次吃饭是什么时候，吃了什么。

● 护士可能会要求你（或丈夫）在知情同意书上签字。

● 护士可能让你换上住院服，并要你提供尿样。她会为你检查脉搏、血压、呼吸、体温；检查是否羊膜破裂、见红或出血；用多普勒仪检查胎心，或将你连接到胎心监护仪上，评估宝宝的情况和胎位。

● 护士、医生或助产士会为你内检，以判断子宫颈扩张或消退的情况。有问题要问？现在需要问清楚。有自己的分娩计划？现在也要把分娩计划交给护士，夹在你的分娩记录中。

如果在入院检查中，医生认为你还没有进入阵痛活跃期，你可能会被要求回家等待（不要担心——你还会回来的！）或等几个小时以后再来检查。

如果你对医院的政策（包括你的情况、医生的计划等之前没有问过的问题）存在任何疑问，现在一定要问清楚。

第一产程：阵痛

第 1 阶段：阵痛早期

这通常是整个分娩过程中时间最长的部分，强度也是最低的。它一般会有几小时、几天甚至几周，一般不伴随令人担忧的宫缩，且不易被察觉——或者是持续 2 ~ 6 小时确定无疑的阵痛。这一阶段的特点是子宫颈扩张 4 ~ 6 厘米并消退。

这时的宫缩通常每次持续 30 ~ 45 秒钟，也可能更短。强度从轻度到中度不等，可能有规律，也可能没有规律（间隔 20 分钟左右），并会逐步加快，到了阵痛早期末尾，间隔缩短至 5 分钟左右。每个人的宫缩模式也不尽相同。

阵痛早期，你可能有如下感觉：

● 背痛（持续背痛或每次宫缩时背痛）。

● 类似月经期的痉挛。

● 下腹部产生压力。

● 消化不良。

● 腹泻。

● 腹部发热。

● 见红（或出现淡红色黏液栓塞）。

● 羊膜破裂（羊水渗出，但更多发生在阵痛活跃期）。

情绪上，一些产妇比较放松、兴奋、变得话多；另一些则紧张、敏感。

你能做什么。显然，你会很激动（且紧张），但放松非常重要。这个过程要持续一段时间。

● 如果半夜开始阵痛，就努力睡觉——现在休息很重要，因为分娩的时候，你可能就没法睡了。如果睡不着，起床找点事做，转移注意力。烤些松饼或炒一些鸡胸肉存进冰箱留着产后吃；洗洗衣服；登录 WhatToExpect.com 网站看看有没有人和你一样处于阵痛早期。

● 如果白天开始阵痛，做平时做的事情，不要离家太远。如果在上班，你可能很想回家。如果没有什么计划，找点事情做：散步、看电视、给朋友和家人发邮件、收拾好待产包。你还可以洗头洗澡，让自己清清爽爽地开

发生如下情况要去医院

医生很可能告诉过你，除非发生更活跃的宫缩，否则不要着急去医院；但他也说过，如果白天阵痛或者羊膜破裂，就需要提前去医院。然而，如果你的羊膜破裂，羊水混浊或发绿，观察到鲜红色的阴道出血，感觉不到胎动（由于宫缩使你分心，胎动不容易被感觉到，采用第 310 页的计数方法最合理），胎动突然明显减少或发生剧烈变化就要立即去医院！你一定要亲自向医生描述自己的状况，第三方的转述很容易落下重要细节。

始阵痛和分娩。

● 通知别人。如果丈夫不在身边，你一定很想让他知道。如果他在上班，没必要让他这么早回到你身边，毕竟现在来了也帮不上忙。如果你雇用了导乐，就通知她。如果你有大孩子需要照看，现在也可以找人了。

● 饿了就吃些东西（肉汤、涂果酱的面包、意大利面或米饭、果冻、布丁、香蕉，或其他医生推荐的食物），现在是通过食物补充能量的最好时机。但不要吃太多，也不要吃难以消化的食物（如汉堡、薯条）。你可能会想吃些酸的食物，例如橙汁、柠檬汁。多喝水，保持体内充足的水分很重要。

● 让自己舒服。洗个热水澡；热敷一下疼痛的后背；如果医生允许，吃一片对乙酰氨基酚缓解疼痛，但不能吃阿司匹林或布洛芬。

● 如果宫缩间隔时间逐渐变短，少于 10 分钟一次，就计算一下半小时内宫缩持续的时间（从一次宫缩开始到下一次宫缩开始），即使间隔时间超过 10 分钟也应该数一下，但不要一直盯着表看。

● 要经常小便，即使没有便意也要去，充盈的膀胱会抑制分娩进展。

● 使用放松技巧，先不要做呼吸练习，否则在真正需要时，你会发现自己没力气了。

第 2 阶段：阵痛活跃期

这个阶段的持续时间比第一阶段短，平均为 2 ~ 3.5 小时。现在，宫缩更加集中，频率更快（通常 3 ~ 4 分钟一次，可能不太规律），也更加有力，持续时间更长（40 ~ 60 秒钟），宫缩中间有一次明显的高峰，子宫颈扩张到 7 ~ 8 厘米。宫缩之间几乎没有休息时间。

现在，你也许已经在医院或分娩中心了。可能会出现以下感觉（如果采取硬膜外麻醉，你可能不会感到疼痛）：

● 宫缩疼痛和不适逐渐加强。

● 逐渐加重的背痛。

● 腿部不适或感觉沉重。

● 疲惫。

● 出血逐渐增多的见红。

换气过度

随着阵痛发展，部分产妇会逐渐出现换气过度的现象，引起血液中二氧化碳浓度降低。如果感到头晕或头重脚轻、视物模糊或重影、手指和脚趾麻木，立即说出来，让丈夫、护士、医生或助产士知道。他们会给你一个纸袋让你呼吸（或建议你用双手捂成杯状，扣在嘴边呼吸）。大口呼吸会让你立刻感觉好起来。

似乎没有进展？

感觉似乎没有进展？你当然希望快点发展到下一步。顺利的产程需要3个条件：强有力的宫缩来有效扩张子宫颈；胎位易于娩出；骨盆大小足够让宝宝通过。但有时候，分娩的进展和书上描述的不完全一样，因为宫口打开需要一定的时间，宝宝下降并通过骨盆所需的时间也比预计的要长，或者用力推没什么效果。有时候，接受硬膜外麻醉会让宫缩慢下来。但记住，使用了硬膜外麻醉的产妇，分娩进程中出现例外是正常的，而且因人而异（第一产程和第二产程所需时间更长，这不需要担心）。

为了给慢下来的分娩加速，可以让医生（和你一起）采取如下措施：

● 如果处于阵痛早期，子宫颈还没有打开或消退，医生可能会建议你稍微活动一下（例如四处走动）或睡觉、休息，也可以练习放松技巧。这能帮你排除假临产的可能（假临产宫缩通常会在运动或休息后消失）。

● 如果子宫颈打开和消退缓慢，医生可能会催产，例如用催产素、前列腺素E或其他催产药物。甚至可能建议你刺激乳头来加快产程。

● 如果已经进入阵痛活跃期，但宫颈打开得非常慢（首次分娩的女性，每小时不到1～1.2厘米；非首次分娩的女性，每小时少于1.5厘米），或者宝宝的运动很不积极（首次分娩者，宝宝每小时下降不超过1厘米；非首次分娩的女性，宝宝每小时下降不超过2厘米），医生可能会采取人工破膜，同时辅以催产素。有些医生会鼓励产妇分娩更长时间再进行干预——尤其是宝宝心率正常，妈妈也没有发烧的情况下。

● 首次分娩、没有采用硬膜外麻醉的女性，如果已经用力推超过3小时；采用硬膜外麻醉的女性用力推超过4小时的话，医生会重新评估宝宝的胎位，也可能采用真空吸引器（或产钳，现在已经很少用了），再决定要不要实施剖宫产。

● 为了让分娩顺利，记得要定期小便，因为胀满的膀胱会阻碍宝宝下降。如果你采用了硬膜外麻醉，膀胱会被尿管排空。满满的大肠也会阻碍宝宝，如果你24小时没有大便的话，试试大便。你可以坐着、蹲着、站着或走动，利用重力帮助宝宝。开始慢慢用力之后，半坐位、半蹲位或者四肢着地的姿势也会有帮助。

● 如果各项措施都不见效，进入阵痛活跃期24小时以后，大部分医生会采用剖宫产；但有些医生在母子平安的情况下会再等一会儿。

●羊膜破裂（现在已经可以人工破膜了）。

情绪上，你可能会心神不宁，更难以放松；精神更加紧张，完全专注于分娩这件事；信心开始动摇（"我怎么可能完成分娩？"），耐心逐渐丧失（"到底什么时候才能结束？"），或感到一切终于开始了，于是欢欣鼓舞。不管你怎么想，都要接受现实并准备行动！

在阵痛活跃期，如果一切正常、没有危险，医院或分娩中心的员工可能会离开，在需要时检查一下胎心监护仪，并同意你在阵痛期间和丈夫或其他陪同人员一起四处走走。他们可能会对你采取如下措施：

●量血压。

●使用多普勒仪或胎心监护仪监护宝宝。

●计算宫缩时间，评估宫缩强度。

●检查阴道分泌物。

●评估见红情况。

●如果要接受硬膜外麻醉，可以开始静脉输液。有些医院要求所有产妇进行静脉输液。

●开始硬膜外麻醉。

●如果羊膜仍然完整，可能人工破膜。

●如果阵痛进展缓慢，会给你注射催产素来推动阵痛。

●定时内检，查看阵痛进展及宫口打开的情况。

医护人员可以回答你的问题，如果需要额外帮助，告诉他们。

你能做什么。 所有努力都是为了让你舒适，所以：

当你需要什么，不要犹豫，让丈夫帮你吧，只要能让你舒服就好。不管是按摩背部来减轻疼痛，还是用湿毛巾敷脸保持凉爽，说出你的需要至关重要。记住，尽管他时时刻刻准备着提供帮助，但让他猜出你的需求非常困难，尤其在第一次分娩的时候。

●如果打算在分娩中练习呼吸技巧，一旦宫缩强到说不出话来，就开始用呼吸技巧吧。没有提前计划练习相关技巧？问问护士和导乐对呼吸有没有一些简单的建议，记住所有能使你放松并感觉舒服的方法。如果呼吸练习效果不佳，就没必要继续。请护士或导乐帮你重新调整呼吸。

●在宫缩间歇尽量充分放松，为分娩保存体力。当然随着宫缩频率越来越快，保持放松变得越来越难，但你的精力在逐渐消耗，保持放松变得非常重要。

●如果想接受镇痛措施，现在可以提出要求。硬膜外麻醉可以提前进行。

●如果你没有选择镇痛措施，试着在每一次宫缩间歇尽量放松。随着宫缩越来越频繁，放松会越来越困难，也越来越重要——因为只有放松才能让你积蓄更多能量。运用在分娩培训

阵痛活跃期，你能做什么

阵痛进入活跃期，这也意味着你要为妻子提供更多的支持。以下是一些方法：

● 把你们的分娩计划交给护士，夹在妻子的分娩记录中。如果护士换班，确保新接手的护士也了解你们的情况。

● 如果她想选择镇痛措施，告知护士或医生。支持她的一切决定——无论是继续不用药物或选择镇痛措施，即使这样的决定意味着你们的计划需要改变。

● 满足她的要求。不管她想要什么，都应该满足。记住，她的需求可能随时在变(这一秒电视开得很大声，下一秒却关掉电视)。她的心情和对你的态度也会时刻变化。如果她不感激你的努力，甚至因为你的安抚而生气，这些都不要放在心上。如果10分钟后她又渴望得到你的安抚，就好好安抚她。记住，即便有时会觉得自己多余，甚至碍事，你在这个时刻仍然非常重要。分娩结束后，她会非常感激你。

● 调整情绪。可能的话，关上产房的门，调暗灯光，保持房间安静，营造有利于休息和放松的氛围。轻音乐或许会有所帮助（除非她更愿意看电视——记住，现在她说了算）。在宫缩间歇继续鼓励她，并陪她一起做放松练习和呼吸练习，但如果她不愿意，不要强迫她。如果放松练习对她造成了压力，就更不要勉强了。如果分散注意力对她有效，陪她玩纸牌或电子游戏，听轻音乐或看电视。但也要记住，只有在她愿意分散注意力时才尝试这些方法。

● 不停鼓励她。给她信心并赞扬她的努力（除非不断鼓励她反而让她紧张），尽量避免任何形式的批评（哪怕是建设性的意见）。当她的啦啦队长（但是要保持低调，她可能不想要太热烈的气氛）。如果产程进展很慢，建议她专心应对每一次宫缩，并提醒她每疼一次，就可以更快看到宝宝。如果她觉得你的鼓励让她心烦，就不要说话，在旁边温柔地支持她。如果她需要安慰，就好好安慰她。

● 记录宫缩情况。如果产妇已经连接了胎心监护仪，请医生或护士教你如何读结果。在宫缩一次次袭来时，你就可以辨认出来——监护仪可以比产妇更早发现宫缩强度的增加。当产妇实施了硬膜外麻醉，还可以在她没有感觉到的时候告诉她刚刚又经历了一次宫缩。也可以在每次宫缩的高峰结束时告诉她，并鼓励她。如果没有监护仪，就请护士告诉你如何把手放在肚子上来辨认宫缩开始和结束（除非她不愿意你把手放在她肚子上）。

● 按摩她的腹部和背部，或通过其他技巧来让她更舒服。让她告诉你哪种抚摸或按摩方式更见效。如果她不愿意你抚摸她，就用语言安慰她。记住，有时她上一秒还觉得舒服的手法，会在下一秒觉得难受，反之亦然。

● 如果没有插尿管，提醒她至少每隔一小时小便一次。她可能感觉不到尿意，但充盈的膀胱会影响产程。

● 建议她换一种姿势。第401页可以找到很多分娩姿势。建议她尝试淋浴或在浴盆里泡一会儿以缓解疼痛。

● 负责拿冰块。搞清楚制冰机在哪儿，保证有足够的冰块供应。如果医生同意她喝水或者吃一些食物，定时为她提供。冰棍尤其能让人恢复精力，可以问问护士产房里有没有可以储存这些食物的地方。

● 保证凉爽。把毛巾放进凉水中打湿，拧干帮她擦脸和身体，要经常清洗毛巾。

● 如果她觉得脚冷，给她穿上一双袜子——这时候要她自己穿可不容易。

● 当她的传话筒和耳朵。她的任务太艰巨了，你要帮她减轻负担。尽可能担当她和医护人员之间交流的桥梁。如果医护人员有问题，你需要尽可能帮她回答。在分娩过程中，尽量询问并要求医护人员为你详细解释，包括手术程序、医疗仪器、药物使用等，这样你才能告诉她情况。现在可以问问护士有没有准备镜子，以便让产妇看到分娩过程。当她对某一程序或方案不是很满意时，充当她的辩护人，代表她交涉时尽量轻声细语，这样就不会打扰到她。

班上学到的，以及本书第150页提到的放松技巧吧！

● 保持体内充足的水分。如果医生同意，可以频繁地喝清爽的饮料，保持口腔湿润。如果饿了，经过医生同意，吃些小零食。如果医生不同意进食，就吮吮冰块吧，这可以让你振作起来。

● 可能的话，四处走走，至少可以变换姿势（参见第401页，学习推荐的分娩姿势。）

● 记住定时小便。因为骨盆承受着巨大压力，你可能不会注意到自己需要排尿，但充盈的膀胱会阻碍分娩进展。如果已经接受了硬膜外麻醉，没必要举步维艰地走到卫生间去，医

阵痛过渡期，你能做什么

阵痛变得更强了，但是以下面这些方法可以帮助你阵痛中的妻子：

● 如果产妇已经接受了硬膜外麻醉或其他镇痛措施，问问她需不需要增加剂量。过渡期会非常疼，如果硬膜外麻醉已经失效，她一定非常难熬。如果疼痛难忍，一定要告诉护士或医生。如果产妇继续坚持无药物分娩，她会比任何时候都更需要你。

● 陪在她身边，但如果她需要一点空间，就稍微离她远一点。通常，阵痛过渡期的产妇不希望别人碰她。但是就像你一直做的，满足她的需求。这个时候，腹部按摩会令她非常不舒服，但对背部实施反压力或许可以缓解背部疼痛。同时，时刻准备着远离她，甚至是她的背部，只要她要求。

● 不要白费口舌。现在不是讲故事的时候，笑话也不合适。为她提供一个舒适安静的环境，用简短的语言支持她。

● 鼓励她，除非她希望你什么都不要做。这个时候，眼神的接触或抚摸可能比语言更有用。

● 如果有帮助，就和她一起做呼吸练习，熬过每次宫缩。

● 帮助她在宫缩间歇时休息、放松，在每次宫缩结束时轻轻抚摸她的腹部，告诉她这次宫缩结束了。提醒她可以试着在宫缩间歇做缓慢的、有节奏的呼吸练习。

● 如果她的宫缩似乎越来越密集，她又有想要用力推的感觉，而且最近没有接受过检查，那就赶快告诉护士或医生，她的宫口可能已经完全打开了。

● 频繁地为她提供冰块或水，并经常用凉毛巾帮她擦拭额头。如果她感觉冷，给她盖条毯子或穿双袜子。

● 将注意力放在即将获得的奖励上。用不了多久就要开始用力推——朝思暮想的小宝贝就要来到你们怀里了。

生可能已经给你插了尿管，帮助排空膀胱。

第 3 阶段：过渡期

过渡期是产程中最费神的部分，也是最快的部分。宫缩强度突然增加，变得非常有力，每 2 ~ 3 分钟一次，每次持续 60 ~ 90 秒，非常强烈。有些产妇，尤其是生过宝宝的产妇，会感到宫缩仿佛永远不会停下，也无法在宫缩间歇完全放松。已张开 2 ~ 3 厘米的子宫颈最终会扩张到 10 厘米，这个过程需要的时间不尽相同：15 ~ 60 分钟不等，也可能持续 3 小时。

在过渡期，你可能会感到：

● 宫缩的疼痛增强。

● 背部下方或会阴压力增大。

● 直肠压力增大。（你可能会想大便，那就去吧！）

● 随着子宫颈的毛细血管破裂，见红增多。

● 感觉非常热且出汗，或冷到打颤（可能两种感觉交替出现）。

● 腿部痉挛，可能会不由自主地颤抖。

● 恶心或呕吐。

● 在宫缩间隙昏昏欲睡，因为氧气都被用来分娩，脑供氧不足。

● 喉咙或胸部发紧。

● 精疲力竭。

情绪上，你可能会觉得自己很脆弱、完全被打倒了，好像已经达到了忍受的极限。除了因为不能用力推出宝宝而失望，还会觉得气馁、急躁、迷惑、不安、难以集中精力并放松（甚至觉得不可能完成）。你也可能觉得在所有这些压力下居然非常兴奋——宝宝就要出来了！

你能做什么。在第一产程快要结束时，子宫颈将完全打开，现在要开始把宝宝向外推了。

● 如果有用，继续使用呼吸技巧。如果觉得马上就要推出宝宝了，尽量控制自己——应该大口呼气，除非医生告诉你可以用力推。如果子宫颈还

阵痛时宝宝的活动

在过去的几个月里，你一直在数着（并享受着）宝宝的踢动并感受着宝宝的每次扭动。阵痛时，宝宝还在踢着那可爱的小脚吗？你还能感受到宝宝的活动吗？答案是：是的……能。宝宝在你阵痛时还在活动，可能还在转身，做好从产道出来的准备，只是你可能根本感觉不到。首先，你的注意力很可能全部都在宫缩上。其次，如果接受了硬膜外麻醉，你的感觉会变得麻木——这就意味着你根本感觉不到什么（包括宝宝的活动）。这也就是胎心监护仪或多普勒仪可以帮助我们的地方——它们可以监测胎心，确保一切正常，这样你就不用担心了！

利用阵痛让胎儿下降

哇！你的宫口终于开到神奇的10厘米了！你的宫颈已经完全打开，终于到了可以用力推出宝宝的时刻吗？还没那么快——至少当你的医生或助产士经常采用"利用阵痛让胎儿下降"的做法时，他们会告诉你，还没有那么快可以用力推。利用阵痛让胎儿下降的做法是以宫缩把胎儿带到产道，这也意味着你不需要急着用力推，直到胎儿达到第二产程或胎儿着冠（或直到你有强烈的要用力推的感觉）。等待胎儿自己下降到产道的过程可能需要几分钟、一小时或两小时。在这个过程中，你只需要顺其自然轻柔地助推（或根本不需要助推）。实际上，这个时候的宫缩会变慢甚至停止，这样你也可以在艰难的阵痛过程中休息一下。利用阵痛让胎儿下降的好处是什么？可以为接下来的分娩保存体力，并在子宫承担重任时好好休息一下。而且研究表明，利用阵痛让胎儿下降，可以大大缩短分娩时用力推的时间。做了硬膜外麻醉？没关系，你依然可以利用阵痛让胎儿下降。

没有完全打开就开始用力，容易造成子宫颈肿胀，反而减慢分娩过程。

● 如果你还未接受硬膜外麻醉，现在想要，就说出来。

● 如果不希望有人碰你，或觉得丈夫曾经安抚你的手现在让你烦躁，毫不客气地说出来。

● 在宫缩间歇，试着尽可能放松，通过缓慢、有节奏的深呼吸达到这一目的。

● 把注意力集中在最后的奖励上：宝宝即将来到你怀里，这是人生莫大的快乐。

第二产程：娩出宝宝

目前为止，你在分娩中的积极努力还是微不足道的。虽然你承受了疼痛，但子宫颈、子宫以及宝宝还没有完全准备好。现在子宫颈已经完全打开，只要你努力推，就可以把宝宝生下来。这通常需要半小时到 1 小时，有时也可能会在短短 10 分钟（甚至更少的时间）内完成。有些产妇需要 2～3 小时，甚至更长时间。

第二产程的宫缩通常比过渡期的宫缩更有规律。宫缩持续时间仍然是 60～90 秒钟，有时候间隔时间更长（通常为 2～5 分钟），可能不像之前那么疼，但有时强度更大。现在宫缩

宝宝出生的过程

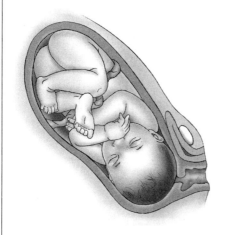

1. 子宫颈变薄（消退），但没有完全消失。

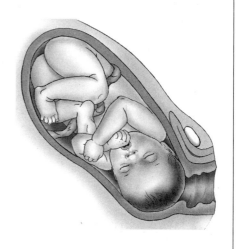

2. 宫口完全打开，胎头进入产道（阴道）。

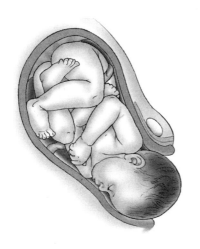

3. 为了让头通过最狭窄的宫口，宝宝一般会在阵痛时转向，头先露出。

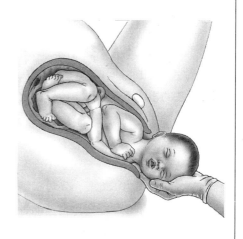

4. 宝宝最大的部位就是头，现在已经娩出了！接下来的产程会更快、更顺利。

的间歇更明确，但你可能还是很难准确分辨每次宫缩的开始。

第二产程，你会感到：

● 宫缩疼痛。

● 无法抑制的想推出宝宝的感觉。

● 巨大的直肠压力。

● 突然爆发新的力量（获得了正常的呼吸），或感到疲惫。

● 宫缩明显可见，每次子宫都会显著地突起。

● 见红增多。

● 胎头出现时阴道有一种刺痛、拉伸、灼烧或针刺的感觉。

● 当胎头浮出时，有一种湿滑的感觉。

情绪上，你会因为终于可以开始推出宝宝而感到放松和兴奋；如果推出时间超过了1小时，则可能感到沮丧、失望。在长时间的第二产程中，你更专注的事情不是看见宝宝，而是赶快熬过这痛苦的经历。这是自然、当下的反应，与你对宝宝的爱没有关系。一些产妇也会觉得别扭，不确定什么时候应该用力，尤其是还没摸到门道的时候。生孩子是一个自然的过程——但它不是自然就会的。

你能做什么。现在是时候让宝宝出来了。所以，换成容易推出宝宝的姿势吧（具体姿势取决于医生的指导及你的感觉，选择自己觉得最舒服和有效的方式）。坐着或跨坐往往最有效，它们很好地借助了重力，增加了推出的力量。将下巴紧靠在胸前，可以帮助你将精力集中在推出的过程上。有时，如果宝宝没有继续向下移动，换个姿势可能有效。例如，你之前是半躺着，现在可以试试跪着，或者换成跨坐的姿势。

一旦开始用力推，一定要尽全力。推动效率越高，用的力气越大，宝宝娩出的速度就越快。没有计划好的低效推动不仅浪费精力，也没有任何作用。记住下面的要点：

● 用力推时放松身体和大腿，感觉和大便时差不多。将精力集中在阴道和直肠上，而不是你的上半身（否则分娩结束后很可能出现胸腔疼痛）和面部（不仅对娩出宝宝没有任何效果，还会像被人打了一样鼻青脸肿、双眼充血）。推的时候向下看可能有用。

● 现在所有力量都压在会阴部，肠道也一定会产生向下推的感觉，如果想大便，说出来；这时候忍住会减慢分娩进程。不要让任何对尴尬的顾虑打断分娩节奏。几乎每个产妇都会不由自主地排出一点大便（或小便），没有人会在意。护士会立即用消毒垫移走排泄物。

● 宫缩开始时深呼吸几次，达到高峰时深吸一口气屏住，然后用尽一切力量往外推，或者在推出时呼气。尽量按自己舒服的频率呼吸。每次用

给爸爸的小贴士

用力及分娩过程中你能做什么

现在是用力的时候了，下面是一些你可以帮忙的事：

● 继续给予妻子安慰和支持（在这个阶段，在她耳边轻声对她说"我爱你"可能比任何话都管用），如果她似乎没有意识到你的存在和努力，也不要感到失望。她的精力已经集中到别的地方去了。

● 帮助她在宫缩间歇放松——用温柔的话语安慰她，冷敷她的额头、脖子和肩膀。可能的话，为她按摩背部或施加反压力以缓解背痛。如果她在利用阵痛让胎儿下降（参见第418页），鼓励她好好休息一会儿。

● 继续提供冰块或冰水，让她的口腔保持应有的湿润——在用力推的过程中，她很可能会觉得口干。

● 如果有必要，在她用力推的时候扶住她的背。握住她的手，帮她擦汗——做所有能帮助她的事。如果她用力的姿势发生了改变，轻轻地帮她恢复姿势。

● 定时告诉她已经取得的进展。胎头露出时，提醒她看着镜子，亲眼见证自己的成果。当她没看的时候，或产房里没有镜子，可以详细地描述给她听。握着她的手，让她摸一摸宝宝的头，这样她会得到很大的鼓励。

● 如果医生同意你在胎头露出时去捧住它，或者稍后负责剪脐带，不要害怕。这两项任务都很简单，护士会指导你。你也应该知道，脐带不会像细绳那样一下就能剪断，它比你想象中结实。

力推时，可以让护士或丈夫在一边为你数到10，这也是不错的办法。但如果你觉得这打乱了节奏或效果不大，就让他们停下。整个推动阶段需要多长时间，每次宫缩可以用几次力，都没有万能的公式，最好就是顺其自然。可能你会用5倍的力气，每次用力推只持续几秒钟；也可能只用2倍的力气，每次用力推可以持续更久。

跟着感觉走，就能娩出宝宝了。事实上，即使你感觉不到这些冲动，宝宝也能娩出。并不是所有女性都有用力推的感觉，如果你属于这种情况，医生、护士及助产士都会指导你。如果你连宫缩都感觉不到，她们也会帮助你重新找回感觉。

● 如果你看到宝宝的头露出来又缩回去，不要泄气。分娩是个"进2

看宝宝第一眼

经过 40 周的漫长等待和很多个小时的阵痛与分娩，毫无疑问，刚出生的小宝贝让你欣喜万分：无论怎么看都漂亮极了。

在羊水里泡了 9 个月，经过子宫和产道长时间的挤压，宝宝的外表或多或少会受到些影响。从子宫里直接出来的宝宝，尤其是在阵痛开始前就通过剖宫产降生的宝宝，在外表上略有优势——他们的头更圆，皮肤更光滑。宝宝在产检时的照片里看起来很漂亮，但是你第一眼看到宝宝的宝宝会是什么样子呢？下面是一些新生儿的普遍特征，可以先一睹为快：

奇怪的头。出生时，宝宝的头是全身最大的部分，头围和胸围一样大。随着时间推移，宝宝身体的其他部位才会慢慢长大。在通过妈妈的骨盆时，头部常常会受到挤压，形成有点奇怪的"圆锥形"。从子宫颈通过会使头部进一步变形，可能还会形成肿块。肿块会在一两天内消失，而挤压形成的奇怪头形要两周后才会改变——那时宝宝的头就会变成可爱的圆形。

新生儿的头发。有的新生儿几乎是光头，而有的宝宝头发很浓密。大部分宝宝都长着一层薄而柔软的胎发。胎发大都会褪去，逐渐长出颜色、质地各异的头发。

胎脂。这一层很像乳酪的物质，是宝宝住在子宫里时穿的衣服，可以保护他的皮肤不直接接触羊水。早产的宝宝可能在出生时还有一层厚厚的胎脂；准时出生的宝宝会只剩下一点；过熟儿除了皮肤褶皱处和指甲下，基本上不会留下这件"衣服"。

生殖器肿胀。不管男宝宝还是女宝宝都会出现这个现象。他们的胸部会肿胀（偶尔会充盈并分泌出白色或粉红色物质），这是妈妈体内的激素导致的。这些激素还会刺激女宝宝产生乳白色、甚至带着淡红色的阴道分泌物。这些都是正常现象，会在 7 ～ 10 天内消失。肿胀一般会在几天内飞速消失。

眼睛的颜色，待定。棕色？绿色？还是蓝色？要知道大多数宝宝的眼睛会是什么颜色还为时尚早。白种人宝宝的眼睛刚出生时通常是（但不总是）灰蓝色，其他肤色的宝宝眼睛通常是棕色，但是长大后颜色会有些改变。

眼睛肿胀。宝宝在羊水里泡了 9 个月，又挤过了狭窄的产道，眼睛周围肿胀很正常。几天后就会消失。

肤色。刚出生的宝宝皮肤可能是粉红色、白色甚至灰色。出生后几小时，色素才开始沉着。由于妈妈体内激素的作用，宝宝皮肤上可能有许多疹子，但都是暂时性的。你还会注意到宝宝的皮肤干燥开裂——这是由于宝宝第一次暴露于空气中造成的。还是那句话，这些都会消失的。

胎毛。足月宝宝的肩膀、后背、前额和太阳穴上可能会覆盖着柔软的绒毛，这就是胎毛。通常在第一周末尾脱落。早产宝宝的胎毛可能更多，存在的时间更长，过了预产期的宝宝可能没有胎毛。

胎记。很多宝宝的头、眼皮、前额上都会出现红斑，这是很常见的现象。胎记——皮肤深层产生的色素沉着，可能出现在后背、臀部，有时也会出现在手臂和大腿上。通常到宝宝4岁时，这些胎记才会最终消失。血管瘤（凸出的草莓色胎记）可大可小，最终会淡化成斑驳的珍珠白色，然后完全消失。有些宝宝全身都会出现"牛奶咖啡"色的斑点，通常不太明显，暂时也不会淡化。

想了解更多关于新生儿的信息，请看《海蒂育儿大百科（0～1岁)》。

步退1步"的过程。记住，你正朝着正确的方向努力。

● 利用宫缩间歇放松。如果你已经筋疲力尽，特别是用力推的阶段比意料中要长且费劲时，医生可能会建议你不要每次宫缩都用力，这样就可以重新积蓄力量。

● 听到让你停止用力的指示（为了防止胎头太快娩出）就停下来，大口喘气或呼气。

● 如果有镜子，看看镜子里有没有出现胎头。看到宝宝的头露出来会极大地鼓舞你继续用力。如果有人帮你录视频，你也可以通过镜头看见胎头露出。

医生和护士会做什么。用力推的过程中，护士和医生会提供支援和指导；利用多普勒仪或胎心监护仪监视胎心；并铺上无菌床单，准备器械，穿上手术服并戴上手套，用消毒液为你的会阴消毒。大多数医生都会在胎头露出前用手指轻柔地帮产妇拉伸会阴。有些医生会用润滑剂或油（比如橄榄油或矿物油）让会阴变得润滑，使胎头更易滑出（同时避免撕裂）。如果有必要（一般不太可能），医生会帮你实施会阴切开术，或使用真空吸引器，少数情况下会使用产钳。

一旦胎头露出，医生会抽吸宝宝的鼻子和口腔，帮助他清理多余的黏液，然后帮助肩部和身体娩出。一般来说，你只需要很小的力气就能帮助他娩出了——胎头是最难的部分，其他相对容易。通常在脐带停止搏动之后，医生会夹住它并剪断，宝宝就彻底出来了，他会被交到你的手里，或放在你的肚子上。（如果有储存脐带血的安排，现在是时候进行了。）现在是和宝宝肌肤相亲的最佳时机，将宝宝抱得更近些吧。研究已证实，分娩后立即和妈妈获得肌肤之亲的宝宝将来的睡眠时间更长，哭闹相对较少。现在可以尝试哺乳，或者如果有需要，在做完宝宝第一次评估后尝试哺乳。有个有趣的现象：如果在分娩后把新生儿放在妈妈肚子上，他（她）会本能地爬（用 20 分钟到一个小时或更长时间）向妈妈的乳房，晃动小脑袋，找到乳头并咬住它。

接下来会发生什么？护士和医生会评估宝宝的整体情况，在出生 1 分钟和 5 分钟时对他进行阿普加评分，参考《海蒂育儿大百科（0～1 岁）》；用毛巾为他擦身；有可能会为了留作纪念而留下宝宝的脚印；在你的手腕和宝宝的脚踝上系上一根供辨识的布条；在宝宝的眼睛上涂上没有刺激性的药膏预防感染；给宝宝称重，然后将宝宝包起来，防止热量散失。有的医院和分娩中心会省略这些步骤，等你恢复过来再进行，以便你加深与宝宝的连接。

接下来如果宝宝一切安好，你就可以再抱他了。愿意的话，现在就可以开始哺乳。如果宝宝不能这么快和你见面，也没问题，参见第 467 页看看关于母乳喂养的内容。有时，医生会对宝宝进行更全面的检查并且采取一些常规的保护措施，包括采足跟血、注射维生素 K 和乙肝疫苗。这些可能在你的房间或医护室进行（伴侣可以一起）。一旦宝宝体温稳定，就可以洗澡了，你和伴侣或许也可以参加。

第三产程：娩出胎盘

最痛苦的阶段已经过去，最美好的结果已经到来。接下来，你要做的只是一些简单的事情。在产程的最后一个阶段（通常持续 5 分钟到半小时，有时会更长），胎盘将会娩出。你可能察觉不到，但轻微的宫缩仍在继续，每次持续大约 1 分钟。子宫的挤压会使胎盘从子宫壁上剥离，进入阴道，排出体外。

医生会根据具体情况帮助你娩出胎盘：有的医生会轻轻地一只手拉着脐带，另一只手按压、揉捏子宫，有的医生会从子宫底向下施加压力，并在适当的时间让你用力推。有的医生可能会通过输入催产素来促进宫缩，加快胎盘娩出，促使子宫恢复到平常大小，并减少出血。胎盘一旦娩出，医生会检查它是否完整。如果不完整，医生会检查是否有胎盘碎片，有的话会将残留的胎盘取出来。（如果想保留胎盘，要确保医生知道情况，并应提前得到医生和医院的同意。参见第 353 页，了解更多信息。）

现在阵痛和分娩已经完成，你可

能会感到极度疲惫，也可能重新充满活力。如果之前医生不让你进食，你会很渴、很饿——如果产程很长的话更是如此。有的产妇会觉得冷。所有人都会经历差不多是量最大的月经时的阴道出血。

分娩完成之后，你的情绪会有什么变化？每个人的反应不同，你的所有反应都是正常的。可能第一反应是因为宽慰而开心；也有可能兴奋鼓舞，变得健谈、兴高采烈；也可能因为不得不推出胎盘或接受外阴切口或撕裂处的缝合而不耐烦；当然，还可能因为抱着怀里的宝宝太兴奋（或是太累）而完全注意不到这些。有的产妇对丈夫产生强烈的亲密感，并立即对新生宝宝产生了感情，有的却觉得陌生（躺在我胸口用力呼吸的小东西是谁），甚至感到愤怒、怨恨——尤其是经历了难产时（这就是那个让我经历了这么多折磨的家伙）。不论什么反应，你都会对宝宝产生强烈的爱意。只不过有些妈妈需要一定的时间。（关于如何建立更多亲子联系，参见第 461 页。）

你能做什么

● 好好抱抱你的新宝宝！一旦剪断脐带，你就有机会为他哺乳或紧紧

给爸爸的小贴士

分娩后，你能做什么

宝宝终于出生了！在你尽情享受喜悦的同时，你还可以：

● 赞美新妈妈，同时也祝贺自己圆满地完成了任务。

● 和小宝宝建立亲密关系，可以拥抱、轻声低语或哼唱。要知道，宝宝还在子宫里时就已经听到过很多次你的声音，他对你非常熟悉，听见这些会觉得舒适，毕竟这对于他来说是个完全陌生的环境。

● 不要忘记拥抱亲吻新妈妈。

● 如果护士忘了拿来冰袋，主动去要一些，帮新妈妈敷一下会阴。

● 给新妈妈拿些果汁——她可能会觉得很渴。在她补充了水分之后，如果你们都有兴致，就庆祝一下。如果带了香槟或气泡酒，是时候打开了。

● 给宝宝拍下第一张照片或录下第一段视频。

● 你有机会和宝宝一起做第一次体检、第一次洗澡和其他常规检查。

抱着他了。一定要跟他说话！宝宝能分辨出你的声音，低声絮语、哼唱，对他说悄悄话——宝宝最喜欢低声细语（这是个崭新的世界，你要帮助宝宝慢慢了解它）。在某些情况下，当你娩出胎盘时，宝宝需要被放在温暖的摇篮里，或由丈夫抱着——没关系，你们还会有很多时间可以交流。

● 花些时间和丈夫交流一下，享受三个人的温暖时光。

● 娩出胎盘。如果需要，根据医生的指导用力推出胎盘。一些产妇毫

不费力就做到了。医生都会告诉你，需要做什么。

● 缝合外阴切口或撕裂处的时候要有耐心。

● 如果宝宝在你身边，开始哺乳。

● 为你取得的成就感到自豪！

剩下的就是医生的事了。他们会帮你缝合切口或撕裂的伤口（如果之前没有接受麻醉，现在会为你注射局部麻醉药），并为你清洗。他们可能会把冰袋放在会阴处以减轻水肿——如果不喜欢这样，一定要及时告诉医

分娩后输卵管结扎

打算在这次分娩后不再生宝宝了——考虑长期避孕方法？对爸爸们来说只需要简单的一步（输精管结扎术，也就是男性绝育手术，侵入性要小得多），但妈妈们如果要进行输卵管结扎的话，可以选择在分娩计划中添加这一项。不论你是经阴道分娩还是剖宫产，分娩过后立即进行输卵管结扎省时又省钱，产后性生活（当你终于又可以进行的时候）也变得更加方便。不确定要不要做？参见第498页，了解更多避孕方式。

如果你是剖宫产。 把宝宝从肚子里抱出来，你身上已经有一个切口了——由于麻醉的作用，你还没有恢复知觉——进行起来要简单得多。医

生会在缝合腹部切口前，为你的输卵管进行结扎。

如果你是阴道分娩。 医生会在你的肚脐下切一个小口，进行输卵管结扎。分娩后立即进行输卵管结扎的好处在于，这时你的子宫比较大，便于找到输卵管。大多数医生只有在产妇阵痛时实施了硬膜外麻醉，并且麻醉效果还在持续的情况下，才会对阴道分娩的产妇实施输卵管结扎术。

你很可能根本不需要额外的时间来恢复，除了分娩后的疼痛，也不会感觉到额外的疼痛。除了可能服用产后止痛药，可能也不再需要其他止痛药物。

生。护士可能会用海绵给你擦洗下身，并帮你换上干净的衣服和大号卫生巾（你会出很多血）。一旦这一步完成，你会被送到产后病房。

剖宫产

剖宫产时，你不能像阴道分娩那样积极参与。不用费力地吸气、呼气及用力推宝宝，只需要躺下来，让别人帮你完成剩下的工作就可以了。事实上，你对成功实施的剖宫产的最大贡献在入院前（甚至在你知道要实施剖宫产之前），那就是充分的产前准备：了解得越多，你就会越舒适。这也是为什么即使没有计划剖宫产，也需要了解剖宫产的原因。

由于使用局部麻醉和医院政策逐渐宽松，大部分产妇（及她们的伴侣）都可以观看自己剖宫产的过程。因为不需要把全部精力和注意力都集中在推出宝宝和不适感上，产妇常常可以放松并经历宝宝的出生。以下是典型的剖宫产过程：

● 开始静脉输液，方便注入药物。大部分医生会加入抗生素来预防感染。

● 实施麻醉：硬膜外麻醉或腰麻（可以使下半身麻木，但不会让你昏迷）。在罕见的紧急情况下（比如宝宝需要立即取出），可能需要实施全身麻醉，你会马上失去意识。

● 可能会用消毒剂清洗腹部皮肤。膀胱中插入尿管帮助导出尿液，不妨碍手术。

● 你裸露的腹部会被铺上无菌布。如果你在手术中保持清醒，护士会挂起一道帘子，这样你就不会看到腹部被切开了。

● 如果丈夫想参与到手术中，需要穿上无菌手术衣。他可以坐在你的头旁边，握着你的手，给你精神上的支持。他可以选择是否观看整个手术过程。如果请了导乐，她也可以陪伴你。

● 如果要实施紧急剖宫产，手术会进行得很快。你要尽量保持冷静并集中精力。不要担心，这只是医院的常规工作。

● 一旦医生确定麻药生效，就会在你的下腹部做切口（通常是水平的"比基尼切口"）。如果你保持清醒，可能会有一种像"拉开拉链"的感觉，但没有疼痛感。

● 然后，医生会在子宫切开第二

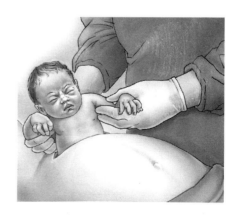

把宝宝添加到保险计划中

现在开始（或在接下来的几周内）你要打很多电话，其中一个就是打给你的保险公司，把宝宝添加到保险计划中。

个切口，打开羊膜囊。如果羊膜未破，就会抽出羊水。你可能会听到汩汩或哗哗的水声。

● 接下来，医生会用手或产钳轻轻地取出宝宝，同时助手会压住子宫。如果接受了硬膜外麻醉，这时可能有一种拉拽的感觉，还会感到压力。如果着急想看看宝宝，可以请医生稍稍放低帘子，这样就可以看见宝宝了。

● 清洁新生儿的鼻子或口腔。你会听到宝宝的第一声哭喊。脐带很快就会被夹住并切断，你可以快速地看宝宝一眼。有些医院提供"自然剖宫产"，宝宝出来后会被放在胸口，你可以马上抱他或哺乳。

● 宝宝受到的照顾和那些阴道分娩的宝宝一样，接下来，医生会帮你取出胎盘。

● 医生会很快对生殖器官做常规检查，然后缝合切口。子宫切口用可吸收线缝合，以后不用拆线。腹部切口可以用线或手术钉缝合。

● 通过静脉输液的方式，医生会为你施用一些催产素，帮助子宫收缩来控制出血。另外，也可能加入抗生素以防止感染。

根据你和宝宝的情况，以及医院的规定，也许你在手术室里就可以抱宝宝，但也可能不能。只要从医学角度宝宝情况稳定，很多医院都会允许剖宫产后的母婴接触（只要请护士把宝宝抱过来就可以）——尤其是"自然剖宫产"时。如果你不能抱宝宝，丈夫也许可以。如果宝宝不得不被送到新生儿重症监护室，也不要感到沮丧，这是许多医院剖宫产后的常规做法，并不能说明宝宝有问题。和宝宝之间的情感交流早一点或晚一点都没关系，不必急于一时。

第15章 怀了不止一个宝宝

"妈妈船"上搭乘了两个（或更多）小乘客？你可能会有加倍的快乐，也可能有加倍的问题：宝宝们会健康吗？我会健康吗？我还能继续去以前的医生那里做检查吗？是否该换专科医生？我该吃多少？应该增加多少体重？我们的房子够住吗？我能不能怀着他们到预产期再生下来？我是否该卧床休息？生双胞胎会不会比生一个辛苦两倍？

怀一个宝宝已经带来了巨大的挑战和改变，怀不止一个宝宝的代价估计已经吓到你了。但是，不要担心，你完全可以应付，至少你已经有了本书分享的知识（以及丈夫和医生的支持）。所以，靠着沙发坐下来，找个舒适的姿势，开始学习怀多胞胎的知识吧。

你可能关心的问题

选择医生

"我刚发现自己怀了双胞胎，还可以继续咨询原来的普通产科医生吗？是不是需要找一位专科医生？"

怀双胞胎是很特别，但不需要找特别的医生。前提是你对目前的医生足够满意，因为现在你接触医生的机会更多，时间也更长。

你认为除了常规产科医生之外，再有特殊护理也是个不错的选择？很多妇产科医生会安排多胎妊娠的孕妇定期到指定专家处咨询——如果想在熟悉的医生那里做检查，又想体验专科医生的特殊护理，这是一个折中的办法。有特殊照顾需求的多胎妊娠准妈妈（例如高龄、有流产史或患有慢性病等）可能要考虑换一个医疗专家。

到处都能看到双胞胎？

你是不是觉得如今看到的多胞胎越来越多了？这是事实。事实上，美国目前有大约 4% 的宝宝是双胞胎、三胞胎或者多胞胎。更让你吃惊的是，近几年美国的双胞胎出生率提高了50%，而多胞胎（三胞胎或更多）出生率更是令人惊奇地攀升了 400%。

为什么会出现多胞胎激增的现象？同卵双胞胎一般是偶然现象，但异卵双胞胎（更常见的双胞胎类型）和多胞胎发生的概率会因以下因素而增加：

年龄。孕妇年龄越大，出现异卵双胞胎的概率越高。年龄超过 35 岁的孕妇排卵时很容易排出多个卵子，增加了怀双胞胎或多胞胎的概率。

生育治疗。随着辅助生殖技术越来越精密，导致多胎妊娠，尤其是三胞胎或更多的可能性已经不大了。但是辅助生殖治疗（尤其是刺激排卵或移植超过一个胚胎的生殖治疗），还是会大大增加多胎妊娠的可能性。

肥胖。BMI 大于 30 的孕妇怀多个宝宝的可能性比 BMI 较低的女性更大。

身材。一些证据表明，更高、更壮的女性比身材娇小的女性更容易怀上双胞胎——但证据并不充分，身材可能没有多大影响。

种族。双胞胎更常见于非裔美国人，在西班牙裔和亚洲人中并不常见。

家族史。你的家族有异卵双胞胎史吗？或者你就是一对异卵双胞胎中的一员？那么你怀上多胞胎的可能性比普通人高。如果你已经生下一对异卵双胞胎了，那么以后再次怀上异卵双胞胎的概率会翻倍。

和医生好好谈一下，看看你的情况属不属于高风险人群。如果你怀有三胞胎或更多宝宝，最好一开始就找一位新生儿专家。

选择医生时，也应该考虑医生所属医院的医疗条件。最理想的医院应该具备护理早产儿的设备和条件（有新生儿重症监护室），以防突然早产，早产在多胎妊娠中比较常见。

还要和医生仔细谈一下相关细节和政策：医生是否会在 37 ～ 38 周时按常规催产？或在过了这个时间后再等等，尽量自然分娩？能不能采用阴道分娩？或者直接采用剖宫产？是否可以在产房里分娩，还是多胞胎都需要在手术室里分娩，以防万一？

想知道选择医生的总体原则，参见第 15 页。

同卵双胞胎还是异卵双胞胎？

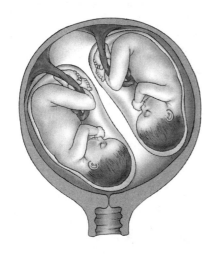 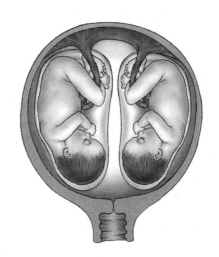

异卵双胞胎（参见左图），是两个卵子同时受精并分别发育，拥有两个胎盘。同卵双胞胎（参见右图），是一个受精卵分裂成两个独立的胚胎。由于卵子分裂时有所差别，同卵双胞胎有可能共享一个胎盘，也可能有各自的胎盘。

孕期症状

"我听说，怀两个宝宝的孕期症状比怀一个宝宝更严重，是这样吗？"

怀两个宝宝时，孕期不适可能会成倍增加，但不是绝对的。多胎妊娠和单胎妊娠一样，都有个体差异。怀一个宝宝的准妈妈晨吐可能比怀两个宝宝的更厉害；怀几个宝宝的准妈妈很可能没有任何恶心的感觉，其他症状也是如此。

你不一定会经历双倍的晨吐、腿部痉挛、静脉曲张等症状，但也不要指望它们会更轻微。总的来说，怀的宝宝越多，有种痛苦必然会增加——痔疮，因为需要负荷的重量增加了。以下症状在多胎妊娠中也可能加重：

● 晨吐。多胎妊娠时，恶心呕吐的现象可能会加重，这是妈妈体内激素激增导致的。另外，晨吐症状可能开始得更早，持续时间更长。在多胎妊娠的准妈妈中，严重的恶心呕吐（妊娠剧吐，参见第 538 页）更常见。

● 其他肠胃问题。烧心、消化不良、便秘都可能找上你。因为多胞胎

请助产士来护理多胞胎?

即使你的常规医生是一名助产士，你还是可以继续请她护理，当你属于低风险怀孕时，她可以护理你一段时间——当然她应该具备合格的资质、有从业资格证并有丰富的照顾双胞胎孕妇及协助双胞胎分娩的经验。

不幸的是，很多助产士达不到这个标准，这就意味着你可能找不到可以护理双胞胎孕妇和协助双胞胎分娩的助产士。一些助产士会为低风险的双胎妊娠提供产前护理，而有些助产士只为达到一定胎龄的孕妇提供护理，有一些则根本不为双胎怀孕提供护理，因为双胎怀孕可能会转化为高风险怀孕。

但这并不意味着你不能请助产士来护理。一些助产士与产科医生有合作协议，他们在有并发症的妊娠中可以作为补充力量，而且很可能愿意为双胞胎孕妇服务。即使在某个阶段，你需要换一位产科医生或专科医生进行护理，助产士也还是可以参与到你的怀孕护理甚至分娩服务中。

打定主意要在家分娩? 你可能一时难以找到可以在家接生的助产士，尤其是当你住在郊区，离产科医生和医院很远的情况下。

如果你还是决定请助产士为你提供产前服务，尤其是如果你决定请她（他）为你提供分娩服务——一定要选择护理双胎怀孕经验丰富的助产士。

准妈妈通常会为了多出来的宝宝吃很多东西，导致胃部超负荷运转，孕期胃部不适症状也可能进一步加重。

● 疲惫。需要承受的负担越重，就越疲惫。多胎妊娠时，要照顾到更多宝宝，孕妇的疲惫感也会相应增加——因为身体为两个宝宝的生长做了双倍工作。失眠会让你筋疲力尽——一个西瓜大的肚子已经让你很难睡着，而像两个西瓜大的肚子就更让人抓狂了。头脑也会更不清楚。

● 其他身体上的不适。怀孕都会伴随着各种疼痛，怀双胞胎的疼痛可能会加倍。怀更多宝宝可能会导致准妈妈出现更严重的背痛、骨盆酸胀、痉挛、脚踝水肿、静脉曲张……所有你能叫得出名字的症状都会出现。为3个人呼吸着实是一件很费力的事，当宝宝们大到挤压你肺部的时候更是如此。

● 胎动。每位孕妇都可能在某个阶段感觉自己肚子里像怀了个章鱼宝宝，但不止一对小胳膊小腿的踢打可能会让你受不了。

不管多胎妊娠是否让准妈妈的不适症状成倍增加，有一件事可以确定——它会给你双倍的奖赏。9个月的辛苦工作换来的结果也是值得的。

多胞胎妈妈要合理饮食

"我要吃好一点，毕竟怀了三胞胎。但该怎么吃呢，是要吃三倍的食物吗？"

抱着大肚子慢慢坐到餐桌前吧，为4个人吃饭意味着随时都是进食的好时机。虽然你不必勉强把自己的饭量提升到原来的4倍，但在接下来的几个月确实应该注意饮食。医生们建议，多胞胎妈妈可以这样计算进食量：每天为每个宝宝多摄入150～300卡热量。也就是说，如果你怀的是双胞胎，每天应该多摄取300～600卡的热量；如果怀的是三胞胎，每天应该额外摄取450～900卡的热量（前提是你怀孕时基本属于标准体重）。在拿到额外摄取热量的许可证的同时，一定要注意饮食质量。饮食的质和量一样重要。多胎妊娠期间，良好的营养水平对宝宝出生体重的影响比单胎妊娠时更大。

当你怀了不止一个宝宝时，怎样才能保证良好的饮食呢？参考第4章，并注意以下几点：

每餐少吃一点。肚子越大，每餐应该吃得越少。每餐少吃一点，可以

更好地完成每天5～6餐健康饮食和零食的指标，保障消化系统不会超负荷（胃部也不会过于胀满）。这样做还能保持精力水平，将3份同样的基础营养物质输送给宝宝。随着肚子里的空间越来越小，你可能会越来越不想吃东西，得在身边随时备点吃的以防半夜饿醒。

注意计算热量。选择含有足量营养的小分量食品。研究表明，高热量且高营养的饮食有助于你生下健康的足月宝宝。把胃部空间浪费在垃圾食品上，会让你没有空间摄取营养丰富的食物。

额外摄取营养物质。你需要成倍增加营养摄取量，在孕期日常食谱（参见第91页）里额外增加几份营养素，以满足每一个宝宝的需要。一般来说，你应该每天额外摄入一份蛋白质、一份钙、一份全谷物食物。一定要仔细问问医生，看看他有什么具体建议。

补铁。另一种需要补充的营养物质是铁，它能帮助身体产生红细胞（因为肚子里的宝宝比较多，你需要更多的血液），预防贫血。贫血在多胎妊娠中比较常见。红肉、干果、南瓜子、菠菜等都是富含铁的食物（参见第98页，你会得到一份更全面的高铁食物清单）。这时，除了孕期维生素，还应该额外补充铁剂，具体请咨询医生。

足量饮水。脱水会导致早产（多

433

胞胎孕妇早产风险很高），一定要确保每天喝下充足的液体。

增重

"我知道怀了双胞胎可能要多增加点体重，但具体是多少？"

做好增重准备吧。绝大多数医生建议怀双胞胎的孕妇增重 17 ～ 24 千克。为什么体重跨度这么大呢？因为推荐的增重范围会根据个人情况和医生建议而不同。怀上了三胞胎？由于没有官方的指导意见，你需要咨询医生，让他给你推荐一个具体的增重目标——可能要超过 23 千克（孕前超重，则增重应少于 23 千克，孕前体重较轻，则增重应多于 23 千克）。

看上去小菜一碟，但事实是，怀了 2 个以上的宝宝时，增加足量的体重并没有想象得这么容易。怀孕后，各种各样的挑战接踵而来，让你的体重很难增加。

阻止增重的第一道大山就是孕早期的恶心，让你很难吃下足够的食物，甚至体重下降。在恶心的这几个月里，坚持随时吃一些能让你感觉舒服的食物吧。把孕早期的增重目标定为每周增加 450 克左右。如果发现很难达到，甚至根本没办法增重，也要放轻松，以后几个月可以弥补。但一定要确保自己摄入了足够的孕期维生素，并保证身体不缺水。

好好利用孕中期来补充你和宝宝们需要的营养吧。如果你在孕早期没有增重，或由于严重的恶心呕吐，体重甚至减轻了，医生可能会建议你在孕中期补回来，每周应该增重 680 ～ 900 克；如果孕早期增重稳定，目标可以低一点。这看上去似乎是要在短期内增加大量体重，但这个阶段增重很重要。再次调整饮食计划，增加额外的蛋白质、钙、膳食纤维。烧心和消化不良打乱了你的饮食习惯？那就把必需的营养素分配在 5 ～ 6 餐中享用。

怀上多胞胎时的增重计划

单位：千克

孕前状态	总增重
体重正常的双胞胎准妈妈	17 ～24
偏胖的双胞胎准妈妈	14 ～23
怀三胞胎的准妈妈	咨询医生的建议

进入孕晚期后，还是要稳步增加体重。到 32 周时，每个宝宝约有 1.8 千克重，他们挤在一起，让你的胃没有足够的空间来放食物了。但即使现在你觉得肚子里已经挤得不行，宝宝也会继续长大——他们很需要你每天提供营养均衡的食物。所以，注重质量，不要拘泥于数量，同时慢慢减少增重，在第 9 个月时，每周保持增重 450 克左右。（大部分多胎妊娠不会超过 40 周，你快要解放了！）

运动

"我是田径运动员，但现在怀了双胞胎，还能继续运动吗？"

运动对于绝大多数准妈妈来说都是有益的，但现在为了 3 个人的安全，你一定要格外小心。如果医生允许你在孕早期和孕中期运动，可能会鼓励你参加一些比跑步更温和的运动。还应该避免那些对子宫颈存在向下压力或可能显著升高体温的运动。多数专家建议，多胎妊娠的准妈妈在怀孕 20 周后，如果超声检查检测到有宫颈缩短的情况（这会增加早产风险），就不应参加高强度的有氧运动（比如跑步），而到怀孕 28 周时，即使没有出现宫颈缩短的情况，也不应该跑步，有经验的职业田径运动员也不例外。

想选择一种对你们 3 个人更加合理的常规健身方式？游泳、孕期水中体操、伸展运动、产前瑜伽、轻松的举重训练、骑健身自行车等，这些运动都不需要对双脚施加过多压力。另外，别忘了凯格尔运动，它可以让你随时随地伸展盆底肌——由于怀了更多的宝宝，你的盆底肌需要格外强韧。

不管你采取哪种锻炼方式，只要引起布雷希氏宫缩，或第 144 页提到的警示征兆，立即停止运动，喝点水。如果在 20 分钟后症状还没有缓解，马上去医院。

百感交集

"所有人都认为我怀了双胞胎应该激动兴奋，只有我们不那么认为。我们有些沮丧，还觉得恐慌，这种反应是不是不正常？"

完全正常。大部分关于怀孕的设想里都只有一张婴儿床、一个高脚餐椅、一辆婴儿车与一个可爱的宝宝。为了即将出生的那个宝宝，你慢慢地准备着：心理上、身体上及经济上——突然间发现自己怀了两个宝宝，感到沮丧并不奇怪。害怕也可以理解——照顾一个新生命的责任已经足够令人畏惧了，更何况是两个。

一些准父母在得知肚子里有不止一个宝宝后会非常高兴，但另一些父母需要一点时间慢慢接受这个事实。

当你最初得知这个消息时，震惊、开心都是正常的感受。以前脑子里幻想的抱着宝宝、喂宝宝、哄宝宝睡觉的场景也在刹那间消失，你可能需要很长一段时间才能想象出将来怎样安排好两个小不点的生活。矛盾的想法可能在大脑里澎湃，又为自己有这样的念头而愧疚，觉得自己不应该这样去担忧老天的双倍祝福。这种反应完全正常，因为孕期和产后的生活都将发生许多意料不到的变化。

坦然接受自己矛盾的想法吧，不要让自己有太多愧疚。你应该在产前几个月做好生下双胞胎的心理准备。夫妻间应该开诚布公地谈一下自己的想法（把情绪表达出来，可以减轻负担，更快接受现实）。和认识的双胞胎父母聊聊天，如果不认识，可以从一些论坛上找。和那些曾经和你有过类似想法的父母谈一谈，可以让你知道自己并不是唯一有过这种想法的人；及时接受现实，并为这次特别的怀孕之旅和即将抱在怀里的两个漂亮可爱的宝宝而兴奋吧。你会发现，照顾双胞胎的确需要双倍的付出，但最终获得的快乐也是双倍的。

无心之辞

"我实在不敢相信，我告诉朋友怀了双胞胎，其中一个朋友竟然说'幸亏我没有'，我以为她会为我高兴，怎

多胞胎的预产期

早早在日历上用红笔圈出了预产期那一天？或许你不用等到那一天。一般来说，双胞胎的孕期比单胎少2周，38周就可以庆祝宝宝到来了。可是大部分单胎宝宝并不会准时在预产期出生，多胞胎的出生日期当然更会让准妈妈、准爸爸及医生们好好猜测一番。他们可能会在妈妈肚子里待到38周（或更久），也可能在37周之前就和你们见面了。事实上，大部分多胞胎37周之前就生了。

如果宝宝的确在宫内生活超过了38周，医生很可能会在38周时根据具体情况决定是否帮你催产。美国妇产科医师学会建议，低风险双胞胎应在38周结束前分娩——这也是为什么双胞胎很少在妈妈肚子里待超过38周的原因之一。你需要和医生讨论一下，因为每位医生的观点可能会差别很大。

么会说出这样的话呢？"

这也许是你怀了多胞胎后遇到的第一句无心之辞，但很可能不是最后一句。从同事、家人、朋友到超市里友好的陌生人，你会惊讶于遇到的形形色色的人说着各种没礼貌的话。

为什么这些人会这样说话呢？真

相是，很多人并不知道应该对你怀双胞胎的消息做出什么样的反应。诚然，一句简单的"恭喜"就足够了，但很多人心里都认为双胞胎是特别的，觉得自己也应该做出"特别"点的评论。他们突然得知你怀了两个宝宝，不知道什么样的反应才是正确的，所以做出了错误的反应，他们的本意并不坏。

怎样应对这些无理的言论呢？不要往心里去，也不要觉得这些说法是针对你。要意识到，即使朋友说的话再难听，她也希望你一切都好。同时要记住，你现在已经是双胞胎的妈妈了，不管走到哪里，都有很多机会听到好听的话。

"人们不断问我家族中是否有双胞胎，或是否接受过生育治疗。即使吃了促排卵药才怀上双胞胎，我也不会有半点耻辱感，但我不想和陌生人分享这些事。"

孕妇会招来大量好管闲事的人，怀了多胞胎的孕妇更是每个人关心的对象。似乎在一夜之间，你怀孕的事就家喻户晓了——包括那些几乎不认识的人都跑来窥探你的私生活。不过他们不请自来，只是因为好奇，而且他们接受的礼节教育中没有包含对怀多胞胎的准妈妈该如何反应。如果你不介意让这些细节公之于众，也可以毫无保留地说出来，比如："是的，

我们一开始尝试了氯米芬（一种促排卵药物），但它没有起作用，我们又尝试了体外受精——那天早上，我和丈夫去了生殖医院……"你还没说到一半，这些听众可能就没兴趣了，只想快点离开。或者，下一次再遇到有人问你如何怀上双胞胎时，可以试试这样回答：

● "他们完全是个巨大的惊喜。"不管是不是因为生育治疗而怀上双胞胎，这句话都没问题。

● "现在我的家族中有双胞胎了！"这样的回答可以很好地绕过话题。

● "我们一晚上做爱两次。"谁没有这样的浪漫时刻呢？即使上一次发生在蜜月期，这也不算是谎话，却能给无聊发问者的问题画上了句号。

● "可能是因为爱吧……"这个回答无懈可击。

● "为什么这样问呢？"如果向你发问的人正好是打算怀孕的夫妻，可能会开始一段新的对话，谈话很可能对他们有帮助。如果不是这样，发问者就会结束这些八卦问题了。

对这些机智巧妙的反驳不感兴趣，甚至没心情回答这些无聊的问题？让发问者意识到这不关他们的事，可以直接说："这是我的私事。"

宝宝的安全性

"我刚接受怀孕的事实，又得知怀的

437

多胞胎的福音

别惊讶，多胞胎需要更多的准备措施很正常。这些措施能更好地保障宝宝们健康苗壮地成长、平平安安地到来。

下面是多胞胎妈妈怀孕后的优势：

● 更频繁地拜访医生。良好的产前护理从频繁拜访医生开始。你需要每 2～3 周去见一次医生，而普通的单胎妊娠每 4 周去一次，并一直持续到第 7 个月。7 个月之后，你需要更频繁地去医院。随着孕程发展，每次拜访医生，他都会进行更深入的检查。你要做所有单胎妈妈要做的检查，可能也要做经阴道超声检查来留心宫颈长度（检查是否有早产迹象），并在孕晚期做更多非应激试验和生理评估（参见第 369 页）。与单胎妈妈相比，你也可能需要更早并多次进行妊娠期糖尿病筛查。

● 更多的照片。当然，这是指宝宝的照片。你将会接受更多超声检查，以确保宝宝们发育正常，孕程进展良好。换句话说，为了安心，你会得到更多宝宝的超声检查照片。

● 格外注意身体状况。良好的产前护理也意味着格外注意身体健康，减少某些并发症的风险。只要格外注意，发生问题都可以很快得到解决。

是双胞胎，我和宝宝们会不会有额外的风险？"

宝宝数量增加自然意味着有额外的风险，但没有想象中那么多。事实上，并不是所有双胎妊娠都会被划分为"高危妊娠"，绝大多数多胎妊娠的准妈妈最终会平稳度过孕期。了解一些双胎妊娠可能出现的风险和并发症知识，可以很大程度上避免不好的事情发生，即便发生也能提前做好足够的准备。所以放轻松，继续往下看吧。

多胞胎宝宝的潜在风险包括：

早产。多胞胎比单胎更容易早产。超过半数的双胞胎（59%），绝大多数三胞胎（93%），以及几乎所有四胞胎都是早产儿。总的来说，单胎的平均怀孕时间是 39 周，双胎怀孕是 35～36 周，三胞胎一般为 32 周，四胞胎则是 30 周。还要记住，双胞胎的"到期"时间是 38 周，而非 40 周。毕竟，即使子宫内舒适安逸，随着宝宝长大，这个空间也太狭窄了。确保你已经了解早产的症状，如果出现其中任何一项（参见第 318 页），不要

多胞胎妈妈的社交联系

作为一个多胞胎妈妈，你可能已经参加了一些俱乐部，里面有很多和你一样的准妈妈们。你们都有着双倍的快乐，也有着双倍的焦虑。参加这样的俱乐部会有很多好处，通过与其他多胞胎妈妈聊天，你可以同她们分享担忧与兴奋，还有相关症状和有趣的小故事。由于情况类似，她们能理解你的感受，你也可以从她们（或是刚生了多胞胎的妈妈们）那里获得很多有用的经验。参加一个网上讨论组，或者问问医生，在他那里接受检查的还有其他多胎妊娠的准妈妈吗？你们可以组成一个小组。当然，也可以上网查找一些当地组织。

犹豫，马上去医院。

出生体重低。很多多胎妊娠都以早产告终，所以绝大多数多胎妊娠的宝宝出生体重都低于2.5千克，属于低体重儿。大多数宝宝在良好的护理下都能健康成长，这归功于近年来医疗水平的提高和先进护理技术的应用。但出生体重小于1.4千克的宝宝有更高的风险出现新生儿并发症，或在将来出现身体机能障碍。确保你已经获得了非常好的产前护理，孕期饮食中包含足够营养，以增加宝宝的出生体重。参考《海蒂育儿大百科(0～1岁)》，了解更多早产儿护理的注意事项。

双胎输血综合征（TTTS）。这种出生前发生的疾病，在共用一个胎盘的同卵双胞胎中发病率为9%～15%，得这种病的其中一个胎儿会将从胎盘获得的血液输送给另一个。当没有另一条共用的血管来平衡两个胎儿之间的这种血液输送时，两个宝宝就会出现一个血容量过多，另一个血容量不足的情况。这对宝宝们很危险，对妈妈没什么危害。如果发生了这种情况，医生通常会把你介绍给一位新生儿科专家，他会建议你采用激光手术阻止这种输送。他也可能选择每1～2周实施一次羊膜穿刺术给羊水减量，提高胎盘血量，减少早产风险。

其他并发症。在多胎妊娠中，还有其他胎儿并发症，但这些并发症不多见。咨询医生看你的宝宝还有什么风险以及如何最大限度地规避这些风险。

多胎妊娠也可能危害妈妈的健康：

先兆子病。怀的宝宝越多，肚子里的胎盘越多。多出来的胎盘（同时增多的还有供两个宝宝使用的激素）有时可能会引起高血压，从而发生先兆子痫。双胎妊娠的妈妈中有 1/4 发生先兆子痫，之所以能早期发现是由于医生的监护。想了解更多关于先兆子痫的情况和相应治疗措施，参见第 540 页。

妊娠期糖尿病。多胎妊娠的准妈妈比单胎妊娠更容易患妊娠期糖尿病。这可能是由于激素水平较高，影响到了母体分泌胰岛素的能力。通常饮食疗法就能控制（甚至可以预防）病情，但有时也需要注射胰岛素（参见第 539 页）。

胎盘问题。多胎妊娠的女性某些并发症的风险更高，比如前置胎盘（参见第 545 页）或胎盘早剥（参见第 546 页）。幸好，严密的监护可以在胎盘前置带来明显危险之前就发现它。胎盘早剥无法提早发现，但由于

减胎术

有时候，超声检查结果显示多胎妊娠中有一个（或多个）胎儿不能存活，存在严重畸形，或者出生后存活概率不大；更糟的是，不健康的胎儿可能会危害到妈妈或其他健康的胎儿；还有的时候由于孕妇体内胎儿太多，会对母体及所有胎儿造成极大风险。在这些情况下，医生可能会建议你实施减胎术。做出这样的决定非常痛苦——它看起来就像是要牺牲一个宝宝来保护另一个宝宝，这会让你充满内疚、疑虑及矛盾的心情。决定的过程因人而异，你可能很容易做出决定，也可能感觉非常痛苦。

得出答案也许很难，而且没有最完美的选择。不过，一旦做了决定，你的所有行为和想法都必须和这个决定保持一致。和医生一起重新考虑目前的情况，征求别人的看法，征求第二次，征求第三次……直到你对自己的决定有信心。你也可以让医生帮你联系医院的专业人员（如果有的话），寻求心理上的帮助。你也许想对亲密的朋友说说自己的想法，也可能想保密。如果宗教在你的生命中占据重要地位，你可能需要参考宗教的教义。一旦做出决定，就不要再犹豫了：接受这个决定，它就是这个艰难情况下的最好选择。不管选择是什么，都不要感到愧疚。这不是你的错，没有理由感到愧疚。

如果你最终接受了减胎术，可能会和那些一个或多个子女夭折的父母有相同的痛苦。参见第 582 页，可能有助于应对这种痛苦。

你处于密切监护之下，可以尽量避免胎盘早剥的并发症。

卧床休息

"怀了双胞胎是不是应该卧床休息？"

是卧床休息还是不，这是个问题。而且，很多医生都不能给予简单的答复，因为这个问题实在不容易回答。产科界对于卧床休息是否有助于预防多胎妊娠期并发症（例如早产、先兆子痫）尚无定论。尽管大多数研究表明卧床休息并无益处，很多医生还是赞成多胎孕妇卧床休息，尤其是在某些情况下（例如，当孕妇出现宫颈缩短、高血压，或一个或两个宝宝发育不太顺利时），并发症的风险随着宝宝数量增多而升高。

在孕早期和医生讨论一下这个问题，看他对卧床休息有什么看法。有些医生对所有多胎妊娠的准妈妈都会常规实行严格卧床休息的规定（一般从 24 ～ 28 周开始）；越来越多的医生觉得应该视具体情况而定。

如果你被要求卧床休息，翻到第562页看看该如何应对。记住，即使不需要卧床休息，医生也会建议你尽量放松，减少工作量，并在孕晚期的日子里尽量好好休息。

双胎消失综合征

"我听说过双胎消失综合征，这是什么意思？"

尽早采用超声检查确定是否为多胎妊娠有很多益处，医生越早发现你怀了两个（或更多）宝宝，你能获得的医疗护理就越好。但也不尽然。现在可以更早确认双胎妊娠，也意味着在早期超声检查发明之前，人类损失了一些新生命，但并不知情。

失去双胞胎中的一个，常常发生于孕早期（在很多女性还没有意识到自己怀孕时），也有少数发生于孕期较晚的时候。在孕早期，双胞胎中的一个流产，流产胎儿的组织往往被母体吸收了，这种现象称为双胎消失综合征，在多胎妊娠中发生率为 20% ～ 30%。过去几十年里，有文字记载的双胎消失综合征显著增加了——这是因为早期超声检查的出现（唯一完全确定多胎妊娠的手段），并已经成为孕期的常规检查。研究发现，30 岁以上的产妇，发生双胎消失综合征更多，可能是因为她们更容易出现多胎妊娠——特别是那些接受过不孕治疗的女性。

丧失一个宝宝时很少出现症状，不过有些妈妈还是会出现轻微的痉挛、出血、骨盆疼痛等类似流产的症状（虽然出现这些症状并不代表胎儿丧失）。如果通过血检发现激素水平突然下降，可能表明其中一个宝宝流产了。

好消息是，孕早期发生双胎消失综合征时，妈妈一般都能继续完成接下来的单胎妊娠，不会出现并发症，也不需要治疗。在罕见的情况下，双胎消失综合征会发生于孕中晚期，这时候，剩下的宝宝有可能面临宫内发育停滞的风险，妈妈也可能会发生早产、感染、出血等。幸存的宝宝接下来一般都会得到格外的关注，准妈妈也会得到严密监护，以防出现并发症。

参见第 589 页，了解双胞胎中丧失一个时的处理办法。

多胞胎分娩

每个人的分娩经历都很难忘，但如果你怀的是双（多）胞胎，即将体验的故事就会和听过的单胎分娩故事不太一样。这不奇怪，当有两个或更多小脑袋想要挤出来时，情况有些复杂，也更有趣。

你的分娩需不需要双倍努力呢？分娩的最理想途径是什么？这些答案取决于很多因素，包括胎位、妈妈的健康状况、宝宝们是否安全，等等。多胎分娩比单胎分娩有更多个体差异，也更令人惊奇。由于一次分娩可以带来双倍（或多倍）奖赏，多胎分娩最终获得怎样的结局都是一件好事。记住，不管宝宝最终是通过哪种方式离开温暖的堡垒来到你更加温暖的怀里，只要是对你和宝宝最健康、最安全的方式，就是最好的。

双胞胎或多胞胎的阵痛

你的阵痛和其他单胎妊娠的准妈妈有什么区别？

● 时间可能较短。需要一直忍受双倍的疼痛换来最后双倍的开心吗？不用。事实上，在阵痛方面，你很可能获得非常好的喘息机会。多胎妊娠的第一产程往往比较短——如果采取阴道分娩，只需要很短的时间就可以开始用力推了。

● 或者时间稍长。因为多胎妊娠的妈妈子宫过度伸展，宫缩有时显得较为微弱，这意味着宫颈口打开需要更长的时间。

● 整个过程将受到更严密的监护。因为医疗团队需要对多胎分娩的情况格外小心，相比常规的单胎分娩产妇，你将得到更多的监护。整个分娩过程中，你可能会连上两个（或更多）胎心监护仪，这样医生才能观察到不同的宝宝对宫缩的反应。在分娩早期，宝宝的胎心会通过外部监护仪读取，你就可以周期性地站起来走走，到浴缸里坐着缓解一下疼痛。在后面的产程中，第一个宝宝（离出口最近的那一个）可能会通过体内监护观察相关情况，第二个宝宝仍然接受外部监护。和医生谈谈监护仪的问题，并问一下监护仪对你的行动有什么限制。如果你在家分娩，助产士会帮你接受多次超声波检查。

● 有可能需要硬膜外麻醉。如果你已经下定决心采取硬膜外麻醉——恭喜你，这种麻醉方式已经得到了专家们的大力推荐，甚至已经被认为是多胎妊娠的必需手段了，因为这可以为万一出现的紧急剖宫产做准备。如果你不想采用硬膜外麻醉，就和医生沟通一下。

● 有可能会在手术室分娩。也可能在配有漂亮窗帘和具有放松作用照片的舒适产房里临产，到了该推出宝宝的时候，再被医护人员推到手术室去。为了安全起见，大多数医院会要求怀有多胞胎的准妈妈在手术室分娩（以防需要紧急剖宫产），提前咨询一下医生。

双胞胎的分娩

下面是分娩时你可能经历的：

阴道分娩。如今，约有半数的双胞胎以这种世界上最古老的分娩方式来到这个世界。也就是说，双胎分娩过程有可能和单胎分娩完全一样。一旦宫口完全打开，娩出第一个宝宝可能非常容易（"整个过程只需要用力推3次"），也可能非常困难（"用了

3个小时"）。一些研究者们发现，双胎分娩的推出阶段（第二产程）往往比单胎妊娠长一些。第二个宝宝的阴道分娩常常在第一个宝宝出生后10～30分钟，绝大多数妈妈都描述第二个宝宝的出生和第一个相比是"闪电式"。根据第二个宝宝胎位的不同，医生可能会帮助你，要么使用外（内）倒转术（参见第444页），要么使用真空吸引器把宝宝吸出来。

联合式分娩。在极少数情况下，第一个宝宝成功地从阴道分娩后，第二个宝宝需要剖宫产。一般只有当第二个宝宝出现紧急情况时才会这样做（例如胎盘早剥或脐带脱垂）。当第一个宝宝生下来后，胎心监护仪会继续显示第二个宝宝的情况。联合式分娩对妈妈来说一点也不好玩；在剖宫产到来的那一刻，妈妈一定会非常恐慌。而且，宝宝出生后，妈妈的恢复也比较麻烦，一方面是阴道分娩的恢复，另一方面还要顾及腹部伤口的愈合，都非常疼。但这是为了救宝宝的命，就算恢复困难也值得。

计划剖宫产。计划剖宫产，一般要提前和医生讨论，并确定手术日期。需要计划剖宫产的情况有：有剖宫产史（多胎妊娠中剖宫产后阴道分娩不太常见），前置胎盘或其他产科疾病，以及胎位不利于阴道分娩。大部分的计划剖宫产孕妇，丈夫、朋友或助产士都可以陪同进入手术室，一般采用

胎位，胎位，胎位

分娩时多胞胎的胎位会引起每个人的猜想。下面是一些双胞胎们可能出现的胎位，以及分娩时的情况。

正常胎位 / 正常胎位。双胞胎分娩时，这是一种最合作的胎位形式，大约有 40% 的双胞胎是这样的情况。如果你肚子里两个宝宝都是正常胎位（均为头位），你极有可能顺利分娩，可以尝试顺产。但也要记住，即使是正常胎位的单胎妊娠，有时也会在中途转为剖宫产，双胞胎也不例外。如果你想在助产士的帮助下分娩或者在家分娩，正常胎位是最好的。

正常胎位 / 臀位。如果你十分希望顺产，这是第二种较好的胎位。在这种情况下，只要第一个正常胎位的宝宝顺利从阴道里分娩出来，医生就可以帮助第二个臀位宝宝转向，变成正常胎位。第二个宝宝转位时，要么采取外倒转术，要么从子宫内进行内倒转术。这种内倒转术比你想象中简单得多：因为第一个宝宝已经顺利从产道里出来，使得产道扩张，所以转位的操作会很快。如果第二个宝宝顽固地保持臀位，医生可能会实施臀位牵引术，这样的话，宝宝的脚会先出来。

臀位 / 正常胎位或臀位 / 臀位。如果第一个宝宝是臀位，或两个宝宝都是臀位，医生基本都会推荐剖宫产。单胎臀位妊娠中实施外倒转术很常见，在正常胎位 / 臀位的双胎妊娠中也比较有效，但对于这种情况，实在是太危险了。

一个宝宝处于斜位。谁知道究竟为什么宝宝在子宫内有这么多睡法？当一个宝宝处于斜位，他的头是朝下的，指向你的臀部某一侧，而不会乖乖对准子宫颈。在单胎的斜位妊娠中，医生很可能采取外倒转术帮你将宝宝的头转到恰当的位置——头部朝向出口，但这对双胞胎风险太大。在这种情况下，可能有两种结局：随着宫缩进展，斜位的宝宝慢慢进入正常胎位，这时就可以尝试阴道分娩；不过医生一般会建议你实施剖宫产，可以避免长时间的等待。

横位 / 横位。这种情况下，两个宝宝都是水平躺在子宫里，通常，必须实施剖宫产。

怀的是三胞胎（或更多胞胎）？你的宝宝可能采用这些胎位中的任何一种（甚至可能在分娩前都无法确定胎位）。

腰麻的方式。麻醉后，你会为整个过程的迅速感到震惊：第一个宝宝和第二个宝宝的出生时间只相差几秒，至多 1 ~ 2 分钟。希望分娩后能立刻抱着宝宝并哺乳？如果一切顺利，双胞胎分娩也可以选择以家庭为中心的剖宫产。参见第 427 页，了解更多。

临时剖宫产。临时剖宫产也是宝宝们来到这个世界的途径之一。你可能会像往常一样定期走进医生办公室接受产检，心里想着宝宝的预产期。为了准备充分，在孕晚期最后几周你就应该收拾行李，准备随时出发。医生突然宣布临时采取剖宫产的原因很多，包括胎儿生长受限（子宫内没有足够的空间供宝宝发育）或血压突然

多胞胎分娩后的恢复过程

除了两只胳膊都被宝宝占满了，多胎分娩后的恢复过程基本上和单胎分娩没有太大差别，参见第 16 ~ 17 章，了解相关知识。当然，你也会从以下几个方面发现一些差别：

● 在同样的情况下，你会经历更多。恶露（产后出血）持续的时间更长，量更大。这是因为孕期你的子宫滞留了更多血液，现在是时候排出去了。参见第 450 页，了解更多信息。

● 疼痛的持续时间更长，程度更重。你的子宫孕育了多胞胎，受到额外拉伸，因此需要通过更多的子宫收缩来恢复——可能会带来额外痛苦。参见第 451 页，了解更多。

● 背部持续疼痛。孕期负担的额外重量使你的腹部肌肉变得脆弱，这也意味着它们不能像你可怜的背部一样支撑你的身体，至少在肌肉变紧之前。特别松弛的韧带也会带来同样的

疼痛问题。这时，使用托腹带可以有效缓解疼痛。参见第 481 页，了解更多。

● 肚子恢复到产前的形状需要更长时间。孕育了多个宝宝的肚子——大方地提供了许多空间和养分——需要花更长的时间来恢复到正常的大小。需要恢复的有：你仍然松弛的子宫；体内需要排出的多余液体；为宝宝储存的多余脂肪；还有更松弛的皮肤。这些都需要时间，要让身体（和你自己）慢慢来。参见第 488 页，了解更多。

● 身体会恢复得更慢。总的来说，孕育两个或三个宝宝就像跑了一场马拉松，你的身体需要更长时间来恢复。尤其是当你在孕期就被要求卧床休息或限制活动，你更需要慢慢恢复体力和耐力了。

升高（先兆子痫）。另一种需要临时剖宫产的情况是阵痛时间太长，产程没有进展时。子宫需要承受 4.5 千克及以上负担时，往往不能有效收缩，这时剖宫产是唯一的解决办法。

三胞胎分娩

三胞胎是不是只能剖宫产？绝大多数三胞胎都会采用剖宫产——不仅因为它最安全，也因为剖宫产更适于高风险分娩，当然，高龄产妇一般也需要剖宫产。一些医生认为如果第一个宝宝是头位，且没有其他并发症（比如先兆子痫、胎儿窘迫），阴道分娩也可以考虑。极少数情况下，第一个，或前两个宝宝通过阴道分娩后，第三个宝宝需要剖宫产。让你们母子 4 人都平平安安比 3 个宝宝都必须从阴道分娩重要得多。

第三部分

生下宝宝之后

What to Expect
When You're Expecting

第16章 产后第1周

恭喜！等待了40周，这一刻终于来了。你已经将长达数月的孕期和几小时痛苦的分娩过程抛在脑后，正式成为妈妈。那个令人欣喜的小家伙不再待在肚子里，来到了你的怀中。不过，由怀孕到产后的转变不只是一个宝宝的降生，还伴随着大量相关症状和问题。（为什么流汗？生了以后怎么还有宫缩？我还能坐起来吗？为什么看起来还像怀孕6个月的样子？乳房怎么会变成这样？）你可以现在就看看这一章的内容，看看妈妈们都在担心什么问题。一旦你担负起新妈妈的责任，再想找时间读书就不太容易了。

你可能会有的感觉

产后第1周，根据你的分娩方式和其他个人因素，可能会出现以下症状：

身体上

- 阴道出血（恶露），与月经相似。
- 腹部痉挛（产后疼痛），类似宫缩的感觉，特别是在哺乳的时候。
- 精疲力竭。
- 如果你是阴道分娩，会阴会出现不适、疼痛、麻木等症状（有缝合会疼得更厉害）。
- 如果是剖宫产，会阴处会有点不适。
- 如果是剖宫产（特别是第一次剖宫产），切口处会疼，稍后周围区域还会有麻木感。
- 如果接受了外阴切开术、阴道撕裂后缝合或剖宫产，坐下和行走时会感觉不适。
- 产后一两天小便困难。
- 便秘：产后几天大便困难、感觉不适。
- 痔疮：可能孕期就有，也可能

449

是产后新出现的。

● 全身疼痛：主要是由于分娩过程中用了很大力气。

● 眼睛充血，眼眶周围、脸颊或其他地方有青黑色痕迹，这是由于分娩时用力推引起的。

● 出汗量大，特别是晚上。

● 潮热。

● 脚、脚踝、大腿和手继续肿胀，尤其是用了静脉输液时。

● 产后 3 ～ 4 天开始出现乳房不适和充血。

● 如果是母乳喂养，可能乳头疼痛、皲裂。

● 妊娠纹。

精神上

● 兴高采烈或情绪消沉，或情绪十分不稳定。

● 为第一次做妈妈感到战战兢兢；

为抚养一个小宝宝而不安。

● 感觉被身体、精神和现实中面临的挑战打垮了。

● 将要和宝宝一起进入全新的生活，十分激动。

● 挫折感，母乳喂养会在一定程度上缓解挫折感。

你可能关心的问题

出血

"我听说产后会出血，但第一次从床上起来看到血沿着腿流下来时，还是被吓坏了。"

抓起一片卫生巾，放松。这种分娩后从子宫流出的含有血液、黏液和身体组织的液体，叫作恶露，通常在分娩后 3 ～ 10 天内量最大，总量大概在 480 毫升左右，逐渐变少。产

臃肿的妈妈 "续集"

不再是孕妇，但身体还是很臃肿（甚至更臃肿了）？这当然是因为怀孕时体内积累了大量液体，阵痛和分娩时通过静脉注射的液体也会被身体吸收。因此，如果接受了静脉输液，你的大腿和脚踝（也许还有手和脸）会在分娩后额外肿胀。身体需要时间

来排出这些液体。不过，也可以通过一些方式来帮助这些液体加速排出，比如用脚踝划圈（顺时针划 10 个圈，再逆时针划 10 个圈），分娩后尽快起来四处走动，并通过大量饮水带走体内多余的液体。

后最初几天起床时恶露突然涌出很常见，不用担心，它们是在你躺下和坐着时积累起来的。这几天恶露的主要成分是血，偶尔会有血块。产后5天到3周里恶露多为红色，之后逐渐变为粉色水状，然后是棕色，最后变成黄色或白色。你应该用卫生巾，而不是卫生棉条。这种分泌物有时会断断续续持续6周之久。有的产妇甚至会持续3个月的鲜红色恶露。血流量因人而异。

母乳喂养或静脉注射催产素会促进产后子宫收缩，帮助子宫尽快恢复原来的大小，减少恶露。想了解更多知识，请看下一个问题。

如果你还在医院或分娩中心，而且觉得自己流血过多，通知护士。如果回家之后出现了异常大量出血（参见第561页），不要犹豫，立刻打电话给医生。如果电话打不通，马上去急诊中心（如果可能，去分娩医院的急诊中心）。如果回家后发现一点血也没有，也要打电话给医生。

产后疼痛

"我的腹部一直有类似痉挛的疼痛，尤其是哺乳的时候，这是为什么？"

以为自己的宫缩结束了？宫缩不会随着分娩结束而立即停止，不适感也不会马上消失。你说到的疼痛可能

是产后疼痛，这是由于子宫产后收缩（从1千克缩小到100克左右）引起的。你可以把手轻轻按在肚脐部位，感受子宫的收缩。到产后第6周时，可能就感觉不到这样的收缩了。

产后疼痛虽然让人不适，但作用巨大，不仅可以让子宫恢复正常大小，还可以减缓产后出血。子宫肌肉缺乏锻炼且过度伸展（怀多胞胎）的女性更容易出现这种疼痛。和分娩后注射催产素一样，哺乳也会刺激催产素分泌，所以产后疼痛在哺乳阶段更突出。催产素是个好东西，能让子宫更快恢复到原来的样子。

分娩后4~7天，产后疼痛会逐渐下降到正常水平。同时，对乙酰氨基酚可以起到缓解作用。如果疼痛没有逐渐缓解，或持续超过1周，就要去看医生，排除一些产后疾病的可能，包括感染。

会阴疼痛

"我既没有做会阴切开术，也没有出现阴道撕裂，为什么下半身还是这么疼？"

你不能期望一个6斤多的宝宝从阴道出来而你却没有任何感觉。即使会阴在分娩时没有撕裂，也会出现拉伸损伤，所以现在感到轻微或严重的疼痛很正常。咳嗽或打喷嚏时会疼得

欢迎回来，布洛芬

怀孕的时候有没有想念你的老朋友，布洛芬（雅维、美林）？一旦分娩结束（除非医生有不同的建议），你就可以重新把布洛芬从药柜里拿出来。它对缓解疼痛非常有效，你可以用它缓解产后的所有疼痛不适。而且，即使是在哺乳期，使用布洛芬也是安全的。

更厉害，有几天，甚至只是坐着也会很不舒服。你可以采用下一个问题中提到的一些措施来加以改善。

推宝宝出来也可能导致痔疮和肛裂，程度由不适到严重疼痛不等（参见第289页，如何应对痔疮）。如果孕期出现的会阴或阴道静脉曲张在用力和分娩的过程中受到了刺激，疼痛可能会加重。幸好，这类静脉曲张通常会在分娩后的几周内消失（如果偶尔出现几个月后都没有消失的情况，医生也能轻而易举地帮你治疗和消除）。

"我阴部切开的伤口非常疼，是缝合处感染了吗？"

所有阴道分娩（及在剖宫产之前经历了长时间阵痛）的孕妇都会出现阴部疼痛。如果会阴撕裂或接受了切开手术，疼痛感会更严重。就像所有新缝合的伤口一样，阴部切口或撕裂的伤口也需要时间愈合，一般是7～10天。在伤口愈合的这段时间里，出现疼痛不一定说明感染了，除非疼痛特别厉害。

更重要的是，虽然可能感染，但只要做好阴部护理，感染的可能性非常小。在医院或分娩中心时，护士会每天至少检查一次，看阴道是否有炎症或其他感染迹象。还会教你在产后如何保持阴道卫生，这不仅对预防伤口感染很重要，对预防产道（微生物也可能到达产道）感染也很重要，因此这对没有阴道撕裂和没有接受外阴切开术的产妇来说也适用。下面提供一个产后会阴处的护理计划：

● 至少每4～6小时换一次卫生巾。

● 小便后可以在阴部喷洒温水（或医生和护士向你推荐的消毒液），大便后也应该采用这一方法来保持清洁。清洗后用纱布或医院提供的卫生纸巾从前至后轻轻拍干。

● 痊愈之前不要用手触碰这个部位。

如果你接受过伤口缝合，不适感会更严重（除了疼痛还会伴有瘙痒）。下面的建议有助于缓解阴部不适：

冰敷。为了减轻肿胀和不适，分娩后24小时内用冰敷包、装满碎冰的外科手套或加了冰袋的护垫置于会

产后什么时候去医院

分娩后很少有妈妈会对自己的身体和精神状态感到满意，这是分娩带来的副作用之一。尤其在产后的最初6周，种种疼痛和不适症状都很正常，这并不意味着有问题。但新妈妈还是应该注意一些可能引起产后并发症的征兆，以防万一。如果出现以下症状，请立即去医院：

● 出血，1小时内使用的卫生巾超过一片，并持续几小时。如果联系不到医生，就立即给附近的急诊室打电话，值班护士会接听，她会判断是否应该立即让人将你送往急诊室。

● 产后1周任何时间出现大量鲜红色流血。不要担心产后6周内（少数女性可能会持续到12周）像月经那样的轻微出血，以及活动或哺乳时血流量增加的现象。

● 恶露气味难闻——正常情况下应该是类似月经时的气味。

● 恶露中出现大量或大块血块（柠檬片大小或更大）。最初几天偶尔出现小血块很正常。

● 产后几天完全没有恶露。

● 产后几天小腹疼痛或不适，可能伴有小腹肿胀。

● 产后几天会阴持续疼痛。

● 产后24小时出现高烧（体温37.8℃以上），持续一天以上。

● 严重眩晕或者站起来的时候明显头晕。

● 严重头痛且持续时间超过几分钟。

● 乳房肿胀消除后出现局部疼痛、红肿、发烫和触痛，这可能是乳腺炎或乳房感染的征兆。

● 恶心和呕吐。

● 剖宫产伤口处肿胀或炽热、发烫，并有液体渗出。

● 分娩24小时后小便困难；小便时疼痛或灼热，尿频但量少；无尿或尿液发暗。就诊前尽量多喝水。

● 胸部剧痛（不要与胸部疼痛混淆，后者一般是推宝宝出来时过于用力引起的）；呼吸或心率加快；指甲或嘴唇青紫。

● 小腿或大腿局部疼痛、敏感、发烫，伸屈腿时伴有发红、肿胀和疼痛。就医前先抬高双腿休息。

● 出现难以克服的沮丧感，可能持续数日。对宝宝感到愤怒，出现这些情绪时有暴力倾向。参见第485页，了解更多关于产后抑郁症的知识。

阴处，每次持续几小时。

热敷。每天坐浴（仅将臀部放入浴盆清洗）或温水浸浴20分钟可以减轻不适。咨询医生是否可以在水中加入其他东西，比如泻盐、金缕梅、薰衣草精油或洋甘菊精油。

麻木疗法。采用医生建议的方式，使用带有麻醉剂的喷雾、乳膏或纱布块进行局部麻醉，也可以用对乙酰氨基酚等药性温和的镇痛药。

免碰触。减少此部位的拉伸，尽量选择侧躺姿势，避免长时间站或坐。坐在枕头或充气垫（特别是那种中空的）上也有帮助。

穿着宽松。紧身衣（特别是紧身内裤）会摩擦、刺激伤口，加重疼痛，并减缓恢复的速度。尽可能让会阴处畅快呼吸（这段时间，放弃弹力打底裤，尽量穿宽松的裤子吧）。

锻炼。经常做凯格尔运动可以刺激会阴部位的血液循环，加速愈合，增强肌肉弹性。在做凯格尔运动时没有感觉也不要紧张，因为产后会阴部位会有麻木感，几周后会自然恢复。

如果会阴部非常红肿、疼痛，或有异味的物质流出，可能是感染了，应立即给医生打电话。

产后外貌

"我看起来像是从拳击场上回来的，而不是从产房出来的，这是怎么回事？"

感觉自己看起来像被打了一顿？这很正常。毕竟，娩出宝宝的过程中你比大部分拳击手还要努力——虽然你的对手只有六七斤。由于分娩时强烈的宫缩和艰苦的推动（如果你用力时不仅用下半身发力，连面部和胸腔也一起用力的话），身上可能会留下很多不招人喜欢的纪念章。可能会有青黑色的双眼（在双眼恢复正常之前，去公共场合时可以戴墨镜；每天冷敷几次，每次10分钟，有助于你更快恢复）、青肿瘀伤，从面颊上的出血点到脸部或胸口的瘀青。出院回家时，你可能胸痛严重，不能深呼吸，这是由于胸部肌肉过度紧张造成的，可以洗热水澡或用热敷来缓解；另外，尾骨还可能疼痛，热敷和按摩会有一定帮助；如果周身疼痛，热敷同样有效。

排尿困难

"我已经生完好几小时了，还是不能小便。"

产后24小时内，大部分产妇都会感到小便困难。有些新妈妈根本不想小便，有些人想但是做不到，还有些人可以小便，但会出现疼痛和灼烧感。这是因为：

● 腹部空间突然增大，膀胱的容纳能力增加了，所以小便不像以前那么频繁。

● 分娩过程中娩出宝宝的压力可能使膀胱受到损伤，暂时丧失功能。即使膀胱已满，也可能无法传递需要排泄的信号。

● 硬膜外麻醉可能会降低膀胱的敏感度，以及你对排便信号的敏感度。

● 会阴疼痛可能引起尿道反射性痉挛，使小便困难。阴部水肿也可能会妨碍小便。

● 会阴切口或撕裂处伤口缝合部位敏感，小便时感到灼热或疼痛。小便时不要紧靠便盆，这样尿液会直接流下，不溅到疼痛的部位，减缓灼烧感。小便时在会阴处喷洒温水也可以缓解不适（可以用喷壶）。

● 脱水，特别是经过长时间阵痛没有喝水，也没有静脉输液的情况下。

● 心理因素的影响：害怕排泄时疼痛；缺乏私人空间；为使用便盆或上厕所时需要帮助而感到窘迫或不适。

尽管分娩后会出现小便困难，但分娩后 6 ~ 8 小时内及时排空膀胱很重要，这样可以避免尿路感染，防止膀胱肌肉因过度扩张而失去弹性，减少出血（过满的膀胱可能会妨碍子宫下降到正常位置）。如果你产后一直没有小便，护士会经常询问。她会要求你把第一次小便排在便盆或容器里，检查你的排泄物，还会从外部对膀胱进行触诊，以保证它没有过于膨胀。尝试下面的技巧，小便时会更容易：

● 保证摄入大量水分：摄入水分越多，排泄量就越多。

● 四处走走。产后，只要医生允许，就下床走走，这样可以帮助膀胱（和肠道）运动。

● 如果小便时旁边有"观众"让你不舒服，可以请护士在厕所外等你。

● 如果产后太虚弱无法去厕所，必须在床上使用便盆，不要躺在便盆上，坐在便盆上比较有帮助。

● 在会阴区域洒些温水，让阴部享受温暖的浸浴或用冰袋降温，这样可以引起小便欲望。

● 努力小便的同时打开水龙头，流水声有助于打开体内的"水龙头"。

如果上述措施都无效，你在产后 8 小时还没有小便的话，医生会给你的膀胱插入导尿管来帮助排泄，这是个好办法。

产后 24 小时后，小便太少会逐渐演变成小便太多。产妇会开始大量排尿——过多体液开始排出体外。如果产后几天一直小便困难或小便量很少，说明尿道可能发生了感染（参见第 516 页，尿路感染的症状）。

"我好像无法控制自己的小便。它会自动流出来。"

分娩时的身体压力会让很多器官暂时失控，包括膀胱——它要么不会

455

小便，要么就像你说的那样——小便变得太容易而无法控制。这种渗漏(学名为尿失禁)是由于会阴肌肉失去弹性的。产后可以经常做凯格尔运动，它能帮助肌肉恢复弹力，重新控制小便。参见第480页，学习更多应对尿失禁的办法；如果症状持续，咨询医生。

第一次大便

"从两天前分娩到现在，我还没有大便。有便意，但害怕用力会使缝合的伤口裂开。"

第一次大便是分娩后的里程碑。每位新妈妈都急于越过这个转折点。等得越久就越着急，也会越不舒服。

一些生理因素可能会妨碍产后胃肠功能恢复正常。首先，分娩时负责推宝宝的腹肌过度拉伸，现在变得松弛，可能会暂时丧失功能；其次，肠道在分娩过程中可能受到了损伤，导致蠕动缓慢。当然，分娩前或分娩时肠道被清空（产前腹泻或分娩时大便），分娩时又没有大量摄入固体食物，也是胃肠功能出现异常的原因。

对产后胃肠功能影响最大的可能是心理因素：害怕缝合处裂开；担心痔疮更严重；在医院里缺乏隐私而感到窘迫；压力越大，大便越困难。

下面这些办法可以帮你解决这个问题：

不要担心。担心是妨碍你正常大便的主要原因。不要担心缝合处会裂开，也不要担心你太久没大便，这都很正常。

多吃粗粮。如果你还在住院，尽量从医院提供的菜单上选择全谷类食品（特别是麦麸）、新鲜水果（除了香蕉）和豆类。如果你在家，注意规律饮食并保证食品质量——必须摄入足量膳食纤维。尽可能远离难以消化的食品，比如白面包和米饭。

保证水分摄入。你不仅需要补充阵痛和分娩时流失的水分，还必须摄入多余的水分帮助大便软化。一般来说，水是最有用的。苹果或西梅汁特别有效，热柠檬水也有一定作用。

做运动。身体不活跃，肠胃也不会活跃。虽说分娩后你不可能去跑马拉松，但也应该在走廊里走一走。分娩后可以立刻在床上练习凯格尔运动，它不仅可以增加阴部弹性，还可以增加直肠弹性。也可以在家里抱着宝宝走动走动。

不要用力。用力排便不会使缝合处裂开，但可能导致痔疮。如果你有痔疮，可以通过坐浴、局部麻醉、金缕梅垫、栓剂、热敷或冷敷等方式来缓解不适。

使用通便剂。分娩后回家，医院可能会让你带上大便软化剂和通便剂。要是排便依旧不畅，它们能帮上忙。

分娩后最初几次大便你会很不舒服，不过随着大便逐渐软化，你的感觉会越来越正常，不适感会减轻并消失。

流汗过多

"我半夜醒来时全身都湿透了，这正常吗？"

流太多的汗会让你不舒服，不过很正常。新妈妈经常会汗流浃背。一方面，这是因为产后激素——由于孕期已过，身体自然出现了一些反应。另一方面，流汗是产后身体排泄孕期积攒的体液的一种方式。有些妈妈会汗如雨下，并持续几周，甚至更长时间。如果你持续几周夜里都汗如雨下，可以在枕头上铺上毛巾，这样能睡得好一些。

不要因为出汗而感到困扰——这完全正常。一定要确保自己摄入了足够的液体，补充汗液流失。无论你是否母乳喂养，足量饮水都非常重要！

流汗是产后常见的现象，这也是产后激素调节所致。汗多的时候你会怀疑到底是天气真有这么热还是只有你觉得热。如果是母乳喂养，这种现象会更明显，而且会持续几周或更长——虽然大量流汗也是更年期的一个预兆，但产后流汗与此无关。

高烧

"我刚从医院回来，现在烧到 38.3℃ 了，该不该马上去医院？"

就像怀孕的 9 个月里一样，产后的第一个星期也应该谨慎行事——这也就是说无论你什么时候出现不适都应该让医生知道。尽管你出现的高烧可能与分娩无关，但医生会帮你检查，排除产后感染并帮你治疗其他的感染。产后早期，发烧有时是由情绪激动和体力耗尽引起的。低于 37.8℃ 的发烧往往和乳房充盈有关，不用担心。

但为了谨慎起见，如果在产后前 3 周出现 37.8℃ 左右的发烧，持续超过一天，或 37.8℃ 以上的高烧持续几小时，都应该告诉医生。

乳房肿胀

"有奶水了——乳房超大，像石头一样硬，想穿上胸罩都很困难，因为实在太疼了。"

觉得乳房大得不能再大了？乳房第一次分泌乳汁时，会变得肿胀、疼痛，摸起来非常硬。更糟糕的是，这种变化会让你非常不舒服，并带来诸多不便——这种乳房胀痛（甚至一直延伸到腋下）可能会让你在喂奶时疼

住院时间

什么时候可以带着宝宝回家？这取决于分娩方式和健康状况。如果你和宝宝都很健康，而且是阴道分娩，你很可能24小时内就能回家；如果你是剖宫产，则需要在医院待2～3天后再回家（如果医生同意也可能早一点）。

如果你想早点出院，记住要带宝宝早点来做检查，确保出院后没有出现健康问题。出院后最方便的检查方式是护士家庭随访（这样你就不用冒险带宝宝出门做检查）。如果无法实现护士家庭随访，几天内要带宝宝到医生处做检查。护士或医生会检查宝宝的体重和身体情况（包括黄疸情况），还有哺乳情况，就诊时带上哺乳日记（及大小便记录）很有帮助。

如果你能在医院待满48或96小时，尽可能利用这个机会好好休息，精神饱满对回家后很有帮助。

得厉害。而且，如果乳头因肿胀而变平，宝宝吃奶也会变得困难。如果由于宝宝或你的原因使第一次哺乳时间推后，胀痛情况会更严重。

不过这种涨奶现象及由此带来的痛苦在建立起良好的哺乳关系后就会逐渐消失，最多持续几天。乳头疼痛一般在哺乳20天左右达到高峰，如果哺乳方法得当，乳头坚挺起来之后，疼痛也会逐渐消失。有的新妈妈还会发现乳头皲裂出血，只要护理得当，这些不适只是暂时的问题，可以参考《海蒂育儿大百科（0～1岁）》。

在哺乳正式成为乳房的本职工作之前，你可以采取措施减少不适，促进亲密的哺乳关系（参见第467页）。

一开始就顺利哺乳的女性可能不会经历任何胀痛。不管有没有发生胀痛，只要宝宝能吃到奶，就是正常的。

非母乳喂养时的涨奶

"我没有哺乳，听说奶水消失的过程会很痛。"

不管你有没有母乳喂养，乳房都会在产后第3～4天变得肿胀（充盈），这会让你很不舒服，甚至很疼——但只是暂时现象。

乳汁一般只在需要时产生。如果没有得到利用，就会停止分泌。乳汁断断续续地渗出可能会持续几天或几周，但严重的肿胀不会持续超过12～24小时。在此期间，可以试试冰敷、温和的镇痛剂和有支撑性的胸罩，也许可以让你舒服一点。尽量避

母乳时间表

宝宝在出生后几天吃到的初乳不仅可以为宝宝最初的健康提供保障，也会刺激下一阶段的乳汁分泌，预示着母乳喂养正式开始。下面是接下来的几周里宝宝可以喝到的乳汁：

初乳。宝宝一出生，乳房就会分泌出这种浓稠的、淡黄色的初乳。它可以为你的小宝贝提供重要的抗体，满足宝宝生命最初几天所需的营养。

过渡乳。母乳的第二阶段乳汁是：过渡乳，也就是充满你肿胀的乳房（和宝宝的小肚子）中的乳汁。它是淡橙色，与初乳相比，它含有更多乳糖、脂肪和热量，也包含一定量的重要免疫球蛋白和蛋白质。

成熟乳。成熟乳——略微带淡蓝色的水状脱脂乳——是在产后 10 ~ 14 天由过渡乳发展而来。成熟乳主要由两种成分构成：前乳和后乳。当宝宝刚开始吸吮时，前乳可以给宝宝解渴，但前乳满足不了他的胃口。随着哺乳过程的继续，乳房会分泌出后乳。后乳能为宝宝提供能量，里面的很多成分可以增加宝宝的饱腹感：蛋白质、脂肪和热量，这些都是宝宝生长必需的。

免挤奶和刺激乳头，可以让这个疼痛的阶段早点过去。

乳汁不足

"我已经分娩两天了，但一点奶都没有挤出来，甚至连初乳都没有，宝宝会挨饿吗？"

宝宝不会挨饿，他甚至可能还没有饥饿感。宝宝不会一生下来就马上产生食欲或营养需求。到了他觉得饿的时候（产后第 3 ~ 4 天），你就可以喂奶了。

现在没有乳汁不代表乳房是空的——里面有初乳，不过量很小。初乳可以给新生儿提供足够的营养和他自身无法产生的重要抗体，帮助清理宝宝消化道中积存的黏液和胎便。这时候，宝宝需要的食物量大约只有 1 茶匙左右。到了第 3 天或第 4 天，乳房会开始膨胀，变得饱满（说明有乳汁了），这时用手就能挤出奶水来。刚出生 1 天的宝宝可能急于吸吮乳头，他的小嘴能更有效地吸出初乳，比你的手效率高。

如果直到第 4 天还是没有奶，可以给医生打电话。

亲密关系的形成

"我急切想和女儿建立起亲密的感情，但现在几乎什么感觉都没有，这是我的问题吗？"

从分娩那一刻起，你盼望已久的开心与激动都涌现出来。宝宝比你想象的更漂亮、更完美。她抬头看着你，感受到你兴奋的目光，渐渐你们建立起了亲密的母女关系。当你抱着这个可爱的小东西，呼吸着她甜甜的香味，轻轻吻一下她娇嫩的小脸蛋，就会感到一种前所未有的情感，一切杂念都烟消云散。你现在是一个充满爱的妈妈。

你极有可能很早就梦到宝宝了——比如孕期做过梦。但产房里的景象可能完全不同于梦想中的样子，现实情况可能是：在历时漫长、过程艰辛的分娩之后，你能量耗尽，交到怀里的却是一个满身褶皱、有点肿胀、红彤彤的小东西。首先引起你注意的是，宝宝并不像你想象的那样又白又胖，虎头虎脑。接下来你会发现，她的哭闹似乎停不下来，你却束手无策。你想尽方法给她喂奶，但她一点也不合作；你想和她交流，但她更想睡觉——也许你更想。你会在半夜醒来之后忍不住问自己："我是不是错过了和宝宝建立亲密关系的好时机？"

事实上，根本不需要有这些顾虑。

每一对母子建立亲子关系的情况都不同，没有既定的万能模板。虽然部分家长完成这项工作时速度更快，但原因很多：或许是他们以前曾经有过宝宝，可能是他们付出得更多，可能是分娩过程更轻松，也可能是他们的宝宝更配合——当然也有些妈妈发现这过程没那么快。这种持续一生的感情维系不可能在一夜之间建立，需要循序渐进地完成——在宝宝出生前就开始了。

所以，给自己一点时间，让自己慢慢习惯做妈妈，渐渐了解自己的孩子——这个新的家庭成员。你会发现你们之间的爱正在因每一次抱起她而加深。说到拥抱，尽量多抱抱她吧，这会让你觉得自己更像一个妈妈。虽然刚开始有些不习惯，但你在抱宝宝、哄宝宝、抚摸宝宝、哺乳、按摩、唱歌、和她说话等事情上花的时间越多，就会觉得越自然，你们的关系也会越亲密。相信我，你会在自己毫无意识的情况下成长为一个出色的妈妈，和宝宝产生梦寐以求的依恋之情。

"我儿子是早产，需要在新生儿重症监护室里待至少两周，等到他出院后我们再建立亲密关系会不会太晚了？"

不会的。能和孩子肌肤相亲、交流眼神确实很棒，这是建立亲子关系

与宝宝建立亲密联系

情感联系从第一次抱起宝宝时就开始了，但那只是亲密关系的开端。你们之间感情的加深不仅在这几周，还需要再花很多年时间努力培养。

换句话说，不要着急，不要期待立竿见影。尽量寻找和宝宝建立亲密联系的机会。每一次换尿布，每一次给他洗澡，每一个吻，每一次爱抚，每次凝视他可爱的小脸蛋，都是一次进步。眼神的沟通和肌肤的接触（哄他入睡，敞开衬衫把他抱在胸口）会使你们更亲近，增近你们之间的亲密关系（据研究，这种接触也能促进宝宝大脑发育，所以这对父子双方都很有利）。刚开始时，这种关系看起来有点一厢情愿（在宝宝学会回应你之前，你要自顾自地对他微笑、哼着歌哄他），但你的每一个动作都能增加他的注意力，让他慢慢开始懂得你的爱。当他第一次以微笑回应你时，所有的努力都得到了证明——你们之间的关系也就慢慢建立起来了。

如果妻子垄断了照顾宝宝，应该让她知道你想获得照顾宝宝的时间。如果你发现当你们两人都在家的时候，妻子总是抢着照顾宝宝（妈妈们通常无意识地就会这样做），请她出去拿一下东西，或者请她到房间外面去拿东西。这样，她有自己独处的时间，你也可以和宝宝单独待一会儿，你们会更快建立更亲密的感情。

的第一步。但这一步不必非得在宝宝出生时就开始。在医院的病床上、恒温箱的玻璃窗前，甚至几周后回家时都为时未晚。

幸运的是，即使宝宝被送入新生儿重症监护室，你也有机会摸摸他、抱抱他，和他说话。大部分医院在某些情况下不仅允许家长看望重症监护室里的宝宝，甚至还鼓励这种行为——尤其是袋鼠抱法（把宝宝抱在胸前，肌肤相亲）。和负责的护士谈一谈，看自己应该以怎样的方式接触宝宝。关于更多照顾早产儿的注意事项，可以参考《海蒂育儿大百科(0 ~ 1岁)》。

记住，哪怕有机会在产房里和宝宝建立亲密关系，也没必要急于求成。一辈子的爱需要长时间的维系——很快你和宝宝就可以开始这个进程了。

给自己一点时间

现在你已经做了一个星期的妈妈（松弛的身体、产后的疼痛、眼睛下的眼袋都可以证明），但你可能还是会疑惑：我什么时候才能适应妈妈的角色？哪一天夜里才能不笨手笨脚——要20分钟才能让宝宝吃上奶？什么时候才能掌握拍嗝的技巧？什么时候才能抱起宝宝而不用担心打扰他？什么时候才能温柔地哄着宝宝又不觉得别扭？什么时候才能准确找到宝宝啼哭的原因并知道如何应对？怎样给宝宝换尿片并且保证不漏？宝宝什么时候才能服服帖帖地配合我穿上套头衫？洗发水什么时候才能不流

进宝宝娇嫩的眼睛里？大自然赋予我的这项工作，什么时候才能完成得从容一点？

事实是，生宝宝让你成了妈妈，但没有教你怎样做一个妈妈。总要经过困惑和不知所措，才能做好这项神奇的工作。夜以继日地做一个全能妈妈确实不容易，但会随着时间的推移变得轻松一点。

所以，妈妈们，不要松懈，给自己一些鼓励，给自己一些时间。你已经是一个妈妈了，也即将成为优秀的妈妈。

剖宫产后恢复

"剖宫产后的恢复过程是怎样的？"

剖宫产和腹部外科手术的恢复过程差不多，不过有一个令人高兴的不同点：你得到了一个新生的宝宝，而不是失去了一个胆囊或阑尾。

当然，除此之外还有不太令人愉快的区别：除了要从手术中恢复，你还需要从分娩中恢复。除了阴道没有受损，剖宫产几周后你同样也要经历与阴道分娩一样的各种不适：产后疼痛、恶露、会阴不适（如果在剖宫产

前你还经历了长时间阵痛的话）、乳房肿胀、疲倦、激素变化、过度流汗等一系列问题。

手术后，你可能会经历如下过程：

切口周围的疼痛。一旦麻醉药失效，剖宫产伤口会像所有伤口一样疼起来，疼痛程度受许多因素影响，包括你的疼痛承受力和剖宫产次数（第一次通常最不舒服）。如果需要，可以采用术后镇痛泵以减轻疼痛，镇痛药可能会使你虚弱无力或失去知觉，也会带来一些必要的睡眠。如果你是母乳喂养也不必担心，这些药物不会进入初乳，等到奶水开始正式分泌时，

462

可能就不需要效力这么强的镇痛药了。如果疼痛持续几周，你可以安全地服用非处方镇痛药，问问医生有什么建议和服药的剂量标准。如果你一开始就打定主意不用麻醉性镇痛药，提前与医生讨论其他的镇痛方法，让他知道你的想法。

可能出现恶心，或伴有呕吐。一般在外科手术后不会出现这样的副作用，可以吃一些防止呕吐的药物。

疲惫。手术后你会感觉很虚弱，这种情况是失血和麻醉引起的。如果术前还经历了几小时的阵痛，会更加疲惫。你可能觉得心力交瘁，这在临时剖宫产中更常见。

定期检查身体情况。护士会定期为你检查生命体征（体温、血压、脉搏、呼吸）、尿液、阴道分泌物、伤口处的包扎，还有子宫的硬度及宫高（子宫会收缩，回到盆腔）。

一旦回到病房，你可能会经历：

更多检查。护士会进一步监护你的基本情况。

拔除导尿管。导尿管可能会在手术后不久拔除。之后，你可能会出现小便困难，可以参见第455页的一些小技巧。如果还是不能小便，医生会再次给你插入尿管，直到可以正常排尿时再拔掉。

慢慢活动。能下床之前，医生会鼓励你活动脚趾，屈伸双腿来拉伸小腿肌肉，把双脚尽力伸向床尾，左右翻身。这些运动可以改善循环，特别是腿部循环，预防静脉血栓，尽快排出静脉输液带来的液体。（但要做好准备，有些练习在手术后24小时内非常不舒服。）也可以温习凯格尔运动。

手术后8～24小时内起床。可以在护士的帮助下坐起来，靠着床头。接着用双手支撑身体，把脚悬在床边晃一晃。然后慢慢在护士帮助下把脚放在地板上，双手暂时还要撑在床上。如果感到眩晕（这很正常）就立刻坐下，让自己稳定几秒钟后再试试。可以慢走几步（刚开始的几步会非常疼）。站立时尽量站直，虽然你可能非常想弯腰来减轻疼痛。刚开始几次起床时你需要帮助，但这种困难是暂时的。实际上，你会很快发现，与邻床阴道分娩的产妇比起来，自己可以更自由地活动，坐着时也更舒服。

慢慢恢复正常饮食。研究显示，尽快恢复摄入固体食物更好，较早（手术后4～8小时）恢复摄入固体食物的产妇比只靠静脉输液的产妇更早排泄第一次大便，还能提前24小时准备出院。不过各医院、医生的安排不同，而且产妇手术后身体状况不同，所以拔掉输液针头的时间也不同。记住，恢复摄入固体食物需要循序渐进。刚开始吃流质食物，接着是稍软点的食物，然后在此基础上慢慢恢复正常。不过在今后几天内，你都必须吃清淡、

母婴同室

想知道在你们当地的医院宝宝出生后去哪了（就是你以前经常在育婴室看到一排排躺在摇篮里、被包裹得整整齐齐的小可爱们）？现在，他们很可能和妈妈待在同一个房间。全天候母婴同室已经成为以家庭为中心的产妇护理常规了，这样做的理由非常充分。它可以一开始就给新手爸妈和宝宝熟悉的机会——和宝宝肌肤相亲、互相依偎，了解宝宝什么时候饿了，练习如何安慰宝宝等，这些都是爸爸妈妈们回家之后要掌握的技巧。它可以让妈妈们在宝宝需要的时候就哺乳，有助于减少宝宝啼哭的次数，大家都能获得更多睡眠。母婴同室的好处非常多，事实上，连新生儿重症监护室的宝宝在出院前，医院也鼓励爸爸妈妈和宝宝在一起住上一两个晚上（附近就有护士，按下呼叫铃她就会来）。

由于上述原因，医院的育婴室如今不会留宿很多婴儿，通常只有需要额外护理的新生儿才会留在育婴室。有些医院甚至完全关闭了育婴室，而把需要医学护理的宝宝送到新生儿重症监护室。

除了母婴同室，新妈妈们还有别的选择吗？很多医院都没有。母婴同室是医院的要求——即使不是强制性的，也是医院极力推荐的。这对于大多数爸爸妈妈来说都没问题，他们很高兴宝宝可以在他们的视线范围内。但母婴同室时，妈妈需要休息，需要一两个小时不被打扰的睡眠，或仅仅是需要在分娩后好好休息一下、准备养育宝宝。如果你也是这种情况，可以按呼叫铃，要求休息一下。这是你应得的，也是会被满足的。如果是母乳喂养，要确保休息时不要用奶瓶给宝宝喂奶。

容易消化的食物。一旦恢复正常饮食，也不要忘记多吃流质食物，特别是母乳喂养的情况下。

牵涉性肩痛。手术后，膈肌疼痛可能引起长达几小时的肩部异常疼痛。镇痛药会有一定的作用。

便秘。麻醉和手术都会使肠胃运动减慢，可能手术几天后你才想大便，

这是正常的。由于便秘，你可能还会出现一些疼痛的胀气现象。可以使用大便软化剂、栓剂或药性温和的通便剂来缓解症状。第456页的建议也可能有帮助。

腹部不适。手术后，消化道开始恢复活动（手术时暂时停止工作），这时体内积存的气体会引起严重疼

痛，特别是气体对伤口造成压迫时。在你笑、咳嗽或打喷嚏时，不适感会加重。询问护士或医生，看有什么可行的治疗方法。栓剂或许能帮助你排气，在走廊走走也有用。在床上平躺或左侧卧，双膝弯曲，保护好伤口，深呼吸对缓解症状也有一定作用。在你变换姿势或大便时可以在伤口处垫上一个枕头（出院后坐车时也可以），这样也能缓解不适。还需要更多帮助？托腹带（就像你怀孕时使用的那种）可以为腹部提供支撑，保护伤口。

肿胀。以为产后身体不会再出现肿胀了？是的，最终将不会。但在剖宫产的第一个星期，很多妈妈会发现肿胀更严重了，尤其是脚和腿部。这一方面是因为怀孕时体内滞留了过多水分，另一方面是剖宫产时静脉注射的液体还留在体内。还有一个原因是活动量小，这也使体内水分不易流失。你可以通过大量饮水来带走体内水分，也可以尽可能多活动（但不要过度运动），同时，躺着的时候可以把腿部抬高。

花时间和宝宝待在一起。你现在应该多抱宝宝，给他喂奶（参见第474页小贴士）。如果你的身体状况和医院允许，可以全天母婴同室；让丈夫也一起，这可以给你很大帮助。如果身边没人帮你，马上找护士帮忙。

拆线。如果你用的缝合线不是可吸收型的，会在手术后 4 ~ 5 天拆除。

拆线时有些不适，但不会很疼。可以和医生或护士一起检查伤口，确定伤口愈合了（没有出现结痂或裂开，通常在术后 10 ~ 14 天），你可以在伤口上贴上一个硅胶疤痕贴（在当地药店买一盒）来帮助疤痕变小。问问伤口多久会痊愈，哪些变化是正常的，哪些需要治疗。

大部分情况下，产后 2 ~ 4 天可以出院。但回家后也要小心，宝宝和你都需要格外细致的护理。在出院后的前几周，尽量找人一直陪着你。

带宝宝回家

"在医院里，有护士帮宝宝换尿布，给他洗澡，并告诉我什么时候该给他喂奶了。现在我把他带回家，突然发现自己什么都没准备好。"

宝宝生下来时没有附上说明书，他们胖嘟嘟的小屁股上没有写该如何换尿布。幸运的是，在医院时，已经有人教你如何给他喂奶、洗澡、换尿布了。还没有学会？换尿布时宝宝拉便便了？不要担心，作为新手父母，你有很多地方可以寻求帮助，比如《海蒂育儿大百科（0 ~ 1 岁）》。另外，可能你们已经安排好了第一次带着宝宝去见儿科医生——医生的无数建议和提醒让你们摸不着头脑，更不要说你们脑海中的无数个问号了。

在一起

解锁父亲这个全新角色最好的方式是和爱人、宝宝在一起。如果条件允许，可以考虑在妻子分娩后休息一段时间，或者尽量安排几周时间兼职工作，或是在家办公。

如果以上方案都无法实现，那就充分利用好时间。保证待在家里的时间，学会拒绝参加长时间或太早、太晚的会议，推迟出差。产后的新妈妈还处在恢复期，所以你在家时要尽最大努力分担家务，照顾宝宝。不管工作让你在身体和精神上多么紧张，此时没有比照顾新生儿更重要的事了。

在你必须优先考虑同宝宝建立亲密关系的同时，别忘记拿出时间抚慰爱人。在家时关心照顾她，工作时让她知道你正在思念她。打电话鼓励她，多多关怀她；买鲜花送给她惊喜，带她到喜欢的餐厅用餐。

想要从新手父母晋升为育儿专家，还需要更长时间。这个过程需要耐心、坚持，以及不断的练习。如果你把宝宝的纸尿裤穿反了，或洗澡时忘记给他洗耳朵后面，他也不会责怪你。当然，他也不会不好意思及时给你重要反馈：当他饿了、累了，或洗澡水太凉了的时候，就会用哭闹向你抗议。宝宝没有另外一个妈妈可以参照和比较，所以在他的世界里，你就是最好的妈妈。

还是没信心？除了时间和积累经验之外，还有一点可能会有所帮助——你不是一个人在战斗。每个妈妈在产后最初几周都和你有同样的感受，特别是无比虚弱的时候——产后恢复和严重缺乏睡眠结伴而来，几近于对身体和灵魂都判了死刑。所以，松口气吧，给自己留出足够时间来调整。很快，挑战就不会再天天出现。事实上，这种转变来得非常自然，你甚至可能在睡眠中就完成了。你很快就能娴熟地给宝宝换尿布、喂奶、拍嗝，并协调所有工作——哪怕只用一只手（另一只手可以同时熨衣服、看书、往嘴里送一勺麦片，等等）。你将成为一个真正的超人妈妈。

开始哺乳

没有任何事比喂奶更容易、更自然？其实不完全是这样，想正确地哺乳没那么容易。宝宝生下来就会吃奶，却不是天生就熟知吃奶的技巧。妈妈们也一样。乳房会自动产奶，也可以高效地满足宝宝的吮吸需求。

　　但事实上，即使哺乳是一种本能的程序，也不会自然到让妈妈和宝宝们一学就会。有时候，一些身体因素影响了一开始的尝试；还有时候，是妈妈和宝宝双方都缺少经验。但不管原因如何，只要不放弃努力，你和宝宝就很快会协调一致。经过几天甚至几周的摸索，加上笨手笨脚的努力和付出，彼此满意的哺乳关系就会形成。

　　在宝宝出生前就阅读有关母乳喂

养的书籍或参加产前哺乳培训班，有助于加快母子的适应过程。但是不管怎么说，理论无法取代实践，只有当宝宝开始吃母乳，你才能掌握母乳喂养的技巧。下面的母乳喂养基础可以帮助你开始这项工作，更多的细节会很有帮助，包括在母乳喂养中如何克服遇到的问题。这些你都可以在《海蒂育儿大百科（0 ~ 1 岁）》中找到答案。

开始母乳喂养

　　你可以参考以下方法做好母乳喂养的准备：

　　尽早开始哺乳。宝宝在出生后的第一个小时里非常警觉，这是建立亲密关系和哺乳的最佳时机。因此，要告知医生，在宝宝不需要紧急医学护理的情况下，分娩后（即使是剖宫产分娩）你打算立即哺乳。

　　获得帮助。请一位精通母乳喂养

哺乳时间

还记得你是怎样记录宫缩时间的吗？很好，现在你也要用同样的方法来计算哺乳时间。哺乳不像宫缩那么频繁，但它们通常持续的时间较长，会让你觉得两次哺乳的间隔时间并没有想象的那么长。

尽管一开始哺乳会很耗时，但不要限制哺乳时间。新生儿的哺乳时间平均持续 30 分钟，但一些吃得慢的宝宝可能要吃 45 分钟。不要因为担心乳头疼，就限制宝宝吸吮两侧乳房的时间。乳头疼痛一般是宝宝吸吮乳房的姿势不对引起的，与喂奶时间长短无关。相反，你可以让宝宝来引导你（你很快就会发现，尽管你的宝宝才出生没几天，他已经很聪明了，尤其是吃奶的时候）。他可能会告诉你什么时候该换一侧乳房了（通过放慢吸吮速度或停止吸吮来表示），什么时候该结束这次喂奶了（通过吐出乳头来表示）。什么情况是例外呢？如果宝宝在吸吮了几分钟后头就向下垂，那就叫醒宝宝继续喂奶，有些爱睡的宝宝会不小心睡着。

当母乳被吸进宝宝肚子里后，乳房不那么肿胀了，你还要确认每次哺乳时至少一侧乳房要被"吸空"——乳房从感觉涨满到感觉柔软。确保一侧乳房完全吸空后再换到另一侧，这样可以确保宝宝不仅能吃到每次哺乳开始时止渴的前奶，也能吃到哺乳结束时高热量的后奶。因此不要在宝宝吃奶的中途随意拉出乳头。一旦宝宝吮吸完一侧乳房，就可以让他继续吮吸另一侧，但是不要太着急。只要记住下一次哺乳时要从上一次没有被吸空的一侧乳房开始。

感觉自己太困了，记不清楚下次哺乳应该从哪一侧乳房开始？可以想办法提醒自己：在你的哺乳日记或哺乳应用软件上做一些标记，每次在哺乳过的那一侧胸罩带子上系一条皮筋，或在手腕上带一条哺乳手链。

说到做好跟踪记录，有一个好办法就是对宝宝每次吃奶的情况（开始和结束的时间）及每天尿布的情况做好书面记录。这听起来可能有点夸张，但这样做可以帮助你充分了解哺乳情况，在下次检查的时候给医生提供宝宝的生长情况时也有据可依。宝宝如果体重增加正常，又有适量的排便（24 小时内宝宝至少要尿湿 6 片尿布——尿液应该是清澈的，而不是暗黄色，至少大便 5 次），那就表明母乳摄入正常，也表明你的乳房泌乳和宝宝都一切正常。

不能喂奶也没关系

在育儿方面，有很多生理性问题都会将父亲排除在外：不能怀孕，不能分娩，不能母乳喂养。但不要因此就把自己降到旁观者的位置，你可以作为积极的参与者分享妻子怀孕、阵痛和分娩过程中所有的喜悦、期望、苦恼和艰难，还可以参与哺乳过程。虽然你不能亲自给宝宝喂奶，但可以做到：

成为喂养宝宝的后援。 除了母乳喂养，还有其他方法可以喂养宝宝。你可以用奶瓶给宝宝喂奶粉，也可以替妻子给宝宝喂奶瓶，让她休息一会儿，好好把握这些机会和宝宝亲近。学会利用时机——不是仅仅把奶嘴塞到宝宝嘴里，生硬地保持一个姿势，而是要尽量将奶瓶放置的位置和方向模拟成乳房喂养的样子，让宝宝更舒适地靠近你。解开衬衫，和宝宝享受肌肤之亲，这样可以加强你们的感情

沟通。不打算给宝宝喂奶瓶？你也可以尽可能找机会抱抱宝宝，跟他肌肤相亲。

不要整个晚上沉睡，除非宝宝也是这样。 和妻子分享哺乳的喜悦也意味着要和她分担那些无眠的夜晚。即使你没有用奶瓶给宝宝喂奶，也可以负责夜间喂奶的一部分工作。你可以起床把宝宝从小床里抱出来，给他换尿布，然后把他交给妻子让她喂奶，等宝宝睡着后再把他送回小床上。你这样做不仅能参与宝宝的夜间喂奶，跟他建立联系，留下美好的回忆；还能让妻子获得宝贵的休息。

参与其他日常活动。 母乳喂养是唯一可以由妈妈们单独完成的育儿工作。爸爸们可以给宝宝洗澡、换尿布和摇摇篮——说不定比妈妈们做得更好。

的哺乳咨询师或护士观察一下你哺乳的技巧，为你提供实际指导，如果你的做法不对，请他们重新教你。如果在获得这种帮助前你们就已经离开医院或分娩中心或你在家需要这种帮助，去找一位院外的哺乳咨询师或家

庭护士来评估你的哺乳技巧并给你指导。可以联系当地的国际母乳会，获得当地哺乳咨询师的帮助。一些儿科医生也会聘请有资质的哺乳咨询师作为助手，问问宝宝的医生是否也有这类助手。

让宝宝远离奶瓶。即使你打算在母乳喂养的某个阶段添加奶瓶喂养，现在也应该让宝宝远离奶瓶。确保医护人员也不会给宝宝奶瓶，除非有医疗需要，才给宝宝使用奶瓶。用奶瓶喂食葡萄糖水或配方奶会满足宝宝的食欲和吮吸的本能，但是对母乳喂养不利。由于吮吸人工奶嘴不费力，在经过几次奶瓶喂养后，宝宝就不再愿意费力地吮吸妈妈的乳头。更糟的是，由于宝宝的吮吸需求得到了满足，你的乳房就不能得到足够的刺激，也就不会分泌足够的乳汁——结果造成恶性循环，阻止了良好的供需机制的形成。一旦回到家，在建立起良好的母乳喂养之前都应该远离奶瓶，即使最终可能需要奶瓶来补充喂养。这通常是在2～3周之后了。

按需哺乳。尽量做到每2～3个小时哺乳一次，这是从一次哺乳开始到下一次哺乳开始的时间。一天哺乳8～12次。这样不仅可以让宝宝高兴（新生儿不饿的时候也喜欢吮吸），还可以刺激乳房，减少乳房肿胀并增加你的奶量。宝宝还在睡觉？如果离上次喂奶有2～3个小时了，就叫醒宝宝喂奶。打开宝宝的襁褓，让他（她）趴在你的胸前（乳汁的味道可能会帮你叫醒宝宝）。

保持平静，妈妈。紧张不仅会抑制乳汁分泌，还会让宝宝焦虑不安（宝宝对妈妈的情绪异常敏感），焦虑的宝宝不可能有效进食。在每次喂奶前要尽量放松。开始喂奶前做一些放松练习，听一会儿轻柔宁静的音乐，找一个舒适的姿势喂奶也有助于放松，可以用哺乳枕或普通的枕头帮宝宝调整姿势，避免喂奶时造成紧张或疼痛。喂奶前也可以抱着宝宝轻轻摇晃，亲吻抚慰宝宝，帮助宝宝保持平静。

哺乳的基础知识

正确的衔乳姿势对宝宝非常重要，也可以预防乳头疼痛及哺乳困难。哺乳开始时可以让宝宝侧躺在你面前，面对着你的乳头。要确保宝宝全身面对你的乳房，他（她）的耳朵、肩膀和臀部要在一条直线上。换句话说，要确保宝宝的生殖器面对或平行于没有哺乳的一侧乳房。宝宝的头不要歪向一边，头应该和身体保持一条直线。（你可以想象一下，如果是你要把头歪向一边喝水和吞咽会有多么困难。）使用哺乳枕或普通枕头把宝宝抬高到恰当的高度，这样方便你移动宝宝。

你可以尝试以下哺乳姿势，寻找你认为最舒适的姿势：

环绕抱法。用另一边的手抱住宝宝的头（比如，如果用右侧乳房喂奶，就用左手抱住宝宝）。手腕放在宝宝的肩胛骨之间，拇指放在他一只耳朵后面，其他手指放在另一只耳朵后面。

用另一只手握成杯状托起乳房，把拇指放在乳晕上，使宝宝的鼻子碰到乳房。食指放在宝宝下巴碰到乳房的地方，轻轻挤压乳房，让乳头靠近宝宝的鼻子处，让宝宝衔住乳头。

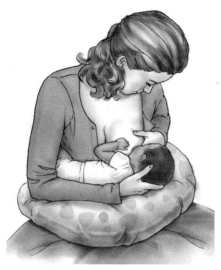

环绕抱法

橄榄球式抱法。如果你是剖宫产，不想把宝宝放在肚子上，或你的乳房

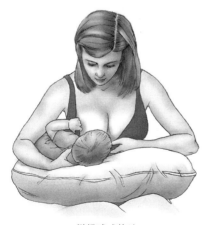

橄榄球式抱法

较大，而宝宝较小或早产，这个姿势尤为有效。把宝宝放在身体的一边，面对你，宝宝的腿在你的胳膊下面（如果用右侧乳房喂奶就是右胳膊）。用右手支撑宝宝的头，像交叉抱法那样把另一只手握成杯状托起乳房。

摇篮式抱法。让宝宝的头枕在你的臂弯里，用手臂支撑住宝宝的身体。空闲的另一只手像交叉抱法时那样把另一只手握成杯状托起乳房。

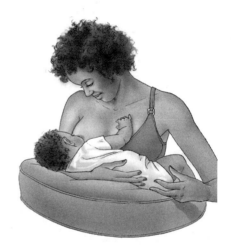

摇篮式抱法

平躺式抱法（"生物养育法"）。向后靠在床上或长沙发椅上，后背垫上枕头，这样当你把宝宝面对面放在肚子上、让宝宝的头靠近你的乳房时，地心引力会把他（她）固定在那。只要宝宝正面趴在你身上并且够到乳房，他就可以把头歪向任何一个方向休息。用这个姿势时，宝宝可以自然地衔住乳头，你也可以把乳头塞到宝宝嘴里，除此之外，你就不用再做什

么，可以躺着享受了。

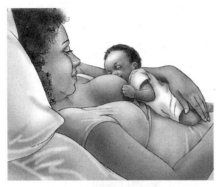

平躺式抱法

侧躺式。这个姿势时你和宝宝都是侧躺，肚子对肚子。如果需要，可以用另一侧的手握成杯状托起乳房。侧躺式抱法是夜里喂奶的最好选择。

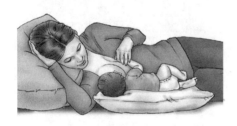

侧躺式

当宝宝躺好之后，你可以通过下面的技巧让他衔住乳头：

● 用乳头拨弄宝宝的嘴唇，直到他的嘴张得非常大，就像打哈欠一样。一些哺乳专家建议可以直接把乳头放在宝宝鼻子上，然后再放到上嘴唇上，这可以让宝宝把嘴张大，防止宝宝的下唇在喂奶过程中被压住。如果宝宝把头扭开，就轻拍他（她）靠近你那一侧的面颊，这种反射会让宝宝转过来，靠近乳房。

● 一旦宝宝的嘴张开，就把他抱紧。不要用乳房凑近宝宝。很多衔乳问题都是因为妈妈想弯着腰把乳头塞进宝宝嘴里引起的。你应该保持后背挺直，让宝宝靠近你的乳房。也要记住，如果宝宝不愿意，不要把乳头硬塞到他口中；相反，要让宝宝采取主动。宝宝可能需要多次尝试才能把嘴张大，正确地吮吸乳头。

● 保证宝宝能吮吸住乳头和乳晕。只吮吸乳头不仅无法吸出乳汁，还会引起乳头疼痛、皲裂。

● 一旦宝宝正确地衔住了乳头，要看一下乳房有没有堵住宝宝的鼻子。如果堵住了，用手指轻轻地按下乳房。托高宝宝也可以给他提供呼吸空间，但在你移动宝宝的时候，要保证他始终含住乳晕。

● 不确定宝宝有没有在吮吸？检查一下那些小脸颊。你可以清楚地看到有力、稳定而有节奏的吮吸动作，这表示你的宝宝正在吃奶，吮吸和吞咽都很顺利。

哺乳开始了，那持续多长时间呢？参见第 468 页。

如果宝宝结束了吮吸，但仍然咬着乳头，不要直接拉出，会痛。把乳房先向下压，或把手指塞进宝宝的嘴角让他张开嘴，就可以结束这次哺乳了。

为多胞胎哺乳

给多胞胎宝宝哺乳意味着几倍的挑战。不过，一旦哺乳的习惯养成，你就会发现，完成这一挑战不仅可能，更会带来多重益处。为了成功地给双胞胎哺乳，妈妈应该：

改善饮食。满足哺乳期妈妈的每日营养需求（参见第 467 页），每天再多补充 400～500 卡热量（随着宝宝不断成长，胃口越来越大，你需要增加热量摄入。或者此时给宝宝加入配方奶和固体食物，同时你的奶量就会下降。如果身体已经积累了足够的脂肪，可以减少热量摄入）；增加钙（6 份）的摄入。

吸出所有乳汁。如果你的宝宝在新生儿重症监护室里，太小了而不能吃奶，考虑把奶吸出来，可以参考第 475 页。

同时喂两个宝宝。你有两侧乳房，也有两张（或更多）小嘴需要喂养。准备好同时给两个宝宝喂奶了吗？你可能已经有准备了（比如两个大号的双胞胎哺乳枕）。同时为两个宝宝哺乳（手足哺喂）有一个很明显的好处：你不用再没日没夜地轮流为宝宝哺乳了。给两个宝宝哺乳时，把他们放在枕头上，然后让他们含住你的乳头（在习惯这种变戏法般的操作之前，最好有人帮忙把宝宝递过来）。

如果手足哺喂不适合你，你也可以在给一个宝宝喂奶时，另一个宝宝采用奶瓶喂养（喂吸出来的母乳），下一次哺乳时再互换。

需要喂养 3 个宝宝甚至更多宝宝？可以第一次同时喂 2 个宝宝，接下来再单独喂第 3 个宝宝，记住，宝宝们需要轮流扮演"第 3 个宝宝"的

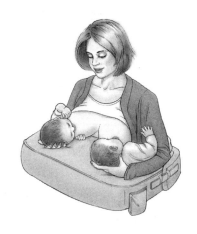

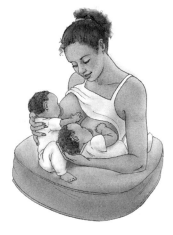

角色。

每顿晚餐变换花样。即使是同卵双胞胎也有不同的性格、能力及吃奶的方式,所以对待他们没法完全一样。要注意保证宝宝们在每次吃奶的过程中都很满足。

让两侧乳房得到刺激。每个宝宝在哺乳时都应该交替吮吸两侧乳房,这样乳房才能得到相同的刺激。

剖宫产后哺乳

即使是剖宫产,也想早点让宝宝吃上母乳?手术分娩之后多久可以开始哺乳,取决于你的感觉和宝宝的状况。只要宝宝情况允许,越来越多的医院都允许手术之后的母婴接触并让宝宝趴在你的乳房处。一些开明的医院会让产妇剖宫产一结束就给宝宝哺乳——甚至当他们还在手术室的时候。当然这时你移动起来比较困难,因此需要你的丈夫、护士、导乐或哺乳咨询师的帮忙才能坐起来准备好(或采用侧躺的姿势),等着别人把宝宝抱过来给你哺乳。

刚开始,你可能会发现剖宫产后哺乳很不舒服。下列措施可以帮助你在喂奶过程中避免挤压伤口:喂奶时,在大腿上放一个枕头以支撑宝宝;或采用橄榄球式抱法(参见第471页),也用枕头支撑宝宝的身体。托腹带可以减轻一些对腹部切口的压力,让哺乳变得更舒服一点。有些哺乳姿势会让你觉得更舒服,所以要多尝试,找到最适合你的姿势。

如果因为全身麻醉而感到眩晕,或者宝宝出生后需要留在育婴室观察,那么首次哺乳就可能要推后。如果12小时之后你还不能和宝宝在一起,就应该用吸奶器吸出初乳,以促进乳汁分泌。

还有一些事情要注意:首先,由于手术时的静脉注射,你会出现水肿的情况,宝宝也会由于体内水分过多而体重较重。只要宝宝多排尿,就能消除体内多余的水分,但同时体重会减轻(与普通的经阴道分娩的宝宝相比,体重减轻会较多)。因此,在宝宝出现正常的体重减轻的情况时,不要贸然添加奶粉(除非是出于医学需要),否则会影响早期哺乳的成功率(参见第470页)。第二,有些剖宫产的妈妈会出现乳汁分泌较晚的情况,这可能是由手术带来的压力。在这种情况下，你可以多抱抱宝宝，和宝宝进行亲密接触，尽早开始哺乳，这样也有助于母乳分泌正常。确保在分娩计划中写下你的愿望并获得大家的支持（你的丈夫、哺乳咨询师、导乐、儿科医生等），帮助你和宝宝尽快重聚。最后，手术分娩后医生会给你止痛药（通常是麻醉药）。如果你需要，不要犹豫，吃止痛药。不要让身体上的疼痛影响到哺乳，这样做根本没必要。你只是短期服用止痛药，剂量也是安全的（最多每 6 ~ 8 个小时吃一片，同时注意宝宝有没有出现嗜睡的情况），不会影响宝宝，也不会影响哺乳。

如果你剖宫产后使用了抗生素，要注意，这可能会增加宝宝患鹅口疮的概率，服用益生菌有助于降低这种可能性。

新生儿重症监护室里的宝宝如何母乳喂养

如果你的宝宝因为某些原因进入新生儿重症监护室，不能跟你一起回家，也不要放弃母乳喂养。早产儿和有其他问题的宝宝通过母乳能发育得更好——虽然他们现在还没有准备好自己吮吸，但一定不要放弃母乳喂养。和宝宝的新生儿专科医生与护士谈一谈，看看在这种情况下怎样喂养宝宝更好。如果可以，把奶吸出来（双边电动吸奶器最好，可以租用医院的电动吸奶器）。如果宝宝还不会吸奶嘴，可以通过胃管或小瓶喂母乳。如果这都不可能，你可以把乳汁吸出来储存起来，等宝宝可以吃的时候再喂给他。在宝宝可以直接吮吸母乳前要坚持刺激母乳分泌。如果没有分泌出足够的母乳或根本吸不出母乳，可以问问医院有没有为早产儿捐献的母乳。想了解更多早产儿哺乳及早产儿护理信息，请阅读《海蒂育儿大百科（0 ~ 1岁）》。

第17章　产后最初的6周

初为人母的你可能已经开始了新生活，也可能正在考虑如何既满足自己的需求又照顾好新生儿。可以肯定，不管白天黑夜，你的大部分精力都集中在这个小家伙身上。毕竟，宝宝不能照顾自己，但这不意味着你要忽视自己的需要。

虽然现在你大部分的疑问和顾虑都和宝宝相关，但一定也有一些对于如何做妈妈的疑问——情绪状态（"看到广告里的宝宝我为什么哭个不停？"）、担忧自己的性生活（"我会不会再也不能做爱了？"）、腰围（我还能穿上以前的牛仔裤吗？"）。答案是肯定的——给自己一些时间。

你可能会有的感觉

产后最初的6周仍然被看作"恢复期"。即使你的分娩过程十分顺利，宝宝也已经最大限度地拉伸并挤压了阴道，阴道需要重新修复。就像所有孕妇都有个体差异一样，所有新妈妈也各不相同，造成了康复速度的差异，并伴随不同的产后症状。根据分娩方式不同，以及其他的个人因素，你可能经历以下几种或所有症状：

身体上

● 恶露会持续，由暗红色、粉红色，慢慢变成棕色，最后变成淡黄色或白色。

● 疲劳。

● 如果你是阴道分娩（尤其经历了外阴缝合），或剖宫产之前经历了长时间的阵痛，会阴处会出现持续的疼痛不适和麻木。

● 如果是剖宫产（特别是第一次剖宫产），伤口的疼痛感会逐渐消失，麻木感会持续。

● 便秘和痔疮的情况逐渐改善。

产后可能出现的意外症状

　　和怀孕时一样，产后也可能出现各种意想不到的症状。其中一个就是幻踢——偶尔会感觉宝宝在肚子里踢了你一下，但宝宝就在你身旁；尿疹——因为长时间使用卫生护垫（你可以多换些品牌，使用金缕梅垫或擦上宝宝的护臀霜）；产后荨麻疹，这可能在产后的几天、几个星期，甚至几个月后出现，即使是以前从来没有过敏现象的妈妈也可能出现——这些产后荨麻疹可能与哺乳激素或产后免疫反应有关，可以向医生咨询治疗方法，可能会使用对哺乳期安全的抗组胺药物；还可能有一个意想不到的症状：每次宝宝开始吃奶的时候都会有一种很短暂的悲伤感（参见第493页，了解更多）。

　　还出现了其他意想不到的症状？看看这里和前一章提到的症状，如果还是不清楚是什么原因造成的，请咨询医生。

　　●因为液体的排出和子宫退回骨盆内，腹部逐渐变小。

　　●体重慢慢减轻。

　　●水肿情况逐渐缓解。

　　●开始哺乳前，乳房感觉不适，乳头开始疼痛。

　　●背痛（腹部肌肉无力及孕育宝宝所致）。

　　●关节疼痛（孕期关节松弛引起的）。

　　●胳膊及脖颈疼痛（因为抱宝宝）。

　　●持续大量出汗。

　　●持续潮热。

　　●脱发。

精神上

　　●欣喜、沮丧，或在二者之间摇摆。

　　●感觉失落，或越来越自信。

　　●对性生活失去兴趣。少数新妈妈性欲反而会增强。

产后检查的内容

　　医生可能安排你在产后4～6周时做一次检查（如果你是剖宫产，医生可能要求你在产后2～3周去检查）。产后检查可能会包括下列项目，实际的检查内容还是取决于你的具体情况和医生的行医风格。

　　●测量血压。

- 测量体重，可能已经减少了7.7 ～ 9 千克。
- 检查子宫是否恢复了孕前的形状，以及子宫的大小和位置。
- 检查子宫颈。子宫颈应该已经恢复了孕前状态，但还有点充血。
- 检查阴道。阴道应该已经收缩，很大程度上恢复了弹性。
- 检查外阴伤口的恢复情况。
- 如果是剖宫产，检查腹部的伤口。
- 检查乳房柔软程度，以及是否有肿块。
- 检查痔疮或静脉曲张的情况。
- 你的情绪状态（检查有无产后抑郁症）。
- 你想讨论的问题和疑问——事先准备好清单。

在这次检查中，医生会和你讨论该采用什么节育方法。参见第498页，了解更多节育方法。

你可能关心的问题

精疲力竭

"我知道生完宝宝后会很疲惫，但我已经几周没有睡好觉了，心力交瘁。"

面对这种情况，没有人能笑得出来。你要无数次地喂奶，哄宝宝，给他换衣服，抱着他走来走去。你每天都要洗小山一样高的衣物，任务似乎一天比一天艰巨，但宝宝却不会对你说一句"谢谢"。你需要不断出门购物，运气好的话，做完所有事情后，可能还有平均 3 小时的睡眠时间——身体还处于产后恢复过程中。换句话说，你有充分的理由给自己颁发"劳模"奖状。

有没有什么好办法能改善疲惫的症状？在身体获得充足的夜间睡眠之前并不容易，但有很多方法可以让你积极面对现实：

获得帮助。如果经济允许，雇一两名帮忙的人。如果条件不允许，尽量寻找愿意伸出援手的人。现在是让妈妈、婆婆，或好朋友帮助你的最好时机。建议她们在你午后打盹儿时把宝宝放在婴儿车里推出去晒晒太阳，或请她们帮你购买日常用品、洗衣服、给宝宝换尿布。

分享负担。为人父母是两个人的事情。即使你的伴侣每天朝九晚五地工作，当他回到家也应该帮你分担照顾宝宝的任务。擦地、洗衣服、炒菜、购物……两个人一起做，将每个人的任务写下来，包括谁负责哪部分工作，什么时候完成等。（如果是单亲妈妈，可以请好朋友帮忙。）

不要把汗水浪费在小事上。现在唯一重要的就是宝宝。在你觉得更有精力之前，所有的小事都应该排在后面。即使是那些完成后能得到大量赞美的工作也不应该在这个时候做。可以给很多人群发电子邮件，附上宝宝的照片，让他们知道你现在很辛苦。

寻找解脱方法。没时间做饭、没时间购物很正常，网上购物，让所有东西都送货上门。

在宝宝睡着时睡觉。你可能以前就听说过这个建议，还对它嗤之以鼻。毕竟，宝宝睡觉时，你觉得可以做很多件事。但好好躺下打个盹儿吧，哪怕只能睡 15 分钟，这样宝宝再哭时你有更好的精力应对。

喂饱宝宝，喂饱自己。虽然你时刻都在张罗着喂宝宝，也不要忘了自己。多吃一些富含蛋白质和碳水化合物的零食可以对抗疲劳。保证你的冰箱、汽车仪表盘边的小柜甚至装纸尿裤的包里都有零食，这样就不会饿着自己了。体力不支时，糖和咖啡因似乎很有效，但要记住：虽然它们能在短期内满足你的需求，也会很快耗尽能量，让你筋疲力尽。另外，光吃是不够的，还要喝足量的水——你在分娩过程中丧失了大量水分，脱水会导致力竭。

如果你的情况很糟糕，去看医生，排除一些可能引起疲乏的原因（例如产后甲状腺炎，参见第 491 页）。如果你感到沮丧或抑郁（参见第 482 页），采取行动控制病情发展，因为产后抑郁症总会因为疲惫而加重。如果你没有相关疾病，就好好放松吧，痛苦的日子快过去了，你很快就能好好睡一觉了。

脱发

"我突然开始掉头发，是要秃头了吗？"

你不会秃头的——只是在恢复正常。人平时每天会掉约 100 根头发，也在不断地长出新头发。孕期间，激素的变化会使头发暂停脱落。但美好的东西总是短暂的，包括头发，很多产妇在产后 6 周的时间里开始成缕脱发。有些哺乳期的女性在给宝宝断奶或开始给宝宝喝配方奶、吃固体食物之后才开始掉头发。知道脱发结束的时间会让你释然很多：到宝宝一周岁生日之后，这种情况就会有所好转。

注意饮食营养，继续服用维生素补充剂，这对头发也有好处。只在必要时才使用洗发水洗头，平时用清水洗头，并使用护发素以减少头发打结的情况。梳理弄乱的头发时要用宽齿梳子，避免头发受热（尽量不要使用电吹风或烫发棒）。用柔软的皮筋或夹子固定头发。

如果头发掉得太多，要咨询医生，脱发情况严重可能是产后甲状腺炎的症状（参见第 491 页）。

顺便说一下，如果你在孕期不用脱毛或刮毛——因为孕期腿上、腋下和其他多毛地方的毛发会停止生长——那么这样的好日子要结束了。毛发会在你不希望生长的地方继续生长。如果你在怀孕的时候肚子上和脸上会长出一些小绒毛，那么它们很快就会消退了。

产后小便失禁

"我以为生完宝宝后自己会重新夺回膀胱的控制权，但宝宝已经2个月了，我只要咳嗽或笑，还是会尿出来。会永远这样吗？"

膀胱已经让你受不了了？开始的几个月，笑、打喷嚏、咳嗽或者做一些费力的事情时偶尔出现小便失禁完全正常。因为怀孕、阵痛和分娩过程使得膀胱周围和骨盆肌肉松弛，从而很难控制小便。另外，产后几周子宫虽然会缩小，但仍然会挤压膀胱，使膀胱更难储存尿液。当然，激素的变化也给膀胱的工作带来了难度。

这种情况可能会持续3～6个月，甚至更长时间，之后膀胱才能恢复到最初的状态。在这之前，尽量穿有衬里的裤子或垫上护垫，以吸收渗漏的尿液，同时采取下列措施，能帮助你更快恢复控制力：

继续做凯格尔运动。以为生了宝宝就可以不用再做凯格尔运动了？还不行。你前所未有地需要做凯格尔运动，来促进恢复。继续做这些加强盆底肌的运动，可以帮助你尽快恢复对膀胱的控制力，预防今后出现类似情况。

适当减肥。开始合理减去孕期增长的体重吧，这部分体重可能会压迫到膀胱。

训练膀胱。每30分钟小便一次，不要等到尿急时才去。接下来，慢慢拉长两次小便的间隔时间。

保持大便规律。尽量防止便秘，这样充盈的大肠就不会再给膀胱增加额外的压力了。

足量饮水。觉得似乎应该减少液体摄入才能减少漏尿？实际上，脱水会让你更容易患尿路感染，感染的膀胱更容易漏尿，形成恶性循环。不过，在补充液体时，要减少摄入咖啡因，大量摄入咖啡因会刺激尿道。

不愿意使用卫生护垫来吸收渗漏的尿液？不想经历各种膀胱渗漏？一

如何控制失禁？

尝试了各种偏方想阻止尴尬的产后大小便失禁？已经做凯格尔运动到脸色发青，还是无法消除失禁现象？不要因为尴尬而不愿意告诉医生。他可能会向你推荐生物反馈疗法（参见第84页）或其他治疗手段。在一些特殊的病例里，甚至还可能采用外科手术治疗。幸运的是，大部分情况都可以不通过医疗干预而自愈。

且产后完全恢复（先咨询医生），你就可以有另一个选择：膀胱支撑产品——一种特别设计的卫生棉条状产品，可以从阴道塞进去，对尿道形成轻柔的提升和支撑以防止渗漏（不要使用真正的卫生棉条）。

大便失禁

"最近总是不自觉地放屁，有时甚至会漏出一点大便，这让我尴尬不已，怎样才能解决这个问题？"

作为新妈妈，你当然希望为宝宝解决好卫生问题——但现在你连自己都搞不定。在令人不悦的长长的产后症状名单中，又增加了一条：不自觉的大便失禁或放屁。这是由于在阵痛和分娩阶段，骨盆区域的肌肉和神经被拉伸，可能造成了损伤，导致你无法控制大便。这些问题会在肌肉和神经恢复正常后消失，通常需要几周时间。

在那之前，尽量避免进食难消化的食物（油炸食品、豆制品、卷心菜），避免暴饮暴食及边走边吃（吞下的空气越多，越容易放屁）。继续做凯格尔运动也能帮助这些松弛的肌肉（以及控制小便的肌肉）再次收紧。跟医生聊聊这个问题。如果大便失禁持续，你可能需要找一位理疗师进行盆底康复治疗。

产后背痛

"我以为生了宝宝之后所有背痛的症状都会消失，但事实并非如此，这是为什么？"

欢迎回来，背痛。近半数的新妈妈都会遇到这个情况，孕期的老朋友再次大驾光临——无论你多么不欢迎它。一些疼痛发生的原因还和之前一样——韧带松弛。而韧带恢复的过程需要一定的时间，导致了持续几周的疼痛。同时，松弛的腹部肌肉改变了孕期的身体姿势，对背部造成了压力。而且，现在可爱的宝宝已经出生，又多了一些背痛的诱因：所有抱宝宝、弯腰、摇晃宝宝、给他喂奶的动作都是罪魁祸首——当你的小可爱越来越大，越来越重时，背部需要承受的压力也越来越大。但不能将背痛归咎于硬膜外麻醉。研究显示，产后背痛和硬膜外麻醉没有关系。

但时间可以解决大部分问题，包括产后疼痛，下面是一些帮助缓解背痛的好办法：

● 锻炼背部肌肉。做一些难度不高的运动，这可以帮助加强支撑背部的肌肉（更多指导参见第508页）。

● 注意支持。用收腹带、腰带支持腹部肌肉，缓解背部疼痛。

● 改变弯腰和提拿东西的姿势。双脚分开给自己更多支撑，弯曲膝盖，不要弯腰，提东西（或放东西）的时候收紧腹部，利用腿部肌肉，尽量使物品靠近自己的身体。如果东西太重或不好提，就不要去提。这样可以让背部休息一下。

● 放松双脚。不用说，你一直都在四处走（抱着宝宝来回摇晃），不过有机会就应该坐下来。不得不站着时，将一条腿搭在小凳子上，可以减轻背部下方的疼痛。

● 抬高双脚。谁更有权利让双脚高高在上？那一定是你了。坐下或给宝宝喂奶时将双脚抬高，也可以减轻背部压力。

● 不要懒洋洋地躺在沙发上给宝宝喂奶。如果给予背部足够的支撑（使用枕头、扶手或其他支撑物），它会非常感激你。

● 观察自己的姿势。挺直背部，哪怕需要来回晃动宝宝也应该记住这个原则：驼背会让背痛更严重。随着宝宝长大，你抱着他时不要将重心放在一侧臀部，这不仅会加重背痛，还可能引起臀部疼痛。

● 放下宝宝。不要一直抱着他，尽量将他放在婴儿车或摇篮里。这不仅能让宝宝很舒服，也能缓解你的背痛和胳膊痛。

● 双臂交替工作。很多妈妈习惯用某只手臂抱宝宝。其实，正确的方法是轮流使用双臂，使两条胳膊获得同样的锻炼，这样身体两侧就不会出现程度不同的疼痛了。

● 按摩。没时间享受专业人士的按摩，也可以让丈夫帮你按摩。

● 热敷。热敷可以减轻背部肌肉疼痛。平时应该经常采用，在漫长的哺乳马拉松开始后，更应该频繁进行。问问医生（或宝宝的儿科医生）哺乳时是否可以使用外用乳剂或热敷贴。医生很可能会允许你这样做，但为了安全起见，还是先问一问。

随着身体慢慢调整到喂养宝宝的状态，你可能会注意到自己背痛（胳膊痛、臀部痛、脖子痛）的现象有所缓解，甚至会发现身上出现了一些新的肌肉。同时，还有些小办法可以尽量帮你减轻负担，例如带宝宝出门时只带必需的东西，不带多余的尿布。

产后抑郁

"我一度真的以为宝宝出生后，我会非常激动。但现在却高兴不起来，这是怎么了？"

明明是应该高兴的事为何高兴不起来？有 60% ~ 80% 的新妈妈会这样问自己。这种所谓的产后抑郁一般发生在产后 3 ~ 5 天（也可能更早或更晚），常常让你沮丧、烦躁、想哭、心乱如麻甚至焦虑。出现这些症状可能在意料之外，因为之前你觉得生孩子是一件只有幸福的事，而不会带来

给爸爸的小贴士

产后抑郁

当爸爸了，你的快乐有些超载，但为什么除了快乐之外，还有更复杂的情感？所有计划都已完成，所有预想的剧本都已经演出完毕，宝宝生下来了，可你却心力交瘁。当你突然意识到自己出现"产后抑郁"情绪时，欢迎加入产后抑郁俱乐部的大家庭。并不是所有家长都会经历这种情绪，但新父母们都可能经历巨大的情绪变化。做好准备，坚强起来。你需要的是智者的耐心、运动员的耐力、百折不挠的韧劲，以及足够的幽默感——慢慢走出这个人生的调整阶段。化解产后抑郁的技巧和妈妈们一样。如果帮助不大，症状恶化成为抑郁症，找医生帮你解决问题，让你可以慢慢享受和新生儿到来后的新生活。

痛苦。

如果客观地从头梳理一下你的经历：生活、身体及心理状态，会发现一切都很好理解。激素水平快速变化（孕期高水平的激素在生完宝宝后急剧下降）；耗尽体力的分娩过程；回到家还有大量家务要做；随时都得全神贯注地照顾宝宝；睡眠不足；有可能感觉很失望（本以为当妈妈是一件顺理成章的事，事实上却并非如此；本以为会生下一个白白胖胖的宝宝，结果却发现他浑身皱巴巴）；哺乳遇到了困难（疼痛的乳头，乳房胀痛）；不敢看自己的样子（肿起来的眼泡，肚子上的游泳圈，腿上的橘皮组织比宝宝还多）；和丈夫的关系也有了压力；每天都有无数的衣服要洗……毫无疑问，你的压力很大。

随着你慢慢调整适应了新生活，并获得更多休息，产后抑郁的症状也会慢慢消失。尝试下面的措施可以帮助你更快摆脱产后抑郁的影响：

降低要求。感到自己完全被打败了，觉得自己没有足够的能力胜任新妈妈的角色？记住，这种混乱的局面不会持续太久。几周之后，你就会适应自己的新角色，降低对自己和宝宝的期望。期望越大，失望越大——引起你心情低落。相反，尽力就可以，这样已经足够了。

不要一个人待着。一个人带宝宝，面对着一堆要洗的衣服，一堆要刷的盘子，一个又一个不能早早休息的夜晚，没有比这更糟糕的生活了。向别

背起宝宝，赶走产后抑郁

毫无疑问，这是不用手照顾宝宝的最理想状况，你可以安抚宝宝、摇晃宝宝，甚至不用动手指就可以给宝宝喂奶——空出来的手可以做任何你想做的事。但背着宝宝（用吊带或背带背起宝宝）真的能赶走新妈妈（或爸爸）的产后抑郁吗？它到底对缓解产后抑郁症有没有帮助呢？

有人认为可以，原因包括：

● 把宝宝背在身上就像肌肤抚触一样，可以增加体内的催产素，这是一种能让人快乐的激素。作为一种"让人关系亲密的激素"，催产素不仅能巩固你和宝宝的情感，而且可以缓解压力、减轻产后疼痛，两者都会影响新妈妈的情绪。事实上，催产素水平较低可能导致产后抑郁及产后焦虑。背起宝宝刺激催产素的分泌，有助于改善情绪。

● 背着宝宝会让宝宝更快乐。经常背在妈妈身上的宝宝哭得更少、吃得更好、睡得也更香，还有什么比这更让父母开心呢？

● 背着宝宝可以解放你的双手和双腿。你可以吃饭、工作、洗衣服，甚至美发。这些都可以让你感觉更好。

● 背着宝宝让你有更多机会出门。你可以轻轻松松地散步、逛街、和朋友一起吃午饭。而且，背着宝宝不容易被好奇的（很可能带有细菌的）陌生人打扰，这是一个额外的好处。

当然，如果你不喜欢背着宝宝，也不要强迫自己这样做。要知道，每位妈妈都不一样，你认为舒服的才是最适合你的方式。同时也要记住，尽管对一些新妈妈来说，背着宝宝可以帮助治疗产后抑郁、轻度抑郁症及焦虑，但也不是对所有妈妈都有用，也不足以治疗更严重的产后抑郁症。

人寻求帮助吧——丈夫、妈妈、姐妹、朋友和干洗店。

穿漂亮衣服。你忙着打扮宝宝，有没有好好打扮自己呢？听起来可能有些奇怪，但花点时间把自己打扮漂亮能让你感觉更好。在丈夫出门之前洗个澡，让他帮你吹干头发，脱下肥大的 T 恤衫换上干净漂亮的衣服，化点淡妆。

背起宝宝。背起宝宝之后，你和宝宝的情绪都会更好，被背着的宝宝会哭得更少。

对自己好一点。和丈夫享用一次浪漫晚餐、看场电影、花 30 分钟美甲，或多花点时间洗一次澡。有时，要把自己放在第一位——你值得这样做。

动起来。运动可以帮助释放内啡肽，让你以最自然的方式开心起来。加入产后健身班吧，边看视频边练习，出门做一些"婴儿车运动"，或只是散步也可以。

开心地吃零食。很多时候，新妈妈忙于填饱宝宝的肚子而忘了自己。这是错误的——低血糖不仅会损伤精力，还会让情绪低落。为了让你的体力和情绪都维持在良好水平上，随时吃一些方便的小零食很重要。忍不住想吃巧克力？那就吃吧（如果巧克力能让你感觉更舒服的话），只要注意不要吃得太频繁就可以，因为糖类会让血糖值快速升高。如果可以选择的话，尽可能吃黑巧克力，因为黑巧克力含糖量较低，而且有改善情绪的作用。

笑出来，也哭出来。如果想大哭一场，就哭吧。哭完坐下来看一部喜剧，让自己笑一笑。对所有不顺心的小事，也应该笑着面对——比如宝宝的尿布漏尿了，在超市里溢乳，没带手帕出门宝宝却吐奶了。你应该听说过：笑是最好的解药。另外，幽默感也是新手父母最好的朋友。

不管怎样还是抑郁？ 不断提醒自己，产后抑郁会在 1 ~ 2 周内消失。接下来你就可以好好享受最好的时光了。

但一定要记得，产后抑郁和产后抑郁症有显著区别，如果产后抑郁一直持续或复发，沮丧感超过两周或变得更严重，或者开始觉得十分焦虑，你可能患上了产后抑郁症。

"我没有产后抑郁的表现——但丈夫看起来很不开心。他会有产后抑郁吗？"

在你情绪高涨的时候伴侣看起来有点情绪低落？研究表明：当新妈妈们没有情绪低落的表现时，爸爸们很可能会出现产后抑郁；相反，如果妈妈产后抑郁，他则不太可能情绪低落——也许这就是自然法则，它可以确保不会出现父母双方同时消沉的情况。激素变化（产后爸爸们也会出现激素变化）可能是导致爸爸们出现产后抑郁的原因，另外，由于新生儿的到来带来的无法避免的生活变化，也会导致产后抑郁。无论哪种原因，重要的是不要掩盖自己的感觉。很多爸爸总是不愿意向自己的伴侣倾诉，要鼓励他把自己的感觉说出来，参见第 483 页。

产后抑郁症

"刚带宝宝回家的时候，我开心得不得了。但接下来几周，我变得沮丧又绝望。这是产后抑郁吗？"

如果产后抑郁一直持续，那很可能是产后抑郁症。"产后抑郁"和"产后抑郁症"常被混淆，实际上二者是不同的。真正的产后抑郁症很少见（患病率为10%～20%），持续时间更长（几周到一年，甚至更久）。产后抑郁症可能从分娩时开始，但更多地发生在生下宝宝1～2个月之后。有时产后抑郁症发作得较晚，直到新妈妈分娩后第一次月经来潮或宝宝断奶（激素水平再次发生变化）时才会发作。有以下情况的女性更容易患产后抑郁症：有产后抑郁症病史；有抑郁症病史或家族史，或严重的经前期综合征病史；孕期或分娩时出现了并发症；

宝宝早产或不太健康。

产后抑郁症的症状和"产后抑郁"很相似，但更明显，包括哭泣、易怒、睡眠问题（不能入睡或嗜睡）、饮食问题（没有食欲或食欲过盛），持续的伤心、无助感，以及感觉自己没有能力（或不想）照顾好自己和宝宝，甚至失忆。

如果你还没有开始想办法积极应对产后抑郁（参见第482页），现在一定要开始采取措施了。如果你的症状在两周后没有明显好转，甚至越来越严重，很可能要经过专业治疗。不

关注她的情绪

产后抑郁是一回事，产后抑郁症是另一回事。它是一种严重的疾病，需要专业医生介入。

同样，如果出现其他产后情绪障碍，包括产后焦虑症、产后强迫症、产后创伤后应激障碍及产后精神病，也要立即进行专业治疗。如果你的妻子在宝宝回家后的几周里一直处于抑郁状态——悲伤、易怒、焦虑或绝望，不睡觉或总是睡觉，不愿出门或见客，不吃饭或表现异常——不像一个新妈妈该有的表现；坐下来和她好好

聊聊，告诉她你很担心她的状况。要关注她的行为——常常没有原因地哭闹、易怒、不愿出门、不接电话、反常地焦虑、紧张、压力很大、无法与宝宝正常互动，要鼓励她，让她和你谈谈。让她安心，告诉她这种状态不是她的错，更不是因为她很脆弱或不是一个好母亲。要提醒她你会在她身边，会一直支持她。爱人的情感支持是产后抑郁症恢复的重要条件。

但这还不够，鼓励她和医生谈谈，如果需要，寻求心理治疗师或心

理医生的帮助。不要因为她说"不"就不当回事——你来打电话给医生。她可能没意识到这是抑郁的症状。你需要了解抑郁的症状，并明白她可能只出现了某些抑郁症状（产后抑郁症和产后焦虑症的表现因人而异）。确保她得到应有的治疗，这会让她感觉好些，无论是哪种治疗方法你都要尽力支持。如果一种治疗方法没有效果（很可能不一定有效，至少最开始的时候），鼓励她尝试其他方法，不要放弃。产后抑郁症是可以治疗的，只是找到合适的治疗方法需要时间。

虽然在这个时候你的注意力都在妻子身上，这可以理解，因为你想帮助她好转，但也要知道，目前她可能无法承担很多甚至无法承担任何照顾宝宝的责任。这时候，你应该多承担起照顾宝宝的任务，需要的话找朋友或家人（如果你能承担费用，也可以找婴儿护理师）来帮忙。要记住，如

果你因为爱人没有对宝宝的到来和自己的新角色感到高兴而觉得沮丧或失望，也很正常；不要因为自己有这样的感觉而感到难过。你也可以找机会让自己放松一下，要知道，还有其他的爸爸们也有着你同样的经历。可以登录 postpartum.net 网站查找支持页面。

你还应该知道，爸爸们也可能患上产后抑郁症。产后你的激素也处在变化之中，随着宝宝的出生，加上过去 9 个月的压力，还有全新的责任感，这些都会影响你的情绪。事实上，有25% 的爸爸会出现了父亲产后抑郁症（PPND）。你可能会觉得受到了冷落，可能会觉得责任太多而难以承受。如果你怀疑自己患上了 PPND，和你的医生或信任的朋友与家人好好谈谈，不要迟疑，去寻求专业的治疗。这是为了你的健康着想，也是为宝宝的健康着想。

要想再等等看，尤其是你已经出现可能伤害自己或宝宝的倾向时。也不要自欺欺人，说这一切都是正常的产后反应，这不是。打电话给医生，直接告诉他你的感觉。让他为你推荐一位有治疗产后抑郁症临床经验的治疗师，并立即预约。心理治疗是产后抑郁症的第一道防线，它会尽快帮助你

好转。如果治疗师认为药物治疗会有帮助，可以服用药物进行治疗。即使是在哺乳期，也有很多种安全的选择（要选择合适的药物和剂量）。亮光疗法在治疗产后抑郁症上也有一定的效果，它会帮助大脑形成积极的生物化学反应，让你振作起来。一些辅助与替代疗法、健康饮食和运动，以及把

寻求帮助，治疗产后抑郁症

没有任何人应当遭受产后抑郁症的折磨。遗憾的是，有太多人患上这种疾病。有些是觉得产后出现这些情况正常且不可避免，讳疾忌医；有些是对就医感到耻辱。产后抑郁症会使新手妈妈无法照顾好自己的宝宝，导致宝宝生长缓慢。妈妈患有抑郁症的宝宝通常比较安静，不太活跃，面部表情更少，更焦虑、消极和孤僻。

幸而，如今越来越多的人意识到了产后抑郁症并愿意帮助患抑郁症的妈妈们获得帮助和治疗。有些医院会给产妇派发产后抑郁症的相关宣传材料，让她们和家人能够更快识别出产后抑郁症的症状，尽早就医。医生们的经验也相应增多，掌握了很多预测产后抑郁症的相关因素，并能更迅速、安全、成功地治疗产后抑郁症。

儿科医生——他们比产科医生和助产士更有机会与新妈妈们打交道——通常是发现产后抑郁症的第一道防线。美国儿科学会建议儿科医生在新生儿第 1 个月、第 2 个月和第 4 个月的检查中请新妈妈们完成一张表格来筛查产后抑郁症。新妈妈们要填写的表格叫爱丁堡产后抑郁量表，由 10 个问题构成，用来衡量新妈妈是否患有产后抑郁症。

在所有类型的抑郁症里，产后抑郁症是最容易治愈的一种。如果你出现了这种情况，不要再忍了，说出来，寻求必要的帮助。

宝宝背在身上（参见第 484 页）也可以帮助减轻产后抑郁症状。由于产后甲状腺炎也会导致抑郁，医生会为你进行甲状腺功能检测。一些应对抑郁症的方法（参见第 46 页）同样适用于产后抑郁症。

无论你和医生选择哪种治疗方法，或结合几种——有时要慢慢找出最佳治疗方法，最重要的第一步是：承认自己患有抑郁症并积极寻求帮助。如果没有及时采取措施，会影响你和宝宝的感情，也会影响你照顾宝宝，享受和宝宝在一起的时光；影响宝宝的情感、社交和身体发育；还会影响到生活中的其他关系，以及你的健康和幸福。

产后减肥

"我明白不可能在产后立即恢复到穿比基尼的身材，但已经过了 2 周，我还像怀孕 6 个月的样子。"

产后抑郁症之外的症状

新妈妈们很容易出现情绪起伏，并时常会不知所措、压力巨大，甚至焦虑。多数情况下，这是睡眠不足引起的情绪失调，是完全可以理解的。

但有时，事情并没有那么简单。产后情绪障碍无疑与普通的新妈妈情绪波动不同，它们有很多表现形式，有时伴随着产后抑郁症同时出现，有时会代替产后抑郁症出现。下面一些产后情绪障碍都需要立即诊断和治疗，如果你出现下列症状，不要迟疑，立即寻求帮助：

产后焦虑症。有些新妈妈并没有产后抑郁的感觉，但会觉得特别焦虑或害怕。有时会突然恐慌，表现为心跳加速、呼吸急促、热得流汗或出冷汗、胸口疼痛、恶心、失眠、眩晕及颤抖。有焦虑或惊恐发作史的女性产后出现这些症状的可能性更大。

大约有 10% 的新妈妈有产后焦虑，而患有产后抑郁症的女性中有一半会出现产后焦虑。患上产后焦虑的妈妈可能会有持续害怕的感觉——仿佛总有坏事要发生，或者会经常担心宝宝的健康和发育、自己能不能当好妈妈及如何同时兼顾工作和家庭中的诸多责任。这些忧虑与正常新妈妈的担心不同，它们不是建立在真正的问题或危险之上。比如，患有产后焦虑

症的妈妈会担心宝宝哭是不是因为得了很重的病或很痛苦；抱着宝宝的时候担心会不会因为自己睡着了而摔下来；担心宝宝会死、把宝宝落在闷热的车里或有人闯入屋子绑架睡着的宝宝。患有产后焦虑症的新妈妈会一直紧张不安，即便她已经很累了。和产后抑郁症一样，产后焦虑症也需要一位有资质的治疗师立即进行治疗。治疗方法包括心理治疗（谈话或认知行为疗法），技巧疗法如冥想、放松练习和正念训练，必要的话，还有药物治疗。

产后强迫症（PPOCD）。大约 30% 患有产后抑郁症的女性也患有产后强迫症（PPOCD），当然产后强迫症也可能单独出现。产后强迫症的症状包括各种强迫行为，如每 15 分钟就会起身检查一下宝宝是否还在呼吸；强迫自己进入一套固定程序（比如每次开灯要按 3 次开关）；担心不按顺序会伤害到宝宝；疯狂地打扫房间；出现伤害宝宝的冲动（比如想将宝宝扔出窗外或摔下楼梯）。虽然她们不会真的做出暴力行为（只有患产后精神病的女性才会出现暴力行为；参见下文），但这种暴力冲动经常会吓到新妈妈自己，她们很害怕自己会失控从而伤害到宝宝。和产后抑郁症

一样，产后强迫症的治疗也需要结合抗抑郁药物和其他治疗。如果你出现了强迫思维或行为，一定要告诉医生，他会帮你。

产后精神病。 比产后抑郁症更少见，但也更严重的是产后精神病。症状包括脱离现实、幻觉或妄想。如果你出现自杀、暴力和攻击性倾向，出现幻听、幻觉及其他精神病症状，立即通知医生并紧急就医。不要忽视自己的感觉，不要安慰自己这只是产后的正常反应——这不是。等待帮助的时间里一定不要将危险的想法付诸实践，让邻居、家人或朋友和你待在一起，并将宝宝放在安全的地方（例如婴儿床上）。你也可以拨打 120 紧急求助电话。如果你是宝宝爸爸，发现妻子有产后精神病的症状，立即为她寻求帮助——同时，不要给她单独与宝宝相处的机会，即使只是一会儿也不行。

产后创伤后应激障碍(P-PTSD)。 安全顺利地产下宝宝是值得高兴和纪念的事情。但对于大约占总数 9% 的患有产后创伤后应激障碍的新妈妈来说，分娩也是痛苦和焦虑的来源。产后创伤后应激障碍可由阵痛、分娩及产后的创伤（如脐带脱垂、肩难产、严重撕裂、大出血或紧急剖宫产）或感知创伤（分娩时的无力感或没有得到足够支持）引发。新妈妈会不断在脑海里重复这些片断或通过做噩梦的方式重新体验（并可能放大）创伤性的分娩；她可能对宝宝冷漠，也会出现睡眠困难、焦虑、突然恐慌、夸张的惊吓反应和不安、唐突的想法。有抑郁史、焦虑史或以前受过创伤（例如遭受过性侵或发生过车祸）的女性患产后创伤后应激障碍的风险更高。产后创伤后应激障碍只是暂时性的疾病，而且是可以治疗的——通常是心理治疗。如果你出现了上述症状，不要犹豫，立即寻求专业帮助。如果不采取治疗，患有产后创伤后应激障碍的新妈妈就不太可能得到常规的产后护理，也不太可能和宝宝建立亲密的关系并照顾好宝宝。

虽然分娩比任何畅销的减肥食品更有效（一夜之间能减去 5 千克），但大家还是嫌速度不够快——从镜子里看见产后的身材时很不满意，因为自己看上去还是怀孕的样子。

事实上，从产房出来的女性看起来确实没比进去时瘦多少。产后的肚子依然很大，一部分原因是子宫还没有收缩回原来的样子。到产后第 6 周，子宫才会恢复到孕前大小，腹部也会随之变小。腹部鼓胀的另一个原因是体内有大量剩余的体液，这些体液会在接下来的几天内排出去。另外，腹部肌肉和皮肤已经伸展开，为了养育宝宝也额外储存了些脂肪，必须经过锻炼才能恢复原样。

产后最初6周不应该考虑身材问题，尤其是哺乳的妈妈。这个时候是恢复期，最重要的是摄入足够的营养，保证精力并抵抗可能的疾病。

坚持健康的产后食谱可以帮助你逐渐、稳定地减去多余的体重。如果6周后你的体重并未降低，可以适当减少热量摄入。如果你正在哺乳，不要减得太多，摄入热量过少会降低母乳产量。脂肪消耗太快会释放毒素进入血液，使你停止分泌乳汁。如果你不是母乳喂养，分娩6周后可以开始理智、均衡地减肥。

一些妈妈发现，多余的体重随着哺乳慢慢不见了；另一些却发现自己的"型号"一点都没有改变。如果你属于后者，不要绝望，等宝宝断奶后，你就可以轻松地减掉多余的重量。

身材何时能恢复也取决于孕期增加的体重。如果你增重不超过11～16千克，很可能几个月之后就可以穿上怀孕前的裤子，不需要太注意饮食。如果增重超过16千克或更多，可能就需要花些时间和心思才能

让你情绪低落的甲状腺炎

几乎所有新妈妈都会觉得身体虚弱、疲惫，大多数都遭遇减肥困难，许多忍受着产后抑郁症的折磨，还有掉头发的困扰。这不是美好的一面，但对于大多数妈妈来说，这些现象完全正常。耐心等待，情况会逐渐好转。不过，患产后甲状腺炎的7%～8%的女性，情况不会随着时间推移而改变。产后甲状腺炎的症状和所有新妈妈经受的症状相同，所以很可能没有诊断出来，得不到有效治疗。

大多数女性的产后甲状腺炎可能在分娩后1～4个月内出现。开始一般是暂时的甲状腺功能亢进症的相关症状（甲状腺素分泌过多）。这个阶段，过多的甲状腺素进入血液循环系统，并持续几周时间——新妈妈很可能会感到疲惫、急躁、紧张、发热，而且出汗、失眠的情况越来越严重——这些都是产后初期的常见症状，使原本很简单的诊断变得扑朔迷离，但这时通常不需要治疗。

大概有25%患甲状腺炎的妈妈，接下来可能会出现甲状腺功能减退症（甲状腺素分泌不足），通常持续2～6个月。甲状腺功能减退症会让人觉得疲惫，同时伴有抑郁症状（比典型的产后抑郁或产后抑郁症持续时间更

长，通常也更严重)、肌肉疼痛、脱发、皮肤干燥、怕冷、记忆力差及减肥难等。这些症状与新妈妈产后出现的典型症状非常相近，它们很容易被误认为是产后的正常表现。

一些患有产后甲状腺炎的新妈妈只会出现甲状腺功能亢进，而一些新妈妈则会在分娩后的 2 ~ 6 个月后出现甲状腺功能减退。

如果产后的症状比你想象中更显著、持久，影响了吃饭、睡觉、照顾宝宝，就和医生聊一聊。检查是否患了产后甲状腺炎 (有些内分泌专家认为产后甲状腺炎是产后抑郁症一个非常普遍的原因，所以患产后抑郁症的所有女性都应该做甲状腺功能检查)。一定要对医生说明家族病史，这种病的遗传性很强。

绝大多数新妈妈产后 1 年内就可以从产后甲状腺炎中恢复过来。同时，采取补充甲状腺素的治疗方式可以让她们感觉更好，恢复更快。大约 25% 的女性患上的产后甲状腺炎无法治愈，需要终身治疗 (很简单，只要每天吃药，每年做一次血液检查)。即使是那些自愈的女性，在以后的孕期或产后还可能再次患上甲状腺炎。有的人在日后会发展成甲状腺功能亢进症或甲状腺功能减退症。因此，患产后甲状腺炎的女性最好每年检查一次甲状腺。如果想再次怀孕，最好在怀孕前和孕期做一下甲状腺检查 (没有经过正确治疗的甲状腺炎可能会影响怀孕，甚至引起一些孕期问题)。

穿上怀孕前性感的牛仔裤了，所需时间从 10 个月到 2 年不等。

不管是哪种情况，放轻松，多给自己一点时间。记住，孕期增重花了 9 个月，要减去这些体重也不能少于这段时间。

剖宫产后长期的恢复过程

"剖宫产已经 1 周了，我现在会有什么感觉？"

已经过去挺长时间了，但你还需要几周的时间才能复原。像所有剖宫产的妈妈一样，你不仅要从怀孕与分娩中恢复过来，还要从手术中恢复过来。如果你遵照医生分娩后恢复的指示做好新妈妈容易忽略的注意事项 (保证足够的休息，不要担心太多)，你可以恢复得更快。同时，你还应该了解：

疼痛逐步消失。 6 周过去了，现在大部分疼痛已经消失了，部分新妈妈可能偶尔还是会觉得疼。头几周里，你的伤口又疼又敏感，但在逐步好转。

伤口偶尔裂开或疼痛是恢复过程

哺乳时情绪低落

没有什么比给宝宝喂奶更让人开心了！涌动的催产素是令人愉悦的激素，它通过你的静脉滋养着宝宝，也让你体会着幸福和宁静的快乐。

但如果你每次哺乳时都没有这样的幸福感觉呢？如果你觉得没有预期的快乐和宁静，反而有短暂的悲伤、不安、害怕、愧疚、愤怒或怨恨？虽然这种感觉只是一闪而过，却让你不安，想知道什么会有这种奇怪的意外反应？

这种情况非常少见而且相关研究较少，但是确实有一小部分母乳喂养的妈妈们患有焦虑的哺乳反应（D-MER）——在哺乳时出现一系列消极情绪的罕见情况。这种消极情绪会在哺乳前突然出现并持续 30 秒到几分钟。

专家认为 D-MER 不是心理问题（并不是讨厌哺乳，也与产后抑郁症无关），而是一种生理激素反应，与哺乳前大脑中的化学物质多巴胺（负责稳定情绪和传递快乐思想）的突然下降有关。

如果你出现 D-MER 应该怎么办？首先，要知道这种现象不会一直存在，它会逐渐改善并最终消失（很可能在宝宝 6 个月大时消失）。第二，要记住这些消极的情绪并不代表你真正的感觉——它们只是一时的激素反应。患有 D-MER 的妈妈们（完全不同于患有抑郁症的妈妈们）在一天中其他时候都感觉良好。了解 D-MER 是怎么一回事并提醒自己这只是暂时的现象，你就能更好地应对它。同时，你可以记录下出现这种消极情绪的情况，看看它什么时候比较强（或许在你脱水或特别疲劳的时候这种症状更严重），是否能主动采取措施缓解这种情况。第三，咨询医生，看是否有合适的治疗方法（比如哺乳期安全的草本疗法、针灸或饮食变化）。运动也可以帮助多巴胺自然增多，也就是说在哺乳前跟宝宝一起散个步有助于在哺乳时提升你的情绪。最后，你还可以去社交网站上看看是否有其他人也像你一样在经历 D-MER。和所有事情一样，当你知道并不是只有自己有这样的感觉时，会格外安心一些。

中的正常现象，疼痛最终会消失。接着会发痒，可以请医生推荐一种适合你的止痒软膏。伤口处的麻木感将会持续更长时间。几个月后，疤痕上的凹凸不平可能会减少，然后伤疤会变成粉红色或紫色，并最终淡去。

如果你觉得需要，在宝宝出生后的前2周你可以服用安全剂量的麻醉药止痛，对乙酰氨基酚或布洛芬（雅维）1周之内就会起效。应该尽快摆脱止痛药，尤其是如果你要母乳喂养的话。如果伤口一直疼痛，周围红肿，渗出棕色、灰色或黄绿色的物质，可能是伤口发炎了。（少量渗液是正常的，但最好告知医生。）

需要再等4周才能开始性生活。 对你的所有指导原则都和阴道分娩的女性一样。但总体来说，影响等待时间的最大因素还是伤口的愈合情况。参见第495页，了解更多信息。

慢慢开始运动。 一旦你不再疼痛，就可以慢慢运动了，开始时可以一周散步几次，每次走5分钟，5～6周以后开始低强度的锻炼。重新开始锻炼，不要心急，慢慢来，根据自己的体力循序渐进，但要尽量坚持（如果你想要效果，偶尔锻炼是不行的）。在你慢慢恢复到以前的运动量的同时，尽量多做一些锻炼腹部肌肉的运动（参见第508页），但要注意缓慢进行。要恢复需要几个月的时间。即使分娩没有影响会阴，也要坚持凯格尔运动，因为怀孕时盆底肌承受了较大压力。

乳房感染

"我的一侧乳房很疼、发红，而且发高烧了。是不是感染了？"

妈妈，你可能患上了乳腺炎——这是一种哺乳期随时可能出现的乳房感染，常见于产后第2～6周。什么会引起乳腺炎？通常有几种可能：细菌通过乳头缝隙进入乳腺；哺乳时乳房没有被吸空；由于压力和疲劳，妈妈免疫力下降。

乳腺炎最常见的症状就是疼痛异常、乳房发硬、发红、发热、感染的乳腺出现肿胀及出现类似流感的症状——畏寒并出现 38.3℃～38.9℃ 的高烧——有时只有高烧和疲劳的症状。如果你出现这类症状，立即与医生联系，及时治疗很重要。治疗方式包括卧床休息，使用抗生素、止疼药，多补充液体和热敷。使用抗生素后，36～48小时内你就会觉得舒服多了。如果没有好转，立即告知医生，可能需要换一种抗生素。除非医生建议你不再使用这种处方，否则要完成一个疗程。在使用抗生素的同时，可以服用益生菌（不能一天内同时服用），这样有助于预防真菌感染和鹅口疮。

治疗时可以继续哺乳。乳房感染使用的抗生素在哺乳期是安全的，同时，吸空乳房可以预防乳腺堵塞。如果你能忍受疼痛，可以用感染的乳房哺乳。当宝宝没有吸空乳房时，把奶挤出来。如果因为疼痛太厉害，无法用感染的乳房哺乳，试试能不能把奶吸出来，吸空乳房。

乳腺炎如果不及时治疗或过早结束治疗可能会发展为乳房脓肿。其症状包括剧烈的搏动性疼痛、局部肿胀、脓肿处有触痛发热、体温在38℃～39.4℃徘徊。治疗方式包括使用抗生素及局部麻醉下进行外科引流。被感染的乳房有时可以继续哺乳（这取决于发生脓肿的位置），但多数情况下不行。在宝宝断奶前，你可以用另一侧乳房继续哺乳。

重新开始性生活

"我们什么时候可以重新开始性生活？"

部分取决于你在产后4周的感受，只要感觉可以，大多数情况下性生活是安全的。一些医生早在产后2周就允许女性恢复性生活，另一些医生则遵循过去"坚持等6周"的原则。有些情况下（例如恢复过程缓慢或发生感染），医生会建议你多等些日子。以前，不管情况如何，医生都要求女性产后6周才能开始性生活。如果医生持这种观点，你却觉得可以早些开始，可以询问一下医生。如果医生没有给出特殊的原因，可以问问他你是否可以早点开始或是多等待一段时间。记住，一旦开始照顾宝宝，时间会过得飞快。你和丈夫可以尽量亲热，但不要太早让他进入你的身体。

"助产士已经同意我们开始性生活了，但我担心会受伤。说实话，我现在也不是太有情绪。"

产后的女性最想做的事情里，性爱绝对不会排在前列，甚至连前20名都排不上。不要惊讶，大多数女性产后因为各种原因不想做爱。首先，产后早期做爱会非常疼，很少有快感——如果你是阴道分娩更是如此，经历阵痛的剖宫产也是这样。毕竟，阴道已经伸展到了极限，甚至还被撕裂或切开后缝合——让你连坐下来都疼痛不已，更别提做爱了。另一个可能造成做爱时疼痛的因素是：雌激素水平低导致阴道组织仍然比较薄。天然的润滑剂还没有恢复分泌，让你觉得干涩——尤其如果你在哺乳，原本湿润的地方通常都很干燥。

除了身体方面的问题，还面临其他一些问题：以前做爱时绝对不会考虑到有人需要你们的照顾，而现在性欲必须和不眠不休的夜晚、疲惫的白天、脏尿布、宝宝无休止的需要做斗争，更不用提数不胜数的"性趣杀手"了（衬衫上的宝宝呕吐物的气味，一堆脏的婴儿服堆满了床脚，床头柜上的按摩精油也已经被婴儿油取代了，你记不清自己上一次洗澡是哪天）。所以，性爱没有被提上日程并不奇怪。

那么，你将来还会想做爱吗？当然！你现在的生活是被完全颠覆的新生活。性爱和其他事情一样，需要一定的时间和耐心（特别是丈夫的耐心）。所以，等到自己觉得没问题的时候吧，或采取下面的办法让自己更快做好准备：

使用润滑剂。自己还不能用分泌物让私处湿润之前，可以使用润滑剂，这可以减少疼痛，还可以增加快感。可以买大罐的，你们可能需要很多。

放松。喝一小杯红酒也能让你放松——并预防在性爱过程中再次紧张起来出现疼痛（一定要在给宝宝喂奶之后再喝酒）。另一种放松的好办法是按摩，做爱之前可以让丈夫为你按摩。

热身。当然，丈夫可能还是和以前一样急于进入正题。虽然他不太需要前戏，你却非常需要，一定要向他提出要求。在热身阶段他付出的努力越多，做爱时你们双方的感觉就越好。

说出你的感受。你知道什么时候疼，什么时候舒服。但如果不说出来，丈夫就不会知道。你可以像指路一样地向他说明。（"往左一点……不，右边……不，往下……往上一点点……对了，就这里！"）如果想要事情进行得更顺利，一定要大声说出自己的感受。

选择正确的姿势。多试几次，找到一个好的姿势：不能对脆弱的区域施加压力，进入程度也必须能让你控制（现在这个阶段，越深并不意味着越好）。女上位或者侧躺都是非常好的选择。不管是谁主动，保证用一种缓慢而舒服的频率进行。

运动。为了让阴道尽快恢复如初，你需要经常做运动——是不是耳朵都起老茧了？是的，就是凯格尔运动。白天晚上都可以做凯格尔运动，也别忘了在性爱过程中做，肌肉的挤压会让你们都很舒服。

寻找其他的满足方式。如果你现在不能享受直接做爱的快感，可以选择爱抚对方或口交来获得性快感。或者，如果你们都太累而不愿意这样，仅仅两个人亲密地待在一起也很快乐。静静地躺在一起、拥抱、亲吻、聊聊宝宝的事。

记住，即使第一次（以及第二、第三次）做爱可能比较疼，也不要因此气馁或放弃，这种情况不会持续太久。

在你重新开始性生活前还有一步：确保做好避孕准备。

想要更多?

想了解更多关于产后做爱、避孕的知识，请阅读《海蒂育儿大百科（0～1岁)》。

产后性生活？

也许这是你第一次这么长时间没有性生活。你像往常一样随时准备着有所行动，但你的爱人可能没有做好准备。这点你明白。

或者重新开始性生活的问题不在她身上，而在你身上？也许刚刚当上父亲让你觉得太幸福，但显然也让你失去了性欲，你还没有准备好要重新开始？很多新爸爸发现，在妻子分娩之后，他们的心灵和身体都不太愿意做爱（尽管他们没有其他任何异常），原因很多：疲惫；担心正在亲吻时宝宝突然醒过来（或在你正要抚摸妻子时）；觉得离宝宝这么近做爱很别扭（尤其是如果和宝宝睡在一个房间）；担心在妻子的身体完全康复之前做爱会伤害到她；最重要的是你的身体和心理都完全被宝宝占据，在这个阶段，大量的精力和兴趣都被放在了照顾宝宝身上。当然，这个阶段体内的雌激素水平升高，睾丸素降低，可能影响到你的感觉。因为睾丸素——无论在男性或女性的体内——会影响性欲。

这也许是大自然帮助你哺育宝宝的方式。但也要记住，想做爱与你是不是一个好父亲并无关系。

记住，无论你们需要多久才准备好，就像所有与性相关的问题一样，正常范围非常宽泛。有些夫妻在医生允许之前就已经迫不及待了。而有些夫妻可能需要等待 6 个月才能恢复性欲。有些女性发现自己要到宝宝断奶后才能恢复性本能，但这一切都不意味着你们不能再亲密做爱了。

在等待（你的，她的，你们的）性本能恢复时，确保妻子在你这里获得了足够关注。哪怕她不想做爱——她也会非常想听到你说爱她（觉得她很漂亮，很性感）。再说，浪漫一下也不会造成任何伤害。虽然因为宝宝在场，这没那么容易做到。宝宝睡着后，点上香薰蜡烛，掩盖尿布的味道；帮她做个美美的精油按摩；当你们都累倒在沙发上时互相拥抱。或许你们的性欲会很快恢复，远比想象中要快。

通过母乳喂养避孕？

"我听说哺乳可以避孕，是真的吗？"

母乳喂养是一种避孕方式，但不是最可靠的方式。所以，除非你不介意很快又怀孕，否则最好不要通过母乳喂养来避孕或者至少不要只依靠母乳喂养来避孕。

确实，平均来看，母乳喂养的女性比非母乳喂养的女性恢复正常生理周期的时间更晚。这通常意味着她们不会那么快恢复生育。非母乳喂养的女性分娩后 6 ~ 12 周就会来月经，而母乳喂养的妈妈们一般需要 4 ~ 6 个月后才会来月经。但是，平均并不代表所有。即使同为母乳喂养的妈妈们，有些分娩后 6 个星期就来月经，而有些分娩后一年半才来月经。

尽管我们没办法预测分娩后你第一次来月经会是什么时候，我们还是可以考虑下列因素：例如，母乳喂养的频率（一天哺乳 3 次以上可以更好地抑制排卵）、母乳喂养时间的长短（母乳喂养时间越长，抑制排卵的时间越久）以及是纯母乳喂养还是混合喂养（给宝宝添加配方奶粉或固体辅食会对抑制排卵有影响）。虽然不能说是万无一失，如果你是纯母乳喂养、哺乳频率较高、还没有来月经，那么你很可能不会很快怀孕。

那么在产后第一次来月经之前，为什么还要使用其他避孕方式呢？因为产后第一次排卵就像产后第一次月经一样无法预测。有些女性产后第一次月经不会怀孕，也就是说，第一次月经时不排卵。而有些女性在产后第一次月经来临之前就会排卵，这就意味着她们还没来得及使用卫生巾就从一次怀孕又进入了另一次怀孕。既然你不知道月经和排卵哪个会先来，如果你希望下次怀孕能按计划来，就有必要进行避孕。

觉得自己可能又一次怀孕了？参见第 31 页，了解关于接踵而至的怀孕的信息。

避孕方式

"我还不打算再要一个小孩，可以选择哪些避孕方式？"

好吧，也许性并不是这些天你首要考虑的问题，很有可能这会是你最后才会考虑的问题。但是总会有这么一个晚上（或星期天下午，宝宝在睡觉的时候），你突然有股冲动，想把安抚奶嘴和围嘴从床上扫掉，两个人重坠爱河。当欲望燃起，激情会像宝宝出生前一样，从哪儿消失就从哪儿重新燃起。

因此，要时刻准备着。如果你不想立刻再次怀孕，一旦恢复性生活，就应该考虑避孕。你永远不知道冲动会在什么时候出现，最好时刻做好避孕的准备。

除非你们两人都愿意赌一把，否则只依靠母乳喂养来避孕是非常冒险的。换句话说，你应该考虑更可靠的避孕方式——即使你是母乳喂养，也还有很多避孕方式可以选择。在你上次使用的那种避孕方式之外，市场上可能又出现了新的避孕方式或更能满足你现在需要的方式。

在你决定哪种避孕方式最适合自己之前，请继续阅读下面的一些避孕方式，并和你的伴侣与医生讨论。无论是哪种避孕方式，都有它的优点和缺点，你可以根据自己的情况选择：你的医学与妇科史、你的生活习惯、你是否希望再次怀孕、医生的建议、你和伴侣的感觉。只要正确地坚持使用，所有的避孕方式都很有效，但有些方式比其他方式更可靠：

口服避孕药。它是非永久性避孕方式中最有效的方式之一，有效率高达 99.5%。大多数失败是由使用者漏服或服用顺序错误所致。它的另一个好处是：性爱可以自然发生。

口服避孕药有两种基本类型：复合药丸（含有雌激素和孕激素）及单纯孕激素药丸（迷你药丸）。两种药丸都可以抑制排卵，让宫颈黏液增厚，这种情况下，即使排卵，精子也无法靠近卵子，还可以预防受精卵着床。与迷你药丸相比，复合药丸的避孕效

果稍强。如果要达到最佳避孕效果，迷你药丸应该固定在每天的同一时间服用，复合药丸服用时间要求没有这么严格。

一些女性在服用口服避孕药后会出现一些副作用（根据服用的药丸不同而有所不同），最常见的有：体液滞留、体重变化、恶心、乳房胀痛、性欲增强或减退、脱发、月经不调。通常在一轮服药周期过后，这些副作用会减少或完全消失。总体来说，如今的口服避孕药与多年前的避孕药相比，已经很少会产生副作用了。

有些类型的避孕药片（优思明、去氧孕烯炔雌醇避孕药）会持续释放雌激素和一种新型的孕激素，这些叫作单相片；还有一些使用 3 种不同水平的雌激素和孕激素来减少身体肿胀及经前期综合征，叫作三相片。另外一种方式可能很受不喜欢一月一次月经的女性欢迎，它就是 C 季经避孕药。它包括 84 片激素药丸和 7 片安慰剂药丸；女性需要连续 12 周服用激素药丸，然后为了月经（一年只有 4 次月经）需要，暂停一周。但是，有些女性在服用季经后，与每月服用避孕药丸相比会出现更多突破性出血。大多数医生都认为用持续服用单相片、不服用安慰剂药丸的方法避免月经是安全的。

35 岁以上的女性和重度吸烟者服用避孕药出现严重副作用(如血栓、

心脏病或中风）的可能性更大。避孕药也不适用于患有某些疾病的女性，包括有血栓史、糖尿病、高血压和某些癌症的女性。对于超重或肥胖的女性来说，口服避孕药有时效果也不理想。

从好的方面来说，口服避孕药似乎可以预防多种疾病，包括卵巢和子宫癌。还有一些女性发现口服避孕药给她们带来了其他好处，如经前期综合征减轻、月经非常规律以及更清爽的皮肤。但是，对于口服避孕药是否会增加乳腺癌的风险一直存在争议，因此，有绝经前乳腺癌家族史的女性如果担心，请咨询医生。

在口服避孕药的情况下，如果你计划再要一个宝宝，生育能力恢复的时间要比使用屏障避孕所需恢复生育能力的时间要长。在理想情况下，在你计划尝试怀孕前3个月你就应该改变方式，使用屏障避孕方式（参见第503页）。大约80%的女性在停服避孕药后的3个月内会恢复排卵，95%的女性在一年内会恢复排卵。

如果你决定尝试服用避孕药，你的医生会帮你决定哪种类型，哪种剂量最适合你，这取决于是否母乳喂养（哺乳期不推荐使用含有雌激素的口服避孕药，因此母乳喂养的女性只能服用单纯孕激素的药丸，也叫迷你药丸）及月经周期、体重、年龄和医疗史。能否确保避孕药发挥应有的作用则完全取决于你是否按规定服用。如果出现漏服一次药丸，或出现腹泻或呕吐（这些会影响你对避孕药的吸收），在下次月经之前，要使用其他保护（如避孕套）。每6个月到1年要请医生帮你检查一下身体，在两次检查之间如果出现任何问题或并发症都要告诉医生，并确保给你开药的医生知道你在服用避孕药（一些药物，如抗生素，会对口服避孕药起反作用，降低避孕药的效果）。

避孕药不能预防性病，因此，如果有从伴侣处感染性病的可能，请使用安全套。口服避孕药时，容易缺乏维生素 B_2、B_6、B_{12}、C、锌和叶酸（它会减少对其他营养物质的需求）在服用避孕药的同时，要服用孕期补充剂（或哺乳期补充剂）。

注射避孕。激素注射，如注射避孕药甲羟孕酮，是一种高效避孕方式（成功率为99.7%）。它可以抑制排卵，使宫颈黏液增厚达到阻止精子与卵子相会的作用。注射时可选择手臂或臀部肌注，有效时间为3个月。甲羟孕酮注射液只含有孕激素，因此哺乳期女性也可安全使用。

和口服避孕药一样，激素注射也会产生一些副作用，包括月经不调、体重增加、身体肿胀。有些女性会出现月经次数减少，月经量减少的现象，而有些女性在使用甲羟孕酮时会出现闭经，还有些女性月经天数会变长，月经量也会增多。同时，和口服避孕药一样，并非所有人都可以选择注射避孕，取决于她的具体健康和医疗条件。注射避孕也不能预防性病。

注射避孕的最大好处在于它可以在 12 周内有效避孕，这对于不愿意时刻想着避孕、经常忘记吃避孕药或使用避孕膜避孕的女性非常有吸引力。它还可以预防子宫内膜和卵巢癌。但它也有缺点：每 12 周要到医生那里注射一次，注射影响不是立即可以消除的（如果你突然想要再次怀孕），在停止注射甲羟孕酮后可能需要一年时间才能恢复生育能力。

避孕贴。伊娃避孕贴是一种火柴盒大小的贴片，它可以释放和复合药丸一样的激素，只不过它是贴片的形式。与口服避孕药不同，避孕贴可以透过皮肤持续释放激素，让身体保持稳定的激素水平。避孕贴每周更换一次，连续贴三周（你可以使用手机软件或闹钟提醒自己），第四周月经来的时候就不用贴。避孕贴可以随时更换，如果在超过 7 天的时候你忘记更换，贴片上的激素还可以维持两天的有效期。

大多数女性选择把避孕贴贴在腹部或臀部，它也可以贴在你的上半身（乳房除外）、背部或胳膊外侧。而且避孕贴不会受到湿气、湿度、温度和活动的影响，任何天气下都可以安全使用，即使在你洗澡、锻炼，甚至蒸桑拿和泡澡时，它都不受影响。

和其他激素类避孕药一样，避孕贴有效率非常高（约 99.5%）。但超重或肥胖的女性，效果会受影响。它的副作用和口服避孕药的副作用相似，但使用避孕贴可能存在更高的血栓风险。同样，它也不能预防性病。

避孕环。阴道避孕环是一种小的（大约相当于硬币大小）、透明的、柔软的塑料环，可以压得像橡皮圈一样扁，塞入阴道并放置 21 天。

把避孕环放入阴道后，它会稳定地释放出小剂量的雌激素和孕激素。由于避孕环不是屏障避孕方式，它放置在阴道内的具体位置并不影响它的效果。你只需要每月一次轻松地把它塞进去，塞进去后你根本感觉不到它，性爱时你的伴侣也感觉不到它。只要把它取出来（同样很容易），你就会来月经。

取出一周后，即使月经还未结束，也要再放入一个新的避孕环。如果你担心每月放入一次容易忘记，可以在日历上标出来或使用手机软件提醒自己。

研究表明，避孕环与口服避孕药相比，对生理周期的控制更好，也就是说更少发生突破性出血。避孕环中的激素和复合药丸中使用的激素相同，副作用也基本相同，不适合服用避孕药的女性也不适合使用避孕环。而且，它也不适用于哺乳期女性。避孕环的成功率约为99%，它对肥胖的女性是个不错的选择。另外，它也不能预防性病。

皮下埋植避孕法。皮下埋植孕激素已被证实是一种安全有效的避孕方式（成功率约为99.9%），尽管对肥胖的女性效果不太理想。依托孕烯植埋剂是一根柔软的塑料棒，大约火柴棍大小，它可以埋植在上臂的皮肤下面。通过持续地缓慢释放孕激素来使宫颈黏液增厚，子宫壁变薄，并抑制排卵。它可以在哺乳期安全使用并可以实现3年的有效避孕期。使用皮下埋植避孕最常见的副作用是会引起不规则出血，尤其是在使用的前6～12个月。多数女性会出现月经次数减少，月经量变少的现象（虽然也有女性出现月经次数增加，月经量变多），有些女性则会出现闭经的现象。但使用皮下埋植很少会出现严重问题。另外，它同样也不能预防性病。

宫内节育器（IUD）。宫内节育器是全世界女性使用最广泛的可逆避孕方法，但在美国并不很受欢迎，只有11%的女性会选择这种避孕方式。这实在是出人意料，因为如今宫内节育器被认为是最安全的避孕方式之一，避孕效果可和绝育手术相比（超过99%）。对大多数女性来说，这也是最方便、最省事的方式，绝对值得考虑。

宫内节育器是一个小小的塑料装置，由妇科医生放入女性子宫，根据宫内节育器的不同类型，可在体内放置（并有效预防怀孕）好几年。宫内节育器有两种类型。含铜宫内节育器可在子宫内释放出铜来使精子失去活力，并预防受精卵着床。这种长效节育器可在宫内放置10年（放置好后就不用理会！）。另一种曼月乐宫内节育器可向子宫内释放孕激素，使宫颈黏液增厚，精子难以穿透，同时预防受精卵着床。它可在宫内放置5年。

使用宫内节育器的最大优点是非常方便。你只需要把它放入子宫内（顺便说一下，你可以选择任何时间放置，包括阴道分娩后、剖宫产手术后或产后6周复查的时候），它不需要任何维护，只需要每月检查一次连接的线。节育器为自然的性生活提供了方便，不需要中途停下来去找避孕膜或避孕套，或要惦记着每天吃避孕药。它的另一个好处是：宫内节育器不会影响母乳喂养，而且曼月乐中的激素对哺乳期的宝宝也是安全的。

宫内节育器避孕效果非常好，但如果你在放置节育器最初的2、3个月中再使用避孕套或杀精剂（这个时期是避孕失败最常发生的时期，尽管使用宫内节育器时这种情况极其罕见），效果会更好。

宫内节育器不适用于未治疗好淋病或衣原体疾病的女性。同样，也不适用于患有盆腔炎（PID）、确诊或疑似患有子宫或宫颈恶性肿瘤或癌前病变、子宫畸形及子宫偏小的女性。如果你（或你的伴侣）患有性病，请咨询医生使用宫内节育器的安全性。另外，如果你对铜过敏或可能过敏，就不能使用含铜节育器。

使用宫内节育器可能出现的并发症包括放置时的疼痛感（可能出现轻度到中度疼痛，偶尔出现疼痛几小时甚至几天的情况）、子宫穿孔（非常罕见）、意外脱落（在你感觉不到的时候就失去避孕效果）、输卵管或盆腔感染（也很少见）。宫内放置节育器不会增加异位妊娠的风险。有些女性在放置宫内节育器后开始的几个月内会在经期外时间少量出血，前几次月经也可能会出现经期变长、经量变多的现象。另外，虽然曼月乐节育器可能减少出血（大多数女性在使用曼月乐时会出现经量变少或闭经的情况），但也有的女性会持续出现经期变长、经量变多的现象。还要记住，使用宫内节育器也不能预防性病。

避孕膜。避孕隔膜是一种屏障避孕方式——它是一种圆顶橡胶帽，应在性交前放入，覆盖宫颈以阻碍精子进入。如果配合杀精剂（可以使从避孕膜旁边穿过的精子失去活力）正确使用，有效率可达94%。除了可能增加尿路感染的概率或偶尔出现由杀精剂或橡胶引起的过敏反应，避孕膜总体是安全的。事实上，使用杀精剂

似乎还能降低盆腔炎的风险，而盆腔炎可能导致不孕（尽管它也不能预防性病）。避孕膜也完全不会影响哺乳。

使用避孕膜时，大小很关键。它需要专科医生开具并根据你的宫颈大小调整——每次分娩后要重新调整，因为怀孕和分娩会改变你宫颈的大小和形状。从能否自然性交上来说，它并不是很理想——你必须中途暂停来放入避孕膜（或在性交开始前先放入避孕膜），而且每次性交前都要检查一下是否放置在正确的位置上。性交后至少 6 ~ 8 个小时才能把避孕膜取出。有些专家建议性交后 12 ~ 18 小时内取出比较可靠，有些专家建议睡前塞入避孕膜，这样在突然有激情的时候不会忘记或疏于使用避孕膜，但要注意：放置的时间一次不要超过 24 小时。不论选择哪种方式，你都需要掌握时间。它还需要维护——使用后要清洗干净，好好保存（不是随便放在钱包底部或牛仔裤口袋里），并对着光线定期检查，看是否出现小孔。

子宫帽。子宫帽和避孕膜有很多相似的地方。它需要专科医生为你调整大小，要和杀精剂配合使用，而且也是通过屏障方式阻止精子进入，达到避孕效果。子宫帽避孕的有效率低于避孕膜，大约只有60% ~ 75%，但它有两个优点：子宫帽外形像一个大顶针，柔韧的橡胶帽帽边较紧，可

以紧扣宫颈，因此它只有大约避孕膜一半的大小；它还很方便，避孕膜最长的放置时间为 24 小时，而子宫帽可以在体内放置 48 小时——虽然放置那么久时会有一点怪味。

FemCap 是另一种类型的子宫帽（避孕有效率为 85%），硅胶圆顶，外形像水手帽。它是宫颈的三倍大小，可以盖住宫颈，边缘可以覆盖阴道内壁。它内含沟槽，可以储存杀精剂，困住精子，也有方便取出的带子。

阴道避孕海绵。阴道避孕海绵是一种泡沫塑料，它可以盖住宫颈，阻碍精子进入子宫，持续释放杀精剂，使精子不能移动。它是柔软的，呈圆形，直径约为 5.1 厘米，底部有尼龙环状带子方便取出。避孕海绵的好处在于：它不需要找医生帮助或开具处方，使用相对简单，在放置后 24 小时内可以持续发挥作用，并且对哺乳没有影响。它的缺点是避孕效果不如避孕膜（约为 80%），可能增加真菌感染的概率，另外，放置时有不适感。避孕海绵应该按建议时间取出，而且取出时要仔细检查海绵是否完整（如有小块遗留会产生异味及感染）。避孕海绵不能重复使用，你要多储备一些。

避孕套。也叫橡胶避孕套。避孕套（你可能更熟悉这种叫法）本质上是一个阴茎套，在男性射精时用来装住精子，以防止精子进入阴道。它由乳胶或自然肤质（来自羊肠）制成。正确持续使用的话，它是一种很有效的避孕方式（成功率为 98%）。避孕套完全无害，除非伴侣对乳胶材料或杀精剂过敏（如果是对乳胶过敏，可以选择自然肤质避孕套）。它的优点在于可以随处购买并且便于携带，可以减少性病传播，如淋病、衣原体疾病、艾滋病（乳胶型避孕套能更好地预防艾滋病传播）及寨卡病毒。避孕套完全不影响哺乳，而且显然不需要根据产后身体状况调整（避孕膜就需要），是一种理想的"过渡期"避孕方式。有些夫妻认为避孕套妨碍了自然性交的乐趣——尤其是要等到阴茎勃起后才能戴上，觉得避孕套降低了敏感度并会对阴道造成刺激（产后更容易造成刺激）。而有些夫妻则一点也不介意，他们甚至会玩些花样，把戴套当成前戏的一部分。

为了增强避孕效果，使用避孕套性交后要尽早取下。当避孕套还套在阴茎上，而阴茎在勃起完全消失前开始疲软的时候就要取下，防止精液漏出。产后和哺乳期女性阴道会变得干涩，这时使用润滑剂（或带润滑剂的避孕套）有助于戴上避孕套的阴茎进入阴道，减少不适感。但选择润滑剂时要谨慎：不要使用油性或凡士林润滑剂，这种润滑剂会损害乳胶避孕套（每次使用油性润滑剂前要阅读说明书）。

避孕套只有男式的？其实也有女式的。女用避孕套是一种超薄的、含有润滑剂的聚氨酯袋，可以紧贴阴道，放置时将封闭的内环置于宫颈位置，开口环置于阴道口外部。女用避孕套可以性交前8小时放入阴道，使用后要立即取下。女用避孕套的缺点在于：它比男用避孕套更贵、可能会影响性交的感觉、在性交过程中能感觉到它的存在。而且，这也是一种需要女性配合的避孕方式，而男用避孕套至少可以让男性分担一下负荷。另外，女用避孕套避孕效果不如男用避孕套（约为95%）。它和男用避孕套一样可以预防性病。

杀精泡沫、霜剂、胶冻、栓剂和避孕膜。这些杀精剂在单独使用时，避孕效果一般（大约为72% - 94%）。它们不需要处方就可以购买，但使用时可能造成麻烦和不便。它们可以在性交前1个小时注入阴道。

紧急避孕药。紧急避孕药（ECP）是唯一一种可在未受保护的性交之后，同时又没有怀孕之前使用的避孕方式；或在出现避孕套破裂、避孕膜脱落或漏服避孕药等避孕失败的情况下，作为一种备用避孕方式。紧急避孕药属于非处方药。紧急避孕药如果在未经保护的性交后72小时内服用，怀孕风险可以减少75%。紧急避孕药在性交后越早服用，效果越好。（你的医生也可能建议服用普通避孕药作

为紧急避孕药，但要咨询应该服用的剂量。）紧急避孕药丸在已经怀孕的情况下是无效的。重要提示：紧急避孕药不是堕胎药，它主要通过暂时抑制排卵来发挥作用。产后6周内不建议使用紧急避孕药，因为它们含有大量雌激素，会增加血栓的风险。另外，哺乳期也不建议服用紧急避孕药。

绝育。有些夫妻觉得家庭成员已经足够了，他们对于关闭（并锁上）生育的大门没有异议，并急切地想摆脱避孕。绝育经常是这些夫妻的选择，如今已经越来越安全，而且非常简单。偶尔由于手术失误会出现失败的情况。如果是进行输精管切除术，在射精排空所有活性精子前没有使用其他避孕方式，才会导致失败。虽然绝育手术有时是可逆的，但更多情况下是永久的。

输精管切除术（对将精子从睾丸输送到阴茎的输精管进行结扎或切除）是简单的门诊手术，只需要局部麻醉，比女性绝育手术的风险要低得多。它不会影响勃起和射精，少的只有精子，而不是精液。研究也表明输精管切除术不会增加前列腺癌的风险。

输卵管结扎术是女性在局部或硬膜外麻醉下（如果你愿意，可在分娩后立即进行；参见第426页）进行的，它通过腹部（靠近肚脐或比基尼线）的小切口切除、结扎或堵塞输卵管。

输卵管结扎术后需要卧床休息，大多数女性术后 2 天到一周（有时更久）内只能轻微活动。如果正好是分娩过后，这些要求也是你本来就要遵循的。

另一种女性可选择的永久避孕方式叫 Essure。作为另一种输卵管结扎术，这种绝育手术不需要像输卵管结扎术一样在腹部切口。它利用导管从宫颈将柔软有弹性的微小器具放进双侧输卵管。经过 3 个月的时间，输卵管在放置器具内部长出新的组织，完全堵塞输卵管。在医生检查确定输卵管完全堵塞前（通常 3 个月后），要使用其他方式避孕。这种方式听起来非常完美，但也存在争议。有报告称，这种方式可能引起疼痛、身体肿胀和大出血，美国食品药品监督管理局正在调查。

安全期避孕。不愿意选择以上避孕方法的夫妻还可以选择安全期避孕法（FAM），也叫自然避孕。这种方式主要依靠观察身体信号和症状来确定排卵日期。在完全做到的情况下，安全期避孕的避孕效果和其他避孕方式一样（有效率可达 90% 左右）。

那么怎样才能让安全期避孕达到最佳效果呢？考虑的因素越多，成功率就越高。可以考虑的因素有很多，包括宫颈黏液的改变（排卵期黏液量多，清亮如蛋清状，用手指可以把黏液拉成丝状）、基础体温变化（基础体温应每天早起时测量，排卵前体温

会稍微下降，排卵时体温变得最低，排卵后体温会立即升高，然后恢复至平常的基础体温）、宫颈变化（通常坚硬的宫颈在排卵期会变得柔软一些，宫颈口更大）。排卵预测试剂盒也帮助确定排卵（但是使用排卵试纸避孕价格有些昂贵）。通过唾液检测排卵也可以帮助一些女性预测排卵的发生且成本较低。在了解了所有需要掌握的排卵信息后，从身体出现第一个将要排卵的信号到 3 天以后，都要避免性生活。

恢复身材

怀孕 6 个月的时候肚子大没关系，但如果产后肚子还这么大，就另当别论了。宝宝已经出来了，但大部分女性走出产房时腰上还有一圈。

做妈妈后多久才能看起来不再像孕妇？需要多久才能穿回怀孕前的牛仔裤呢？这主要取决于几个因素：遗传情况、新陈代谢、孕期增重情况，当然还有你的产后饮食习惯。但是无论如何，你都绕不开它：要恢复身材就要恢复良好的运动习惯。

"谁需要运动？"你可能会说，"从医院回来后，我就一直忙得停不下来。这不算运动吗？"遗憾的是，这的确不算运动——虽然也很累，但这些活动无法收缩会阴和腹部肌肉（怀孕和分娩使得这些地方的肌肉受到拉伸，

产后最初 6 周运动的基本原则

● 穿有支撑力的胸罩，选择舒适的衣服。不要穿会磨到乳头、不吸水、不透气的衣服。

● 将运动分为 2 ~ 3 个时间段(这样可以更好地锻炼肌肉，更适合你恢复中的身体，也更容易适应)，不要一次运动很长时间。

● 每次运动先从最轻松的活动开始。

● 慢慢做运动，重复动作时不要太急。中间稍作休息（肌肉在休息时得到加强，而不是在活动的时候）。

● 和孕期一样，产后最初 6 周必须避免急拉、弹跳、不稳定的运动，因为你的韧带仍很松弛。这个时期也要避免抱膝运动、完整的仰卧起坐运动和双腿抬高运动。

● 整个运动期间，都应该在手边准备一瓶水，不时喝一点。

● 缓慢而理智地运动。"一分耕耘，一分收获"这句格言并没有将新妈妈考虑在内。即使觉得自己能行，也不要超过医生建议的运动量，在觉得累之前就停下来。如果运动过度(可能要到第二天才发现)，你就会感觉太累、太疼，不能继续运动了。强迫自己运动反而会延缓恢复。

● 不要因为照顾宝宝就不照顾自己。在你实施日常运动计划时，宝宝可以和你一直在一起。

变得松弛)，只有锻炼才有这个魔力。正确的产后运动不仅可以促进身体健康，还有助于防止照顾宝宝时出现背痛，促进产后恢复，强化孕期松弛的关节，加快血液循环。凯格尔运动可以锻炼会阴肌肉，避免压力性尿失禁及产后做爱出现问题。最后，锻炼还有很多心理方面的益处。运动时体内会释放内啡肽进入血液循环，改善情绪、提高应对压力的能力，让你觉得更有能力面对一切挑战和对抗产后抑郁。研究证明，产后 6 周内开始规律运动的女性感觉确实会更好。

你可以比自己想象的更快开始锻炼。但不要突然开始剧烈运动，你的身体还在恢复中，需要缓慢、谨慎地做运动。按照下面的指导运动，也可以阅读相关书籍或观看视频，参加新妈妈健身班，或者从天天推着婴儿车出去活动开始。

分娩后第一周

想早点恢复到怀孕前的身材？那这个消息会让你很高兴，因为在运动方面，你要更上一层楼了。但是，采取这一步行动之前，要先确认自己腹壁的两块垂直肌肉有没有在怀孕期间分离。如果分离了，你需要先通过锻炼让它闭合，再进一步加速锻炼。一旦分离的肌肉闭合，或没有出现肌肉分离现象，你就可以做下面这些运动。开始可以在床上练习，然后可以在铺好垫子的地板上做，或者在瑜伽垫上练习：

等不及要运动了？那就开始吧：

臀桥运动。平躺，屈膝，两脚平放地上。用枕头支撑头和肩，两臂放在身侧，放松。深吸一口气，呼气的同时将后背紧贴地板，保持 10 秒钟，然后放松。刚开始时重复做 3~4 次，逐渐增加到 12 次，再到 24 次。

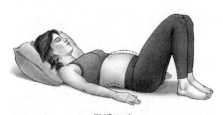

臀桥运动

腿部滑行运动。平躺，屈膝，脚平放地板上。缓缓伸开双腿，平放在地板上。右腿屈膝，慢慢滑向臀部，右脚平放在地板上，吸气。在此期间，腰部紧贴地板。然后将右脚滑回去并将腿放下，呼气。左脚重复以上动作。开始时每条腿各做 3~4 次，逐渐增加，直到你能舒适地做十几次甚至更多。3 周后，如果觉得舒适，就可以进一步做抬腿运动（每次轻轻抬起腿离开地板，然后缓缓放下来）。

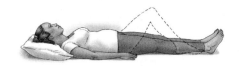

腿部滑行运动

头肩抬升运动。平躺，屈膝，脚平放地板上。深吸一口气放松，然后轻轻抬起头，伸直手臂，同时呼气，再缓缓将头放下并吸气。每天将头稍微抬高一些，逐渐做到可以将肩部稍抬离地板。产后最初 6 周不要尝试完整的仰卧起坐。如果你的腹部肌肉一直很有力，6 周后可以尝试仰卧起坐。锻炼前，先检查一下自己的腹直肌是否分离（参见第 509 页）。

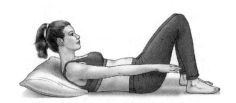

头肩抬升运动

产后检查之后

现在，如果医生允许，你可以重新开始强度大一些的运动：散步、跑步、骑自行车、游泳、水中运动、有氧运动、瑜伽、普拉提、举重训练或

闭合空隙

你的肚子中间现在可能会有个小洞。在产科学界，这种孕期常见的情况被称为腹直肌分离，是指随着腹部扩张，腹部肌肉的间隙逐渐变大。这个间隙的闭合需要 1 ～ 2 个月。闭合之前，不能进行任何剧烈活动及腹部运动，否则可能受伤。想确定自己有没有出现腹直肌分离，可以用下面的方法自检：平躺，膝盖弯曲，脚跟着地。用枕头支撑头部和肩部，双手平放在身体两侧。头部稍稍抬高，手臂前伸，摸摸肚脐下有没有柔软的肿块。如果有就说明腹直肌分离了。

如果出现腹直肌分离，你可以采用如下方法来更快矫正：平躺，膝盖弯曲，脚跟着地。用枕头支撑头部和肩部，双手平放在身体两侧并吸气。

双手放在腹部，缓缓抬高头部并呼气，用手指将两侧的腹部肌肉聚拢，并将肚脐向内按压，同时慢慢抬起头来，再缓缓低下头并吸气。每天做两次，每次重复 3 ～ 4 组。

类似的运动，也可以参加产后健身班，但不要急于求成。过犹不及，让身体来做你的教练。

第四部分

孕期保持健康

What to Expect
When You're Expecting

第 18 章　如果你病了

或许你曾想过，在孕期的 9 个月里会出现很多不太舒服的怀孕症状，例如晨吐、腿部痉挛、消化不良和疲劳。但你可能没想到，自己会遇上讨厌的感冒和感染。事实是，孕期女性更可能患上这些疾病，比普通人患病率更高，因为她们的免疫系统受到抑制，很容易受到各种致病微生物的影响。更重要的是，"两个人一起生病"，会比原来一个人时难受两倍——尤其是很多曾经有效的药物不能用了。

当然，预防是避免生病、保持并促进孕期身体健康的最佳方法。如果预防工作失效，在医生的监督下迅速接受治疗，你也会很快好起来。

你可能关心的问题

普通感冒

"我鼻塞、咳嗽，头痛得厉害，感冒

会不会影响到宝宝？"

怀孕之后，感冒再寻常不过了——因为你正常的免疫系统受到了抑制。好消息是，你是这些讨厌症状的唯一受害者，它们不会伤害到宝宝。不好的消息是，很多你曾经依赖的常规药物（或用来预防感冒的药物）现在都禁止使用，包括阿司匹林、布洛芬、大剂量维生素和锌补充剂和大部分中草药（参见第 526 页，了解孕期可以安全服用的药物）。所以，在打开药箱之前，先给医生打个电话，问问哪些药物可以在孕期安全服用，以及哪些药物最适合你现在的情况（如果已经服用少量不适合孕期服用的药物，不要担心。但要把情况告诉医生，听听他的说法）。

即使常备感冒药都禁止服用，你也可以不用忍受流鼻涕和严重咳嗽的折磨。有些有效的感冒治疗方法并不需要药物，对你和宝宝也很安全。下面这些办法可以在感冒发展成严重的鼻窦炎或其他继发性感染之前将其扼杀在萌芽阶段，让你更快好起来。刚开始打喷嚏或嗓子刚有点发痒时就要：

● 尽量多休息。感冒时上床躺着不一定能缩短疾病持续的时间，但需要休息时一定要顺从身体的指令。另一方面，如果吃得消（不发烧、不咳嗽），适量运动可以让你更快好转。

● 即使在感冒发烧也不能让自己和宝宝挨饿。不管你多么不情愿，多么没有食欲，也要吃得营养丰富一些，选择你想吃的食物，至少不是倒胃口的食物。吃富含维生素C的食物，比如柑橘和香瓜。

● 多喝水。发烧、打喷嚏、流鼻涕会使身体缺少对你和宝宝无比珍贵的水。热饮对你难受的嗓子特别有效。

● 躺下时保持头部抬高。用两个枕头将头部抬高，这样能一定程度上缓解鼻塞症状，帮助你呼吸。鼻贴（能温和地扩张鼻道，使呼吸更顺畅）或维克斯达姆膏也有帮助。

● 保持湿润。保持鼻腔湿润可以缓解鼻塞。打开加湿器，尤其是晚上。还可以使用盐水滴鼻剂（不含药物，有需要就可以用）或使用生理盐水冲洗（但不要用洗鼻壶，它们更容易传播细菌）。

● 盐水漱口。用温盐水漱口(1.25毫升盐溶入 1 杯水中）可以缓解嗓子痛、发痒，去除鼻后滴流并抑制咳嗽。

● 用蜂蜜缓和干咳。10 毫升蜂蜜可以有效抑制感冒及感冒过后的干咳，蜂蜜的功效可以和处方药咳嗽糖浆相媲美。觉得直接喝蜂蜜太甜了？可以在蜂蜜中加入热水和柠檬。

感冒一般不会引起发烧，但如果你的体温超过 38℃，立即服用对乙酰氨基酚并打电话给医生（参见第 516 页，了解更多应对发烧的信息）。

如果感冒严重，甚至影响到吃饭和睡觉，咳嗽，伴有黄绿色的痰，胸痛带喘、鼻窦疼痛，或症状持续时间超过 10 天，就说明感冒可能发展成更严重的感染，要请医生开药保护你和宝宝的健康。

鼻窦炎

"我感冒一周了，现在额头和脸很疼，这与感冒有关吗？该怎么办？"

听起来你讨厌的感冒似乎发展成了更讨厌的鼻窦炎——鼻窦黏膜组织炎症。除了出现持续或更糟的鼻塞症状，鼻窦炎的症状还包括额头或脸颊一侧或两侧疼痛（眼部下方）、牙周疼痛以及出现暂时嗅觉丧失。鼻窦炎疼痛通常在弯腰或摇头时加重。除了以上症状，鼻窦炎有时还伴有发烧，但也不经常如此。

感冒发展成鼻窦炎很常见，在孕妇中更普遍，因为激素往往会使鼻黏膜肿胀，引起堵塞，给鼻窦里细菌的繁殖创造了条件。因为杀灭此类细菌的免疫细胞难以到达那么深的地方，所以细菌往往能在鼻窦里存活很长时间。鼻窦炎会持续数周，甚至可能转变为慢性鼻窦炎。

大多数鼻窦感染是由病毒引起的（有时也由过敏所致），但约有 10% 是细菌性的。如果你的鼻窦感染是由细菌引起的（症状持续 10 天以上或症状严重，且伴有发烧就属于细菌性感染），医生会给你开一些孕期适用的抗生素进行治疗。如果你的鼻窦炎是由病毒引起的，抗生素治疗则无效，应以缓解症状为主，可使用止疼药、鼻类固醇，冲洗鼻腔（有些医生会允许孕妇在孕早期过后使用少量特定鼻滴剂；参见第 527 页）。

流感季节

"秋天来了，我不知道是否要注射流感疫苗。孕期注射安全吗？"

流感疫苗是准妈妈在感冒多发季节抵御流感的最好方法。孕期注射流感疫苗不仅安全，还非常有利。事实上，美国疾病预防控制中心建议，所有准妈妈都要注射流感疫苗。在美国，孕妇、老人和 6 个月至 5 岁的孩子享

有优先注射的权利。和医生或助产士谈一谈流感疫苗的问题。你也可以看看当地的药店和社区卫生服务中心有没有注射点。

流感疫苗必须在流感多发季节之前注射（至少在季节早期），这样才能起到有效的保护作用。因为流感疫苗杀灭的只是当年引起病例最多的流感病毒，所以不能保证 100% 预防流感，但它能大大增加你躲过流感的概率。即使没能阻止患病，流感疫苗通常也可以减轻流感症状，且副作用极少，即便有也非常轻微。

注射疫苗的时候，选择针管注射，不要选择鼻喷雾。鼻喷雾由活的流感病毒制成，不适合孕妇。

如果怀疑自己得了流感（症状包括发烧、浑身酸痛、头疼、喉咙痛以

两个人的流感疫苗

怀孕后注射流感疫苗很有利，但对肚子里的宝宝也是吗？研究者发现，孕妇在孕晚期注射流感疫苗可以有效保护肚子里的宝宝，让他在出生 6 个月内不受流感病毒攻击。也就是说，现在注射流感疫苗，能让宝宝一直"免疫"到他可以注射的那一天。当然，如果你处在孕早期或孕中期，也不要等到孕晚期才注射。整个孕期你都需要保护。

及咳嗽），立即给医生打电话，以便及时治疗，防止流感发展成肺炎。典型的治疗方法主要是使用抗病毒药物——目的是退烧及缓解其他症状。

发烧

"我有点发烧，该怎么办？"

孕期低烧（低于 38℃）没必要担心，但也不能置之不理，你应该想办法及时把体温降下来。注意观察体温，不让它再升高。

如果发烧超过 38℃ 应立即打电话给医生，如果是在半夜，就第二天尽早告知医生。如果体温超过 38.5℃ 则无论何时都要立即打电话给医生。这不仅是因为超过 38.5℃ 的高烧可能对肚子里的宝宝有危害，而且即使发烧本身没有危害，引起发烧的原因（例如，需要立即治疗的感染）也可能对身体造成危害。先吃两片对乙酰氨基酚降温。洗个温水澡，喝些凉饮料，将衣服扣子解开或换成宽松轻便的睡衣，这些都能起到降温的作用。阿司匹林和布洛芬都不适用于孕期女性，除非医生要求。

脓毒性咽喉炎

"我上幼儿园的孩子感染了脓毒性咽喉炎，如果我被传染了，会不会危害到肚子里的宝宝？"

所有孩子都喜欢分享的东西，莫过于他们身上的细菌了。而且，家里的孩子越多，你患感冒和其他感染性疾病的概率就越大。

现在开始采取预防措施（参见第 522 页）。如果怀疑自己感染了，立即请医生帮你做咽拭子检测。只要及时给予正确的抗生素治疗，感染不会危害到肚子里的宝宝。医生会为你开出最有效，且能在孕期安全服用的抗生素。不要吃给家人开的药。

尿路感染

"我担心自己患了尿路感染。"

你那可怜的膀胱不断经历着各种打击——前几个月，它受到不断长大的子宫压迫，现在又迎来了不受欢迎的访客：细菌。由于激素作用使肌肉放松，原本安静生活在体表和排泄物中的肠道细菌很容易进入尿道，从而引发灾难。这些微生物在储存尿液的地方飞速繁衍，泌尿系统将布满细菌，使你每夜不得不起床小便数次。事实上，尿路感染在孕期非常普遍，超过 5% 的孕妇至少感染过一次，有尿路感染病史的孕妇复发率更高达 1/3。有些孕妇的尿路感染是隐性的（不出现症状），只有在做常规尿培养时才能发现。其他人的症状或轻或重（尿急、尿频，排尿时灼痛，尿液淋漓不尽，下腹部有压迫感或剧痛），尿液可能出现臭味，颜色浑浊。

尿路感染的诊断非常简单，取一张试纸插入尿液中就能判断。这种试纸对尿液中的白细胞和红细胞都能做出反应。尿液也会被送去进一步分析。尿路感染的治疗方法也很简单，只需要坚持服用医生开的抗生素即可。(医生会考虑到你怀孕，给你开安全的药物。)

当然，预防永远是最佳策略——尤其是当你怀孕的时候。下面有很多措施可以帮助你预防尿路感染。也可以结合医生的治疗，加快尿路感染的恢复：

● 大量摄入液体，尤其是水，水能带走一切细菌。蔓越莓汁也很有用，其中所含的鞣酸能使细菌无法附着在尿道壁上。不要喝咖啡、茶（即使是无咖啡因的也不能喝）、酒，这些都会增加感染风险。

● 仔细清洗阴道，做爱前后要小便以排空膀胱。

● 每次小便时，要将膀胱完全排空。身体前倾坐在马桶上有利于排空膀胱。有时候"二次排尿"也很有用，即小便后等 5 分钟，再回去小便一次。想小便时不要憋着，经常憋尿会增加感染的概率。

● 给阴部留出呼吸空间，穿纯棉内裤和纯棉连裤袜，不要穿紧身内裤，也不要穿其他材质的连裤袜。如果能适应，睡觉时可以不穿内裤或睡裤。

● 保持阴道和会阴清洁，避免发炎。大便后要从前往后擦，避免将粪便中的细菌带入阴道或尿道（女性的尿道非常短）。每天洗澡(最好淋浴)，不要洗泡泡浴，不要用有香味的产品：香皂、沐浴露、喷雾剂、洗衣粉，以及有香味的卫生纸。同样，远离那些没有经过氯消毒的游泳池。

● 问问医生，看要不要服用一些益生菌来帮助肠道菌群恢复平衡。

尿路感染如果不加以正确治疗，很容易发展成肾脏感染。未经治疗的肾脏感染非常危险，可能导致早产、宝宝出生体重轻等问题。肾脏感染的症状和尿路感染类似，伴有高热（通常高达 39.5℃ 以上）、寒战、尿血、背痛、恶心、呕吐。如果出现了这些症状，立即通知医生并及时治疗。

酵母菌感染

"我好像患了酵母菌感染，应该吃点以前的常用药还是去看医生？"

孕期绝对不能自我诊断和治疗，就算是简单的酵母菌感染也不行。即使曾经患过上百次酵母菌感染，即使非常了解所有症状（黄绿色、黏稠并带有特殊臭味的分泌物，阴部有灼烧

517

细菌性阴道炎

细菌性阴道炎是孕期女性最常见的阴道疾病之一，大约 16% 的孕妇受此困扰。当阴道里的某些正常菌群突然间大量增殖，就会引发此种疾病，出现异常的灰白色鱼腥味阴道分泌物，伴随疼痛、瘙痒或灼烧感（部分患者没有任何症状）。医生也不太清楚确切病因，何种因素引起了阴道菌群失衡。不过有一些公认的危险因素，包括多个性伴侣、灌洗阴道，以及节育环的使用。

孕期患上这种疾病引起某些并发症的概率会稍稍增加，例如胎膜早破或羊水感染，也可能与流产、宝宝出生体重低有联系。尽管目前还不清楚孕期使用抗生素治疗有症状的细菌性阴道炎是否会降低并发症的风险，大多数医生还是会采取治疗。

无论出现什么症状，都应告知医生，只有这样才能获得准确的诊断和治疗。

感、瘙痒、红肿、疼痛），即使过去你用的非处方药疗效非常好——今非昔比，还是去医院吧。

接受何种治疗取决于你是哪种感染——很多时候，医生要通过实验室检测才能得出准确结论。如果检测结果是孕期常见的酵母菌感染，医生可能会给你开一些阴道栓剂、凝胶、软膏或乳霜，或者口服抗真菌药物氟康唑，但这种药只能小剂量使用，而且最多不能超过 2 天。

不幸的是，通过药物抑制酵母菌感染只能缓解一时的症状；分娩后感染常会卷土重来，并需要反复治疗。通过保持生殖器区域清爽可以加速康复，预防再次感染。注意个人卫生，尤其是如厕之后（要从前往后擦拭）；

洗澡时如果用肥皂清洗阴道区域，一定要彻底地冲干净；避免用刺激性强的肥皂或香皂，也不要洗泡泡浴；避免紧身的内裤和连裤袜（特别注意避免非纯棉衣物）。总体来说，注意随时让私处保持"畅快呼吸"（可能的话尽量裸睡）。

喝一些含有益生菌的酸奶可以预防酵母菌入侵，也可以要求医生开一些益生菌补充剂。一些患有慢性酵母菌感染的女性发现，尽量少吃甜食和精制面粉制成的烘焙食品也有帮助。不要灌洗阴道，这会打破阴道正常的菌群平衡（这与细菌性阴道炎有关；参见上表）并接触到有害的邻苯二甲酸盐（这些理由充分说明无论怀孕与否，永远不要灌洗阴道）。阴道擦拭也没有必要，但如果你就是喜欢"干爽的感觉"，那就选择不含化学物质和酒精、酸碱度安全的擦拭湿巾。阴道分泌液中酸碱度的改变也会增加感染的风险。

胃肠疾病

"我肠胃不舒服，吃不下任何东西，这会伤害到宝宝吗？"

刚开始庆幸频繁晨吐的日子结束了，现在却又因为胃肠不适继续和卫生间做伴。如果你是在孕早期出现这样的问题，就难以区分究竟是孕期症状还是胃肠疾病。

幸运的是，胃肠病毒虽然会伤害到你，却不会影响到宝宝。不过，这不是说可以不采取治疗措施。不管造成胃肠不适的罪魁祸首是激素还是放了太久的鸡蛋沙拉，治疗措施都一样：服从身体的意愿，获得足够休息，注意补充液体——特别是一直呕吐或腹泻的情况下。这时，液体比固体食物重要得多。

如果小便次数较少，或尿液颜色较深，就意味着你已经脱水。现在最需要摄入液体：频繁而小口地喝水或稀释的果汁（这时候的胃最喜欢白葡萄汁）、清汤、脱咖啡因的茶、热柠檬水。如果你不适应小口啜吸，就含一块冰块或冰棒。增加摄入固体食物

时，注意顺应胃部需求——从清淡、简单、不含脂肪的饮食（白米饭或烤白面包、膳食纤维含量低的麦片、苹果酱、香蕉）开始添加。姜有益于难受的胃，可以将其泡入茶中饮用，也可以选择姜汁汽水或其他形式的姜饮料，甚至可以含着姜片。在补充剂方面，记住随时满足身体的维生素需求——服用维生素补充剂非常明智，因为你的体内没有足够的储备。万一你在生病的几天内无法做到这一点，也不要担心，来日方长。

如果你有点力不从心，向医生求助。脱水对每一个出现肠胃问题的人都是大问题，更何况你现在要应对两个人的需求。医生可能会建议你服用补液盐或电解质水。椰汁有时也有帮助。如果还是不见效，医生可能会建议你静脉注射补液。如果在肠胃不适的同时还伴有发烧，要立即打电话给医生（参见第 516 页）。

在寻找解决办法之前，先问问医生的意见。抗酸药一般可以在孕期安全服用。一些医生可能允许你服用一些排气药物，但要先问清楚。医生还可能允许你服用某些止泻药，但要在安全度过孕期前 3 个月之后。

患病的身体早晚会振作起来，大部分胃肠疾病都能在 1～2 天内自愈。

巨细胞病毒

"我是幼儿园老师，学校爆发了巨细胞病毒感染，我很担心会传染。"

从学生那里感染到巨细胞病毒并传染给肚子里宝宝的概率很低。如果儿时就感染过巨细胞病毒，现在就没有感染风险了。即使真的在孕期感染了巨细胞病毒，它对宝宝造成危害的风险也很低。约有半数感染病毒的妈妈将病毒传染给了新生儿，但很少有宝宝会出现相关症状。孕期再次感染的妈妈们生下的宝宝，感染风险也相对较低。

不过，巨细胞病毒感染可能造成严重的出生缺陷，还是要尽可能地谨慎。除非你以前感染过巨细胞病毒或孕前检查过对巨细胞病毒产生了免疫，否则最好还是做好防御工作（和其他你要避免的病毒感染一样）。经常和孩子们（以及他们身上的细菌）打交道，你可能已经非常清楚怎么保持良好的卫生。在预防一切形式的感染时，要非常谨慎，严格按照标准程序保证卫生，手洗干净，要经常洗手，尤其是在给小孩换过尿片或帮小孩擦屁股之后；还有，不要吃剩下的食物。

虽然巨细胞病毒总是来无影去无踪，没有任何明显症状，但偶尔也会出现发烧、疲惫、腺体肿大、咽喉疼痛等表现。如果你有这些症状，咨询一下医生。这些症状究竟是巨细胞病毒感染还是其他疾病（比如流感、脓毒性咽喉炎），需要借助一系列实验室检查才能判断。

第五病

"医生说，我患了第五病，我从没听过这种病，听说它可能引发各种孕期问题。"

第五病是引起儿童发烧和皮疹的6种常见疾病中的第五种，由细小病毒B19引起。但和其他5种疾病（例如麻疹和水痘）不同，第五病并不被人们熟知，它的症状通常很轻或根本没有症状，只有15%～30%的病例会发烧。在皮疹发作的前几天，病人看起来双颊像被打了一巴掌似的，随后皮疹会呈花边状扩散到躯干、臀部及大腿，在1～3周的时间里不时发作（通常在日晒和洗热水澡之后）。人们常将它与风疹及其他儿童疾病，甚至晒伤弄混。成年患者不会出现双颊皮疹。

照顾患第五病的孩子或在第五病流行的学校里教书都可能接触病菌，增加患病风险。但有一半育龄女性在童年时患过第五病，已经产生了免疫，所以患此病的孕妇不多。如果不幸感染了第五病病毒，并传染给了胎儿，它会影响胎儿产生红细胞的能力，引

麻疹，腮腺炎和风疹

很可能你已经对麻疹、腮腺炎及风疹有了免疫。这是因为你（和大多数育龄女性一样）可能在小时候接种过预防这三种疾病的麻腮风疫苗，或得过这类疾病获得了免疫。但是由于疫苗有效性方面的问题，这种病出现了爆发的趋势。你可能也想了解这对你和宝宝有没有影响。以下情况你应该了解：

麻疹。在极少数情况下，没有免疫的你直接接触到麻疹病毒，医生会建议在潜伏期（接触病毒之后，出现症状之前）注射丙种球蛋白（抗体），以减少患病风险。麻疹和风疹不同，不会直接引起胎儿出生缺陷，但会增加流产和早产的风险。如果你在接近预产期时患了麻疹，很可能会传染给宝宝。

腮腺炎。如今，患腮腺炎的可能性非常小了——基本不太可能。因为在儿童中普及了麻风腮三联疫苗。但它可能会诱发宫缩，与孕早期流产和孕晚期早产相关，所以应该警惕腮腺炎的早期症状(可能是面颊隐隐作痛、发烧、唾液腺肿大、丧失食欲，然后在咀嚼或吃酸味食物时出现耳朵痛)。出现这样的症状立即通知医生，及时治疗可以防止病情恶化。

风疹。孕期患风疹非常危险，医生可能会给你做一个简单的检查——风疹抗体滴度检查，测量血液中对风疹病毒的抗体水平。第一次产前检查时，医生就会给你检查，以确定你对风疹免疫。如果检查结果表明你没有抗体（或血液中抗体水平较低，这表明抗体正在消失），也不必担心。

在美国,这种病已经销声匿迹了，感染的风险很小。如果真的感染，症状会在接触病毒后2～3周出现，一般比较轻微（身体不适、低烧、腺体肿大，一两天后还会出现轻度皮疹），有时症状不明显。如果你的确在孕期被传染了风疹，是否会伤害到宝宝取决于患病的时机。怀孕第1个月受到感染，造成严重出生缺陷的可能性比较大。到了第3个月，风险就明显降低。在那之后，风险会越来越小。

不记得是否接种过麻腮风疫苗或是否患上过麻疹、腮腺炎或风疹？查一下你的病历记录（或问问父母，他们可能知道你有没有接种一些常规疫苗，如麻腮风疫苗）。如果你确实没有免疫（或抗体滴度检查表明抗体很低），也不能在孕期接种麻腮风疫苗（或加强针）。有些女性在知道自己怀孕前不小心接种了这类疫苗，虽然目前还没有发现这对宝宝有影响，专家还是建议不要冒险去接种疫苗。但你可以在分娩后立即注射麻腮风疫苗（或如果抗体滴度表明只有其中一种疾病抗体较低，也可以只注射一种疫苗）。这不仅能在宝宝获得免疫前保护他（她），还可以保护你将来的怀孕。

起贫血或其他并发症。如果你的确患了第五病，医生会每周做超声检查，确定宝宝有无贫血征兆。如果在怀孕前几个月（5个月前）感染了第五病病毒，流产的风险会增加。

还是那句话，孕期你和宝宝感染第五病的概率很小。但为了尽可能避免感染，还是要做出恰当的保护措施。

水痘

"大女儿的幼儿园里有小朋友得了水痘，如果她感染了，会传染给肚子里的宝宝吗？"

可能性很小。肚子里的宝宝和外面的世界隔离开，而且被保护得很好。

保证身体健康

孕期保证母子健康需要努力做好预防措施。无论是否怀孕，下面这些建议都能帮助你尽可能不生病：

增强免疫力。尽量健康饮食，获得充足的睡眠和运动，注意个人卫生。减轻生活中的压力可以让免疫系统保持高效运转。

避免接触病人。尽量远离那些患了感冒、流感、肠炎及其他疾病症状明显的病人。如果公交车上有人咳嗽，办公室里有人抱怨嗓子痛，有朋友出现鼻塞，尽量远离他们，不要和他们握手（病菌有可能通过握手来传播）。平时注意尽量不去拥挤嘈杂的空间。

勤洗手。很多疾病都容易通过双手传染，所以一定要经常用温水和肥皂彻底洗手（每次大约20秒）。在接触过病人、去公共场所及搭乘公共交通工具之后更应该认真洗手。如你所知，饭前洗手的意义非常重大。在办公桌抽屉里和随身的包里放一些洗手液等清洁剂，这样你一看到它们就会想起来要洗手了。

不要和家人"分享"细菌。在家时尽量避免家人（其他孩子和丈夫）之间的细菌传播。不要帮别人吃剩下的三明治或交叉使用杯子。每一个生病的宝宝都很渴望得到妈妈的亲吻和拥抱，一定要在接近他们之后洗手洗脸。如果双手接触过带有细菌的床单、毛巾、卫生纸，在用手碰自己的眼睛、鼻子、嘴巴之前记住洗手。如果孩子生病了，要叮嘱他常洗手，并要洗到胳膊肘（成年人也一样）。在电话、桌面、电脑键盘、遥控器等会接触皮肤的物品表面喷洒消毒剂。如果你的孩子，或你经常接触的孩子突然出疹子，保持距离，给医生打电话，让他来解决——除非你确定自己已经对水痘、第五病、巨细胞病毒等免疫。

理智地养宠物。如果家里有宠物，要保证它们的健康，及时带它们去打疫苗。拿宠物食品或食盆后要记得洗手，里面有时也藏有细菌。如果家里有猫，要格外注意预防弓形虫病（参见第 74 页）。

当心莱姆病。注意不要去莱姆病、寨卡病毒和西尼罗高发地区，如果要去，再三确认自己做好了充分的保护措施（参见第 525 页）。

洗漱用品仅限个人使用。牙刷等私人洗漱用品不要共用，而且不要挨着放。

安全饮食。为了防止食物引发的疾病，注意遵守准备和储存食物的安全事项（参见第 120 页）。

除非是妈妈患了水痘，否则他一般不会从别人那里感染。也就是说，除非你先患病，否则对肚子里的宝宝没有影响。如果你的女儿注射过疫苗，对水痘产生了免疫，她就不太可能从别的小朋友那里传染到水痘并带回家。其次，很可能你在儿童时代已经感染过水痘并建立了免疫。问问父母或检查自己的病历记录，看看有没有患过水痘。如果不确定，问问医生能不能帮你做检查，以确认是否有免疫。

即使没有免疫，感染的概率也很小，你应该在接触水痘患者后 96 小时内注射水痘带状疱疹免疫球蛋白。虽然还不确定这样做能否帮助你有效预防疾病，但至少可以降低并发症的风险——对于孩子来说症状轻微的水痘，发生在成年人身上就会变得很危险。如果你害怕变成重症患者，可以服用一些抗病毒药物，降低并发症的风险。

如果你在孕前期感染，宝宝有一定风险患上先天性水痘综合征，但风险很小，只有 2%。如果你在孕后期感染，宝宝几乎没有感染风险。不过，分娩前一周及产后几天例外。在罕见的情况下，新生儿可能感染，在出生后 1 周内出现典型的皮疹。为了预防新生儿感染，宝宝出生后（或当你产后感染的症状变得明显之后）需要立即注射水痘疫苗。

偶然情况下，一些成年人体内潜伏的水痘病毒会被激活，引起带状疱疹。这也不会伤害到发育中的宝宝——可能是因为妈妈产生的抗体通过胎盘输送到胎儿体内。

如果你没有免疫，而且这一次逃过了感染，问问医生需不需要在分娩后打疫苗，以保护今后的怀孕。疫苗注射要分两次进行，中间相隔 4 ~ 8 周。注射疫苗后至少一个月不能再次怀孕。

甲型肝炎

"我刚听说要召回一些包装水果，因为它们可能感染了甲型肝炎——可我已经买了，也吃了。如果我被传染了，会不会影响怀孕？"

甲型肝炎如今在美国非常少见（多见于公共环境卫生较差的国家），一般通过粪–口途径传播（通过吞咽被甲型肝炎患者粪便污染的食物传播）。大多数感染来自于亲密的个人接触，但是甲肝病毒也可以通过患病的食品工作者传播——你购买的食物被召回的原因就是这个，这也是为什么我们在做饭或准备食物时要注意卫生的原因。感染后通常症状很轻微，没有明显症状（特别是对小孩来说）。大一些的小孩和成人常见的症状有肌肉疼痛、头痛、腹部不适、食欲不振、发烧、乏力，有时出现黄疸（皮肤及眼睛发黄）。偶尔也会出现症状严重，需要住院治疗的情况。这些症状通常

持续时间不超过 2 个月，而且甲肝患者可以完全恢复（经常不需要任何治疗），并由此产生抗体（如果曾经注射过甲肝疫苗，也会产生抗体）。

还有个好消息，甲型肝炎一般不会传染给胎儿或新生儿。因为在接触到甲肝后你身体里的抗体会立即通过胎盘传给宝宝，保护宝宝完全免受感染。即使你真的感染了，也不会影响到宝宝。当然，为了保证绝对安全，医生可能会建议你在接触到甲肝后 2 周内注射免疫球蛋白，注射本身也是安全的。

如果你计划去旅行，而目的地是甲肝传染的高发地，或患有乙肝或丙肝，要咨询医生如何在孕期接种甲肝疫苗。

乙型肝炎

"我是乙肝病毒携带者，最近意外发现自己怀孕了，携带病毒会伤害到我的宝宝吗？"

知道自己是乙肝病毒携带者就是你为保护宝宝迈出的重要一步，因为这种肝脏的感染性疾病有可能在分娩时通过妈妈传染给宝宝。现在就开始采取预防措施可以防止最糟糕的情况发生。新生儿会在 12 小时内注射乙肝免疫球蛋白和乙肝疫苗（新生儿需要常规注射），这种免疫几乎可以成

预防寨卡病毒

寨卡病毒是通过蚊虫传播的病毒感染（有时也通过性传播）。尽管寨卡病毒对普通人来说风险较低，通常只出现轻微症状或根本没有明显症状，但它却可能导致流产或严重出生缺陷，如小头症（头很小）和大脑损伤。如果你住在或要去寨卡病毒流行的地区（疾病预防控制中心建议不要前往这些地区），要做好预防措施，免受蚊虫叮咬（参见第 270 页）。如果你的伴侣去过寨卡病毒传播地区，疾病预防控制中心建议在接下来的孕期应避免性生活或使用安全套。如果不幸在孕期感染了寨卡病毒或怀疑感染了寨卡病毒，要去抽血及做超声检查，并密切监护接下来的妊娠。要了解寨卡病毒的最新信息，请登录 cdc.gov/zika 网站。

功地预防所有感染。宝宝还可能在出生后第 1 个月或第 2 个月，及第 6 个月再次接种疫苗（这也是乙肝疫苗的常规注射方法），然后在 12 ~ 15 个月接受检查以确定免疫生效。

丙型肝炎

"孕期需要担心丙型肝炎吗？"

由于丙型肝炎一般通过血液传播（例如，通过输血或非法药物注射），所以除非你之前有过输血史或属于高风险人群，否则不太可能感染。丙型肝炎可能会在分娩时通过妈妈的产道传染给宝宝，传染率为 4% ~ 7%。这种感染类疾病一旦确诊基本都可以治愈，但通常不会在孕期治疗。

莱姆病

"我住的地方是莱姆病高发区。怀孕后，我是否要采取特殊措施？"

那些经常出入森林的人们很容易通过鹿传播莱姆病；不接触森林的城市人购买来自农村的绿色植物等也可能被传染。

保护你和宝宝的最好措施是积极预防。如果你经常出入森林、草地多的区域，或需要进行绿化种植工作，注意穿好长裤，将其扎入长靴或长袜中，戴上长手套；用针对蜱的杀虫剂喷洒衣物。回到家之后仔细看看自己的皮肤表面有没有蜱，如果发现了，立即用镊子夹走它，然后把它装到小瓶子里带给医生检查（24 小时之内去掉蜱可能不会发生感染）。

如果你被蜱咬了,马上去看医生;验血就能知道是否感染了莱姆病。(早期症状包括被叮咬处出现牛眼样皮疹和红斑、高热和寒战、周身疼痛、被叮咬处附近腺体肿大;晚期症状包括类似关节炎的疼痛及失忆。)

研究表明,及时使用抗生素治疗可以保护肚子里的宝宝,并让妈妈的病情不再恶化。

面神经麻痹

"今天早上醒来时,我觉得耳朵后面很疼,舌头麻木,然后照了照镜子,发现半边脸都下垂了,这是怎么回事?"

看起来你似乎患了面神经麻痹,一种由于面神经受损而出现的暂时性疾病,表现为半边脸麻痹。孕妇患面神经麻痹的可能性比普通女性高3倍(总的来说,这种疾病发病率很低),而且通常发生于孕晚期及产后早期阶段,发病突然,大部分女性和上述情况一样——发病前没有任何征兆,只在睡觉醒来后发现。

这种疾病的病因不明,很多专家推测可能和某些病毒和细菌感染有关,造成面神经肿胀或发炎,引起了这种疾病。面神经麻痹的症状有时还包括耳后及头后方疼痛、眩晕、流涎(由于肌肉无力导致)、口干、不能眨眼、舌头麻木及味觉丧失,某些病例中甚至出现语言障碍。

幸运的是,面神经麻痹不会超出面部之外的范围或进一步恶化。更幸运的是,大多数病例都在3周~3个月内自愈,不需要任何治疗(偶尔有少数拖到6个月才能完全康复)。但中风(孕期更常见,包括年轻健康的女性)的一些症状和面神经麻痹非常相似,因此一旦发现脸部下垂,应立即打电话给医生。

孕期用药

处方药和非处方药的共同点是什么?那就是说明书中都注明了没有经过医生允许不得随便服用。而且,在整个怀孕阶段,你一定服用过至少一种处方药或非处方药。如何才能知道它们中哪些安全,哪些不安全呢?

目前已知的会对胎儿不利的药物非常少,大部分药物可以在孕期安全服用。没有任何一种药物(无论是处方药还是非处方药)对所有人、任何时候都100%安全。怀孕时,每次吃药都需要考虑两个人的健康状况,而且其中一个还很小、很脆弱。在使用药物前,充分权衡其利弊永远是明智的,更何况现在你处于孕期。考虑服用某种药物时,一定要让医生参与决策,他的建议是行动前的基本准则。因此,就像药品标签上所说:谨遵医嘱。怀孕期间服用任何药物之前——即使是你以前想都不用想就吃的药——都要咨询医生看现在是否可以安全服用。

常用药物

很多药物非常安全,适合孕妇服用。下面的药物被认为是安全的,但怀孕期间第一次服用还是要咨询医生。

对乙酰氨基酚。怀孕期间,允许少量服用对乙酰氨基酚。但在第一次服用之前,一定要问问医生安全剂量是多少。

阿司匹林。医生很可能告诉你不能服用阿司匹林,特别是在孕晚期,因为它对胎儿存在很多潜在威胁,可能导致一些分娩并发症,例如大出血。许多实验证明,很小剂量的阿司匹林在某些情况下能够预防先兆子痫,但只有医生知道你是否可以使用这种药物。另一些实验发现,对于某些特殊的习惯性流产患者(抗磷脂综合征),小剂量阿司匹林与稀释血液浓度的肝素联用,可以降低流产的概率。同样,这些药物对你是否安全,只有医生能回答。

解热镇痛药。孕期服用布洛芬要当心,特别是在孕早期和孕晚期——副作用同阿司匹林一样。除非清楚你怀孕情况的医生推荐,否则不要服用。

非甾体类抗炎药。萘普生——一种非甾体类抗炎药,不能在孕期服用。

鼻腔喷雾。大部分鼻腔喷雾都可以用于短时间内缓解鼻塞症状。问问你的医生,请他推荐信得过的品牌及建议的剂量。盐水喷雾和止鼾贴片永远都是安全的。含有盐酸羟甲唑啉(如阿弗林)的非甾体解充血喷剂,在得到产前医生允许前应避免使用。很多医生都不允许孕妇使用喷鼻剂,有些医生则建议在孕早期过后少量使用(一次使用 1 ~ 2 天)。

抗酸药。抗酸药可以改善持续不退的烧心症状,不过,要在保证你能吸收到足量钙的前提下。服用的具体剂量,需要医生告诉你。

排气药物。很多医生同意孕妇服用排气药物,偶尔使用这些药物可以缓解孕期胀气。服用前先咨询医生。

抗组胺药物。并不是所有抗组胺药物对孕妇都安全,但医生可能会同意你服用其中一些。孕期能服用的抗组胺药中,最常见的就是苯海拉明。氯雷他定也被认为比较安全,但要问问医生,因为并非所有的医生意见都相同——特别是孕期前 3 个月。很多医生同意服用扑尔敏(氯苯那敏)、曲普利啶,但也有规定的剂量。

解充血药物。大多数医生认为应该避免使用含肾上腺素和伪麻黄碱的解充血药(如盐酸伪麻黄碱、氯雷他

了解抗生素

对于一些有潜在危险的细菌感染来说，抗生素可以救命，确实如此。但抗生素也存在着滥用或错误使用的情况，这也会导致抗生素耐药感染。对于抗生素，我们要了解以下情况：

● 抗生素是细菌感染的处方用药。对病毒感染如感冒或流感无效，因此不应使用。

● 很多抗生素可在孕期安全使用，因此如果医生为你的细菌感染（如尿路感染）开了抗生素，不要对能否服用感到迟疑。

● 按医生告诉你的剂量服用抗生素。不要漏服，应按抗生素完整疗程服用，除非医生告诉你可以停止服药。

● 扔掉剩余的药物，不要储存抗生素等下次生病的时候再用。

● 只能服用知道你怀孕的医生为你开出的抗生素。

● 服用抗生素的同时，考虑服用益生菌补充剂来补充有益细菌。抗生素与益生菌应分开服用，服用抗生素2小时后才能服用益生菌。

定、感冒药 DayQuil）。而有些医生认为孕早期过后可以微量使用（比如只用一天，一天只用 1～2 次），多次使用会造成胎盘血流减少。未经医生同意不要使用解充血药，如果你已经用了，要告知医生。维克斯达姆膏可以按说明安全使用。

抗生素。如果孕期内医生开出了抗生素的处方，那一定是你的细菌感染情况比抗生素的副作用严重得多。一般选用的抗生素都是青霉素或红霉素。某些抗生素不建议使用（例如四环素），所以一定要确保开药的医生知道你怀孕了。

咳嗽药。化痰剂如美清痰，镇咳剂如乐倍舒、维克斯止咳药及大多数咳嗽药都可在孕期安全使用，但服用前要咨询医生合适的剂量。

助眠药。Unisom、对乙酰氨基酚、盐酸苯海拉明片剂、安比恩、舒乐安定（艾司唑仑）通常可以在孕期安全使用，很多医生都允许孕妇偶尔使用这些药物。但是在服用这些药物或其他助眠药之前，一定要咨询医生意见。

止泻药。大多数止泻药都不建议在孕期使用（包括止泻药 Kaopectate 和碱式水杨酸铋，这两种止泻药都含水杨酸——一种被认为在孕期禁止使用的活性成分），但易蒙停（洛哌丁胺）通常被认为可在孕早期过后安全使用。

止吐药。安眠药 Unisom（其中

药物与哺乳

想知道与孕期相比，哺乳期是不是能更方便服用药物且不用那么担心？好消息是，大多数药物——不论是处方药还是非处方药——都可以在哺乳期使用，而且对宝宝也是安全的。即使某种药物在哺乳期不能使用，也总能找到替代药物。这就意味着即使你必须服用某种药物，也不需要放弃哺乳。要记住：虽然你吃进去的东西都会进入乳汁，最终宝宝吃到的药物含量只是你身体吸收的药物的很小部分。

大多数药物按常规剂量服用都对母乳喂养的宝宝没有影响。这包括一些常见的药物，如：

● 对乙酰氨基酚

● 布洛芬，如雅维、美林

● 抗酸药，如美乐事、胃能达、抗胃酸咀嚼钙片 Tums

● 通便剂，如美达施、通便胶囊 Colace

● 抗组胺药物，如开瑞坦；苯海拉明也是安全用药，但可能导致宝宝嗜睡

● 解充血药物，如阿弗林、艾来锭等

● 支气管扩张剂（沙丁胺醇）

● 大多数抗生素

● 大多数抗酵母菌/真菌药物，如克霉唑制剂 Lotrimin 和 Mycelex、大扶康（氟康唑）、咪康唑

● 皮质激素（强的松）

● 甲状腺药物（左甲状腺素）

● 大多数抗抑郁药

● 大多数镇静剂

● 大多数治疗慢性疾病（如哮喘、心脏病、高血压、糖尿病等）药物

有几类药物对哺乳期女性的乳汁会造成影响并危害宝宝健康，这些药物包括：β-受体阻滞药、癫痫药物、癌症药物、锂、麦角类（用来治疗偏头痛）。哺乳期也不能使用降脂药物。

研究人员还在对其他药物进行研究（例如几类抗组胺药和几种抗抑郁症药物）。还有些药物在哺乳期只有少量和短期使用才是安全的（如剖宫产后使用麻醉药止痛）。哪些药物安全，哪些药物不安全，使用前一定要咨询医生或宝宝的儿科医生了解最新信息。另外，还可以登录 toxnet.nlm.nih.gov 网站，查询国家图书馆药品和哺乳数据库；或 infantrisk.com 网站，查看"婴儿风险中心"内容；或 motherrisk.org 网站上的"母亲风险"页面了解更多哺乳期安全用药信息。

在某些情况下，不太安全的药物要在哺乳期中断使用，而有些药物则可以找到更安全的替代品。如果某些

药物不能在哺乳期服用而短期内又不能停药，这时应暂停哺乳。可以把乳汁吸出保证乳房正常泌乳，再把吸出的乳汁马上倒掉。或者可以选择在一次哺乳结束之后或宝宝夜晚熟睡之前服药。

哺乳期用药最重要的一点是：无论你在哺乳期考虑使用哪种药物、草药或补充剂，都应该在医生或宝宝的儿科医生同意之后再使用。

含有抗组胺药物抗敏安）和维生素B6联用可以减少晨吐，但必须经医生同意后再服用。这种治疗的副作用是困倦嗜睡。

局部抗生素。孕期受外伤时，局部少量使用抗生素（例如杆菌肽或新孢霉素等）是安全的。

局部激素。孕期局部使用少量氢化可的松等激素是安全的，可以在起疹子或被虫子叮咬后使用。

抗抑郁药。虽然关于抗抑郁药物对于怀孕和胎儿影响的研究一直没有定论，但一些药物是安全的，另一些必须远离，剩下的则因人而异，充分权衡服药的利弊后使用（参见47页，了解更多抗抑郁药）。

（参见47页，了解更多抗抑郁药）

如果孕期需要药物治疗

医生有没有推荐你服药或给你开药？下面这些步骤可以帮助你确保孕期服药的安全性：

● 降低风险，增强药效。在和医生一起衡量药物的风险与疗效时，看看能否增强药效(如夜晚服用感冒药，有助睡眠)，降低风险（也许可以在最短的时间内，通过服用最小的剂量来达到治疗效果），做到对你和宝宝最有益。

● 问清药物使用信息，提供药物服用情况。要让产科医生清楚其他医护人员给你开的药（比如：耳鼻喉科医生给你开的治疗耳朵感染的抗生素、你的内科医生或治疗师给你开的抗抑郁药）。

● 当心多种疗效的药物。很多非处方药含有多种活性成份，可缓解多

注意信息更新

对于哪些药物绝对安全，哪些可能安全，哪些可能不安全，哪些绝对不安全——你应该有一份清单，而且要及时更新——尤其是有新药时。还要清楚哪些是处方药，哪些是非处方药，哪些还处于临床实验阶段，并随时咨询医生。

种症状，而其中的一种或几种成份不一定可在孕期安全使用。例如，主要成分为对乙酰氨基酚的止痛药可能还含有助眠、解充血，甚至镇咳成分。因此要检查药物中的活性成分，确保你选择的药物只包含医生允许服用的那种（或几种）成分。

● 提前询问医生可能要注意的副作用，以及出现哪种副作用应该报告医生。

充分发挥药物作用

如果你一直依靠口服药物来控制慢性疾病，那么在怀孕后你需要做些调整。例如，如果晨吐让你很不舒服，那就应该在睡前服药，这样药物可以在下次晨吐前进入体内发挥作用，也不会把吃下去的药几乎都吐出来。必须空腹服用的药物（尤其是一大早就要服用的药物），如果因为恶心的感觉而无法服用，要问问医生在服药前是否可以使用栓剂止吐药（如盐酸异丙嗪）。

你和你的医疗团队应该记住：孕期代谢情况与平时不同，因此你一直服用的剂量不一定在怀孕后也合适。如果你不确定怀孕后药物剂量是否合适或者你认为随着体重增加，需要调整服药剂量，或是觉得药物剂量太大或不够，请咨询医生。

第五部分

复杂的怀孕过程

What to Expect
When You're Expecting

第 19 章　应对复杂的妊娠

如果你患有妊娠期并发症，或怀疑自己有并发症，可以在本章找到相关的建议和治疗方式。如果迄今为止没发现问题，就不需要看这一章了。大部分女性都会平安度过孕期和分娩阶段，不会遇到问题。跳过这一章，可以避免一些不必要的压力。

妊娠期并发症

这里提到的这些妊娠期并发症的发病率的确比其他并发症略高，但总体来说，概率都不大。所以，尽量在自己被诊断患有这些并发症（或已经出现了大量相关症状）的前提下再阅读本章。如果已经确诊，本章的内容可以让你对病症有大致了解——这样心里有数——做好心理准备，医生可能会给你一些特别建议，请以医生的建议为准。

绒毛膜下出血

什么是绒毛膜下出血？ 绒毛膜下出血（也称绒毛膜下血肿）是子宫内膜和绒毛膜（最外层的胎膜，紧贴着子宫）之间或胎盘下的瘀血，通常会引起或轻或重的出血。

大多数情况下，出现绒毛膜下出血也不会影响怀孕。但在少数病例中，出血或血栓发生在胎盘下，如果出血程度严重或血栓较大，需要严格监测。

你想知道的……

怀孕最开始几天内出现的下腹部抽痛不一定是异位妊娠的征兆，有可能是着床、子宫正常的血流量增加，或随着子宫增大韧带拉伸等变化造成的结果。想了解更多关于异位妊娠的知识，参见第 575 页。

孕期出血

幸好，大部分孕期出血或见红并不意味着宝宝出了什么状况。但有时，出血也表示问题比较严重，比如胎盘出了问题、有流产的风险或是异位妊娠。因此，一旦发现见红或出血，应立即报告医生。

孕早期如果发现下列情况，要马上致电医生：

● 出现淡红、粉红或深红血迹。这通常不用担心，但还是要检查一下。这类见红的原因包括着床出血、性生活后宫颈受到刺激、盆腔检查、轻微阴道感染或其他无害的情况（参见第143页）。

● 出现轻微或大量鲜红血迹。通常，这类出血也不意味着出问题了，但你应该咨询医生。出现轻微或大量鲜红血迹可能是绒毛膜下出血或先兆流产（参见第535页）。

● 出现血迹（粉红、红色或棕色）并伴有疼痛，要立即打电话给医生。虽然这些症状也不一定表示遇到了让人担心的问题，但还是要立即检查，有时这类症状表示先兆流产（参见第537页）或流产（参见第570页）。这时，医生会检查你的宫颈是否打开，并可能通过超声波检查胎心。

● 大量出血并伴有疼痛，立即打电话给医生。有些女性在孕早期会出现大量出血，甚至伴有疼痛，而怀孕还能正常继续。但大约有一半孕早期出血并疼痛的女性最终会流产。要了解早期流产的更多信息，参见第570页。

● 出血、下腹剧痛并伴有触痛、肩痛及直肠压力，立即打电话给医生（或拨打120）。这些症状可能表示异位妊娠（参见第575页）破裂或即将破裂。

孕中期如果发现下列情况，应立即致电医生：

● 见红（轻微出血）或大量出血（孕中期和孕晚期）。立即打电话给医生，引起孕中期及孕晚期出血的原因可能是前置胎盘（参见第545页）、胎盘早剥（参见第546页）、子宫内膜撕裂或（怀孕20周后）早产（参见第549页），这些都应尽早检查并治疗。虽然孕中期或孕晚期见红或出血不能明确表明出了大问题，但为了安全起见，最好检查一下。

● 大量出血，出现血块并伴有疼痛。如果孕中期出现这些症状，通常表明晚期流产不可避免。参见第577页，了解更多晚期流产信息。

大约 50% 诊断为先兆流产的孕妇可以顺利地度过孕期，生下健康的宝宝。

绒毛膜下出血常见吗？ 孕早期有少量出血的女性，有 20% 是绒毛膜下出血引起的。

绒毛膜下出血的症状和体征是什么？ 出血可能是征兆之一，常发生于孕早期。但很多绒毛膜下出血都是通过常规超声检查发现的，没有任何明显症状和征兆。

你和医生能做什么？ 如果你有出血现象，给医生打电话；他会为你做超声检查，确认是否为绒毛膜下出血、血肿面积大小及位置。

先兆流产

什么是先兆流产？ 先兆流产是一种表明流产可能发生的情况。通常会有阴道出血（但不一定是），有时伴有腹痛，但宫颈口没有打开，超声检查可见胎心。

先兆流产常见吗？ 大约有 25% 的孕妇在怀孕前几个月会有出血的情况。

先兆流产有什么症状和体征？ 先兆流产的症状包括：

● 孕 20 周内出现腹痛并伴有或不伴有阴道出血，宫颈口保持闭合。

● 孕 20 周内出现阴道出血，但不伴有疼痛，宫颈口保持闭合。

你和医生能做什么？ 如果你有出血及疼痛情况，医生首先会为你做盆腔检查，看看宫颈口是否闭合并评估出血量。医生还可能用超声波检查胎心。

医生可能在接下来的几天检查你血液中的 hCG 水平确保它在上升，这就表明怀孕仍在继续。还可能通过抽血检查黄体酮水平。

根据这些检查的结果，医生可能会要求你卧床休息（加上骨盆休息，参见第 562 页），有时，根据你的具体情况，会建议你补充黄体酮。

等等看

有时候，即使怀孕一切正常，也会因为时间太早而无法从超声检查中看到胎心或孕囊。可能是由于怀孕日期计算有误，也可能是超声设备还达不到技术要求。如果你只有轻微出血且宫颈口保持闭合，但超声检查看不清子宫内的情况，约一周后医生会为你复查，让你了解情况，也会检查 hCG 水平。在这个过程中，要做好心理准备，但也要保持乐观，同时，在怀孕被证实无效前避免任何行动。

如果检查发现宫颈口打开或超声检查没有胎心，流产就不可避免了。要了解更多关于流产的信息，参见第20章。

妊娠剧吐

什么是妊娠剧吐？ 妊娠剧吐是一种严重的孕期恶心和呕吐症状，持续时间很长，孕妇变得异常虚弱（不要和严重的晨吐症状混淆）。妊娠剧吐一般从第9周开始，12～16周有所缓解，20周左右彻底消失，少数孕妇会持续整个孕期。

妊娠剧吐不及时治疗可能引起体重下降（大概4.5千克或孕期体重的5%）、营养不良和脱水。静脉注射止吐药可能会影响孕妇和胎儿的健康，所以妊娠剧吐一般要求入院治疗。

妊娠剧吐常见吗？ 妊娠剧吐的发生率为1%～2%，在初产妇、年轻孕妇、肥胖女性及怀多胞胎的女性中比较常见。严重的情绪压力、内分泌失调及缺乏B族维生素会加重病情。如果你之前出现过妊娠剧吐，以后出现的可能性也会比较大。

妊娠剧吐的症状和体征是什么？ 妊娠剧吐的症状包括：

● 非常频繁而严重的恶心和呕吐现象。

● 不能咽下任何食物甚至液体。

● 出现脱水征兆，比如小便次数减少，小便呈暗黄色。

● 体重减少5%或更多。

● 呕吐物带血。

你和医生能做什么？ 医生常开的处方药有 Diclegis 缓释片（琥珀酸多西拉敏和盐酸吡哆醇，包括维生素B₆以及安眠药 Unisom 中的抗组胺成分），在服药的同时，你还可以采用一些天然药物对抗晨吐，包括生姜、针灸和腕带（参见第134页）。一些专家认为服用镁补充剂（口服或喷剂），或使用镁盐泡澡也可以缓解呕吐症状。你可以咨询医生看看能否采用这些方法。如果呕吐仍然持续，体重下降明显，医生可能会考虑为你静脉输液或住院治疗，还可能给你开些止吐药。一旦你能够咽下食物，可以从食物中去掉脂肪和辛辣的食材，它们比较容易引起恶心。当然，也应该去掉那些会引起你恶心的有特殊气味的食物。尽量多吃小份的高碳水化合物食物和高蛋白食物，确保摄入足量液体（注意观察自己的排尿情况；尿

你想知道的……

像妊娠剧吐这样的灾难性经历会让你很难受，但不太可能影响你的宝宝。大部分研究表明，患有妊娠剧吐的妈妈和没患病的妈妈生下的宝宝无论在健康还是发育方面，都没有差异。

液颜色暗就是水分摄入不足的征兆）。

有一点要记住，你不是一个人——即使你认为其他抱怨晨吐的孕妇状况都没有你严重。可以从那些曾经和你一样，经历过剧吐并熬过来（生下了健康的宝宝）的妈妈那里获得支持。

妊娠期糖尿病

什么是妊娠期糖尿病？ 妊娠期糖尿病是一种只出现在孕期的暂时性糖尿病，因孕妇不能产生足够的胰岛素（将人体内的血糖转变成能量的激素）来处理孕期升高的血糖引起。妊娠期糖尿病一般发生于怀孕第 24 ~ 28 周，所以孕 28 周前后孕妇需要接受妊娠期糖尿病的常规筛查。如果你有孕期肥胖或者患了 II 型糖尿病，症状会出现得更早、更频繁。妊娠期糖尿病一般在孕期结束后会自动消失，但产后依然需要监测血糖水平，保证完全康复。

不管是在孕期还是孕前开始的糖尿病，如果病情得到控制，通常都不会危害宝宝和准妈妈。但孕妇血糖水平过高，且通过胎盘进入宝宝的血液循环，对妈妈和宝宝就有严重的潜在危险。妊娠期糖尿病如果不加控制，孕妇有可能生出巨大儿，使分娩情况变得复杂，还有引起先兆子痫（参见第 540 页）和死产的危险。未经控制

你想知道的……

如果你的妊娠期糖尿病病情已经控制得很好，就没有任何理由担心。怀孕会继续正常进展，对宝宝不会有影响。

的糖尿病可能导致宝宝出生后出现问题，比如黄疸、呼吸困难、低血糖等，以后患 II 型糖尿病的风险也比较高。研究表明，妊娠期糖尿病早期（怀孕 26 周前）如果不加控制，宝宝出生后患自闭症的风险更大。但有一点很重要：这些潜在的负面影响并不适用于经过治疗控制了血糖的孕妇。

妊娠期糖尿病常见吗？ 妊娠期糖尿病很常见，会影响 7% ~ 9% 的孕妇，在肥胖女性中发病率更高。大龄孕妇及家族中有妊娠期糖尿病病史的人更容易患病。

妊娠期糖尿病的症状和体征是什么？ 大多数患妊娠期糖尿病的女性没有任何症状，其中一些可能会经历：

● 异常口渴。

● 频繁而大量地小便（和怀孕早期同样频繁但通常量少的小便不同）。

● 疲劳（可能难以和孕期的疲劳症状区分开）。

● 尿糖（常规的产前检查就能发现）。

你和医生能做什么？ 在怀孕 28

周前后，需要接受常规的血糖筛查。如果你超重或有其他风险因素，可能得更早一点接受复查。可能的话，还需要进行一次3小时的糖耐量试验——一种更加确的确诊手段。如果这些检查证明你患了妊娠期糖尿病，医生可能会要求你采取特殊饮食方案，并积极运动，控制增重，以控制妊娠期糖尿病。你需要在家自测血糖，如果运动和饮食都不足以控制血糖，还需要补充胰岛素，通常采取注射形式，也可以口服二甲双胍。幸运的是，与孕期相关的糖尿病可以通过控制血糖而完全自愈。

妊娠期糖尿病可以预防吗？ 很多控制妊娠期糖尿病的方法同样可以预防妊娠期糖尿病。怀孕前保持理想的身材、怀孕后保持合理的增重都可以降低患妊娠期糖尿病的风险。控制体重（怀孕前和怀孕后）能有效预防妊娠期糖尿病。同理，良好的饮食习惯（多吃水果蔬菜、精益蛋白质、豆类和全谷物食品，限制精制糖、精制谷物和白土豆摄入，摄取足量叶酸），规律的运动（研究表明，如果肥胖的女性坚持体育锻炼，可以将患病风险降低一半）也有所帮助。

记住，患妊娠期糖尿病导致产后患Ⅱ型糖尿病的风险更高。保持健康的饮食习惯、控制体重，更重要的是生完宝宝后继续坚持运动，可以降低患病风险。母乳喂养也有帮助。专家认为，母乳喂养可以提高血糖代谢及胰岛素敏感度，将今后患糖尿病的风险降低50%，而且母乳喂养的时间越长，患糖尿病的风险越低。

先兆子痫

什么是先兆子痫？ 先兆子痫是孕晚期（怀孕20周后）出现的疾病，以突发高血压，经常（但不总是）出现蛋白尿为特征，还可能有其他表现及症状。先兆子痫还可能伴有严重水肿，特别是手部和脸部，但先兆子痫的诊断不是仅凭水肿来判断（孕期肿胀很常见）。另外，怀孕引发的高血压只会表现为血压升高，与先兆子痫的高血压不同。

目前还不清楚导致先兆子痫的原因，专家认为是由于胎盘血管发育不全所致，胎盘血管偏窄限制了流向胎盘的血液量。这些流向胎盘的血液变化导致母体出现高血压和严重水肿。同时，由于胎盘不能正常发挥作用，无法快速清除代谢物，导致代谢物堆积在血液中，使血流中的一些蛋白质通过尿液排出。这种血管壁的损伤也会导致血凝变化，引发一系列问题。

如果先兆子痫没有得到及时治疗，可能发展为子痫——一种更严重的疾病，甚至出现抽搐（参见第553页）。先兆子痫处理不好的话，会引起很多妊娠期并发症，例如早产、

先兆子痫背后的原因

没有人知道究竟是什么引起了先兆子痫，目前有如下猜测：

● 遗传因素。研究者提出了先兆子痫的易感性和胎儿基因有关的假说。也就是说，如果你妈妈或丈夫的妈妈在怀你们时患过先兆子痫，你在孕期也比较容易患先兆子痫。但是宝宝的基因组成不是唯一的影响因素。准妈妈的基因组成也能预测她患先兆子痫的概率。

● 血管缺陷。目前有证据显示，一些女性的先天血管缺陷导致孕期血管紧张（没有像大部分女性那样松弛），造成肾脏、肝脏等重要器官供血量不足，引发了先兆子痫。另外，

孕期发生过先兆子痫的女性，以后更容易患某些心血管疾病（高血压等）。

● 牙龈疾病。患有严重牙龈疾病的孕妇发生先兆子痫的概率是非患病者的两倍。研究者猜想，引起牙龈疾病的微生物可能进入胎盘或产生引起先兆子痫的化学物质。但还不能确定牙龈疾病是否与先兆子痫有直接联系。

● 对外来入侵者（宝宝）的自身免疫反应。该理论认为，胎儿和胎盘会被妈妈的身体识别为"抗原"。这种免疫反应可能会损伤你的血液和血管。准爸爸和准妈妈的遗传标记越相似，这越容易发生种免疫反应。

胎儿宫内发育迟缓等。

先兆子痫常见吗？ $8\% \sim 10\%$ 的孕妇被诊断为患有先兆子痫。多胎妊娠、40 岁后怀孕、肥胖、患有高血压、糖尿病或妊娠期糖尿病的孕妇更容易患先兆子痫。如果你之前的某次怀孕中出现过先兆子痫，将来怀孕中患先兆子痫的概率约为 1/3。首次怀孕或任一次孕早期患先兆子痫，都会增加后续妊娠的患病风险。

先兆子痫的症状和体征是什么？ 先兆子痫的症状和体征包括：

● 血压升高（从未患过高血压的

女性血压升高到 140/90 以上）。

● 尿中出现蛋白质。

● 对乙酰氨基酚不能缓解的头痛。

● 上腹部疼痛。

● 视线模糊或出现复视。

● 心率加快。

● 尿少或尿色暗黄。

● 肾功能异常。

● 过度反射。

● 双手和面部严重水肿。

● 踝关节水肿，休息 12 小时后没有缓解。

● 体重突然增加，和饮食无关。

你和医生能做什么？规律的产前检查是尽早发现先兆子痫的最佳方法（医生会通过常规检查发现你有蛋白尿、血压升高或其他前面提到的症状）。密切关注这类症状（如果发现要立即告知医生），特别是当你有孕前高血压史，或孕期患有高血压、糖尿病或妊娠期糖尿病的时候。

在 75% 的情况下，先兆子痫只有轻微症状。但是，如果没有立即诊断并治疗，即使是轻微先兆子痫也可能迅速发展为重度先兆子痫或子痫。一旦发生重度先兆子痫而又没有合理控制，血压会持续升高，并可能导致内脏损伤及其他更严重的并发症。

如果已出现轻度先兆子痫，医生可能会建议你做一些常规的血液和尿液检测评估血小板计数、肝酶、肾功能、尿蛋白水平；在孕晚期每日计算胎动（这也是孕晚期应该做的，参见第 310 页）；监测血压；改变饮食，多吃蛋白质、水果、蔬菜、低脂奶、健康脂肪，采取低盐饮食并多喝水。医生可能要求你卧床休息，等到怀孕37 周尽可能早日分娩。

如果情况更严重，你可能需要住院治疗，使用无应激试验及超声检查密切监测胎儿，服用降压药，使用硫酸镁（一种抗咬合电解质，有助于预防子痫）并早日分娩——在稳定的情况下通常等到 34 周。如果情况不稳

定，医生可能会使用糖皮质激素，加快宝宝肺部发育成熟，这时无论孕周多大，都应立即分娩。

虽然短期内控制先兆子痫的治疗方式很有效，但长远来看除了生下宝宝没有更彻底的解决办法。好消息是，97% 患先兆子痫的孕妇在分娩后会完全康复，血压会在短期内恢复正常。即便如此，有先兆子痫史的女性患中风、血栓，及以后患心脏病的风险更大，因此要保持健康的生活习惯（饮食健康、保持锻炼、不吸烟等），在宝宝出生后保证良好的医疗照顾及随访。

先兆子痫可以预防吗？研究人员认为，先兆子痫高风险的孕妇，服用阿司匹林或其他抗凝药可以降低发病风险，但这种疗法需要充分考虑利弊，衡量其带来的所有风险。医生建议，先兆子痫高风险但目前没有表现出症状的孕妇，怀孕 12 周后每天服用小剂量的阿司匹林（每日 81 毫克）可

以降低发病风险。

怀孕时保持健康的体重，也可以降低患先兆子痫的风险。

一些研究者认为良好的营养（包含足够的抗氧化剂、镁、维生素、矿物质）和正确的口腔护理可以降低先兆子痫的风险。一种让人意想不到的预防先兆子痫的（而且是美味的）方式是：怀孕后半阶段定期吃些黑巧克力。

HELLP 综合征

什么是 HELLP 综合征？ 跟先兆子痫类似，HELLP 综合征也是一种跟血压相关的严重妊娠期并发症。HELLP 综合征是一种可能单独发作也可能伴随先兆子痫发作的疾病，常于孕晚期出现。HELLP 中的字母 H 代表溶血，指红细胞过早被损坏，引起红细胞数量减少；EL 代表肝酶升高，提示肝功能受损，不能有效处理身体内的毒素；LP 代表血小板低，身体的凝血功能下降。

HELLP 综合征会同时威胁妈妈和宝宝的健康。没有及时诊断和治疗的孕妇有 25% 会发展成更危险的并发症，造成严重的肝脏损伤或中风。

HELLP 综合征常见吗？ 每年有大约 5 万或孕妇患上 HELLP 综合征。患有先兆子痫或子痫的女性(10% ~ 20%的女性会同时患 HELLP)，以及之前怀孕时患有 HELLP 综合征的女性，患 HELLP 综合征的风险更大。

HELLP 综合征的症状和体征是什么？ HELLP 综合征的症状很不明显，患者可能会在孕晚期的 3 个月中出现以下症状：

- 恶心。
- 呕吐。
- 头痛。
- 周身不适。
- 右上腹疼痛或压痛。
- 有病毒性疾病的症状。

另外，血常规检查会显示血小板低，肝酶升高，溶血（红细胞计数降低）。患上 HELLP 综合征的孕妇肝功能会很快受损，所以治疗至关重要。

你和医生能做什么？ 治疗 HELLP 综合征的唯一有效办法是尽快生下宝宝。所以，你能做到的最重要一点就是注意观察自己的情况（特别是同时患有先兆子痫），一旦发现病情有变化，立即去医院。如果的确患上了 HELLP 综合征，医生会用类固醇激素和硫酸镁进行治疗，前者用于缓解症状并促进宝宝肺部成熟，后者用于预防痉挛。

HELLP 综合征可以预防吗？ 之前怀孕时患过 HELLP 综合征的孕妇在后续妊娠中很容易复发，严密监测病情非常重要。治疗和预防先兆子痫的措施同样可用于预防 HELLP 综合征。

宫内发育迟缓

什么是宫内发育迟缓？ 宫内发育迟缓是指胎儿体重低于同胎龄的平均体重。如果宝宝的实际体重低于胎龄的正常体重10%，则可确诊。当胎盘出现问题，血液供应不良，或孕妇的营养、健康、生活方式等限制了胎儿发育，就会出现宫内发育迟缓。

宫内发育迟缓的宝宝通常出生时体重较轻，称为小于胎龄儿（SGA）。但并不是所有的小于胎龄儿都患有宫内发育迟缓。一些健康的宝宝由于基因关系，生下来会比普通胎儿要小。

宫内发育迟缓主要有两种类型：对称性宫内发育迟缓，即胎儿身体各部分成比例偏小；非对称性宫内发育迟缓，即胎儿头部及大脑大小正常，但身体部分偏小。

宫内发育迟缓常见吗？ 宫内发育迟缓发生率约为10%。在初产妇、生育过5个或以上孩子的孕妇、年龄小于17岁及大于35岁的孕妇、曾生下低体重儿的孕妇，以及有胎盘问题或子宫畸形的孕妇中更常见。多胎妊娠也是高危因素之一，但这可能是由于胎儿在子宫内比较拥挤所致（子宫对一个3.2千克重的孩子来说已经够小了）

宫内发育迟缓的症状和体征是什么？ 肚子小通常不能表明宫内发育迟缓。事实上，很少有明显的症状预示宝宝发育不良。宫内发育迟缓一般在常规产检中发现，因为宫高常规测量（测量你的耻骨到子宫底的距离）和触诊可以显示子宫或胎儿小于正常水平。超声检查也可以帮助诊断或排除宫内发育迟缓。

你和医生能做什么？ 预测宝宝健康水平的指标之一就是出生体重，所以宫内发育迟缓可能会给新生儿带来一些健康问题，包括体温维持困难或免疫力低下等。早期确诊宫内发育迟缓并尽可能改善胎儿出生时的健康状态非常重要。根据可能的病因，有各种解决方法，包括准妈妈卧床休息、必要时静脉输入营养液，用药物改善胎盘血液循环或矫正已确诊的导致宫内发育迟缓的问题等。如果子宫环境太差且无法得到改善，同时胎儿肺部已经成熟，可以立即分娩。

宫内发育迟缓可以预防吗？ 均衡的营养、良好的产前护理及合理的孕

你想知道的……

一个已经产下了低体重儿的妈妈，在后续妊娠中继续生下低体重儿的可能性也比较大——但好消息是，每一次产下的宝宝都会比上一次略重一些。如果第一次怀孕时宝宝出现了宫内发育迟缓，在后续妊娠中就要注意采取措施降低风险。

你想知道的……

90%足月出生时体重偏轻的宝宝在出生后第一年就会赶上其他宝宝的发育速度。

期增重可以大大提高胎儿正常生长发育的可能。消除孕妇生活习惯中可能引起宫内发育迟缓的危险因素（如吸烟、喝酒或服用消遣性毒品）、调整饮食紊乱、尽量降低生理和心理压力（如抑郁）、控制慢性高血压等也可以将风险最小化。即使预防和治疗措施都不成功，宝宝的出生体重还是低于正常水平，只要采取良好的新生儿护理措施，宝宝在日后发育过程中很有可能赶上其他孩子。

前置胎盘

什么是前置胎盘？前置胎盘是指胎盘部分或完全覆盖了宫颈口。在孕前期，低位胎盘很常见，但随着孕程进展、子宫增大，胎盘会慢慢向上移动，最终远离宫颈。如果胎盘没有上移或覆盖子宫颈，就被称作部分性前置胎盘。如果它完全盖住了子宫颈，则被称为完全前置胎盘。不管是部分性前置胎盘还是完全前置胎盘，只要产道被阻塞，就不可能从阴道分娩，还会引起孕晚期和分娩时的出血现象。胎盘位置离子宫颈越近，出血的可能性越大。

前置胎盘常见吗？每200个产妇中就有1个为前置胎盘。30岁以上的孕妇比20岁以下的低龄孕妇更容易发生这种情况；另外，曾经生育或经历其他子宫手术（之前有剖宫产、流产后清宫术等）的女性发病率更高。增加患病风险的因素还包括孕期吸烟和多胎妊娠等。

前置胎盘的症状和体征是什么？前置胎盘往往不是通过相关症状发现，而常在孕中期的常规超声检查中发现。有时候，孕晚期情况会加重，有鲜红色血液流出。在典型的病例中，出血是唯一的症状，通常没有任何疼痛。

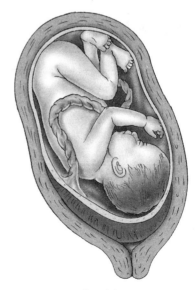

前置胎盘

前置胎盘是孕中后期引起出血的最常见原因。大多数前置胎盘病例都能早发现、早控制，可以通过剖宫产生下宝宝（大约有75%的宝宝在阵痛前通过剖宫产出生）。

你和医生能做什么？ 如果你没有流血，也没有胎盘植入这种严重的胎盘问题（参见第555页），到孕晚期之前，什么都不用做（你也不需要为自己的低位胎盘烦恼），到孕期最后3个月，很多前置胎盘会自己矫正。即使在更晚的时候，如果诊断出你是前置胎盘，只要没伴随任何出血，治疗就不太必要。但如果出现了出血、早产等迹象，就要提高警惕了。如果出血和前置胎盘有关，医生可能会要求你卧床，让骨盆充分休息（禁止性生活），并密切监测身体情况。如果早产的可能性很大，你需要注射类固醇以促进胎儿肺部更快成熟。只要病情对怀孕没造成威胁（没有出血，妊娠继续），就可以通过剖宫产生下宝宝。

胎盘早剥

什么是胎盘早剥？ 胎盘早剥是指胎盘过早从子宫内膜剥离。如果这种剥离程度轻微，只要及时给予恰当的治疗就不会带来危险。如果剥离程度严重，宝宝面临的风险就会高很多。因为胎盘从子宫脱离，宝宝就不能再继续从胎盘中获得足够的氧气和养料了。

胎盘早剥常见吗？ 胎盘早剥的发生率低于1%，一般发生于孕期后半段，在孕晚期最常见。每个人都可能发生胎盘早剥，但多胎妊娠、有胎盘早剥史、吸烟或吸食可卡因、患有妊娠期糖尿病、易凝血体质、孕期有过先兆子痫或高血压等疾病的女性更容易患病。引起胎盘早剥的常见病因有脐带短、身体意外受伤等。

胎盘早剥的症状和体征是什么？ 胎盘剥离的严重程度不同，胎盘早剥的症状也不同：

● 出血（轻重程度不同，或伴有血栓）。

● 腹部痉挛或疼痛。

● 子宫压痛。

● 背痛或腹部疼痛。

你和医生能做什么？ 如果你在孕期后半段出现腹部疼痛并伴有出血，要马上让医生知道。除这些症状以外，检查胎儿窘迫（无应激试验和应激试验；参见第369页）也有助于做出诊断，确定控制策略。超声检查也有一定帮助（但只有大约25%的胎盘早剥可以通过超声检查看到）。

如果确定胎盘已经从子宫内膜轻

微剥离，还没有完全分离，宝宝的情况还比较乐观，你可能需要卧床休息。如果出血仍然继续，需要静脉输液。医生可能会使用类固醇激素，加速胎儿肺部成熟，以备提前分娩。如果流血可以控制，没有胎儿窘迫的迹象，还是能经阴道分娩。如果胎盘剥离程度明显，或病情进展迅速，唯一的办法就是立即生下宝宝，通常是剖宫产。

绒毛膜羊膜炎

什么是绒毛膜羊膜炎？ 绒毛膜羊膜炎是一种羊水和羊膜的细菌性感染，由常见的细菌引起，例如大肠杆菌、B型链球菌等（你将在孕期36周左右接受检查）。医学界认为这种感染是导致早产及胎膜早破的主要原因。

绒毛膜羊膜炎常见吗？ 绒毛膜羊膜炎发生率为1%～2%。经历过胎膜早破的女性更容易患绒毛膜羊膜炎，因为阴道里的细菌会在羊膜囊破裂后乘机入侵。第一次怀孕时发生感染的女性在后续妊娠中更容易感染。

绒毛膜羊膜炎的症状和体征是什么？ 简单的检查无法直接确认感染，所以绒毛膜羊膜炎的诊断比较复杂。症状可能包括：

- 发热。
- 子宫疼痛、压痛。
- 妈妈和宝宝的心率加快。
- 漏出气味难闻的羊水（如果羊膜破裂的话）。
- 难闻的阴道分泌物（如果羊膜完整的话）
- 白细胞数值升高（身体对抗感染的表现）。

你和医生能做什么？ 如果你发现羊水渗漏，或出现了气味难闻的分泌物及上文提到的任何症状，立即通知医生。如果被诊断为绒毛膜羊膜炎，医生会开一些抗生素消灭细菌，然后帮你把宝宝生下来。产后你和宝宝都需要继续进行抗生素治疗，确保感染不会恶化。

羊水过少

什么是羊水过少？ 就是子宫内羊水太少。出现这种现象通常较为缓慢，更多出现在孕晚期。大多数诊断为羊水过少的孕妇会平稳地度过孕期，但如果羊水太少，供宝宝漂浮的液体不足，脐带受压的可能性就会增加。这种情况可能是在孕期的某个时刻，由于羊膜穿刺术或其他自然原因而引起羊膜破洞、羊水少量泄露。因为泄露量太少，很难注意到。少数情况下，羊水过少暗示宝宝可能出现了问题，例如发育不良或肾脏和尿道有问题。宝宝通常将尿液排进羊水，如果尿液不正常，第一时间就会体现为羊水少。

羊水过少常见吗？ 4%的孕妇在孕期被诊断为羊水过少，但"过期"

孕妇（超过预产期2周）发病率会升高到12%。

羊水过少的症状和体征是什么？妈妈一般没有什么症状，但如果超声检查显示宝宝小于正常大小，预示着可能有某种疾病。羊水过少的同时，还会出现胎动减少、胎儿心率突然降低等。

你和医生能做什么？如果被诊断为羊水过少，你需要充分休息，并大量饮水。羊水量将会得到严密监控。无论任何时候，只要羊水过少威胁到宝宝的健康，医生可能会建议提前分娩。如果羊水过少是由于宝宝的泌尿系统问题造成的，可能会通过胎儿手术矫正。

羊水过多

什么是羊水过多？羊水过多是指子宫内羊水太多。大多数病例都是轻微和短暂的羊水过多，由于正常的羊水分泌平衡暂时被打乱，不需要任何治疗，多余的液体很快会被吸收。

但如果程度严重（比较少见），可能预示着宝宝出现了某些问题，例如中枢神经系统或胃肠缺陷，或吞咽缺陷（宝宝一般会吞咽羊水）。羊水过多还可能导致胎膜早破、早产、胎盘早剥、臀位分娩、脐带脱垂的高风险。

羊水过多常见吗？羊水过多的发

生率为1%。多胎妊娠、胎儿畸形、未治愈的糖尿病可能会增加患病风险。

羊水过多的症状和体征是什么？总的来说，羊水过多几乎没什么症状。不过有的人可能会注意到：

● 难以感觉到胎动（液体太多，阻力太大）。

● 胸腹部不适（过大的子宫压迫了腹部器官和胸壁）

羊水过多一般都通过产前检查发现——宫高大于正常值，然后通过超声检查确认。

你和医生能做什么？除非羊水过多的情况进一步发展，否则医生几乎不会采取什么措施，只会继续用超声检查观察你的情况。如果羊水过多的情况加重，医生可能会建议你采取羊膜穿刺术去除部分羊水——将羊水从羊膜囊中抽出来。

早产胎膜早破（PPROM）

什么是早产胎膜早破？早产胎膜早破是指子宫内包裹胎儿的羊膜在37周之前（宝宝还没有发育成熟，这时候生下的宝宝属于早产儿）发生破裂。早产胎膜早破的主要危险在于早产，其他危险包括羊水感染（宝宝也可能感染）、脐带脱垂或被挤压。（胎膜早破，即PROM，并不伴随早产——通常发生于怀孕37周以后，在阵痛开始之前出现。参见第 387 页。）

早产胎膜早破常见吗？ 早产胎膜早破发生率低于 3%。孕期吸烟、患有某些性传播疾病、慢性阴道出血或胎盘早剥、之前有过早产胎膜早破、患有细菌性阴道炎的女性，以及多胎妊娠的女性都属于高发人群。

早产胎膜早破的症状和体征是什么？ 早产胎膜早破的症状之一就是阴道有液体漏出或涌出。简单判断漏出的是羊水还是尿液的小技巧如下：如果闻起来有氨水味，可能是尿液；如果闻起来有点甜，就可能是羊水（如果羊水感染，会有恶臭的味道）。如果对漏出的液体有疑问，为了安全起见，一定要联系医生。

你和医生能做什么？ 如果胎膜在怀孕 34 周后破裂，可能需要催产。如果时间太早不能催产，你需要卧床休息，注射抗生素治疗感染，同时注射类固醇促进胎儿肺部发育，尽可能让宝宝早点"成熟"以便提前分娩。

很少见的情况下，胎膜破裂处会自愈，羊水泄漏自发停止。此时，你可以出院观察，并保持常规检查，尤其要警惕漏液情况再次发生。

早产

什么是早产？ 在孕 20 周以后，37 周以前分娩属于早产。

早产常见吗？ 早产非常常见，在

你想知道的……

及时、恰当地诊断并处理好早产胎膜早破，妈妈和宝宝都将获益良多——如果宝宝早产，他还要在新生儿重症监护室里待较长时间。

美国，大约有 12% 的宝宝都是早产儿。

尽管没有人能确定是什么引起早产，但专家认为有一些因素会增加早产的风险（参见第 33 页列出的风险因素）。要记住有一个或多个风险因素并不意味着你就一定会早产，而没有风险因素也不代表你就一定不会早产。迄今为止，有大概一半的早产不知道是什么因素引起的。

早产的症状和体征是什么？ 早产的症状可能包括：

● 类似月经的小腹痉挛。

● 规律且逐渐加强的宫缩，改变体位也没有缓解。

● 后背感到压力。

● 骨盆感到异常压力。

● 阴道出现带血分泌物。

● 胎膜破裂。

● 超声检查出宫颈变化（变薄、打开、变短）。

你和医生能做什么？ 宝宝在子宫内多待一天，健康存活的机会就多一点。所以，尽可能延长宝宝在妈妈体内的时间是最基本的目标。但不幸的是，对于早产，我们能做的很少。医生经常做出的常规建议（卧床休息、补充水分、监测胎儿活动）看起来都不能阻止或预防宫缩。以前发生过自然早产或宫颈变短并怀有单胎的女性，应补充黄体酮。也可以使用抗生素（如果 B 型链球菌呈阳性，参见第 350 页）或宫缩抑制剂（如果早产不可避免，可以暂时抑制宫缩，为医生争取时间使用类固醇，加速宝宝肺部成熟）。一旦医生觉得继续怀孕的风险大于提前分娩的风险，就没必要延迟分娩了。

早产可以预防吗？不是所有的早产都可以避免，因为不是所有的早产都是由可预防的因素引起的。以下方法可以减少早产的危险（同时增加健康怀孕的可能）：

● 怀孕前规律服用叶酸或孕期补

充剂一年

● 两次怀孕之间尽量间隔 18 个月以上

● 怀孕前达到理想体重

● 怀孕前好好护理口腔

● 尽早开始良好的产前护理

● 保证营养

● 如果你以前早产过，这次怀孕 16 ~ 36 周每周注射一次黄体酮

● 及时检查各种感染，必要时治疗，例如细菌性阴道炎、尿路感染等

● 遵照医生建议，限制活动，如果需要就卧床休息

● 避免吸烟、吸食可卡因、酗酒及服用医生处方外药物

好消息是，大概 80% 有早产迹象的孕妇最终会足月分娩。

耻骨联合分离症

什么是耻骨联合分离症？耻骨联合分离症是指骨盆及其韧带的疼痛。通常由于支撑盆骨的韧带在孕期（尤其是分娩临近时）变得松弛、伸展（随着分娩临近，身体每个部位都做好了准备，韧带也松弛了下来）而产生。这种变化有可能引起骨盆关节（即耻骨联合）松弛、关节结构不稳定，造成中至重度的疼痛。耻骨联合分离症也有可能是因为骨盆韧带僵化、不能正常工作，刺激关节导致的。

耻骨联合分离症常见吗？确诊的

你想知道的……

早产的宝宝通常需要在新生儿重症监护室里度过最初的几天、几周，甚至几个月。虽然早产和生长迟缓、发育延迟有一定联系，但大多数早产的宝宝很快就会赶上别的宝宝，也不会出现新问题。多亏如今医疗技术的进步，即使早产了，也可以带一个健康、正常的宝宝回家。

早产的预测

很多有高早产风险的女性都能如期分娩。预测早产的方法之一是检查宫颈和阴道分泌物中的胎儿纤维连接蛋白（fFN）。研究表明，如果 fFN 检测结果为阳性，就很可能在接下来的 1～2 周中早产。然而，这种检查是用来估测哪些人不会早产（没有检查出 fFN），而不是用来精确地估算哪些女性有早产风险。如果检查出 fFN，就要采取一系列措施避免早产。

如今这种检测手段被广泛使用，但只适用于检查高风险女性。如果你早产的风险不高，没必要检测 fFN。

另一种筛查方法是检查宫颈的长度。通过超声可以测量宫颈长度，看宫颈是否有变短或打开的迹象。如果宫颈变短，你早产的风险就很高，尤其是在孕早期宫颈就开始变短。

有一种还处于试验阶段的血液检测也许可以预测早产。

耻骨联合分离症发生率大约为 1/300，但部分专家认为其实有 25% 的孕妇会发生耻骨联合分离症，只是没有诊断出来。

耻骨联合分离症的症状和体征是什么？ 耻骨联合分离症最常见的症状是酸痛（感觉骨盆快要分开了一样）及行走困难。在典型病例中，疼痛集中在耻骨区域，有的人会感到疼痛辐射到大腿根部和会阴。行走和进行需要承重的活动时疼痛加剧——特别是那些需要抬起一条腿的活动，例如上楼梯、穿裤子、上下车，甚至躺在床上需要翻身时。在极少数病例中，耻骨关节会彻底分开，使耻骨、腹股沟、臀部产生非常强烈的疼痛。

你和医生能做什么？ 如果你非常不舒服，避免一些增加下半身负担的

姿势，并减少对一条腿单独造成压力的活动——包括走路（医生甚至建议症状严重的病人卧床休息，以避免恶化）。穿一件能支持骨盆的"紧身衣"可以帮助松弛的韧带保持骨盆结构稳定。凯格尔运动和臀桥运动可以加强盆底肌。物理疗法可能很有用，咨询一下医生。你也可以试试针灸、按摩或者安全的镇痛药。

非常少见的情况下，耻骨联合分离症会导致不能阴道分娩，只能实行剖宫产。更少数病例中，耻骨联合分离症会在分娩后进一步加重，需要医疗干预。但大多数妈妈一生下宝宝，松弛素（使得肌肉松弛的激素）分泌停止，韧带就可以恢复正常。

脐带缠绕

什么是脐带缠绕？ 偶尔，脐带会打成结并缠起来或是缠绕着宝宝，通常是缠在宝宝的脖子上（就是通常说的"脐带绕颈"）。某些脐带缠绕发生在分娩时，某些发生在孕期宝宝运动的时候。只要脐带绕成的结保持松弛，就不会引起任何问题。如果结变紧了，可能会影响胎盘与胎儿之间的血液循环，妨碍输送氧气和营养。这种不幸的情况非常罕见，一般发生在胎儿在产道里下降的过程中。

脐带缠绕常见吗？ 真正意义上的脐带缠绕发生率约为 1/100，但只有 1/2000 的分娩中会出现引发问题的严重脐带缠绕。脐带绕颈比较常见，几乎 25% 的孕妇都经历过，这种情况一般不会对宝宝造成威胁。脐带长的宝宝及大于胎龄儿发生缠绕的可能性比较大。研究者们认为，缺乏营养、多胎妊娠、羊水过多、吸烟、服用成瘾性毒品等危险因素会影响到脐带表面的保护性结构，容易造成脐带缠绕。

脐带缠绕的症状和体征是什么？ 脐带缠绕最常见的症状是孕 37 周后宝宝的活动明显减少。如果担心分娩中出现脐带缠绕，可以通过严密的胎心监护及时发现异常的心率变化。

你和医生能做什么？ 怀孕后期要关注宝宝的活动情况。通过规律检查胎动来了解宝宝的情况，如果发现胎动有问题，及时通知医生。如果分娩中脐带上的某个结变紧，医生会注意胎心率是否下降，并及时采取措施保证宝宝平安降生。一般来说，最有效的办法就是及时实施剖宫产。

单脐动脉

什么是单脐动脉？ 正常的脐带中应该有 3 条血管——一条脐静脉（将营养和氧气输送给宝宝）和两条脐动脉（将宝宝产生的代谢物送回胎盘和妈妈的血液循环系统）。但在单脐动脉中，脐带中只有两条血管——一条脐静脉和一条脐动脉。

单脐动脉常见吗？ 怀一个宝宝的孕妇发生单脐动脉的可能性约为 1%，怀多胞胎的孕妇发病率为 5%。高风险人群包括 40 岁以上的孕妇、多胎妊娠及患有糖尿病的孕妇。女宝宝比男宝宝更容易出现单脐动脉。

单脐动脉的症状和体征是什么？ 这种异常情况没有任何症状和体征，只能通过超声检查发现。

你和医生能做什么？ 如果发现是单脐动脉，就要保证自己的整个怀孕过程得到严密监控，因为宝宝发育不良或畸形的风险会略微上升。

如果没有其他异常表现，单脐动脉不会造成任何危害，宝宝通常可以健康地出生。所以，你能做的就是不要担心。

不常见的妊娠期并发症

以下妊娠期并发症非常罕见。普通孕妇极少出现这些情况。所以，挑选你需要阅读的内容即可——只阅读符合自身情况的部分。如果你在孕期被诊断为患有下文提到的某种疾病，可以参考书中的一些知识及治疗方法（并学会在日后的怀孕中预防这些情况发生），但一定要清楚地知道，医生的指导原则和治疗方法会根据你的具体情况有所改变。

子痫

什么是子痫？ 没有获得良好控制或治疗的先兆子痫（参见第 540 页）会发展为子痫。根据发生子痫的孕妇所处的孕期阶段不同，宝宝面临早产的风险也不同，总体来说，立即生下宝宝是唯一的治疗措施。虽然子痫会威胁到妈妈的生命，但因此而死亡的妈妈少之又少。通过科学的治疗和细心的随访，绝大多数患有子痫的女性都可以在产后恢复正常。

子痫常见吗？ 子痫比先兆子痫罕

你想知道的……

规律接受产前检查的女性，即使出现了先兆子痫也能得到良好控制，几乎不会发展为子痫。

见得多，2000 ~ 3000 名孕妇中才能发现 1 例，通常是没有得到良好孕期护理的女性。

子痫的症状和体征是什么？ 子痫通常是由先兆子痫发展来的。抽搐（通常在接近分娩或分娩过程中）是子痫的特征。产后也可能继续抽搐，一般在产后 48 小时内。

你和医生能做什么？ 如果患有先兆子痫并已经出现抽搐，需要输氧并接受药物治疗，当你的情况稍微稳定，就需要进行催产或通过剖宫产生下宝宝。绝大多数女性在分娩后能很快恢复正常，但为了控制血压并预防再次抽搐，需要进行严格的随访。

子痫可以预防吗？ 规律地拜访医生可以及早发现先兆子痫。如果被确诊，医生会密切关注你的情况（及血压），以确保病情不至于恶化成子痫。预防先兆子痫的措施也可以预防子痫。

胆汁淤积症

什么是胆汁淤积症？ 患胆汁淤积症时，胆囊中胆汁的流动速度减慢（由于孕期激素的影响），引起肝脏里的胆汁酸淤积，并进入孕妇的血液。孕晚期激素分泌处于峰值，容易发生胆汁淤积症。这种疾病通常会在分娩后消失。

胆汁淤积症可能会增加胎儿窘迫、

早产、死产等风险，所以早期诊断与治疗非常关键。

胆汁淤积症常见吗？ 每 1000 个孕妇中有 1～2 个受到胆汁淤积症的困扰。在多胎妊娠、怀孕前出现过肝功能受损、妈妈或姐妹有胆汁淤积症的孕妇中更常见。

胆汁淤积症的症状和体征是什么？ 大多数情况下，胆汁淤积症能被注意到的唯一症状是严重瘙痒，特别是手和脚，常发生于孕晚期。这种瘙痒有别于孕期常见的、皮肤干燥导致的瘙痒。

你和医生能做什么？ 治疗胆汁淤积症的目标是减轻瘙痒并防止出现妊娠期并发症。局部止痒药物、沐浴露或类固醇激素都可以治疗瘙痒。有时候为了减少胆汁酸积聚，也可以使用某些药物。如果胆汁淤积症明显危害到了妈妈和宝宝，需要提前分娩。

深静脉血栓

什么是深静脉血栓？ 深静脉血栓是一种出现在深静脉中的血栓。这些血栓容易出现在下半身——特别是大腿部位。女性在孕期和分娩时，尤其是产后阶段，比较容易患深静脉血栓。这是大自然的安排——它担心妈妈在分娩过程中出现大出血，所以增强了女性的凝血能力，不过偶尔可能会过犹不及。另一个诱因是子宫增大导致

下肢血液循环不良，血液返回心脏困难。如果不经治疗，深静脉血栓会导致血栓随血液进入肺部，造成致命的危害。

深静脉血栓常见吗？ 每 500～2000 个孕妇（也可能发生于产后）中会发生 1 例深静脉血栓。年龄偏大、超重、久坐、吸烟、家族或个人有凝血倾向、有高血压、糖尿病或其他慢性病和血管性疾病的女性比较容易患深静脉血栓。长时间卧床休息缺少活动或长时间坐飞机，可能会增加你患深静脉血栓的危险。

深静脉血栓的症状和体征是什么？ 深静脉血栓最常见的症状有：

- 腿部感到沉重和疼痛。
- 小腿和大腿有触痛感。
- 不断加重的肿胀。
- 浅静脉扩张。
- 体前屈（下巴接近脚趾时）时出现小腿疼痛。

如果血栓移动到肺部（肺栓塞），可能出现：

- 胸痛。
- 呼吸困难。
- 咳嗽，伴有血痰。
- 心率与呼吸加快。
- 嘴唇和指尖发青。
- 发热。

你和医生能做什么？ 如果你曾在怀孕时被诊断为深静脉血栓或有过血栓史，一定要告诉医生。另外，孕期

孕期癌症

有时，生活会同时带来快乐和挑战，比如怀孕和癌症同时发生。不论你是在发现自己怀孕前就已经在与癌症做斗争，还是怀孕后才被诊断出患有癌症，你都需要和你的产前医疗团队和肿瘤学团队一起收集大量信息，做出很多选择。

孕期对癌症的治疗需要保持微妙的平衡，既要最大限度地照顾好孕妇，又要尽可能降低给胎儿带来的风险。要采用哪种治疗取决于很多因素：怀孕所处的阶段、癌症的种类与阶段，当然，还有你的意愿。在权衡自己的健康和宝宝的安全时所做的决定可能很痛苦，因此，做出决定时你可能需要大量支持。

虽然在必要的情况下可能进行手术，但对于其他治疗（如化疗），医生通常会推迟到孕中期或孕晚期进行，这时治疗更为安全。任何可能对胎儿造成危害（例如辐射）的治疗都可能推迟到分娩后进行。如果癌症是在孕后期诊断出来的，医生可能会等宝宝出生后再开始治疗，或者考虑对宝宝进行催产，提前分娩。让人安心的消息是：孕期被诊断出患有癌症的女性在其他因素相同的情况下，与非孕期的女性相比，治疗效果相同。

要获得更多帮助，请登录 cancer.gov 网站，联系国家癌症研究所；还可以登录癌症孕妇支持网站 hopefortwo.org。

任何时候发现自己一条腿突然疼痛肿胀，应立即给医生打电话。不要按摩肿胀部位。

超声或核磁共振检查可以诊断血栓。如果证实有血栓，需要使用肝素稀释血液，防止今后出现血栓（阵痛时需要暂停肝素的使用，以防分娩中大出血）。整个过程中，你的凝血功能都要受到监控。

深静脉血栓可以预防吗？ 通过改善血液循环可以预防血栓——充足的运动，避免长时间站立。如果你必须乘飞机，每一两个小时起来活动一次，坐着的时候转动脚踝来锻炼。长途驾驶中注意多休息、拉伸。多喝水也有助于预防血栓。如果你属于高风险人群，可以穿一双有支撑力的长筒袜预防血栓形成。如果必须卧床休息，要采取措施降低血栓风险（参见第 566 页）。

胎盘植入

什么是胎盘植入？ 胎盘植入是指

胎盘异常附着在子宫肌层上。根据胎盘细胞侵入子宫肌层的深度，包括穿透性胎盘和植入性胎盘。胎盘植入增加了胎盘娩出时大出血的风险。

胎盘植入常见吗？ 这种异常情况的发生率约为 1/2500。粘连性胎盘是这种胎盘附着性疾病中最常见的，占发病总数的 75%。它是指胎盘深入到子宫内膜中，但没有穿透子宫肌层。如果有过一次以上剖宫产手术史，发生胎盘植入的风险会略有增加。植入性胎盘占胎盘植入的 15%，是指胎盘侵入了子宫肌层；剩下 10% 的胎盘植入属于穿透性胎盘，胎盘组织不仅深入到子宫肌层，还穿透了子宫肌壁，甚至会依附在毗邻的器官上。

胎盘植入的症状和体征是什么？ 一般没有明显的症状和体征。

你和医生能做什么？ 孕中期通过超声检查能发现胎盘植入。确诊胎盘植入的孕妇通常要在 37 周之前剖宫产下宝宝，以免分娩程序自己启动。研究者正在研发纠正胎盘植入的激光疗法。想了解更多关于胎盘植入的信息，请登录 vasaprevia.com。

分娩和产后并发症

以下状况在阵痛或分娩时都不会出现，你没必要提早阅读这些内容，因为发生的概率很小。在这里列出是为了以防万一，让你可以在事发后学习一点相关知识，防止在以后的怀孕中再次发生。

胎儿窘迫

什么是胎儿窘迫？ “胎儿窘迫”是指胎儿处于危险中的状态，多数是因为子宫内供氧不足，阵痛开始之前或之后都可能发生。引起胎儿窘迫的原因很多，例如先兆子痫、没控制住的糖尿病、胎盘早剥、羊水过少或过多、脐带受压、脐带脱垂或缠绕、宫内发育迟缓或仅仅因为妈妈的体位压迫了大血管，影响了宝宝的血液供应。持续性缺氧或胎心率下降非常麻烦，需要尽快采取措施纠正——通常是即刻帮助孕妇分娩（除非阴道分娩迫在眉睫，否则均会采用剖宫产）。

胎儿窘迫常见吗？ 确切地说，胎儿窘迫的发生率还不确定，估计在 1% ~ 4%。

胎儿窘迫的症状和体征是什么？ 子宫内发育良好的胎儿一般有强健、稳定的心跳，能对外界刺激会做出恰当的反应。出现窘迫的胎儿一般会心率下降、胎动发生变化（甚至消失），或在子宫内第一次排便（胎便）。如果你发现（怀孕 28 周后）胎动明显减少或羊水破了、混有胎便，就要怀疑是否出现了胎儿窘迫。这时只有通过胎儿监测器、无应激试验或胎儿生理评估超声检查来确定胎儿是否真的

当在家分娩已不是最佳选择时

怀孕初期你可能属于低危妊娠，因此下定决心要家中分娩。但如果随着孕程进展，出现了一些并发症，要重新考虑分娩计划，选择去医院（或去医院附属的分娩中心）分娩才是明智的选择。如果出现下列情形，你可能需要改变在家分娩的计划：

● 如果出现本章中列出的任何一种并发症（已解决的妊娠剧吐或绒毛膜下出血除外）

● 如果怀了多胞胎
● 如果宝宝是臀位
● 如果出现早产迹象
● 如果出现胎儿窘迫

如果你以前是剖宫产分娩，那么在家分娩也不安全。虽然有些助产士可以提供在家 VBAC（剖宫产后阴道分娩）的服务，但专家认为其风险远大于益处。

出现了窘迫。

你和医生能做什么？ 如果你发现胎动有变化（胎动明显减少、消失或其他一些你能发现的异常），羊膜破了混有胎便（参见第 388 页），怀疑宝宝出现窘迫，要立即去医院，你需要接受严密的监护，检查宝宝是否真的出现窘迫。通过吸氧提高供氧量及通过静脉输液增加液体摄入，血液中将获得更多氧气，帮助宝宝恢复正常的心率。如果胎儿窘迫的原因是你长时间仰卧，左侧卧会有一定帮助，这样可以避免压迫大血管。如果这些措施无效，最好的治疗就是尽早分娩。如果你没有注意到任何症状，但在常规检查或无应激试验中发现胎儿窘迫，处理方法也一样。

脐带脱垂

什么是脐带脱垂？ 在阵痛和分娩中，脐带先于宝宝从宫颈滑到产道中，称为脐带脱垂。如果在分娩过程中脐带受压（比如胎头压迫了脱垂下来的脐带），宝宝的供氧就受到了威胁。

脐带脱垂常见吗？ 脐带脱垂并不常见，发生率约为 1/300。某些并发症会增加脐带脱垂的风险，包括早产、羊水过多、臀位难产及任何非头位怀孕，或者因为胎儿先露部位相对较小，不能盖住宫颈。这种情况也可能发生于双胞胎中的第二个宝宝分娩时。另外，如果在胎头"衔接"之前羊膜破裂，也可能导致脐带进入产道。

脐带脱垂的症状和体征是什么？ 脐带脱垂到阴道里，你可以看到或感觉到。如果脐带受到宝宝头部的压迫，从胎心监护仪上就会看出胎儿窘迫。

你和医生能做什么？宝宝的脐带是否脱垂无法预知。如果怀疑宝宝脐带脱垂，自己却不在医院，可以四肢着地，垂下头，抬高骨盆以减轻对脐带的压力。立即拨打120或找人送你去医院(去医院的路上在车后座躺下，垫高臀部)。如果脐带脱垂时已经在医院，医生可能会要求你尽快换一个体位——一个让胎头能更快衔接、对脐带压力更小的体位。这时尽快生下宝宝是最好的选择，通常会采用剖宫产。快速分娩可以预防婴儿缺氧等许多问题。

肩难产

什么是肩难产？肩难产是一种分娩中发生的并发症，指胎儿一侧或双侧肩部卡在妈妈的盆骨里，无法下降到产道中。

肩难产常见吗？胎儿的大小对肩难产的影响很大，较大的宝宝发生肩难产的概率更大。体重2.7千克的宝宝只有1%发生肩难产，但是4千克重的宝宝这个数字就明显升高了。鉴于这个原因，糖尿病在孕期控制得不好或患有妊娠期糖尿病的妈妈更容易出现肩难产，因为比较容易生下较大的宝宝。另外，如果分娩前宝宝已经超过了预产期(这样的宝宝容易过大)

或妈妈有肩难产史，发生肩难产的概率也会升高。不过，也有大量肩难产并未伴随任何危险因素。

肩难产的症状和体征是什么？分娩进行到胎头浮出时，肩部受阻没有出来。这种情况在一切正常的怀孕中也可能出现。

你和医生能做什么？有很多方法可以帮助肩部被卡在骨盆中的宝宝娩出，比如让妈妈的腿突然向腹部弯曲以改变分娩姿势，在耻骨联合上方对腹部施压，或在宝宝娩出前转动宝宝肩部。如果妈妈可以活动(例如，还没有进行硬膜外麻醉)，转为趴的姿势也有帮助。在某些情况下，例如宝宝的估计体重超过4.5千克而妈妈患有糖尿病、宝宝的估计体重超过5千克，或妈妈有肩难产史，医生可能建议剖宫产以避免出现阴道分娩可能带来的并发症，包括肩难产。

肩难产可以预防吗？控制好糖尿病或妊娠期糖尿病，遵照指导原则合理增重，这些措施都可以避免宝宝发育得太大，防止分娩时宝宝卡在产道里。

严重会阴撕裂

什么是严重会阴撕裂？胎头挤压脆弱的宫颈和阴道组织，很可能造成会阴(肛门和阴道之间的部位)撕裂。Ⅰ度撕裂(只有皮肤撕裂)和Ⅱ

度撕裂（皮肤和阴道肌肉撕裂）比较常见。严重的撕裂（撕裂的伤口到达直肠附近，涉及阴道皮肤、组织及会阴肌肉，即 III 度撕裂）或伤及肛门括约肌的撕裂（IV 度撕裂）不仅会引起疼痛，延缓产后恢复时间，甚至会导致大便失禁及其他骨盆问题，有时候还会伤到宫颈。

严重会阴撕裂常见吗？ 任何阴道分娩都会面临撕裂的风险，约半数女性会在分娩后出现轻微的撕裂。III ～ IV 度的撕裂不太常见。

严重会阴撕裂的症状和体征是什么？ 最快出现的症状是出血；恢复后，伤口愈合处可能有疼痛或压痛感。

你和医生能做什么？ 任何超过 2 厘米的撕裂伤口及持续流血的伤口都需要缝合。如果分娩中没有麻醉，缝合前医生会先进行局部麻醉。

在会阴撕裂或施行会阴切开术后采用温水坐浴、冰敷、使用金缕梅药剂、麻醉喷雾或简单地将创口暴露在空气中，可以加快愈合速度并减轻疼痛。

严重会阴撕裂可以预防吗？ 预产期前一个月按摩会阴或练习凯格尔运动（参见第 374、226 页）可以让会阴变得更强韧，伸展性更强，更好地应对胎头浮出时的压力。分娩过程中热敷或按摩会阴可以有效避免撕裂。延缓并控制分娩进程（感觉想用力的时候才用力推，而不是按时间表用力）

可以给会阴充分的拉伸时间，尽可能避免撕裂。有些医生认为下蹲或平躺的姿势更容易造成撕裂，因此建议采用趴着的姿势分娩，以降低撕裂的概率。

子宫破裂

什么是子宫破裂？ 当子宫壁出现薄弱点（通常出现在上次剖宫产或子宫纤维瘤切除后的伤口处），阵痛和分娩的压力可能导致子宫破裂。子宫破裂会引起无法控制的腹腔出血，极少数情况下，胎儿或部分胎盘会进入到腹腔中。

子宫破裂常见吗？ 子宫破裂在之前没有接受过剖宫产或其他子宫手术的女性中非常少见。即便是接受过剖宫产又再次分娩的女性，子宫破裂的概率也只有 1/100（如果之后的分娩都是不经历阵痛的剖宫产，概率就更低）。子宫破裂的高危人群是那些打算接受剖宫产后阴道分娩（VBAC），以及注射了前列腺素或催产素的女性。胎盘异常（例如胎盘早剥、胎盘植入）及胎位异常等因素也会增加子宫破裂的风险。子宫破裂常见于怀有 6 个以上宝宝的孕妇，因为宝宝越多，羊水越多，子宫膨胀的情况也越严重。

子宫破裂的症状和体征是什么？ 腹部灼痛（感觉到肚子里有"裂开"的感觉），接下来整个腹部出现扩散性疼痛或压痛，这是子宫破裂最常见的症状。典型的情况下，胎心监护仪会显示出胎儿心率下降。产妇可能出现低血容量的症状，包括心率加快、低血压、眩晕、呼吸短促、失去意识等。

你和医生能做什么? 如果你接受过剖宫产或其他切开子宫壁的手术，再次分娩时就应该慎重考虑采取何种方式，做出阴道分娩的决定时一定要慎重。不采用前列腺素诱发分娩会进一步降低阴道分娩中子宫破裂的概率。如果发生了子宫破裂，必须马上实施剖宫产并修复子宫。同时，采取抗生素治疗防止感染很重要。

子宫破裂可以预防吗? 高危孕妇阵痛期间的胎心监护可以随时向医生发出警报，如果出现子宫破裂或其他危险情况，医生可以马上采取行动。打算在剖宫产后阴道分娩的女性，一定不能用前列腺素诱发宫缩——除非是跟医生讨论过的特殊情况。

子宫内翻

什么是子宫内翻? 子宫内翻是一种很少见的并发症，指分娩后胎盘未完全剥离时拉住子宫顶部，使得子宫局部塌陷并内翻（很像将袜子从里向外翻），有时甚至内翻到宫颈或阴道处。完全子宫内翻的诱因不明，有时候是由于胎盘没有完全和子宫内膜分离。子宫内翻如果没有及时发现并得

到治疗，会引起严重的大出血及休克，但可能性很小。

子宫内翻常见吗? 子宫内翻非常罕见，发生率从 1/2000 到几十万分之一不等。如果经历过一次，再次出现子宫内翻的风险会增加。其他可能增加风险的因素包括产程延长（超过24 小时）、多次阴道分娩、分娩过程中使用过硫酸镁（预防早产）的孕妇。如果子宫过度松弛，或在第三产程牵拉脐带时用力过猛，也可能造成子宫内翻。

子宫内翻的症状和体征是什么? 子宫内翻的症状有:

- 腹痛。
- 过量出血。
- 休克。
- 在子宫完全内翻的情况下，在阴道内可以看到部分子宫。

你和医生能做什么? 如果曾发生过子宫内翻，了解自己的情况并告知医生非常重要。如果的确发生了子宫内翻，医生可能尝试帮你复位，然后用催产素来稳定子宫，促进子宫肌肉收缩。极少数情况下，上述措施无效，就要进行外科手术。不管采用什么方法，你都需要输血来弥补内翻过程中的失血。为了防止感染，可以使用抗生素。

子宫内翻可以预防吗? 发生过一次子宫内翻的女性比较容易发生第二次，如果你有过子宫内翻的经历，一定要让医生知道。

产后大出血

什么是产后大出血？ 分娩后的出血被称作恶露，这是正常的。但有时子宫在分娩后没有如预期收缩，引起产后大出血——在胎盘附着的地方出现过量或无法控制的出血。产后大出血也可能由未修复的阴道或宫颈撕裂引起。如果胎盘碎片还附着或残留在子宫里，产后大出血可能会在分娩结束后持续 1～2 周。分娩刚结束时或结束后几周的感染也会引起产后大出血。

产后大出血常见吗？ 产后大出血的发生率为 2%～4%。容易出现过量失血的情况有：

● 子宫太松弛，太久且疲惫的分娩导致宫缩乏力

● 多胎妊娠、巨大儿、羊水过多导致子宫过度伸展

● 产伤

● 产后胎盘残留，医生没有发现

● 胎盘畸形或早剥

● 患纤维瘤导致宫缩不对称

● 分娩时产妇身体虚弱（例如贫血、先兆子痫、极度疲惫等）

● 服用了某些药物或中草药（例如阿司匹林、布洛芬、银杏、大剂量维生素 E）

● 产妇有未诊断出的遗传性血液系统疾病

产后大出血的症状和体征是什么？ 包括：

● 每小时出血量浸透一片以上卫生巾，并持续数小时。

● 连续严重出血数天。

● 排出物中有巨大的血块（柠檬大小或更大）。

● 分娩几天后下腹部疼痛或肿胀。

大量失血会让产妇觉得头晕、气短、眩晕或心跳加速。

你和医生能做什么？

一般分娩后都有出血，但如果你觉得出血异常严重或出现了上文提到的一些症状，就要马上通知医生。如果出血严重到属于大出血范围，需要静脉输液甚至输血。

产后大出血可以预防吗？ 胎盘娩出后，医生会仔细检查，确保它完整、没有碎片留在子宫里（这可能引起大出血或感染）。可能会为你注射催产素，或使用其他药物并按摩子宫，促进其收缩，减少出血。尽快开始哺乳（如果你选择母乳喂养）也可以帮助子宫收缩，减少出血。避免服用任何可能影响凝血能力的补品或药物，这样可以减少异常的产后出血。

产后感染

什么是产后感染？ 绝大多数人分娩后不会出现问题，但是偶尔会有产妇面临感染风险。因为分娩留下了太

多开放性伤口——子宫内部（胎盘附着的地方）、宫颈、阴道、会阴（特别是会阴撕裂或实施会阴切开术的产妇，即使伤口恢复了也容易感染），以及剖宫产的切口处。如果使用了导尿管，产后感染也可能发生于膀胱或肾脏。残留在子宫内的胎盘碎片也会引起感染。最常见的产后感染是子宫内膜炎，即子宫内膜的感染。

虽然某些感染很危险——特别是没有发现、没有治疗的感染，但总的来说，感染最常见的后果只是产后恢复进程更慢、更难，让你没有更多时间和精力做最重要的事：开始了解宝宝。鉴于这一原因，尽可能早发现、早治疗产后感染非常重要。

产后感染常见吗？ 大约有 8% 的分娩会出现感染。剖宫产和胎膜早破的孕妇感染风险更高。

产后感染的症状和体征是什么？ 根据感染源、感染部位不同，产后感染的症状各不相同，最常见的症状有：

● 发烧。

● 感染部位疼痛或压痛。

● 出现恶臭的分泌物（如果是子宫感染，分泌物从阴道流出；其他部位的分泌物由伤口流出）。

● 寒战。

你和医生能做什么？ 如果产后体温升高到 37.8℃ 以上，并持续超过 1 天，尽快去医院；如果体温更高或出现了上述症状，提前致电医生。如果

感染了，医生会给你开一些抗生素（如果正在母乳喂养，要注意抗生素种类）。即使在服药后很快好转，也应该按医生的要求足量服用一个疗程。在服用抗生素的同时服用益生菌（中间间隔 2 小时）可以预防腹泻、阴道酵母菌感染以及鹅口疮。获得充足的休息和足量饮水很重要。

产后感染可以预防吗？ 在产后对伤口进行细致的护理和清洗（接触会阴之前要洗手；大小便后要从前往后擦；只能用卫生巾，不能用卫生棉条）可以有效预防感染。

如果需要卧床休息

不同的医生对卧床休息有不同的定义。也许是要求你每 2 个小时休息一下；也许是除此之外还要把吸尘等家务交给你的伴侣来做；不要去健身房；也许是每天要在床上躺半天；也许是在孕期的最后几周（或几个月）提前住院。无论是哪种形式，在美国大约 20% 的怀孕中，孕妇都会被医生要求卧床休息。近年来，这个数据可能有所下降，但还没有下降到很多医生、孕妇或美国妇产科学会希望的数值。

这种历史悠久的方法是不是过时了？也许没有。医生限制孕妇活动的原因很多，但最简单的依据也许是医生在预防早产这类并发症时没有其他

选择，而又觉得必须要"做点什么"。

　　某些准妈妈更可能被要求卧床休息，主要包括 35 岁以上的孕妇（她们患妊娠期并发症的可能性更大）、怀有多胞胎的孕妇、由于宫颈机能不全有过流产史的孕妇、孕期有出血情况（如先兆流产）的孕妇、患有某些妊娠期并发症如先兆子痫的孕妇、患有慢性疾病的孕妇或出现先兆早产的孕妇。

卧床休息的类型

　　"卧床休息"是医生限制你活动时的统称。它通常会是一张清单，明确地告诉你什么活动可以进行，什么活动是禁忌。"卧床休息"的种类很多，下面是一些常见的卧床休息类型，跟医生聊聊你该遵守哪种：

　　定期卧床休息。为了防止将来面临要求更严格的卧床休息，医生要求某些高危孕妇（例如怀有多胞胎、高龄孕妇等）每天花一定的时间卧床休息。推荐的休息方式可能有：每天花两小时将双脚抬高或平躺（能打个盹儿更好）；清醒地活动 4 小时后侧躺休息 1 小时。有的医生可能只会要求你在孕晚期缩短工作时间，并严格限制相关活动，例如运动、爬楼梯、走路或长时间站立。

　　进一步卧床休息。进一步卧床休息的准妈妈，可能无法再去公司工作（在家工作也许可以）、开车或做家务。可以坐着（也许要把脚抬起来）、短时间的站立（做一份三明治、淋浴）也没问题。每周可以有一个晚上出门，出门的活动中不能长时间走路或爬楼梯。每月见一次医生也没问题。进一步卧床休息并不要求一定是在床上，沙发也可以，只要限制上下楼梯的次数就可以了。

　　绝对卧床休息。这种情况意味着每天除了去卫生间和简单的淋浴之外都必须平躺。如果家里有几层楼，你需要限制在其中一层的房间里休息（有人一天可以在房间里走一圈，有人只能一周走一圈）。绝对卧床休息意味着你不能下厨，因此除非有人帮你做饭和准备点心，否则你需要在床头放一个迷你冰箱或冷藏箱。医生还可能要求你在家进行物理光疗。

　　医院内卧床休息。一些孕妇需要不断进行怀孕监测，这就意味着要住院。而一旦住院，你就可能要长时间卧床休息。如果医生要求你住院，考虑到你长时间缺乏活动，可能会进行物理光疗。这是好事，它能以一种对你和宝宝都安全的方式锻炼你的肌肉。如果因为早产开始而住院，你可能一直需要怀孕监测，同时进行静脉输液。

　　骨盆休息。是的……意思就跟它听起来一样：禁止性生活。但"禁止性生活"要看怎么理解，因此一定要问清楚。它也许是指阴道禁止插入（包括阴茎、手指、假阴茎、振动棒等）；也许是禁止口交或肛交；也许只是表示你要避免达到性高潮。如果你有出血的情况（如孕早期出现先兆流产或孕晚期由于前置胎盘出血）、有早产史、出现早期宫缩或宫颈机能不全，医生可能会要求你骨盆休息。

休息的弊端

几周甚至几个月的卧床休息（无论医生是要求你躺在床上、沙发上或住院休息）毫无疑问也会给你的身体带来负面影响。长期缺乏活动可能会带来臀部或背部疼痛、肌肉消失（分娩后难以恢复）、皮肤刺激（也叫褥疮）、骨质疏松，甚至腿部出现血栓。缺乏活动也会加重一些孕期症状，例如烧心、便秘、腿部水肿，同时，由于身体代谢血糖的速度变慢，患妊娠期糖尿病的风险也更大。卧床休息还可能降低食欲，让你无法摄入足够的食物保证宝宝的发育。反过来说，一直卧床休息也可能导致你无意识地吃很多，又无法通过常规的运动和锻炼消耗热量，这可能导致增重过多。

卧床休息也会带来心理影响。长期缺乏活动容易引起孕期抑郁和焦虑，特别是当你不能出门，不能参加平时的活动，不能进行社交、锻炼（促使大量激素自然释放）、性生活（同上），没有工作的刺激，甚至见不到阳光（它可以改善情绪，调节睡眠）的时候。同时，你还体会不到"正常"的怀孕经历（身边的人会变得超级细心、关心和恭敬；无论你到哪，你的大肚子都会让你觉得非常特别）。这种情绪上的和身体上的影响一样在分娩后还会持续，并可能引起产后抑郁及焦虑。

卧床休息时保持积极心态

想想可以躺在床上，懒洋洋地拿着遥控器在家中休息是多么惬意。但如果是处方上写着你要卧床休息，恐怕就没有惬意的感觉了。卧床休息并不是睡衣派对。一旦面对现实，轻松的事情也可能突然变得不容易。所以，你要在家里挂上很多有激励作用的画（健康的孕妇、健康的宝宝），提醒自己别忘了卧床休息的好处——或至少是远离日常活动的生活方式的好处。

问清楚可以进行哪些活动，可以试试下面的方法，最大限度地减少一些负面影响。

身体上。当医生要求你少运动时，你会发现还有很多你能做的。下面是一些建议：

● 尽可能运动。医生可能允许或要求你做一些低强度运动（散步、轻柔的上肢运动、下肢弹力带运动）来减少肌肉消失，保证体力。

● 尽可能伸展身体。尽量在医生的指导下，进行腿部拉伸活动，用脚踝画圈活动双脚，这样也可以预防下肢血栓，增强肌肉力量。还可以上下伸展手臂，转动肩膀，做一些扩胸运动（手指交叉放在背后，扩胸）等来保证上肢的力量。另外，不要忘记凯格尔运动，即使医生要求你卧床休息也可以在床上练习。

● 注意饮食质量。妈妈的胃口下降会导致自己和宝宝体重下降——如果你发现自己消化不良，要注意饮食营养，选择容易消化的零食（高膳食纤维食品，可以对抗便秘）。当然，如果吃得太多（因为在家无聊或抑郁），可能会出现增重过多的问题——不要不停地吃，尤其不要吃太多高热量食品。

● 摄入足量液体。当你经常活动的时候（例如，跑步过后），不会忘记喝水，但是当你躺在床上时，可能不会觉得口渴。卧床休息时，摄入足量液体非常重要，它可以帮助消除水肿，对抗便秘，而这些都是缺乏运动时经常会出现的问题。

● 采用舒服的姿势。如果你需要在床上躺半天或超过半天，侧躺，不要平躺，这样有利于增加子宫的血液量，可以每小时翻一次身，减轻身体疼痛并防止皮肤敏感。在头下面放一个枕头，把抱枕放在肚子下和双膝中间，背后也可以放一个（用普通枕头或专门支撑身体的枕头）。躺着时有支撑有助于缓解烧心，特别是饭后。

心理上。 限制活动的生活有时并不容易，尤其是如果你平时比较活跃。让自己忙起来可以很好地分散注意力。可以尝试：

● 和外界保持联络。当然，你会希望通过电话、短信、视频聊天和社交媒体与家人和朋友保持联系。从那些和你一样需要卧床休息的孕妇身上，你最能可能获得共鸣和支持。可以登录 WhatToExpect.com 找到她们（别忘了还有 What To Expect 应用软件）。

● 规划好每一天。建立起规律的作息，即使每天的重点是沿着街区短短地散个步，冲个澡。

● 在家工作。如果工作情况允许，可以在家工作。但是先问医生有什么限制（例如，可以承受多大的工作压力）。

● 为宝宝做准备。从网上订购婴儿服和婴儿床，通过网络寻找未来的导乐、哺乳顾问和儿科医生，等你熟悉这一流程后，连日用百货都能在网上订购。

● 创建宝宝播放列表。现在就开始播放歌曲吧，你的小宝宝很快就会得到抚慰。而且，音乐也能在你最需要的时候舒缓心情。

● 连续看电视。两个字：刷剧。

● 做手工。编织、钩织、做剪贴

应对卧床休息

活动受限对准妈妈显然不是件容易的事（特别是当她只能躺在床上的时候），对你当然也不容易。事实上，当没有人像以前一样和你分担家务时，你需要加班加点才能做完杂事。除了以前要做的工作之外，还要承担很多角色，从执行助理到男管家、厨师（和为妻子装满水壶的人）、司机、主妇、把枕头弄松软的人、业余或临时心理学家、出气筒（人总要发泄），所有这些加上你的常规工作，都要同时兼顾。家中还有其他孩子？照顾他们，给他们做饭，多半也是你的工作了。她的卧床休息会让你十分劳累，这点不可否认，但是只要想着你的奖励（一个健康的妈妈和一个健康的宝宝），就一定能挺过这艰难的时刻。下面一些方法可以帮助你和伴侣更好地处理卧床休息带来的起起落落：

建立稳定的访客安排。当然，她最爱的是你，但是长时间无聊地待在家中，她可能会渴望改变一下生活节奏，见见不同的人。因此你可以和家人朋友商量，请他们轮流到家中做客，陪伴你的妻子。这不仅对她有好处，你也可以得到休息，也是你应得的。

安排娱乐活动。如果是你只能待在家里，也会同样非常无聊或暴躁。所以，储备一些游戏，下载一些剧集和她一起刷剧，弄清楚附近最好吃的外卖，然后网上订餐。还可以放一些她最喜欢的音乐，给她一个惊喜。

一起锻炼。她也许只能在这个街区走走，但是有你陪着她，散步也会变得更有意思。医生允许她做一些轻柔的上肢运动？在她做屈臂练习时，你可以做夹胸运动。鼓励她（如果医生允许）通过骑车锻炼双腿，或当你在她旁边骑动感单车时，让她做些足部弯曲运动。当她躺在床上转动脖子的时候，你可以在旁边做仰卧起坐。

邀请她"在家"约会。她也许不能出去晚餐或看电影，但你可以把约会带回家或医院病房。打扮一下（即使只是穿着你最好的睡衣），放上晚餐的音乐，拿出蜡烛，摆好漂亮的盘子，叫上她喜欢的外卖或做好她喜欢的食物。这也许不如她记忆中你们曾经约会的夜晚那么有情调，但在每日的等待中，换个花样会让她更开心。

让她好好享受一下。如果你的经济状况能承受，可以请按摩师到家里来给她做产前按摩，不过要经过医生同意。看看当地的美甲沙龙可不可以上门服务，给她预约一个修甲和修脚服务。如果条件不允许或不合她的心意，你可以给她按摩背部、在家一起做美容（上网找个配方，利用家中现有的材料，如燕麦片或牛油果做成面膜），或帮她涂早已够不着的脚指甲。

多夸夸她。所有女人都希望有人夸赞她们，增添她们的自信，但卧床休息的妈妈们需要更多的甜言蜜语。是的，你一直觉得她又漂亮又性感，即使她几天没有洗头，几个星期没有化妆，但是她是否知道你是这样想的呢？说出来，让她知道，抓住一切机会告诉她。

多安慰，多倾听。有时，她需要发泄，而大多数时候，你都是她宣泄的对象。你最应该做的（因为这也是她应得的），是给予她耐心、理解和共鸣。多夸夸她（当她情绪激动时好好安慰她），告诉她她多么漂亮、勇敢，她是你的英雄，一切都会过去，她的努力换来的将会是可以抱在手上的小天使；但是也要让她卸下心中的压力。照顾她情绪的同时，也不要完全忽略自己的感受。确保自己也能时不时休息一下（这也是为什么要轮流安排访客的原因），也可以从朋友那里获得支持。卧床休息不容易，但照顾卧床休息的人同样不容易。

关注她的情绪。只能卧床休息容易引起孕期抑郁和焦虑。因此，要警惕这类情绪的迹象（参见第175页），一旦发现，要采取必要的措施，让她获得应有的帮助。孕期卧床休息也会增加产后抑郁症的风险，也要留心产后抑郁症的症状（参见第485页）。你也出现了令人担忧的情绪吗？准爸爸也可能抑郁。让医生检查一下，确保你也能得到应有的帮助。

帮她恢复活力。以为在卧床休息和这一切都结束后，妻子会做好照顾宝宝的长期准备？事实可能完全相反。她被限制活动的时间越长，身体越缺乏锻炼，就越容易缺乏精力和体力。这意味着她可能比普通的新妈妈还要累，还要缺乏活力，她的产后恢复可能就需要更多的帮助。因此，你要帮助她，给更多的时间来恢复体力。但要记住，会有一段时间你们两个都很辛苦，因为你们都是初次为人父母。

簿或缝制衣物（如果你不会，上网查找教程或请教手巧的朋友）。为小宝宝准备纪念品会让你忙起来。

● 整理信息。彻底清理笔记本电脑和手机，升级软件和应用软件，把照片放到数码相册中。创建宝宝公告列表，设计电子贺卡或纸质出生信息公布卡。确保列出了所有要寄卡片的地址（或电子邮件地址）。如果你不想手写地址，可以提前打印好。

● 社交活动。开一个睡衣派对——订好比萨或请朋友带来。如果你不能出去参加宝宝欢迎会，请朋友们在你的家中举行。

● 精心打扮。不要抱着"反正不见人"的心态。不管有没有人看你，保持美丽都能让你有好心情。所以，梳一个漂亮的发型，化个精致的妆，肚子上多涂些香喷喷的润肤露（腹部皮肤很容易干燥、发痒），给自己来个 DIY 美容或美甲。如果经济情况允许，可以考虑请一位发型师或美甲师上门服务，或暗示朋友把这当作宝宝欢迎会的礼物。

● 写日记。想想事情积极的一面：卧床休息是一个最好的时机，可以静下来整理怀孕时期的思绪，把它们记录下来。你甚至可以写几封信给宝宝，和他分享你的生活，记录下孕期每一个精彩的瞬间。有一些卧床休息的感受想要表达出来？写下来。

● 开一个准妈妈博客。总是想要搞点创作？现在就是个好机会。

● 把注意力集中在即将到来的奖励上。将宝宝的超声照片裱起来，挂在身边的墙上——每当失去耐心、脾气暴躁时，就可以看着它提醒自己：世界上最美好的礼物即将来到你的身边！

卧床休息与其他家庭成员

想了解卧床休息对其他家庭成员——你的伴侣、其他孩子们、宠物有什么影响？他们受到的影响可能远比你想象的大：

你的伴侣。 当你被要求卧床休息的时候，伴侣就要干活了——而且是加班干活。根据不同的卧床休息限制，他要负责大部分的家务，打扫、洗衣、跑腿、购买杂货、准备饭菜。性生活可能也被排除在外，所以在熬过这段时期的时候，尽量保持温柔和耐心。尽管在一整天独自在家之后，你会很渴望他的陪伴，但偶尔也要鼓励你的伴侣出去和朋友聚聚。这对他有好处，对你也有好处。

家中还有其他孩子？那他手上也就有更多的事要做。既然现在他在承担主要的责任，那就尽量尊重他的教养风格和方式，虽然可能和你的不太

互相帮助

每个孕期都会带来挑战，高危妊娠更是如此。当你有同伴陪在身边，面对挑战时就会轻松许多——那些有同样经历的妈妈们非常了解你的感受。你家地附近可能就有针对某种孕期特殊情况的互助组织（问问医生），也可以上网寻求帮助。

一样。

你的孩子。如果你还有其他孩子，特别是年龄较小、正黏人、只想要妈妈抱、妈妈背的孩子，活动受限就成了更大的挑战。你也许不能跟他玩很久的捉迷藏、读书、玩游戏、涂色、下棋。你可以和孩子一起翻看他们还是小宝宝时候的照片，帮他早日接受很快有弟弟妹妹到来的事实。但是，不要把卧床休息怪罪在肚子里的宝宝身上，这样会引起孩子们对宝宝的敌意。你可以告诉孩子们，医生让你卧床休息是为了让宝宝更强壮、更健康。如果可能，请人帮忙每天带你刚学会走路的孩子出去玩一会儿，消耗他们的一些精力，这样他们回来和你玩的时候就能安静点。

因为不能"陪伴"其他孩子而觉得内疚？这可以理解，这种内疚来自你的母性，但不要这样想。记住，你的孩子会珍惜每个和妈妈相处的时刻，即使只是和妈妈依偎在床上的时刻。

你的宠物。对于一些狗和大多数猫来说，没什么比整天和它们的妈咪一起躺在床上或沙发上更高兴的了。但对少数活泼，需要互动玩耍的宠物来说，妈妈的活动受限会让它们觉得难受。那些需要长时间散步的宠物更是如此。当然伴侣可以替你照顾宠物，如果有必要，可以找人帮你遛狗，但是如果你的宠物特别依赖你，也要多安慰和抚摸它们。

当卧床休息结束后

你休息得越多，其实会越累。不论卧床休息的时间长短，都是如此。当你失去了肌肉张力和力量时，简单的事对你来说都不容易；当你的有氧能力下降后，爬几级楼梯都会让你喘不过气来。虚弱的身体再加上阵痛、分娩和产后恢复，同时缺乏睡眠，你会觉得非常劳累，比普通的妈妈更劳累。

产后的期望要现实。要考虑到你的身体经历了什么，以及正在经历什么，对产后恢复不要操之过急。慢慢地但一定要恢复到以前的锻炼水平。逐渐开始锻炼，即使第 507 页的产后运动较难，也要以那些运动为基础进行锻炼，在体力和肌肉量增加后逐渐增加锻炼。散步、瑜伽、游泳也是很好的起步项目。有你的努力和医生、家人、朋友的支持，不用担心，你会很快恢复的！

第 20 章　积极面对妊娠失败

怀孕本应是一段快乐的时光，充满兴奋、期盼及各种色彩斑斓的白日梦，还有一些正常的心慌和焦虑，但现实却不尽然。有时，怀孕也会突然以悲剧结束。即使只是通过超声检查看到了宝宝，你却已和他建立了深厚的感情。你的梦想、你对未来的希望现在都破碎了，你一定非常伤心。如果经历了妊娠失败或失去宝宝，肯定已经体会到了那种无法言喻的深切悲痛。本章致力于帮你应对这种悲痛——这种生命中最无法承受的痛苦。

流产的类型

早期流产

什么是早期流产？ 流产（也称自发性流产）是指胚胎或胎儿在尚不能离开母体生存的时候，从子宫中自发排出的情况。发生于孕早期的流产即是早期流产。80% 的流产发生于孕早期。（发生于孕早期结束后到怀孕 20 周之前的流产被称为晚期流产，参见第 577 页。）

早期流产通常与胚胎的染色体或其他基因异常有关，也可能与激素或其他因素有关。多数情况下病因很难确定。流产不是因为运动、性生活、工作劳累、搬运重物、受到惊吓、情绪压力、摔倒或者小腹被撞引起的，也不是因为严重的晨吐。

早期流产常见吗？ 流产比想象中更常见。尽管很难得出确切的数据，但研究表明大约有 40% 的怀孕会以流产告终，一半左右发生在很早的时候，没有被意识到——也就是说，这些流产"不为人知"地发生了，表现为正常或量稍多的月经（参见第 571 页，了解不同类型的早期流产）。

早期流产的症状和体征是什么？

各种流产

如果已经遭遇了一次早期流产，不管原因是什么，你都一样悲伤。如果能了解各种流产的区别，你会更熟悉医生的检查方式。

生化妊娠。在生化妊娠中，卵子已经受精，但未能成功地在子宫内膜着床。发生生化妊娠的女性可能停经，并感觉自己怀孕，甚至在怀孕测试中得到阳性结果——因为身体已经产生了足以检测出来的少量 hCG。不过，生化妊娠中，没有孕囊或胎盘，怀孕通常以类似月经的形式结束。专家估计在所有的怀孕中，大约 70% 都是生化妊娠，而且很多生化妊娠的女性根本没意识到自己怀孕了。通常，生化妊娠的唯一表现为验孕棒结果呈阳性，月经推迟几天。

萎缩卵。萎缩卵又称无胚胎怀孕，是指受精卵附着在子宫内膜，胎盘开始发育（此过程会产生 hCG），但在形成胚胎时死亡，留下一个空孕囊（通过超声检查可以看见）。专家认为，有半数的早期流产属于萎缩卵。大多数萎缩卵造成的流产都发生在怀孕一两个月内。有些女性甚至没有意识到自己怀孕了就以迟到的月经的形式流产了。而有些只有通过孕早期（怀孕5、6周后）超声检查才能发现，通过超声可以看见孕囊，但里面没有胚胎。

稽留流产。稽留流产指的是胚胎或胎儿死亡，但没有被排出子宫，至少没有被立即排出子宫。稽留流产经常在最初没有任何征兆（例如，没有出血），有时胎盘会继续产生激素让身体误以为还在怀孕。通常，只有在孕早期的常规超声检查中没有检测到胎心，或在孕早期稍后的多普勒检查中没有听到胎心时，稽留流产才会被发现。但也正是因为它毫无征兆——当你产检时本以为可以看到或听到胎心却发现根本找不到——稽留流产会更让人伤心。稽留流产时，有些女性注意到怀孕症状消失；其次比较常见的是出现棕色阴道分泌物。

不全流产。不全流产是指胎盘的部分组织留在子宫内，其余组织通过出血的形式排出。不全流产的女性会出现持续的下腹部痉挛和出血（有时很严重），宫颈口持续打开，怀孕测试结果依然是阳性（或者 hCG 一直可在血液中检测出来，不像预期的那样降低），通过超声检查还可能看到部分怀孕特征。

先兆流产。当出现阴道流血但宫颈口保持闭合、胎心依然可测时，视为先兆流产。大约 50% 出现先兆流产的孕妇会健康地生下宝宝。

流产的症状可能有：

- 下腹部或背部中央出现痉挛或阵痛（有时很严重）。
- 严重的阴道出血（可能有血块或细胞组织），很像月经。
- 持续 3 天以上的轻度出血。
- 早期妊娠症状如乳房触痛、恶心突然明显减少或消失（与孕早期结束时正常的、逐渐消失的症状不同）。
- 医生检查时发现宫口已经打开（扩张）。
- 超声检查看不到胚胎（孕囊是空的）。
- 超声检查看不到胎心。

你和医生能做什么？如果医生发现宫口已经打开，或超声检查看不到胎心（怀孕日期没有计算错误），流产就不可避免了。不幸的是，如果发生了这种情况，也没有什么好办法。

　　如果由于下腹部痉挛引起了剧烈疼痛，医生可能会开一些止痛药。如果需要止痛药，不要犹豫，主动请医生给你开。

　　大多数流产是完全流产，也就是子宫内的所有内容物都通过阴道排出体外了（这就是出血多的原因）。但有时候——特别是孕早期快结束的时候——流产经常是不完全的，怀孕组织的一部分还留在子宫里（即是"不全流产"，参见第 571 页）。或者通过超声检查已经检测不到胎心，也就是胚胎或胎儿已经死亡，却没有出血（成了"稽留流产"）。在上述两种情况下，必须进行清宫，这样你的正常生理周

见红了吗？

　　怀孕时在内裤或厕纸上看见红色（或粉色、棕色），你肯定会惊慌。但并不是所有的见红或出血都意味着你要流产了，或要失去宝宝了。有些女性在整个孕期都会间断地出现见红的现象。阅读第 143 页，了解一些与流产无关的可能引起见红的原因。

　　有时候见红、大量出血或出现疼痛预示着先兆流产。但这也并不意味着你一定保不住宝宝了。参见第 537 页，了解更多关于先兆流产的信息。

　　如果在见红或出血时，不确定什么时候应该打电话给医生，参见第 536 页。如果你已经不幸失去了宝宝，正在经受痛苦，本章会提供一些面对妊娠失败的实用技巧与帮助。

年龄与流产

越来越多的高龄女性成功怀孕并生下健康的宝宝。但总的来说，女性怀孕的年龄越大，流产的风险越高。这是因为高龄女性老化的卵子（或者她们高龄伴侣的精子）更容易包含基因缺陷，导致胚胎没有活力，不能存活。这些胚胎几乎都会以流产告终。因此，20岁女性流产的可能性是10%～15%，35岁女性流产的可能性是20%，40岁女性流产的可能性是40%，而45岁女性流产的可能性是80%以上。

通过先进的生殖辅助技术，如试管授精（40岁以上的女性更可能采用这种方式）怀孕的女性，在移植前都会筛查，她们移植的都是看起来健康有活力的胚胎，因此，健康怀孕的可能性更大，流产的风险更低（虽然不能完全消除）。

期才能再次开始。下面是一些常见的清宫方式：

自然等待。你可能会安静地等候这一过程自然进展，怀孕组织自动排出。根据具体情况不同，稽留流产或不全流产中怀孕组织完全排出需要3～4周的时间。

药物。药物（通常口服米索前列醇或使用阴道栓剂）可以帮助身体尽快排出残留的细胞组织或胎盘，可用于稽留流产，不全流产和萎缩卵，具体需要多长时间因人而异。但总体来说，只要出血就没有问题，唯一的区别在于之前等待的时间长短。这种药物的副作用包括恶心、呕吐、小腹痉挛及眩晕。

外科手术。另外可供选择的方式是一种小手术——扩张宫颈与刮宫术。医生会用工具扩张你的宫颈，将子宫内的怀孕组织和胎盘轻柔地移除（采用吸引术或刮宫术，或配合进行）。手术后会继续出血，一般持续不超过一周。虽然手术几乎没有副作用，但手术后存在一定的感染风险。

那么，应该选择哪种方法呢？你和医生需要考虑的因素有：

● 流产到达何种程度？如果出血和腹部绞痛很严重，流产很可能已经开始了。这种情况下，让其自然发展可能比清宫要好。相反，如果通过超声检查确定胎儿已经死亡，但只有轻微出血或未出血，清宫可能是最好的选择。

● 怀孕多久了？怀孕时间越长，胎儿组织就越多，需要彻底清理子宫的可能性越大。

● 你的情绪和身体状态。等待胎儿死亡后自然流产的过程会让你和伴侣心力交瘁。怀孕组织还留在体内，就好像还无法结束这件事、更加悲伤。尽快排出死亡的细胞组织，可以让你更快建立起生理周期，等到时机成熟就能再次怀孕。

● 风险和好处。清宫是介入式疗法，有感染疾病的风险。对于大多数女性来说，更快地彻底结束流产过程，其好处超过这种很小的风险。有些自然流产无法清干净子宫，也需要手术。

● 对流产情况的分析。如果采用了清宫术，通过检查胎儿组织来推断流产的原因就会相对容易。如果这不是你第一次流产，要对胎儿组织做基因检测，评估再次流产的可能，并提供解决的办法。

如果是自然流产并能够（生理及心理上，两者都非常困难）保存排出的怀孕组织，可以用无菌杯或小型储存容器保存，以便随后进行检测。

不管采取什么方法，不管痛苦的经历是长是短，承受这种损失对你来说都是艰难的。参见第579页学习相关的应对技巧。

葡萄胎

什么是葡萄胎？ 葡萄胎指的是卵子受精后胎盘没有发育为正常的胚胎，而形成了一团异常囊肿（也称为水泡状胎块），且未出现正常的胎儿。在一些病例中会出现可辨别但不成活的胚胎或胎儿组织。这种情况称为部分性葡萄胎。

葡萄胎由受精异常引起，有时是两套来自父亲的染色体和一套来自母亲的染色体融合（部分性葡萄胎）——有时则完全没有来自母体的染色体（完全性葡萄胎）。大多数葡萄胎都可以在受精后几周内发现。

葡萄胎常见吗？ 葡萄胎比较少见，发病率只有0.1%。小于20岁或大于35岁、曾发生过多胞胎流产的女性患葡萄胎的概率稍高。

葡萄胎的症状和体征是什么？ 怀孕初期葡萄胎与正常怀孕相似，但不久孕妇可能就会发现以下症状：

● 孕早期阴道出血，血迹为褐色到鲜红色

● 严重的恶心呕吐

● 有时出现令人不适的痉挛

医生可能会发现以下症状，包括：

● 高血压

● 子宫大于正常值

● 子宫触诊如面团（而不是坚实的）

● 超声检查时，没有发现胚胎或胎儿组织，或发现未成活的组织

● 妈妈体内出现过量的甲状腺素

你和医生能做什么？ 如果超声检查显示你确实出现了葡萄胎，需要通过清宫除去子宫内的异常组织（记住，

绒毛膜癌

绒毛膜癌是一种极少见的与怀孕相关的胎盘细胞癌症（发生率为1/40000）。这类恶性疾病多发生于葡萄胎、自然流产、人工流产或异位妊娠之后，由未清理干净的胎盘组织在没有胎儿的情况下继续发育所致。只有15%的绒毛膜癌发生于正常妊娠之后。

通常，绒毛膜癌的诊断依据包括下列症状：流产、怀孕或去除葡萄胎后发生间歇性出血；阴道出现异常组织分泌物；hCG水平升高，且不随怀孕结束而下降；阴道、子宫或肺部出现肿瘤；腹部疼痛。

如果你被诊断患有绒毛膜癌，也没有必要太担心。虽然任何癌症都会带来风险，但绒毛膜癌对化疗和放疗非常敏感，治愈率超过90%。而且化疗药物对绒毛膜癌的治愈非常有效，因此绒毛膜癌的治疗几乎完全不需要切除子宫。

而且，绒毛膜癌只要得到早期诊断与及时治疗，不会影响生育能力。不过，绒毛膜癌治疗完成后通常需要观察一年，确定没有残留病灶后再计划怀孕。

即使子宫内存在胚胎或胎儿组织，它也是没有成活的，不会发育为胎儿）。为了防止恶化为恶性肿瘤，如绒毛膜癌，随访非常关键。但幸运的是，处理过的葡萄胎癌变的可能性非常小。

你想知道的……

患一次葡萄胎并不意味着以后患葡萄胎的风险很高。事实上，在患过葡萄胎的女性中，只有1%～2%再次出现了葡萄胎。

异位妊娠

什么是异位妊娠？ 异位妊娠（又称宫外孕）是指受精卵植入子宫外的怀孕，最常见的是植入输卵管。出现异位妊娠的原因是受精卵的排出过程放缓或受到阻碍（例如输卵管患病后留下的疤痕）。异位妊娠也可能发生于宫颈、卵巢，甚至腹部。不幸的是，这些植入到异常位置的受精卵不可能继续正常发育。

超声检查可以早在怀孕第5周就发现异位妊娠。但如果没有得到早期诊断和治疗，受精卵会继续在输卵管中生长，最终使输卵管破裂，也就丧

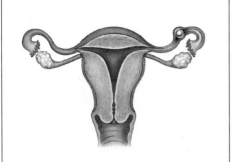

异位妊娠中，受精卵在子宫外的其他地方着床。上图中，受精卵在输卵管着床。

失了将受精卵传送到子宫的能力。破裂的输卵管如果不加治疗也会造成大出血，危及生命。幸好，及时的治疗(通常为外科手术或药物)可以避免输卵管破裂，消除所有风险，尽可能保住孕妇日后的生育力。

异位妊娠常见吗？ 大约 2% 的怀孕为异位妊娠。可能出现异位妊娠的女性一般也有子宫内膜异位症、盆腔感染、异位妊娠病史、输卵管手术史(输卵管结扎后怀孕，异任怀孕的概率达 60%)，也包括那些吸烟、有性病或戴着节育环怀孕的高危人群。使用宫内节育器不会增加异位妊娠的风险，但如果在使用宫内节育器的情况下怀孕，那么怀孕多为异位妊娠。

异位妊娠的症状和体征是什么？
和自然流产一样，异常出血也是异位妊娠的早期症状。但异位妊娠时，下腹部通常还会出现剧痛及带有触痛的痉挛（往往最初的征兆是隐隐疼痛，逐渐发展为绞痛和痉挛）；肠道有压迫感，咳嗽或运动时疼痛会加重。如果输卵管破裂，腹部会出现大出血，你可能会经历：

- 严重的腹部刺痛。
- 直肠感到压力。
- 肩部疼痛（由于膈肌下血液积聚造成）。
- 阴道出血加重。
- 头晕、晕眩和休克。

你和医生能做什么？ 如果确诊为异位妊娠（一般通过超声检查和验血可以确诊），这次怀孕不可能继续了。你很可能需要接受手术(腹腔镜手术)切除输卵管或服药（甲氨蝶呤），结束这次不正常的妊娠。一些情况下，异位妊娠的胚胎会主动停止发育，一段时间后自动排出，不需要手术。

但由于残留在输卵管中的组织有害，需要继续监测 hCG 值以保证整个输卵管中的怀孕组织都被排出或吸收了。

你想知道的……

半数以上异位妊娠的女性能在接受治疗 1 年后获得完全健康的怀孕。

如果你经历了早期流产

所有流产都令父母难以接受。但早期流产通常是因为胚胎或胎儿不能正常生长。这是一个自然选择的过程。在这个过程中，异常的胚胎或胎儿(有基因异常缺陷、受精卵植入不良、孕妇感染、天灾人祸及其他未知的原因)夭折，是因为它们没有存活的能力。

即使是在生命的最初阶段而且不可避免，宝宝夭折也会给父母留下创伤。允许自己尽情悲伤，这是恢复的第一步。但是也要记住，每个人对悲伤的体验不同，对悲伤的反应也不同。

你可能比预期的要更伤心，也可能比想象中更快走出悲伤，也可能心中五味杂陈。因此，以自己的方式，承担这一切，然后为自己疗伤。与配偶一起分担悲伤非常重要，从别人(特别是那些也经历了流产的人)身上获得支持也很有帮助。但是记住，做你愿意做的。千万不要让内疚加重你的痛苦——流产不是你的错。

如需获得帮助应对流产，参见第579页。如伴侣需要帮助应对妻子流产，参见第587页。

晚期流产

什么是晚期流产？ 从孕期前3个月结束到怀孕第20周之间发生的流产被称为晚期流产。尽管医学术语也称之为"自然流产"，尽管宝宝此时仍不能在子宫外存活，但晚期流产让人更难过，因为怀孕感觉更明显——尤其是当你看着肚子变大、感受到宝宝在肚子里踢动、在超声检查中看着那可爱的小家伙不断长大。如需获得帮助应对这令人心碎的流产，参见第579页。

晚期流产常见吗？ 晚期流产的发生率约为0.6%，通常与母亲健康状况(慢性疾病如抗磷脂抗体综合征，

或糖尿病控制不佳)、子宫情况、宫颈机能不全(参见第34页)、未经处理的细菌感染或胎盘问题有关。有时，也由胎儿染色体或其他基因异常引起。

晚期流产的症状和体征包括：

● 严重出血(可能包含血块)，伴有强烈的绞痛与腹部疼痛

● 宫颈口扩张(通过内诊发现)

● 超声检查或多普勒仪检查未发现胎心

● 胎动完全停止(如果妈妈已经持续感知到胎动)

你和医生能做什么？

一旦出现严重的出血和下腹部绞痛，就意味着流产不可避免。流产后

应该尽量排干净，否则还需要清宫。如果自然流产还没发生，但常规产检或超声检查已经确定没有胎心，医生可能会让你服用米索前列醇催产，或进行与刮宫术相似的吸除术取出胎儿和胎盘。扩张宫颈和吸除术比催产更安全，因为它可以降低感染和出血的风险，但还是要咨询一下医生，了解这两种方式的利弊。如果选择催产，根据怀孕时间的长短，你可能有机会拥抱一下胎儿，可能有助于后期悲伤的恢复（参见第 585 页）。

晚期流产会给孕妇造成精神与身体创伤，因此如有需要，向医生寻求药物帮助。

胎死宫内

什么是胎死宫内？ 胎死宫内指的是怀孕 20 周后胎儿在子宫内夭折。大多数胎死宫内发生在阵痛前，但也有一小部分发生在阵痛及分娩时。在经历了几个月和宝宝的情感联系、耐心等待、亲密互动后，胎死宫内的结果无疑会令人心碎。

胎死宫内常见吗？ 胎死宫内的发生率为 1/160。胎儿在子宫内夭折的原因包括出生缺陷（约 15% 胎死宫内的胎儿有一个或多个出生缺陷）；胎儿发育不良（约占胎死宫内的 35%）；胎盘出现问题如胎盘早剥（约占 20%）；脐带缠绕（2%）；母亲患有慢性疾病如糖尿病、高血压或肥胖（约 10%）；母亲或胎儿感染（目前约为 10%）；重大创伤（例如，遭遇严重车祸或由于分娩困难出现缺氧）也可能导致胎死宫内。

胎死宫内的症状和体征是什么？ 当胎动突然停止时，孕妇可能会怀疑情况异常。超声检查会证实胎心消失。

在阵痛阶段，胎心监测仪或多普勒仪无法监测到胎心。

你和医生能做什么？ 即使胎动真的突然停止，也很难接受胎死宫内的事实。当被告知胎儿的心跳消失，你很可能会感到震惊和迷茫。当胎儿不再有生命，继续正常生活可能会很困难，甚至不可能了。研究表明，如果确诊宝宝已经死亡，分娩拖延超过3天的话，产下死胎的女性更容易患上严重的抑郁症。因此，医生在决定下一步怎么做时，会考虑你的精神状态。如果分娩即将来临，或已经开始，死去的胎儿会通过正常的方式娩出。如果还不清楚分娩何时开始，是立即催产还是回家等候分娩开始就取决于你的预产期、身体和精神状况。大多数医生建议确诊后1～2天内进行催产。

分娩后，医生会对胎儿、胎盘和脐带进行仔细检查，确定死亡的原因。美国妇产科医师学会建议在父母的同意下，对子宫内夭折的胎儿做基因检测及尸检。医生也可能建议你做一些检查，但是，在高达一半的病例中，检查也无法最终确定引起胎死宫内的原因。

面对妊娠失败

无论你的妊娠在什么情况下失败，也无论它发生在怀孕的哪个阶段，都会给你带来巨大的伤害。每个人应对妊娠失败的方式都不同，但下面一些方式也许可以帮到你。

应对孕早期妊娠失败

虽然妊娠失败经常发生在孕早期，但这并不意味着孕早期的自然流产就不会给准父母带来伤害。即使只在超声检查中看到过胎儿，并没有真正见过他，但你可以感觉到一个新生命在肚子里慢慢长大。无论他是否成形，你都可能已经跟他建立了深厚的感情。然而，就在怀孕刚开始的时候，这个小生命却突然夭折了，你几个月甚至几年的期待化为乌有。你会悲伤，可能也会有其他意想不到的情绪。你可能会为身体的不争气而生气；可能会对周围怀孕或有孩子的朋友与家庭产生嫉恨；可能吃不下、睡不着，甚至根本接受不了妊娠失败的事实；可能会常常哭泣，或根本哭不出来。这些都是面对妊娠失败的自然、正常的反应。记住，无论你做出什么反应，都是正常的。

一些父母对孕早期妊娠失败的反应更实际，他们更愿意相信这是命运的安排，更容易走向新生活，重新尝试怀孕。而有些父母则难以接受——在一些情况下，从某种意义上说，孕早期妊娠失败和孕晚期妊娠失败一样令他们难以接受。其中一个原因是：很多夫妻会在怀孕前3个月选择保守秘密，即使最亲密的朋友和家人也不一定知道他们怀孕的消息，所以一旦不幸发生，得到的支持也比较少。即使对于那些已经知道你怀孕或流产消息的人来说，对你的关注和支持也会比孕晚期发生的流产要少。他们可能希望你小事化了，不要把这件事看得太重，只会简简单单说一句"不要担心，你们可以再尝试"或"幸好发生得比较早"。他们没有意识到，这种伤害与时间无关。

如果你已经流产了（或者异位妊娠、葡萄胎等），一定要记住自己有权利尽情悲伤。你只需要尊重自己的感受，以自己需要的方式来疗伤，然后，抬起头向前走。

告别是很多父母恢复过程中非常重要的一步，但当没有任何实物留下时，告别会更加困难。或许你需要和家人或丈夫一起举行一次纪念仪式来结束这件事。你也可能需要与别人、通过互助组织或网络分享你的感受。很多女性在育龄内都发生过至少一次流产，你会惊讶地发现原来身边有那么多人经历过和自己一样的悲痛，却从未向你提起，甚至根本没有对外讲过。如果你不喜欢和别人谈论自己的感情——或觉得没有必要——就不要谈论。选择你喜欢的方式。一些适用于孕晚期妊娠失败的应对技巧也可能对你有帮助。

接受现实，这一次妊娠失败可能会在你的心中留下一个烙印，甚至在很多年后，每次到这次怀孕的预产期或流产的那天，你都会感到悲伤。如果你觉得有帮助，试试在那一天做一些特别的事来纪念：种一盆花或一棵树，在公园安静地进行一次野餐。

为妊娠失败惋惜是正常的，逐渐适应它也很重要，但随着时间流逝，你还是应该让生活逐渐走上正轨。有的人要 6 个月恢复情绪，有的人可能需要 2 年。如果你的情绪还没有恢复，或在应对日常生活存在困难：不吃不睡、不能集中精力工作、逐渐疏远和孤立家人朋友，或依然觉得非常焦虑（焦虑是流产后的一种常见症状，比抑郁更常见），专业的心理咨询和其他疗法能帮助你恢复。要了解更多应对妊娠失败的方法，参见第 585 页。

提醒自己可以，而且很快就能再次怀孕并生下健康的宝宝。绝大多数人一生只会发生一次流产。事实上，这一次也是将来生育力的证明。

应对孕中期妊娠失败

"流产"几乎总是和痛苦与悲伤相联系的。毕竟，无论何时，失去都是令人悲痛的事。但流产也几乎总是发生在刚怀孕的几个星期内，这个时候肚子里的小生命还未成形、比较脆弱，感觉也不明显，怀孕的父母们在感到高兴的同时也会比较谨慎，担心失去这个新生命。你会为流产做准备吗？当然不会，但当流产发生在孕早期，即使你不能接受，也一定更能理解。

这也是为什么孕中期发生流产打击更大的原因。过了孕早期，你会放松戒备，开始感知到肚子里的小生命。从最开始的一团细胞，长成一个小蝌蚪，然后奇迹般地变成一个宝宝。如果以前还不敢幻想宝宝的未来，那么到了孕中期你的梦想一定开始了。一切都很正常，一切都在顺利进行，你可以完全放松，自在地呼吸。

然而，突然之间，怀孕就不正常了，问题很严重。这种痛苦和震惊可能会让你喘不过气来，怀疑以后还能不能自在地呼吸。当然，也让你忍不住会问这到底是为什么？如果怀孕有问题，为什么不是在孕早期？至少在那个时候你还会有心理准备。为什么在你已经和宝宝建立了深厚感情，肚子一天天大起来，甚至在感觉到他的心跳之后发生妊娠失败？究竟为什么会这样？

失去宝宝已经令人心碎了，而你或许还得去医院忍受阵痛与分娩。而这次分娩就像一场告别式，你终究不能带着宝宝回家，可想而知，这种痛苦谁都无法承受。更有可能的是，置身于医院产房这个充满快乐的地方——幸福的父母们迎接着他们健康的宝宝，庆祝小生命的到来，而你面对的却是悲伤的结局。更惨的是，当你回家时，两手空空，伤心欲绝，不仅要进行心理重建，还要应对身体上的伤痛。即使你没有经历阵痛，而是通过清宫术或吸除术将胎儿排出，这也可能是你要面对的现实。

如果你可以选择抱一抱或看一看胎儿，要仔细考虑。虽然可能觉得抱着那夭折的小小胎儿会不自在，但当你以后回首这次妊娠失败并回忆起你和宝宝相处的短暂时光时，可能会给你莫大的安慰。这也有助于让这场丧失变得更真实。尽管这痛苦的现实正是你想逃避的，但有助于你开始悲痛，而悲痛是你疗伤过程中重要的一步。也可以考虑给宝宝做一个纪念册或回忆盒，有可能的话，里面放上宝宝的脚印、手印、一缕头发和照片。谈到宝宝的时候叫他的名字。如果你还没有给宝宝取名，可以现在取个名字。和医生、护士和心理咨询师谈谈，看看是否可以为宝宝举行葬礼或进行火化。但要记住，在这个悲痛的时刻，你和伴侣的选择才是对的，不必强迫自己接受别人的建议或遵循其他方案。

你经历的痛苦有多大？这种痛苦会持续多久呢？悲伤没有时间限制，也没有所谓的最小值或最大值。每个人对悲伤的反应都是不同的，你只需要用自己的方式和节奏来疗伤。你可以用任何方式来寻求安慰：和伴侣一起去休养；和网上有着同样经历的人聊天；为宝宝举行悼念仪式；加入互助组织；寻求情感顾问的帮助；如果可能，尝试再次怀孕。你可能很快就会找到安慰，也可能需要很久。无论哪种，都是完全正常的。参见下文，了解更多关于这个艰难过程的应对方法。

最后，还要记住并不断提醒自己：你没有做错什么，没有放弃宝宝，妊娠失败不是你的错。不论是否能找到流产的原因，都要牢记这一点。

应对反复流产

面对一次妊娠失败已经非常困难，如果多次遭遇流产，一定会更加痛苦。你可能会灰心、抑郁、愤怒、烦躁，对其他事情无法集中精力。心理伤口的愈合比身体伤口需要更长时间，悲伤会让你更加虚弱。更重要的是，情绪上的痛苦可能会引起一些身体上的症状，包括头痛、厌食或贪食、失眠及排山倒海而来的疲惫。（即使对于那些可以更现实地面对反复流产

应对妊娠失败的艰难过程

经历妊娠失败时，你不仅是为失去宝宝而悲伤，也是为那本以为会实现的梦想和未来而悲伤。尽管悲伤的过程很艰难，但它是对那个小生命的悼念，也是对宝宝还在子宫内时你们建立的亲密关系的悼念，因此请允许自己悲伤。下面一些技巧也许可以帮你应对：

●慢慢来。悲伤通常有很多阶段（否认、自闭、愤怒、消沉和接受），但每个人对悲伤的体验不同，恢复情况也不同。等待你觉得是时候向前看并继续你的生活的时刻，不要操之过急，也不要刻意延长这个过程。

●跟随内心的感受。也许你会很容易受到刺激、生气、焦虑、抑郁；

也许你会感觉孤独和空虚，即使身边围绕着很多爱你的人；也许你只是短暂地感觉悲伤，就满怀希望地开始备孕。所有这些都是正常反应。

●只要你想哭，哭多长时间、哭多少次都没有关系。如果你不想哭，也很合理、很正常。

●把你的感受写下来。把你的感受写在日记中——悲伤的、焦虑的、愤怒的，以及那些你不愿意与别人分享的感受。

●不要内疚。不论妊娠失败发生在何时，几乎每位失去宝宝的妈妈都会寻找理由责备自己。你也许会回想吃过的东西、喝过的饮料、每次吐出来的孕期维生素或忘记服用的维生

素；你会怀疑是不是所做的锻炼、上次的性爱、拎的重箱子或工作上的压力才让你失去了宝宝。你也许会感到痛苦，尤其是当意外怀孕的时候，你会怀疑是不是你对怀孕的复杂感情才让妊娠失败。这些自责的情绪完全可以理解，也很正常，在女性中非常普遍。但事实是：失去宝宝根本不是你的错，也不是你的责任。如果你很难消除心中的愧疚，向专业心理治疗师寻求帮助。

● 要意识到宝宝的爸爸也很伤心。失去宝宝的爸爸很可能和妈妈一样伤心——只是他们表达和应对的方式不同。他们有这种表现不仅简单地因为怀孕的是妈妈，宝宝是在妈妈肚子里夭折的，更因为他可能在为你坚强（这是他们体内的激素、社会的文化和传统造成的）。他在感觉痛苦的同时，可能还会觉得受挫，甚至愤怒，因为他没能做到他认为身为男人该做的两件事：保护你们和解决问题。他保护不了你和你们的宝宝，他也对发生的事无能为力。他可能不会哭泣或尽量不在你面前哭泣，他可能沉默或通过工作与其他活动分散注意力，但这都不意味着他内心的伤痛不如你，或他并不是真的心痛。如果你的丈夫是这种情况，在你觉得可能的时候，鼓励他与你分享他的情感。也许让他和其他有类似经历的父亲聊一

聊会有帮助。但如果他根本不想谈论他的感情，也要理解。让他用自己的方式悲伤，就像你一样。

● 照顾好彼此。这时候很容易陷入悲伤之中。你和丈夫可能发现对方都过于沉浸在自己的痛苦中，没有留出感情来安慰彼此。但是记住，宝宝是你们一起创造的、一起失去的，如果你们能一起为宝宝悲伤，对你们的恢复也最好。虽然你们肯定会有想独自待着的时候，但也应该留出时间来和对方交流。也可以考虑一起进行情感咨询，有时这比独自咨询更有帮助。或者加入一些家庭互助组织。这也许能帮助你们找到安慰，也能维系甚至加深你们的感情。

● 不要独自面对。如果很害怕朋友问起宝宝，那么就带一个能帮你回答这些问题的好朋友一起出门吧。确保公司及其他你常出现的地方的人们在你回去之前就已经接到了通知，这样就可以避免出现不必要的尴尬。

● 体谅有些朋友或家人也许不知道能为你做些什么，或者该说什么。有的人会觉得在悲伤的这段时间里最好不要打扰你。有的人不会说话，他们说的话会让你觉得很受伤（比如，"没事，你会再生一个宝宝的"）。虽然他们是好意，但他们不能理解任何一个宝宝都替代不了这个失去的宝宝，你们已经建立起了深厚感情。如

果你经常听到这样让你伤心的话，请一位亲密的朋友或亲人向他们解释，让他们知道你宁愿他们只对你的妊娠失败表示遗憾。

● 向有过类似经历的人求助。你可以找到当地或网上的互助组织，那些失去宝宝的家庭会建立小组。但不要让这些组织成为你的感情负担，而是通过它释放你的悲伤。

● 照顾好自己。面对这么多精神上的伤痛，你可能忽视了身体上的需要，这完全不应该。合理饮食，获得足够的睡眠与运动，这些对身体健康非常重要，更有助于精神创伤的恢复。偶尔让自己从悲痛中走出来一会儿，看看电影，出去吃个晚餐。如果你觉得回到正常的生活轨迹对已逝宝宝不忠诚，可以在精神上请求宝宝原谅你，并同意你好好生活。你可以尝试用"写信"的方式告诉宝宝。毕竟，生命要继续，你得好好生活下去。

● 信仰是一些悲伤的父母很大的安慰；而另一些父母，悲伤很容易让他们怀疑自己的信仰；还有一些父母不能用宗教解决任何问题，但某些精神食粮也许可以。同样，这是你的悲伤，你有权做出自己的选择。

● 要清楚地知道，悲伤会随时间消逝。开始一定是艰难的日子，中间可能夹杂一些快乐的日子——最后开心的日子会多起来。但要记住，悲伤的过程（可能经常出现噩梦，脑海里会闪过痛苦的画面）没有一定的时间。它可能持续 2 年或更长时间，但最糟糕的阶段通常是宝宝夭折后的 3 ~ 6 个月（有些父母可能只有几个星期）。如果超过了 6 ~ 9 个月，悲伤依然是你生活的重心；如果还是无法正常生活或集中注意力；如果你仍然对其他事物没有兴趣，那就寻求帮助吧。记住，产后抑郁症也会影响恢复进程，参见第 586 页。

的夫妻，这样的反应也是正常的。）

时间不能解决一切，但一定会有帮助。同时，耐心、知识及外界的支持是最好的解药。如果需要的话（一些夫妻可能更喜欢其他形式的帮助），你居住的城市应该有相关的互助组织，也可以在网上找到这样的支持。和曾经有过类似经历的朋友聊聊天能让你好过一些，感觉更有希望。最重要的是，不要让愧疚成为负担，流产不是你的错。反复流产的妈妈常把这看作她们的身体无力完成生育的证据。相反，要把精力集中在你强大的内心上，看看自己想要宝宝的决心有多大。

分娩时或分娩后宝宝夭折

有时宝宝的夭折发生在分娩中或分娩后。不管是什么时候，你眼前的世界都会坍塌。已经等了、盼了好几个月，现在却只是一场空。

可能没有什么比失去宝宝更令人痛苦。尽管不能帮助伤口愈合，你还是可以采取如下措施，将不可避免的悲痛降至最低程度：

● 看一看、抱一抱宝宝，给他取个名字。悲痛是你接受事实并从痛苦中恢复的重要一步，如果你从来没见过这个宝宝，也没有给他取名字，会发现伤心更难抑制。即使宝宝是畸形儿，专家也认为看看他比不看好，因为想象中的事物比实际情况可怕得多。抱抱他，让他的死亡更真实，也能让你的恢复过程更容易。同样，做一些日后永远不会再有机会的事情：给他洗个澡、换个尿布、穿好衣服、包好他、为他梳理头发、抱抱他、亲

一次个人的经历

对于如何应对流产和妊娠失败，没有一个现成的公式可供参考，每个人的情绪反应都不同。不同的夫妻在面对、处理感情方面有巨大差别。你可能会发现自己陷入了深深的悲伤，甚至快要被摧毁了——而且发现伤口愈合过程惊人地缓慢。你也可能更实际地面对这次失败，把它当作生育这条路上的一个小坎坷。也可能会发现自己在暂时的悲伤之后心情很快平复了——比想象中快得多，不再继续纠结于这次的失败，而会向前看，继续尝试怀孕。很多因素可能影响你对妊娠失败的感受：你备孕时间的长短（通常，你准备的时间越长，你对妊娠失败的感受越痛苦）、你是否通过辅助生殖技术怀孕（有时怀孕所使用的辅助技术越先进，你对怀孕的情感投入越大，对妊娠失败的感受也越深）、你的年龄（如果你感受到年龄的压力，可能对妊娠失败的感受也会越深，因为担心是否会"时间上来不及"）、怀孕时间的长短（怀孕时间越长，你和宝宝建立亲密联系的时间越长）及妊娠失败的次数（悲伤可能会随着次数而加剧，也可能让人绝望甚至麻木）。爸爸可能也同样会对妊娠失败感到悲伤，但他们悲伤的方式和女性不同（参见第587页）。

只需要记住：对于妊娠失败的任何情绪反应都是正常的，顺其自然是最好的疗伤方法，接下来你要做的是抬起头继续往前走。

妊娠失败和产后抑郁症

任何失去宝宝的父母都有悲伤的理由。产后抑郁症或焦虑症会加深一些人的悲伤。抑郁症或者焦虑症是因为妊娠失败和失去宝宝大大加速了孕期激素的下降引起的。没有得到正确治疗的产后抑郁症会让你的情感无法经历"悲痛"阶段，而这个阶段是情绪恢复的基础。虽然产后抑郁症和由丧子之痛引起的抑郁情绪很难区分，

但是任何抑郁情绪都应该得到恰当的帮助。如果你已经出现了抑郁症的症状（对日常活动丧失兴趣、入睡困难、没有食欲、极度伤心而影响到了日常生活），不要犹豫，立即寻求专业人员的帮助。和你的产科医生或熟悉的医生谈一谈，请他们帮你指定一位心理辅导人员。心理治疗（必要时辅以药物治疗）可以帮助你好转。

亲他。慢慢来，记住这些你以后会想回忆的细节：大眼睛、长睫毛、漂亮的小手、娇嫩的手指及浓密的头发。

宝宝夭折后抑制泌乳

如果经历了失去宝宝的巨大痛苦，你最不愿面对的一定是这种痛苦被再三提醒。不幸的是，怀孕结束后，大自然的反应还是会不断提醒你这件事：出现的哺乳信号——你的双乳会充满奶水，提醒你本来需要哺育一个宝宝。这在情感上很难受，乳房胀痛也很难受。冰袋、镇痛药及支持性胸罩可以帮助你减轻身体上的不适。避免洗热水澡、刺激乳房及吸奶，可以阻止乳汁继续产生。这种涨奶现象会在几天后自动消失。

如果你已经给宝宝取好了名字，叫他的名字。如果还没有，考虑给他取个名字，这样在你以后想起他的时候，可以叫他的名字。

● 获得需要的支持。有些心理顾问专门帮助失去宝宝的父母应对悲伤。医院也有情感咨询师可以提供帮助。如果需要，向他们求助。

● 如果你不愿意，不要仓促告别。请大家给你时间。一些医院可能有特制婴儿床可以制冷，可以给父母更多时间陪伴他们的宝宝并和宝宝告别。

● 收集一些宝宝的纪念品。拍几张照片或给他画些肖像，还可以保存宝宝的手印、脚印、一缕头发，这样以后就可以有一些切实的纪念品来怀念。

● 医院会征求你的同意对宝宝进行基因检测，并可能进行尸检。如果

你同样很悲伤

你和妻子一起孕育了这个宝宝，你们一起为怀孕测试为阳性庆祝，你们一起看过宝宝的超声图像，一起查看怀孕应用软件，了解宝宝每周的大小和发育，想象着他从蓝莓那么小长到桃子那么大，或者更大。你们一起计划、一起希望、一起梦想着成为父母，成为一个三口之家或更大家庭的生活。你们一起猜宝宝的性别，一起挑选名字，一起做出分娩选择，甚至一起报名参加分娩课程。

然而，突然之间，这些计划、希望和梦想都破灭了。不论是孕早期或孕晚期发生的，也不论发生在宝宝出生前还是出生后，宝宝就这么夭折了。只留下悲伤，可能你们各自以自己的方式悲伤。

同样是为失去宝宝而悲伤，但悲伤的形式和悲痛的程度取决于很多因素（怀孕时间的长短、备孕时间的长短、怀孕是否在计划之内，等等），也取决于性别角色的差异。母亲，很容易理解，不仅会为失去和宝宝一起生活的画面和梦想悲伤，也为会身体上明显的缺失而悲伤。毕竟，你们共同创造出来的宝宝是在她的身体里慢慢长大的。可以理解，也可以预测，

大家的同情都会集中在她的身上——拥抱、安慰、帮助，甚至医疗护理。所有的支持也会集中在她的身上，你也是支持她的一部分。是的，她当然需要支持。但是你呢？你什么时候有机会释放悲伤？

在你尝试向前看时要记住这些：

这也是你的损失。人们可能会说："很抱歉她失去了宝宝。"你甚至会发现自己也会把失去你们一起创造的宝宝说成是"她的损失。"但是，为了你的悲伤和恢复，你要承认是你们一起创造了宝宝，一起计划要成为宝宝的好父母，因此宝宝也是你们一起失去的。你可能对悲伤有不同的表达方式和体验过程。

悲伤是自己的。在经历妊娠失败或胎死宫内后，每个人的悲伤都不同，无论对爸爸还是妈妈都是如此。也许你很快就会恢复，也许需要很久才能恢复。也许悲痛的强烈感觉会出乎你的意料，也许没有想象中悲痛。没有规定要求你一定要有什么样的感觉或你要悲伤多久，你的伴侣也一样。

你可以在悲伤的同时坚强。性激素对男性的塑造与女性不同，文化影响也不同，这两者都会影响到你对悲

伤的反应。你可能会发现自己自然而然地转变到"保护者"的角色，变得像需要的那么坚强，甚至更坚强，当你的伴侣特别脆弱的时候。她越伤心哭泣，你越觉得应该忍住自己的泪水，坚强起来。但即使你能做到，也不要阻止感情的流露。一定要成为她的依靠，但在你需要的时候，也要时不时让自己发泄一下。最主要的是，跟着自己的感觉去做。如果你觉得悲伤，没有关系。如果你想哭泣，也没有关系。如果你坦然面对，也没有关系。

你们一起可以更快地度过悲伤。有时夫妻们在悼念妊娠失败的过程中会逐渐疏远，但这并非不可避免。通常，这是因为复杂的信号与错误的沟通：他想尽量表现得坚强，而她误以为妊娠失败对他没有太大影响。于是她向别人寻求支持，而没有人给他提供支持。或者她太沉浸于自己的悲伤及妊娠失败带来的身体创伤，甚至没有意识到丈夫也很痛苦。但是研究表明，夫妻一起疗伤恢复更快——征服悲伤最有效的方法是分享，而不是独自承受。即使最初你们觉得很难面对彼此，也要试着一起承担。夫妻一起接受情感咨询也非常有效。悲伤通常会让夫妻变得更亲密，一起痛苦也会帮助你们更好地应对并从妊娠失败中恢复。

你需要找到自己的应对方式。你们在共同承担，就像开始时一样。但你也要为自己的悲伤找到排解方法。你也许可以从工作、志愿活动、锻炼、运动、音乐或大自然中找到安慰。也许可以从朋友们，特别是知道你经历的朋友们的支持中找到安慰。或从网上那些同样经历了妊娠失败的爸爸们身上，或者通过独处得到排解。有时，处在悲伤中的爸爸会依靠酒精或娱乐毒品寻求安慰。这虽然可以掩盖你的痛苦，但要记住它不能解决你的悲伤。如果你染上了这类嗜好或出现了抑郁症状，立即寻求帮助。

你选择同意，就不要逃避现实，虽然这让你难以承受。和医生讨论验尸结果及其他医学报告，这有助于你接受既成事实，帮助你舒解痛苦，也有助于你下一次怀孕。

● 要求朋友或亲人把你在家里为宝宝准备的物品都留下，不要收走，告诉他们你会自己收拾。虽然他们的本意是好的，但回到一个看起来仿佛什么都没有发生过的家里，只会使你更加无法接受发生的事。如果能亲自收拾这些，对你们的恢复会更好。

● 用你需要的方式纪念宝宝。安排一场葬礼，这可以给你一个重要的机会和宝宝告别。如果想举办纪念仪式，可以按自己的想法进行。它可以

代孕，个人的损失

代孕被无法孕育宝宝或无法承受怀孕的父母看作是"生命的礼物"。但就像正常怀孕有时会以自然流产、胎死宫内或双胞胎夭折一个而结束一样，代孕也可能发生不幸。如果你经历了代孕的妊娠失败，你会明白它也和正常的妊娠失败一样真实，就像自己失去肚子里的宝宝一样，你也会很痛苦——如果在寻找代孕之前就经历过妊娠失败，可能更会觉得这是命运的捉弄。对你来说，代孕是个奇迹，

它可以带给你和伴侣你们渴望很久但却无法自然孕育的宝宝。代孕的经济投入很大，感情投入更大。

尽管妊娠失败并没有发生在你的身体里，甚至怀孕的并不是你的卵子（或你丈夫的精子），但和那些经历妊娠失败的父母一样，你也有权利经历同样的感情，从伤心到愤怒、怨恨和内疚。你也同样有权用自己的方式悲伤。阅读本章的内容，帮助你度过这个艰难的过程。

是一场非常私人的仪式，只有你和丈夫两个人分享，也可以是比较公开的，让身边爱你们的亲友一起参与，给予你们足够的支持。

● 以一种对你有意义的形式纪念这个宝宝会很有好处。为幼儿园里有需要的孩子买些书，或向一些帮助弱势孕妇和新妈妈们的组织捐款；在院子或者当地的公园里种一棵树或花。

双胞胎夭折一个

双胞胎（包括三胞胎、四胞胎等所有多胎妊娠）夭折一个宝宝的父母，一面要庆祝宝宝的出生，一面要面对失去另一个宝宝，心情会非常矛盾。理解自己的感情可以让你更好地应对

一切：

● 可能会感到心碎。你失去了一个宝宝，另一个宝宝的出生也不可能替代他的位置。你必须意识到，即使为生下来的宝宝庆祝，也有权为夭折的宝宝举行葬礼。事实上，埋葬夭折的宝宝对你的情感恢复有很大帮助。参考前面提到的措施，可以帮助你们更好地面对宝宝夭折的事实。

● 你可能开心，却很矛盾要不要显露出这种感情。不管怎么说，为了出生的宝宝感到兴奋似乎总有点不妥，会对夭折的宝宝内疚。这是一种自然的感情，不必勉强自己，顺其自然吧。好好爱护活下来的宝宝，其实是对另一个宝宝的补偿，他会因此而感到骄傲。

再次尝试怀孕

下定决心再次尝试怀孕？做出这个决定非常不容易，比你和身边所有朋友的想象都要难得多。这是一种强烈的个人意愿，当然也充满了痛苦。下面是你在做决定前可能会考虑的：

● 在有一个（或多个）宝宝夭折后考虑再次怀孕需要巨大的勇气。告诉自己，你应该这样做——找到能够鼓励你的人拍拍你的肩——可以开始新一轮的征程了。

● 适合你的时候就是恰当的时机。你调整好情绪所需的时间可能非常短——也可能很长。不要强迫自己很快尝试，也不要再三质疑自己一直拖着不去尝试。倾听内心的声音，你会知道什么时候伤口已经愈合，什么时候已经准备好再次面对新一次怀孕。

● 你也需要做好身体上的准备。问问医生是否需要一段时间恢复身体。一般情况下，只要你自己感觉可以就没问题。研究显示，女性在流产后的头 3 个月经周期中有比平时高的生育能力。如果还有别的原因需要你多等等（比如葡萄胎手术完成后），就好好利用这段时间锻炼身体，为怀孕做准备。

● 下一次怀孕你就不会再欠缺相关知识了。现在你已经了解，并不是所有怀孕都可以得到圆满的结局，对新的怀孕也不会有万无一失的期待。你可能会比第一次怀孕时更紧张，特别是在上一次妊娠失败的纪念日里。你可能会克制自己的兴奋之情，开心中夹杂着不安——不敢将自己和宝宝联系在一起，直到害怕宝宝夭折的恐惧消散。你可能会格外关心各种孕期症状——那些给予你希望的（乳房肿胀、晨吐、频繁出入卫生间），那些引发内心焦虑的（骨盆刺痛、小腹痉挛），所有这些心情都可以理解，而且完全正常——你可以在任何一个经历过足月妊娠后宝宝夭折的妈妈身上找到影子。如果这些感觉妨碍了你好好照顾肚子里的宝宝，就要赶快想办法解决。

期待最终的回报吧——你会迫不及待想抱起眼前这个可爱的宝宝，而不是一回头纠结于上一次妊娠失败——这会让你振作起来。记住，绝大多数经历了妊娠失败或宝宝出生后夭折的女性最后都获得了完全正常的妊娠，生下了非常健康的宝宝。

● 也许你想庆祝，但不知道这样做是否合理。一个新生命的到来自然值得庆祝，即使伴随这个好消息到来的还有坏消息。如果你在得知一个宝宝夭折的情况下，不愿意为活下来的宝宝举行欢迎仪式，考虑一下为已故的宝宝举行一个纪念性的葬礼。

● 你可能以为宝宝的夭折是对自己的惩罚——或许因为不确定自己有没有能力做多胞胎的父母，或许因为你喜欢女孩胜过男孩或相反。这种感情在经历妊娠失败的父母中很常见，放下你的担忧，你的所思所想不可能

为宝宝采取姑息治疗

有些家庭在得知自己的宝宝可能会胎死宫内或即使出生也不能存活很久之后，还是希望能继续怀孕。很多医院、安养院和诊所都会为这类家庭提供临终关怀和姑息治疗的支持项目。他们会照顾宝宝的父母，照顾宝宝的尊严，为宝宝提供关爱。

如果你被告知宝宝出生后不能存活很久，当所有挽救的方式都无效后，如果可能，可以考虑把健康的一个或多个器官捐献给有需要的宝宝。这样做，你会从令人心碎的损失中获得一些安慰。新生儿专家会为你提供有用的信息，帮你在身体上和精神上做好准备。

引起妊娠失败。

● 你可能因为不能成为多胞胎的父母而感到失望。这种失落很正常，特别是当你们几个月来已经为多胞胎的到来做了很多准备，有了很多期待的时候。你甚至可能会在看到其他多胞胎宝宝时感到悔恨而心痛难忍。不要因为有这些情绪而愧疚，这都可以理解。

● 你可能会觉得将这种情况告诉家人或朋友是一件很困难、很尴尬的事，特别是当他们都满心欢喜地以为生下了双胞胎时。为了面对起来更容易，可以让一些亲密的朋友或亲戚帮忙传播这个消息，这样就不用自己开口了。在头几个星期，带宝宝出门时最好找个伴，这样可以避免一些你不想听到的、令人伤心的问题。

● 你在处理家人或朋友的反应和评价时感到很为难。很多家人和朋友为了帮助你们，尽量夸大了对存活宝宝的欢迎和激动，不提夭折的宝宝。他们还努力想让你忘了夭折的宝宝，把注意力放在现在的宝宝身上。不要不好意思告诉他们你的感觉，尤其是那些和你关系亲近的人。

● 你可能过于抑郁而无法照顾好刚出生的宝宝——或者，如果你还在孕期的话，可能无法好好照顾自己和肚子里的孩子。不要过度鞭策自己，不要勉强自己抛弃那些不开心或矛盾的感情。所有情绪都是正常且可以理

解的。但是要确保自己获得了需要的帮助，这样才能满足肚子里宝宝的需求——包括身体上和精神上的。互助小组和专业心理咨询师都能提供帮助。

● 你可能感觉自己沉浸在悲伤中很孤单。向那些了解情况的人寻求帮助可以获得想象不到的益处。联系当地互助组织或通过网络寻找相关组织。

不管你的感觉如何，不论你的处境怎样，给自己一些时间。很可能你会慢慢发现自己积极了一些——这种感觉非常棒。

图书在版编目（CIP）数据

　海蒂怀孕大百科 /（美）海蒂·麦考夫，（美）莎伦·梅泽尔著；胡宝莲译 . -- 2 版 . -- 海口：南海出版公司，2019.4
　ISBN 978-7-5442-9539-0

　Ⅰ . ①海… Ⅱ . ①海… ②莎… ③胡… Ⅲ . ①妊娠期 - 妇幼保健 - 基本知识 Ⅳ . ① R715.3

　中国版本图书馆 CIP 数据核字（2019）第 033673 号

著作权合同登记号　图字：30-2017-065

WHAT TO EXPECT WHEN YOU' RE EXPECTING (5th Edition)
by HEIDI MURKOFF with SHARON MAZEL
Copyright: © 1984, 1988, 1991, 1996, 2002, 2008, 2016 by What to Expect LLC
What to Expect ® is a registered trade mark of What to Expect LLC
This edition arranged with Loeb & Loeb LLP
through Big Apple Agency, Inc., Labuan, Malaysia.
Simplified Chinese edition copyright:
2019 THINKINGDOM MEDIA GROUP LIMITED
All Rights Reserved.
Book Design: Lisa Hollander and Barbara Peragine
Interior illustrations: Karen Kuchar

海蒂怀孕大百科

〔美〕海蒂·麦考夫　莎伦·梅泽尔 著
　　胡宝莲 译

出　版	南海出版公司　（0898）66568511	
	海口市海秀中路 51 号星华大厦五楼　邮编 570206	
发　行	新经典发行有限公司	
	电话（010）68423599　邮箱 editor@readinglife.com	
经　销	新华书店	
责任编辑	崔莲花　侯明明	
特邀编辑	李慧敏	
责任印制	史广宜	
装帧设计	朱　琳	
内文制作	博远文化	
印　刷	河北鹏润印刷有限公司	
开　本	700 毫米 ×990 毫米　1/16	
印　张	38	
字　数	600 千	
版　次	2013 年 6 月第 1 版　2019 年 4 月第 2 版	
印　次	2022 年 9 月第 39 次印刷	
书　号	ISBN 978-7-5442-9539-0	
定　价	68.00 元